国家卫生健康委员会"十三五"规划教材

全 国 高 等 职 业 教 育 配 套 教 材

供护理类专业用

外科护理学
实训与学习指导

主　编　熊云新　叶国英

副主编　赵小义　俞宝明

编　者（按姓氏笔画排序）

王建荣（承德医学院附属医院）
王继彦（大庆医学高等专科学校）
叶国英（宁波卫生职业技术学院）
史蓓蓓（新疆昌吉职业技术学院）
李　莉（山西医科大学第一医院）
张国华（山西医科大学汾阳学院）
张乳霞（山东医学高等专科学校）
武江涛（贵州黔南民族医学高等专科学校）
周武汉（广西科技大学医学院）（兼秘书）
赵小义（咸阳职业技术学院）
赵慧华（复旦大学附属中山医院）
俞宝明（赣南卫生健康职业学院）
钱立晶（安庆医药高等专科学校）
郭书芹（沧州医学高等专科学校）
蔡　洁（广西柳州市人民医院）
熊云新（广西广播电视大学）
薛　雄（延安职业技术学院）

人民卫生出版社

图书在版编目（CIP）数据

外科护理学实训与学习指导 / 熊云新，叶国英主编．—北京：人民卫生出版社，2019

ISBN 978-7-117-28038-9

Ⅰ．①外… Ⅱ．①熊… ②叶… Ⅲ．①外科学-护理学-高等职业教育-教学参考资料 Ⅳ．①R473.6

中国版本图书馆 CIP 数据核字（2019）第 011222 号

人卫智网	www.ipmph.com	医学教育、学术、考试、健康，购书智慧智能综合服务平台
人卫官网	www.pmph.com	人卫官方资讯发布平台

外科护理学实训与学习指导

主　　编：熊云新　叶国英
出版发行：人民卫生出版社（中继线 010-59780011）
地　　址：北京市朝阳区潘家园南里 19 号
邮　　编：100021
E - mail：pmph @ pmph.com
购书热线：010-59787592　010-59787584　010-65264830
印　　刷：河北新华第一印刷有限责任公司
经　　销：新华书店
开　　本：787 × 1092　1/16　　**印张**：24
字　　数：614 千字
版　　次：2019 年 2 月第 1 版　2024 年 4 月第 1 版第 8 次印刷
标准书号：ISBN 978-7-117-28038-9
定　　价：42.00 元
打击盗版举报电话：**010-59787491　E-mail：WQ @ pmph.com**
（凡属印装质量问题请与本社市场营销中心联系退换）

前　言

本教材是与《外科护理学》配套的实训与学习指导，主要供全国高等职业教育护理和助产专业学生使用，也可作为教师教学参考用书。

本教材在继承前一版教材的基础上，根据《外科护理学》（第4版）主教材内容的更新和国家护士执业资格考试的要求作了相应修订。

本书分为两部分，第一部分为实训指导，第二部分为学习指导。实训指导有十六项实训项目，基本涵盖了外科护理学的基本操作技能，目的是给各高等职业教育院校开设外科护理实训提供指导，同时促进高等职业教育护理和助产专业学生更好地掌握外科护理学的基本操作技能。学习指导按《外科护理学》主教材章节进行编排，每章设“重点与难点”和“测试题”。“重点与难点”主要是对该章节的内容进行简明扼要的归纳总结，以利于学生加深对教材内容的理解和掌握；“测试题”设置了选择题（根据护士执业资格考试的题型设置了A1、A2、A3/A4型题）、填空题、名词解释、简答题和病例分析等题型，旨在促进学生对外科护理学的理解与掌握，培养学生的临床思维能力，提高学生分析问题和解决问题的能力。

本书的编者来自全国17所本专科院校，他们中既有外科护理教育专家，也有外科护理临床专家。大家共同努力，精诚合作，为本书编写付出了大量的心血和智慧。本书在编写过程中，得到了四川护理职业学院、山东医学高等专科学校等单位领导的关怀和大力支持，同时也得到了编者所在院校领导的大力支持，谨在此一并深表谢意！

为了保证本书的质量，使本书更能满足临床护理和护士执业资格考试的要求，编者们进行了反复修改，但由于时间和水平有限，书中难免有不足之处，在此恳请各院校的教师和同学们批评指正。

熊云新　叶国英

2018年6月

目　　录

第一部分　实 训 指 导

第二部分　学 习 指 导

第一部分　实 训 指 导

实训项目一　常用手术体位安置

【实训目标】

1. 知识目标　通过学习,学生能够知道正确安置手术体位的重要性及注意事项。
2. 能力目标　能对胆道、肾脏、腰椎间盘及会阴部手术病人摆好手术体位。
3. 素质目标　培养学生具备手术室护士团结协作精神。

【实训方式】

教师可结合多媒体教学或视频教学,在模拟手术室环境中进行手术体位安置的示教讲解,然后学生回示教,分组练习或模拟情境,最后抽考或小组评价,有条件的教学单位可让学生进行临床见习。

【实训内容与操作要求】

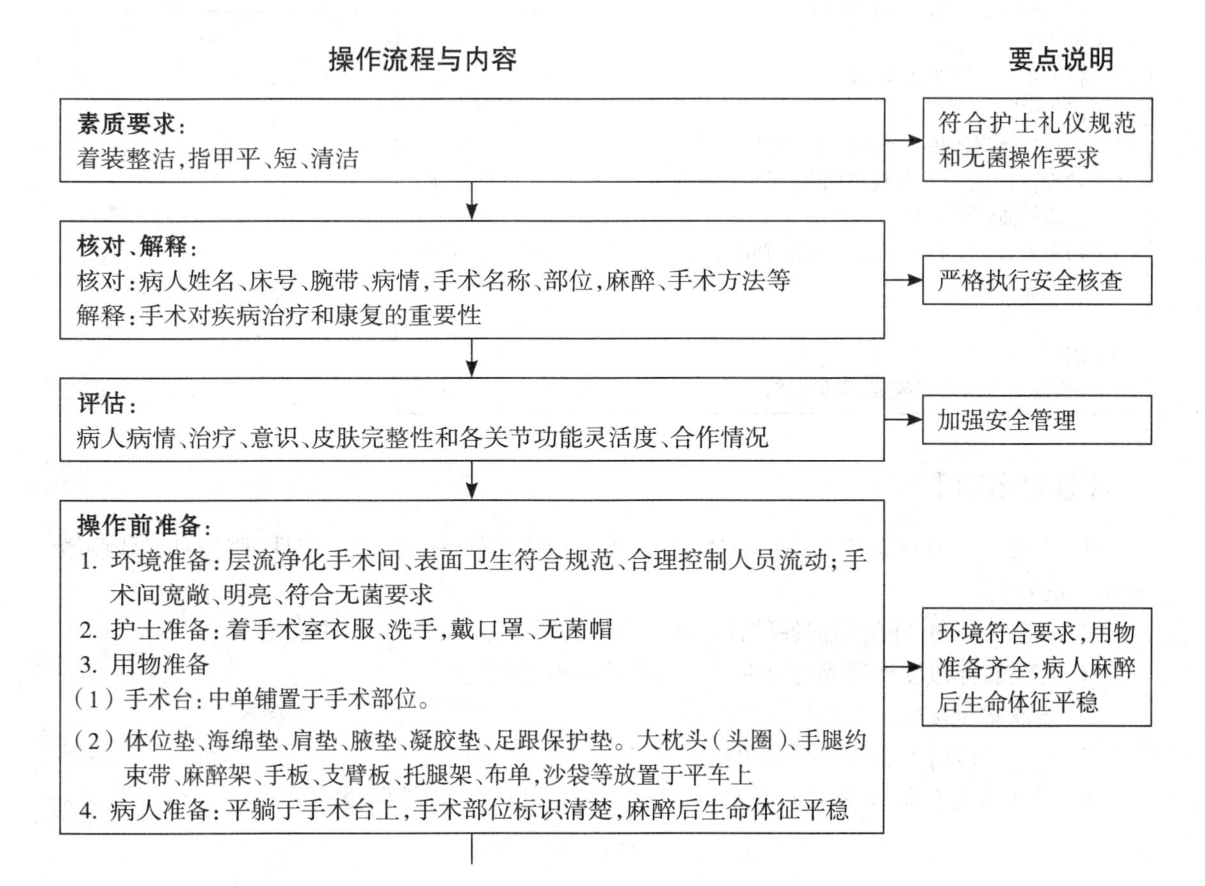

操作过程：

1. 仰卧位

（1）调整病人在手术台上的位置：将病人四肢伸直收拢，用平托或抱胸、抱腰法搬动病人至两侧台缘等距，头部垫头圈，手术区与手术台腰板对齐（不用腰板者，可在腰部垫以沙袋、软垫）

（2）固定上肢：插上手术台支臂板，肩部平面外展约 75°，置上肢于板上，用约束带将腕部固定好

（3）固定下肢：两膝下放一软垫，膝上置一海绵垫，腘窝处垫凝胶垫，约束带固定膝部

2. 俯卧位

（1）头板托置于枕头下，病人翻身俯卧（术者协助），双上肢自然放于头板托上（头两侧）

（2）胸部垫一胸垫，髂嵴两侧各垫一个方垫，使胸腹部悬空

（3）双膝关节处、双足部垫一软垫，使踝关节自然下垂（如足上有静脉输液，先放脚垫）

（4）约束带固定下肢小腿部

（5）上麻醉头架

（6）上臂两侧铺盖中包布，使上肢与金属头架隔开，避免使用电刀时灼伤

3. 侧卧位

（1）将手板、支臂板架于床垫下；病人取侧卧 90°（术者协助），患侧在上，将双手放在手板、支臂板架上

（2）置头圈

（3）腋下垫一个腋垫，距腋窝约 10cm

（4）四头带固定双上肢

（5）胸背部两侧各垫一个沙袋置于腋垫下固定

（6）两腿之间放一个大软垫（肾手术：上腿伸直，下腿屈曲；胸部手术：上腿屈曲，下腿伸直）

（7）约束下肢（肾手术：大腿下 1/3；胸部手术：髋部）；如肢体不稳，需在两侧加挡板固定。

（8）上麻醉架

（9）固定头架

（10）摆放完再次检查腋窝，避免损伤

→

1. 身体不能接触金属部位
2. 保持身体各个关节处于功能位
3. 长时间受压的部位采取防护措施
4. 约束带松紧度适宜
5. 注意保护病人隐私

【注意事项】

1. 根据病人身材选择大小合适体位垫，体位垫应柔软、平滑、富于弹性，避免对皮肤刺激和压疮的发生。

2. 调整体位时，注意保护各种管道及麻醉插管通畅，避免脱出、扭曲或受压。

3. 避免肢体过度外展或约束带过紧所造成的神经损伤。

4. 皮肤避免接触金属物品，以防灼伤。

5. 安置体位时不要影响呼吸功能。

6. 揭开病人衣服，充分暴露手术野。远离手术部位应盖棉被保暖。

（王继彦）

实训项目二　手术区域皮肤消毒与铺巾

【实训目标】

1. 知识目标　通过学习，学生知道手术区域皮肤消毒、铺巾的重要性及注意事项。
2. 能力目标　能对手术病人手术部位正确实施消毒、铺巾（以腹部手术为例）。
3. 素质目标　培养学生具备手术室护士团结协作精神。

【实训方式】

教师可结合多媒体教学或视频教学，在模拟手术室环境中进行示教讲解，然后分组练习或模拟情境，最后抽考或小组评价，有条件的教学单位可让学生进行临床见习。

【实训内容与操作要求】

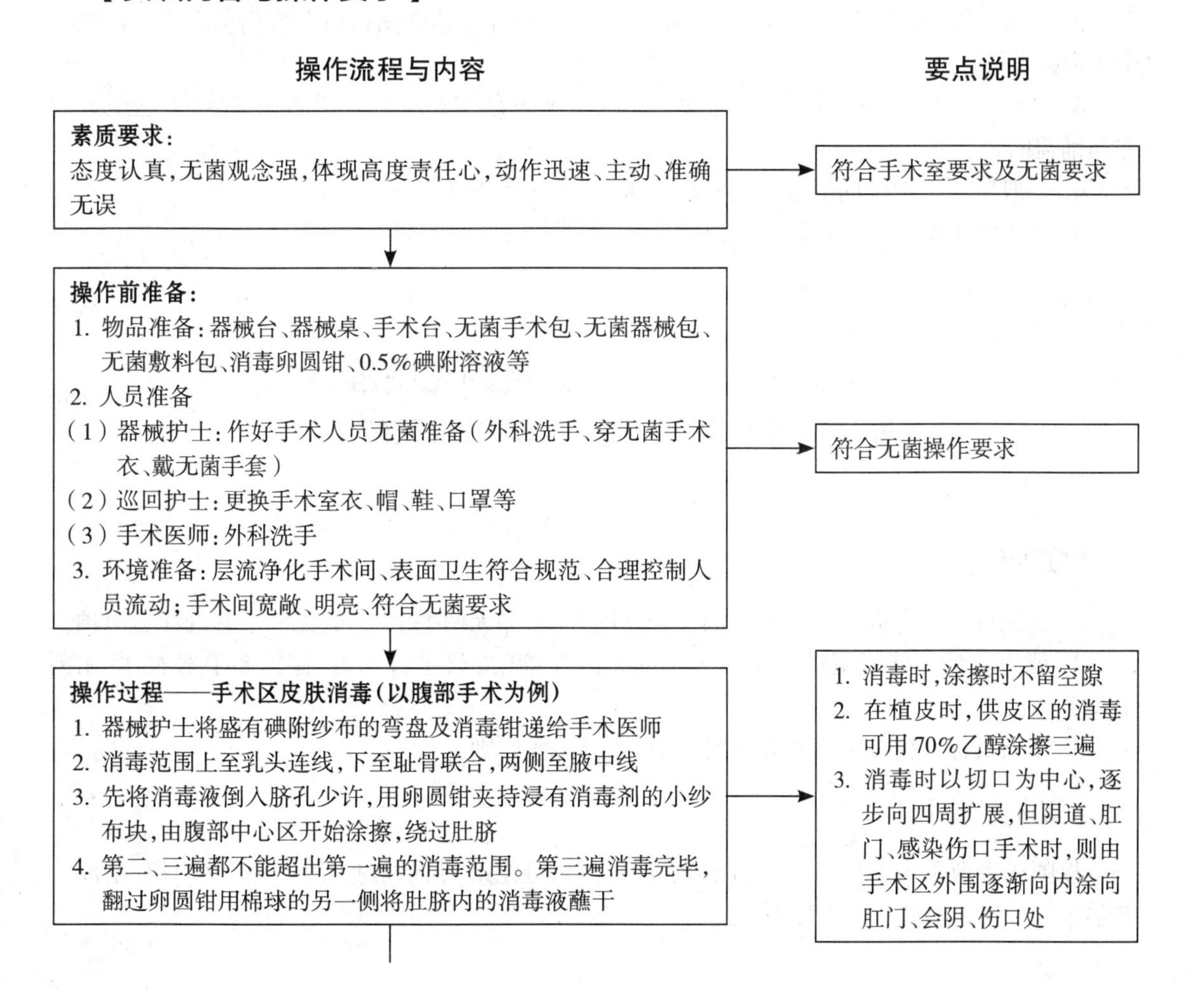

操作过程——手术区消毒后，铺无菌巾
1. 铺无菌巾：器械护士把无菌巾折边 1/3，第一、二、三块无菌巾的折边朝第一助手，第四块无菌巾的折边朝器械护士自己，按顺序传递给第一助手。铺无菌巾顺序：即铺于切口下方、上方及对侧，最后铺同侧。每块无菌巾的内侧缘距切口线 3cm 以内，（如铺巾的医师已穿好无菌手术衣，则铺巾顺序改为：先切口下方、上方、同侧，最后对侧），用布巾钳夹住四个交角处
2. 铺中单：切口的上、下方各铺无菌中单
3. 铺剖腹单：将有孔洞的剖腹大单对准切口，短端朝向头部、长端朝向足，先铺上方再铺下方，分别展开。短端盖住麻醉架，长端盖住器械托盘，两侧和足端应超过手术台下方 30cm

→

1. 铺手术巾时若需少许调适，只许从内向外移动
2. 布单展开时将手卷入布单内侧，以免污染
3. 铺巾者需注意自己的手或手指不能触及未消毒物品

【注意事项】

1. 消毒时不要蘸取过多消毒液，以免流到身体其他部位，灼伤皮肤。

2. 消毒范围一般以切口为中心向四周扩散 15~20cm。感染伤口或者肛门会阴部消毒则应由内向外涂擦。

3. 严格遵循铺单顺序和方法，通常第一层手术单是按照从相对清洁到清洁、由远至近的方向铺盖的。

4. 一般要求手术区周围应有 4~6 层无菌单，外周至少 2 层。

5. 手术中无菌区布单若被水或血浸湿，应加盖另一无菌单，以隔离无菌区。

（王继彦）

实训项目三　手术人员的无菌准备
（外科手臂消毒、穿无菌手术衣、戴无菌手套）

【实训目标】

1. 知识目标　掌握外科手消毒的几种常用方法，穿无菌手术衣、戴无菌手套的注意事项。

2. 能力目标　能规范进行手术人员的无菌准备（外科手臂消毒、穿无菌手术衣、戴无菌手套）。

3. 素质目标　树立无菌观念，严格执行无菌操作原则。

【实训方式】

教师在模拟手术室环境中进行示教讲解，然后分组练习，最后抽考或小组评价，有条件的教学单位可让学生进行临床见习。

【实训内容与操作要求】

操作流程与内容	要点说明
素质要求： 无菌观念强，体现高度责任心；动作敏捷、稳重	符合手术室要求及无菌要求
操作前准备： 1. 器械护士准备：取下手表、戒指等身上饰物，换洗手衣，戴口罩、无菌帽，指甲干净平齐 2. 物品准备：消毒肥皂液、无菌毛刷、无菌毛巾、70% 乙醇桶、指甲剪、时钟等；无菌手术衣、无菌手套、无菌持物钳、无菌盐水	符合无菌操作要求
操作过程——外科手臂消毒包括洗手和消毒 2 个步骤 (一) 洗手方法 1. 取适量肥皂液或洗手液清洗双手、前臂和上臂下 1/3 2. 流动水冲洗双手、前臂和上臂下 1/3 3. 使用干手物品擦干双手、前臂和上臂下 1/3 (二) 手消毒方法 1. 免刷手消毒方法 （1）冲洗手消毒方法：取适量的手消毒剂揉搓到双手的每个部位、前臂和上臂下 1/3，认真揉搓 2~6 分钟，用流动水冲洗双手、前臂和上臂下 1/3，用无菌巾彻底擦干 （2）免冲洗手消毒方法：取适量消毒剂涂抹到双手的每个部位、前臂和上臂下 1/3，并认真揉搓到消毒剂干燥 （3）涂抹外科手消毒液：取免冲洗手消毒剂于一侧手心，揉搓一侧指尖、手背、手腕，将剩余手消毒液环转揉搓至前臂、上臂下 1/3。取免冲洗手消毒剂于另一侧手心，步骤同上。最后取手消毒剂，按照六步洗手法揉搓双手至手腕部，揉搓至干燥 2. 刷手消毒方法（不建议常规使用）①清洁洗手：用肥皂液或洗手液清洗双手及手臂，流动水冲洗净。②刷手：取无菌手刷，蘸取适量洗手液或外科手消毒液，刷洗双手、前臂和上臂下 1/3，时间约 3 分钟。用流动水自指尖至肘部冲洗，不要在水中来回移动手臂。用无菌巾从手至肘上依次擦干，不可再向手部回擦。同法擦干另一手臂。保持拱手姿势，自然干燥	1. 洗手时注意清洁指甲下的污垢和手部皮肤的皱褶处 2. 流动水冲洗　沿一个方向用流动水冲洗手和手臂，不要在水中来回移动手臂 3. 流动水应达到 GB5749 的规定。特殊情况下水质达不到要求时，手术医生在戴手套前，应用醇类消毒剂消毒双手后戴手套 4. 手消毒剂的取液量、揉搓时间及使用方法就遵循产品的使用说明 5. 拿无菌巾的手不要触碰已擦过皮肤的巾面，同时还要注意无菌巾不要擦拭未经刷过的皮肤。同法擦干另一手臂 6. 消毒后，双手不能下垂，也不能接触未经消毒的物品
操作过程——穿无菌手术衣、戴手套 1. 取无菌手术衣：器械护士自器械台上拿取无菌手术衣，左手托住衣服，右手提起衣领两角轻轻抖开，再用双手分别拎住两衣领角展开，看到手术衣内面及袖口刚好朝向自己	1. 手术衣必须清洁、干燥，避免潮湿、污染

操作过程——穿无菌手术衣、戴手套

2. 将手术衣轻轻向前上方抛起，同时双手顺势插入衣袖内，两臂向前平伸
3. 巡回护士协助穿手术衣：巡回护士站在穿衣者后外侧，双手拿住手术衣肩部内面协助向后拉衣袖，使穿衣者双手露出袖端口，穿衣者手臂拱手于胸前准备戴无菌手套，巡回护士系好领带后递无菌手套于穿衣者
4. 戴无菌手套：用右手从手套袋内取出手套，注意拿住手套腕部的翻转处（手套内面），两只手套的掌面对合，大拇指向前，先套入左手，再套入右手。最后将手套腕部的翻折处翻上，包住手术衣的袖口
5. 器械护士解开前侧腰带，让巡回护士用无菌持物钳协助绕到前侧面再系上，无菌盐水冲净手套外面滑石粉

→

2. 穿手术衣必须在手术间，面向无菌区，四周有足够空间。穿手术衣时不可高举过肩，也不可左右侧撒开，以免触碰污染
3. 穿好手术衣、戴好手套，双手互握置于胸前；
4. 穿好手术衣、戴好手套后，手臂活动的无菌区域为肩部以下、腰部以上的胸前，两侧腋中线之内

↓

操作后处理：

整理用物：手套腕部部分翻折后脱下，手术衣外面内包放置在指定区域内，必要时做好标记

【注意事项】

1. 外科手臂消毒

（1）手部炎症者不宜参加手术，皮肤有破损者应先处理好伤口后再进行手消毒，手术时要戴双层无菌手套。

（2）清洗双手时应清洁指甲下的污垢。

（3）整个消毒过程中应保持手指朝上，让手的位置高于肘部。

（4）刷手后的手臂、肘部不可触及他物，如不慎触及，视为污染，必须重新刷洗。

（5）消毒后的双手应置于胸前，迅速进入手术室，避免污染。

2. 穿手术衣、戴手套

（1）穿手术衣时，不得用未戴手套的手拉衣袖或接触他处，以免污染。

（2）手术衣不可触及有菌区域或有菌物品。

（3）未戴手套的手不可触及手套的外面，而戴手套的手则不可触及未戴手套的手或另一手套的里面。

（4）如发现手套有破损，应立即更换。

（王继彦）

实训项目四　器械台管理及手术中的配合

【实训目标】

1. 知识目标　通过学习掌握器械台管理原则及注意事项。
2. 能力目标　能按无菌操作原则进行器械台管理,能叙述阑尾炎手术的过程。
3. 素质目标　树立无菌观念,严格无菌操作原则。

【实训方式】

可在实验室内模拟实景教学,分组练习并考核。条件允许可实行临床教学。

【实训内容与操作要求】

操作流程与内容	要点说明
素质要求: 无菌观念强,体现高度责任心;动作敏捷、稳重	符合手术护士要求及无菌要求
操作前准备: 1. 器械台准备:根据手术的性质、范围选择器械台大小并准备无菌桌 2. 无菌物品准备:无菌手术包、无菌器械包、无菌敷料包、无菌持物钳	外包指示胶带变色,在有效期内
操作过程: 1. 铺无菌桌:由巡回护士准备清洁、干燥、平整、合适的器械台,并将手术包置于其上,用手打开包布的外层,再用无菌钳先远后近地打开第二层包布。器械护士刷手后用手打开第三层包布,注意无菌单至少下垂30cm;穿无菌手术、戴无菌手套后,将器械分类、有序地摆放于器械台上 2. 器械护士与巡回护士共同清点手术器械、敷料等物品 3. 铺器械托盘:用双层手术单包裹,并在其上再铺手术巾,将手术时常用器械和物品,如刀、剪、钳等放置其上 4. 手术开始后器械护士紧跟术中所需传递器械和物品、穿针线,并及时收回、清洗,摆放整齐,术中严格遵守无菌操作原则 5. 关体腔前再次与巡回护士共同清点手术器械、敷料等物品与术前无误,尤其是缝针、小纱布,以免遗留在病人体内	明确区分有菌区与无菌区,两者不得触碰或跨越,防止接触感染 1. 传递器械物品应面对面进行,不得在手术人员背后等有菌区传递 2. 术中手套破损或污染应及时更换;手术布单湿透应随时加盖干无菌单;手术衣前臂或肘部不慎污染或湿透应立即加戴无菌袖套或更换手术衣 3. 坠落于台面以下的手术用品,不得拾回再用,也暂不拿出手术间;术中若有器械物品添加,需一一计数,以免异物遗留
操作后处理: 1. 手术后清洗、擦干手术器械 2. 手术衣等布类用品,装入防渗的帆布袋内,送被服处理中心集中处理	疑似或确诊特殊感染手术尽量用一次性敷料,用后装入双层黄色垃圾袋内,严密双扎口,袋外注明感染名称,送焚烧

【注意事项】

1. 打开无菌包时，徒手只能接触包布的外面，由近向远展开，内层包不必须用无菌持物钳打开，先远侧后近侧，保持手臂不跨越无菌区。

2. 无菌桌巾应铺4层以上，桌巾下垂应当超过30cm以上。必须严格保持器械桌上无菌要求，手术中已被污染的器械桌或物品不能再放回原处，如术中接触胃肠道等污染的器械应放置于弯盘容器内，勿与其他器械接触。

3. 手术开始后，该无菌器械桌仅对此手术病人是无菌的，对其他病人使用无菌物品时则属于污染的。

4. 手术开始和关闭体腔前，再次清点器械、敷料等数目相符方可关闭体腔。

5. 已铺未用的无菌桌保留时间为4小时。

6. 本台手术所用器械、敷料必须经清洁、高压灭菌处理，下台手术方可再用。

（王继彦）

实训项目五　常用器械的辨认和使用

【实训目标】

1. 知识目标　熟悉手术所用器械用途、正确传递器械方法。
2. 能力目标　能为急性阑尾炎手术做好术前器械准备。
3. 素质目标　培养学生实践动手、团队协作能力。

【实训方式】

可在实验室内模拟实景教学，分组练习并考核。条件允许可实行临床教学。

【实训内容与操作要求】

器械名称	种类或组成	作用	传递方法
手术刀	由刀柄、刀片构成	切开组织	传递者左手握持刀片与刀柄衔接处背侧，将刀柄尾端递给操作者右手中。为了防止职业性损伤，刀片安装在刀柄上后放在弯盘里传递
手术剪刀	组织剪、线剪	组织剪：游离或切开组织 线剪：剪断缝线	传递者握持手术剪的中部，弯剪将弯头向上，将剪柄尾端拍打在手术术者掌心上
钳类	血管钳（直、弯钳）	分离、钳夹组织和止血	同手术剪刀
	持针器	夹持缝针缝合各种组织，持钳打结的操作	缝针的尖端朝上，针弧朝背、缝线搭在手背或垂于手心中
	布巾钳	固定手术区域的布巾，肋骨的固定	同手术剪刀

续表

器械名称	种类或组成	作用	传递方法
钳类	卵圆钳(有齿、无齿)	有齿卵圆钳:夹持传递器械、敷料,作皮肤消毒 无齿卵圆钳:夹提组织	
手术镊	有齿镊、无齿镊,长镊、短镊	有齿镊:夹持皮肤、筋膜等较坚硬组织 无齿镊:夹持血管、神经等较脆弱组织	手握镊尖端、闭合开口,直立式传递
拉钩	直角拉钩、S形拉钩、爪形拉钩、自动拉钩	直角拉钩:牵开腹壁 S形拉钩:牵开腹腔脏器 爪形拉钩:牵开头皮 自动拉钩:牵开显露胸、腹腔	传递拉钩前用生理盐水浸湿,握住拉钩前端,将柄端平行传递
吸引器		吸出手术野的血液、渗液及冲洗液	

【注意事项】

1. 安装刀片,持针器前端与刀片呈45°角夹持刀片背侧前端1/3处,左手持刀柄,将刀片豁口对准刀柄的槽缝向后拉;卸载刀片,夹持刀片背侧尾端并稍稍抬起(约5°)。
2. 组织剪专用,以免损伤手术剪的刃口,影响锋利度。
3. 手术钳若为弯钳,使用时弯度向上,钳尖向下,手在血管钳的上方。
4. 速度快、方法准、器械对,手术者接过后无需调整方向即可使用。
5. 传递时力度适当,达到提醒手术者注意力为度。
6. 根据手术部位,及时调换手术器械。
7. 传递手术器械时应快递快收,及时整理切口周围的器械,未出现堆积落地现象。及时擦净血迹。
8. 污染的器械应放入指定容器内,不宜再用。

(王继彦)

实训项目六 手术区皮肤准备

手术区皮肤准备,也称为备皮,是指在手术的相应部位剃除毛发并进行体表清洁的手术前准备工作,包括皮肤的清洗、清除毛发,有时还要做皮肤的消毒包扎处理等。目的是在不损伤皮肤完整性的前提下减少皮肤细菌数量,降低手术后切口感染率。

【实训目标】

1. 知识目标 掌握备皮的范围、操作步骤及注意事项。
2. 能力目标 熟练地完成手术前的皮肤准备工作。
3. 素质目标 注重人文关怀,能与病人有效沟通,缓解病人紧张情绪。

【实训方式】

教师可在模拟人上进行手术区皮肤准备的示教讲解，然后学生分组练习或模拟情境，教师巡回指导，最后抽考，检查实训效果。

【实训内容与操作要求】

操作流程与内容	要点说明
素质要求： 护士服、鞋帽整洁，举止端庄、语言和蔼、态度亲切	符合护士礼仪规范和无菌操作要求
核对、解释： 1. 核对医嘱、病人姓名、床号、腕带、手术部位、备皮范围 2. 向病人解释操作目的	1. 告知备皮的目的、重要性及必要的护理配合 2. 保持备皮部位的清洁或者无菌
评估： 1. 病人的病情、治疗、意识与合作能力 2. 备皮区皮肤情况 3. 病人及家属对手术区备皮的了解程度	1. 意识模糊、烦躁不安、不配合者必要时使用约束带，但禁忌强制约束 2. 与病人及时沟通交流，缓解紧张情绪
操作前准备： 1. 操作者：洗手，戴口罩，戴手套 2. 环境：安静、保护隐私、使用屏风 3. 用物：治疗车、治疗盘、安全剃刀、刀片、弯盘、治疗碗内盛皂液球数只、持物钳、毛巾、棉签、乙醚、手电筒、一次性中单，脸盆内盛热水 4. 病人取舒适体位	1. 操作者做好自我防护 2. 除非毛发妨碍手术操作，否则无需剃除毛发 3. 骨科手术还应准备软毛刷、酒精、无菌巾、绷带
操作过程： 1. 再次核对、解释，将病人接到治疗室（如在病室内备皮，应用床帘或屏风遮挡），注意保暖及照明 2. 铺一次性中单，暴露备皮部位 3. 用持物钳夹取皂液棉球涂擦（或滑石粉涂抹）备皮区域，一手绷紧皮肤，一手持剃刀，分区剃净毛发 4. 用手电筒照射检查毛发是否剃净 5. 用毛巾浸温水洗去局部毛发和皂液	1. 剃除毛发时应注意防止皮肤损伤 2. 腹部手术者需用棉签蘸取乙醚清洁脐部污垢和油脂 3. 四肢手术者，入院后应每日用温水浸泡手足20分钟，并用肥皂水刷洗，剪去指（趾）甲和已浸软的胼胝 4. 操作中注意观察病人情况，充分沟通
操作后处理： 1. 安置病人，整理床单位 2. 再次核对医嘱、病人姓名、床号、腕带、手术部位、备皮范围 3. 观察病人操作后的情况	操作完成后注意再次核对，并了解病人对操作的反应，再次安抚病人，保持病人术前情绪稳定

【注意事项】

1. 皮肤准备范围　①颅脑手术：全部头皮，包括前额、两鬓及颈后皮肤。术前3天剪短头发，每日洗头1次（急症病人例外）；术前2小时剃净头发，剃后用肥皂洗头，并戴清洁帽子。②颈部手术：上起下唇，下至胸骨角，两侧至斜方肌前缘。③胸部手术：上起锁骨上缘，下至脐水平，前后胸范围均应超过中线5cm以上。④腹部手术：上起乳头连线，下至耻骨联合，两侧至腋中线，清洁脐孔，并剃除阴毛。⑤肾手术：上起乳头连线，下至耻骨联合，前后均过正中线，清洁脐孔。⑥腹股沟区及阴囊手术：上自脐水平，下至大腿上1/3，两侧至腋后线，包括会阴部，剃除阴毛。阴囊、阴茎部手术，入院后每日温水浸泡，用肥皂水洗净，于术前一日备皮。⑦会阴及肛周手术：自髂前上棘至大腿上1/3前、内、后侧，包括会阴部及臀部。⑧四肢手术：以切口为中心、上下20cm以上，一般准备患侧整个肢体。⑨颜面及口腔手术：尽量保留眉毛，不予剃除；口腔手术入院后保持口腔清洁卫生，入手术室前用复方硼酸溶液漱口。

2. 保持皮肤完整性　剃毛刀片应锐利，剃毛前将皂液棉球蘸取少量热水后再涂擦于病人皮肤。剃毛时，应绷紧皮肤，剃毛刀与皮肤呈45°角，不能逆行剃除毛发，以免损伤毛囊。剃毛后须检查皮肤有无割痕或发红等异常状况，一旦发现应详细记录并通知医师。

3. 操作过程中应具有受伤观，动作轻柔、熟练，注意病人保暖。

（郭书芹）

实训项目七　普通引流管病人的护理

普通引流管的作用是将组织间或体腔中积聚的气体、消化液、腹腔液、脓液、切口渗出液等引流至体外，降低局部压力，防止术后感染，促进伤口愈合。是普外科的常见护理操作。

【实训目标】

1. 知识目标　掌握普通引流管的护理操作步骤及注意事项。
2. 能力目标　熟练地完成普通引流管的护理操作。
3. 素质目标　注重人文关怀，能与病人有效沟通与解释。

【实训方式】

教师可结合视频及多媒体教学，在模拟人上进行普通引流管护理的示教讲解，然后学生分组练习或模拟情境，最后抽考或小组评价，有条件可让学生进行临床见习。

【实训内容与操作要求】

操作流程与内容	要点说明
素质要求： 护士服、鞋帽整洁，举止端庄、语言和蔼、态度亲切	符合护士礼仪规范和无菌操作要求
核对、解释： 1. 核对医嘱、病人姓名、床号、腕带等 2. 向病人解释操作目的	告知普通引流管护理目的、重要性及相关注意事项

评估：
1. 病人的病情、治疗、意识与合作能力
2. 引流管护理的目的、具体位置及方法
3. 引流液的量、颜色、性质及流速
4. 手术部位敷料有无渗血、渗液
5. 病人及家属对引流管相关知识及注意事项的了解程度

→
1. 意识模糊、烦躁不安、不配合者必要时使用约束带，但禁忌强制约束
2. 与病人及时沟通交流，缓解紧张情绪
3. 引流液有异常或敷料渗血、渗液应报告医生

↓

操作前准备：
1. 操作者：洗手，戴口罩，戴手套
2. 环境：安静、保护隐私
3. 用物：治疗车、治疗盘、血管钳 1 把、一次性引流袋 1 只、消毒弯盘、消毒纱布、镊子 1 把、PVP 碘液、棉签、污物桶

→
1. 操作者做好自我防护
2. 病人低半卧或平卧位，充分暴露引流部位，冬天关好门窗，做好保暖工作

↓

操作过程：
1. 再次核对、做好解释工作，取得病人配合
2. 检查伤口，暴露引流管，松开别针，注意给病人保暖
3. 检查无菌引流袋是否密封、有效期、打开外包装。检查引流袋有无破损或管子扭曲，将引流袋挂于床沿，引流管下铺治疗巾
4. 挤压引流管，用血管钳夹住引流管尾端上 3cm
5. 用碘附棉签消毒引流管连接处，先以接口为中心环形消毒，然后向接口以上及以下各纵行消毒 2.5cm
6. 用左手取无菌纱布裹住连接处，分离引流管与引流袋，取下旧引流袋
7. 用碘附棉签再次消毒引流管管口
8. 连接无菌引流袋，松开血管钳并挤压引流管，观察是否通畅，将引流管固定

→
1. 注意严格无菌操作
2. 动作轻柔，防止拉扯引起病人疼痛
3. 操作中注意观察病人情况，充分沟通

↓

操作后处理：
1. 整理用物，妥善安置病人
2. 正确记录引流液量、性质

→
操作完成后注意再次核对，并了解病人对操作的反应

【注意事项】

1. 严格无菌操作，保持引流袋位置低于引流部位，引流袋可 1 周更换 1~2 次（引流液有性状、颜色改变需及时更换）。

2. 保持引流管通畅，定时自引流管近端向远端挤压，避免引流管折叠、扭曲、受压。

3. 观察引流液的量、性状、色泽变化，与病情是否相符等，每天记录，发现异常，及时与医生联系。

4. 妥善固定引流管，以防滑脱，嘱病人活动时勿将引流管拉脱。

5. 负压引流瓶更换方法相同。

（郭书芹）

实训项目八 换药病人的护理

换药,又称更换敷料,是对经过初期治疗的伤口(包括手术切口)做进一步处理的总称。其目的是动态观察伤口变化,保持引流通畅,控制局部感染,使肉芽组织健康生长,以利于伤口愈合或为植皮做好准备。换药是外科的一项基本技术操作,合理的换药方法、伤口的用药、引流物的放置、科学的更换敷料间隔时间,是保证伤口愈合的重要条件。正确更换敷料是提高外科治疗效果的关键措施之一,操作中要求严格遵守无菌原则,防止院内交叉感染。

【实训目标】

1. 知识目标 掌握换药原则、换药步骤。
2. 能力目标 熟练进行伤口换药操作,能对病人和家属进行正确的健康指导。
3. 素质目标 有严格的无菌观念,具有高度责任感,能与病人有良好的沟通。

【实训方式】

教师可结合多媒体教学或视频教学,在模拟人上进行伤口换药的示教讲解,然后学生回示教,分组练习或模拟情境,最后抽考或小组评价,有条件的教学单位可让学生进行临床见习。

【实训内容与操作要求】

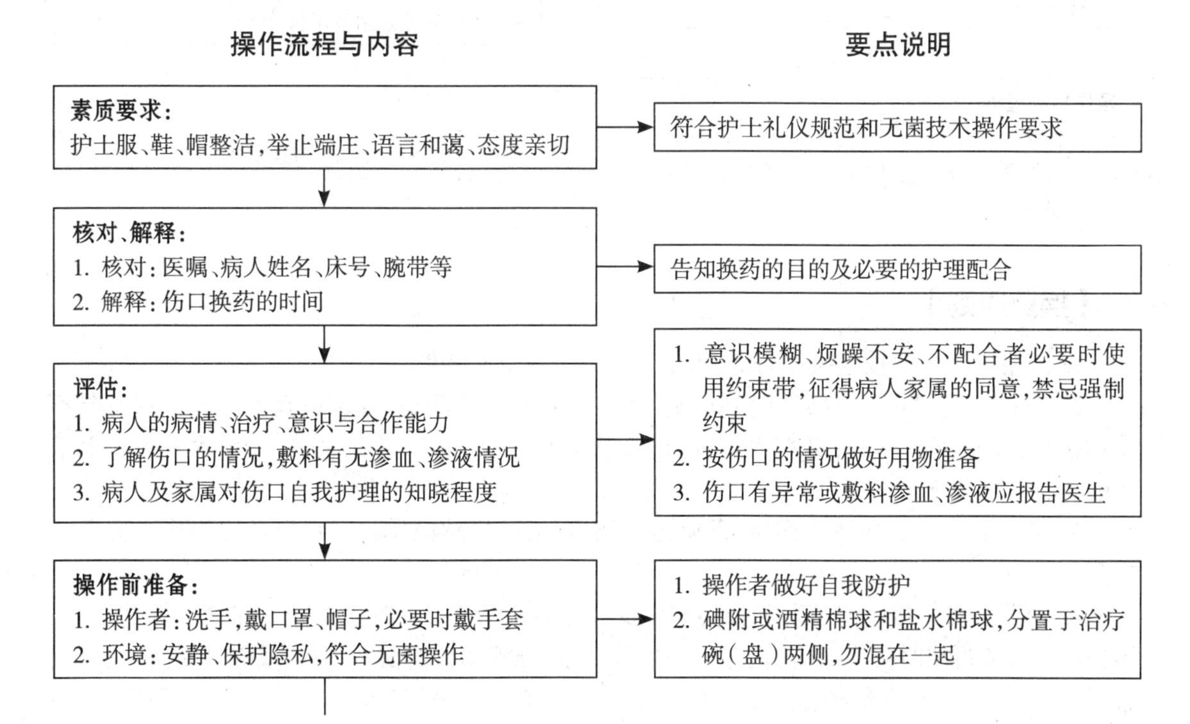

操作前准备:
3. 用物:换药包1个(内装弯盘2只、手术镊2把)、无菌小纱布、引流物、碘附或酒精棉球、生理盐水棉球、凡士林纱条、胶布、消毒卵圆钳、污物桶等,必要时备探针、刮匙和剪刀等。特殊伤口需备其他所需溶液及药品

→ 3. 无菌手术镊2把,一把用于传递无菌物品,一把用于操作、接触伤口和敷料

操作过程:
1. 在换药室准备台上检查灭菌效果后打开换药包,用消毒卵圆钳分别钳取适量碘附或酒精棉球、生理盐水棉球、无菌纱布放入一只弯盘内,让2把无菌手术镊在表面,另一只弯盘扣盖在此弯盘之上;携带其他所需换药物品去病人床旁
2. 再次核对,解释工作,取得配合
3. 取舒适体位,充分暴露伤口,注意保暖
4. 去除伤口敷料
5. 处理伤面:用双手执镊操作。消毒伤口周围皮肤,处理创口内的分泌物、脓液和纤维素膜、坏死组织等,视伤口深度和创面情况置入适宜的引流物
6. 包扎固定:用75%酒精或碘附再次消毒周围皮肤一遍,以无菌敷料覆盖创面及伤口,用胶布或绷带固定

→
1. 去除伤口敷料:揭去胶布时方向与伤口纵轴方向平行;内层敷料用无菌镊除去;最内层敷料与创面粘贴紧密时,可用生理盐水浸湿软化后再揭除
2. 消毒方法:若是手术切口,先用碘附棉球轻拭切口及缝线,再由内而外消毒周围皮肤,共消毒2遍以上,消毒范围应超出敷料覆盖范围。若是未缝合的清洁小伤口,应先从创缘依次向外消毒皮肤,伤口内用生理盐水棉球拭净分泌物。若是感染伤口,应先由外而内消毒伤口周围皮肤,再除去脓苔或坏死组织、伤口冲洗、创面湿敷、脓腔引流等处理,最后伤口周围皮肤再消毒一次
3. 敷料覆盖的大小以不暴露伤口并达伤口外3cm左右为宜,数量视渗出情况而定
4. 严格执行无菌技术操作

操作后处理:
1. 安置病人,协助病人取舒适体位,整理床单位
2. 用物处理:敷料、所用器械按医院规定处理
3. 观察与记录

→ 观察与记录伤口(切口)及周围皮肤等情况

【换药原则】

1. 严格遵守无菌技术操作原则,防止发生医院内交叉感染。

2. 换药环境和时间　换药时要求室内空气清洁、光线明亮、温度适宜。一般下列情况不安排换药:①晨间护理时;②病人进餐时;③病人睡眠时;④家属探视时;⑤手术人员上手术台前。

3. 换药顺序　先换清洁伤口,再换污染伤口,最后换感染伤口。特异性感染伤口应专人换药。

4. 换药次数　按伤口情况和分泌物多少而定。清洁伤口一般在缝合后第3日换药一次,至伤口愈合或拆线时再次换药;肉芽组织生长健康、分泌物少的伤口,每日或隔日更换一次;放置引流的伤口,渗出较多时应及时更换;脓肿切开引流术,一般在24小时后换药,以免出血;感染重、脓液多时,及时更换敷料,保持外层敷料不被分泌物浸湿。

(蔡　洁)

实训项目九　脑室外引流病人的护理

脑室外引流是经头颅骨钻孔或锥孔穿刺侧脑室后放置引流管，引流管的末端外接无菌引流瓶，将脑脊液引出体外的一项技术。是神经外科常用的一种治疗和急救措施，用于挽救病人生命。主要用于颅内压增高、脑室出血、急性脑积水的急救，暂时缓解颅内高压；脑室内手术后安放引流管，引流血性脑脊液，减轻脑膜刺激症状，预防脑膜和蛛网膜粘连等，还可以通过脑室外引流装置监测颅内压变化，必要时向脑室内注射药物进行治疗。

【实训目标】

1. 知识目标　掌握脑室外引流的适应证、操作步骤及注意事项。
2. 能力目标　熟练地完成脑室外引流管的护理，能对病人和家属进行正确的健康指导。
3. 素质目标　有严格的无菌观念，具有高度责任感，能与病人和家属有良好的沟通。

【实训方式】

教师可结合多媒体教学或视频教学，在模拟人身上进行脑室外引流护理的示教讲解，然后学生回示教，分组练习或模拟情境，最后抽考或小组评价，有条件的教学单位可让学生进行临床见习。

【实训内容与操作要求】

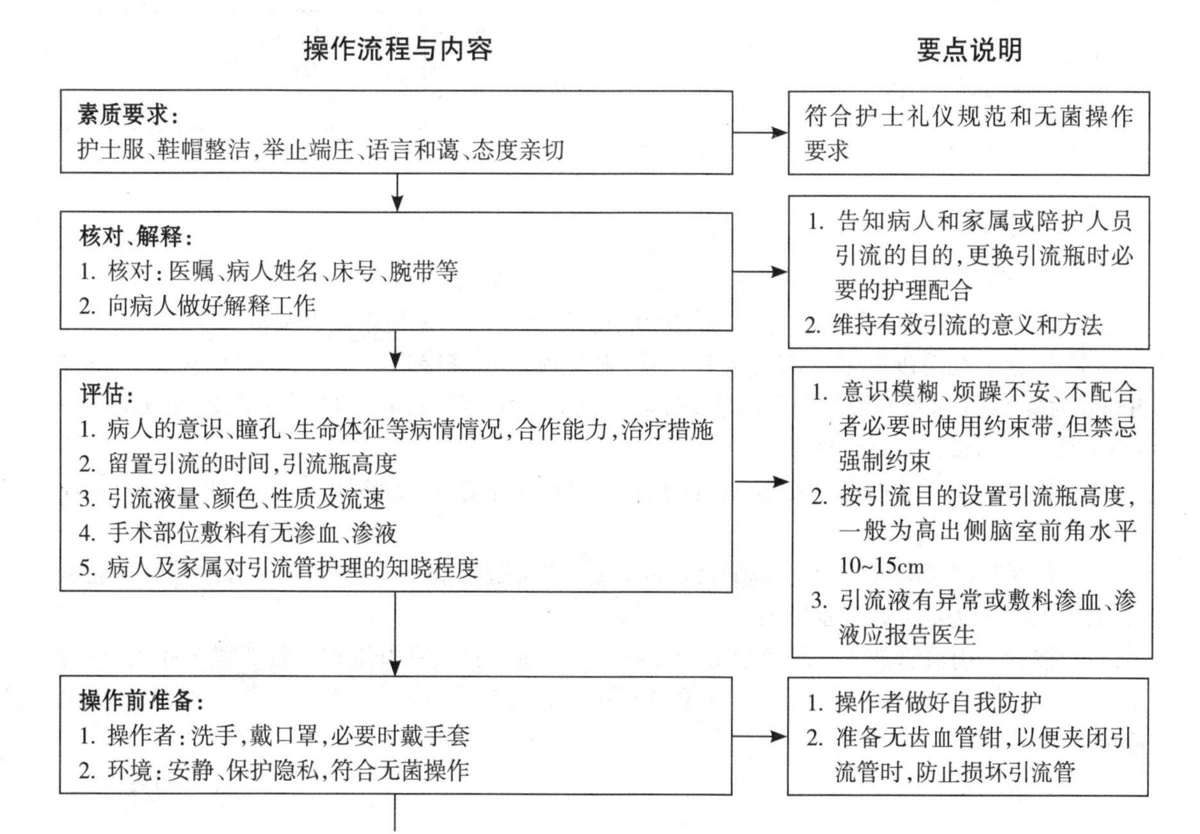

↓

操作前准备：
3. 用物：治疗车、治疗盘、治疗巾、一次性无菌引流装置 1 套、无菌弯盘 2 只（内备碘附消毒棉球若干个、无菌手术镊 2 把、无菌纱布 2 块）及无齿血管钳 1 把、直尺 1 把、胶布、无菌手套、洗手液、污物桶等
4. 病人：取舒适的体位，平卧位

↓

操作过程：
1. 再次核对、解释
2. 再次检查一次性无菌引流装置是否符合要求，打开引流装置并挂于床头的架子上，注意防止接头污染
3. 暴露引流管与引流瓶连接处
4. 引流管下铺治疗巾，放置弯盘
5. 用血管钳夹住或反折引流管近端后，挤压引流管或挤压墨菲滴管
6. 消毒引流管接口处、接口上及下各 2.5cm
7. 用无菌纱布裹住连接处，分离引流管和引流瓶接头
8. 再次消毒引流管的管口边
9. 将新的引流瓶与引流管连接，接口处用无菌纱布包裹、固定
10. 调整引流瓶高度，松开血管钳，观察引流是否通畅
11. 再次核对病人，随时观察病人反应

→
1. 分离时注意用力方向，防止拉出引流管
2. 挤压引流管前，应夹闭或反折引流管，防止引流液逆流，引起颅内感染
3. 消毒以接口为中心环形消毒，接口上及下纵行消毒
4. 严格执行无菌操作

↓

操作后处理：
1. 安置病人，整理床单位
2. 用物处理：引流液按医院规定处理，引流瓶毁形后集中处理
3. 观察与记录

→ 观察与记录引流液的量、性质、颜色，切口及引流管口周围头皮等情况

【注意事项】

1. 妥善固定　引流管开口需高于侧脑室平面 10~15cm，以保持正常颅内压。

2. 保持引流通畅　防止受压、扭曲、折叠、成角，翻身时应避免牵拉引流管。

3. 注意引流速度和量　禁忌流速过快，避免颅内压骤降造成危险，每日引流量不超过 500ml 为宜，因正常脑脊液每天分泌量是 400~500ml。不可随意调整和提拎引流瓶，做 CT 等检查时，须关闭引流开关，检查后须及时打开，速度宜缓慢。

4. 严格执行无菌操作　更换引流袋时先夹闭引流管，以防脑脊液逆流，注意整个装置无菌。

5. 观察和记录　观察和记录脑脊液性状、量，正常脑脊液是无色透明，若有大量鲜血提示脑室内出血，若为混浊则提示感染。

6. 拔管　引流管放置一般不宜超过 5~7 天，开颅术后脑室引流管一般放置 3~4 天，拔管前行夹管试验，观察有无颅内压增高征象；拔管后如有脑脊液漏，应告知医生妥善处理，以免引起颅内感染。

（叶国英）

实训项目十　胸腔闭式引流病人的护理

胸腔闭式引流又称水封闭式引流，胸腔内插入引流管，管的下方置于引流瓶的水中，利用水的作用，维持引流单一方向，避免逆流。胸腔闭式引流的目的：①引流胸膜腔内积气、血液和渗液；②重建胸膜腔内负压，保持纵隔正常位置；③促进肺复张，防止感染；④便于发现胸膜腔内活动性出血、支气管残端瘘、食管胸膜瘘等。因此，广泛地应用于气胸、血胸、脓胸的引流及开胸手术后，对于疾病的治疗起着十分重要的作用。适用于：①中、大量闭合气胸、开放性气胸、张力性气胸、血胸、脓胸；②胸腔穿刺术治疗下肺无法复张者；③需使用机械通气或人工通气的气胸或血气胸者；④剖胸手术。

【实训目标】

1. 知识目标　掌握胸腔闭式引流的目的、操作步骤及注意事项。
2. 能力目标　熟练地完成胸腔闭式引流的护理，对病人和家属能进行正确的指导。
3. 素质目标　要有严格的无菌观念，能与病人进行有效的沟通。

【实训方式】

教师可结合多媒体教学或视频教学，在模拟人上进行胸腔闭式引流护理的示教、讲解，然后学生进行分组练习或模拟情境，最后抽考或小组评价，有条件的教学单位可让学生进行临床见习。

【实训内容与操作要求】

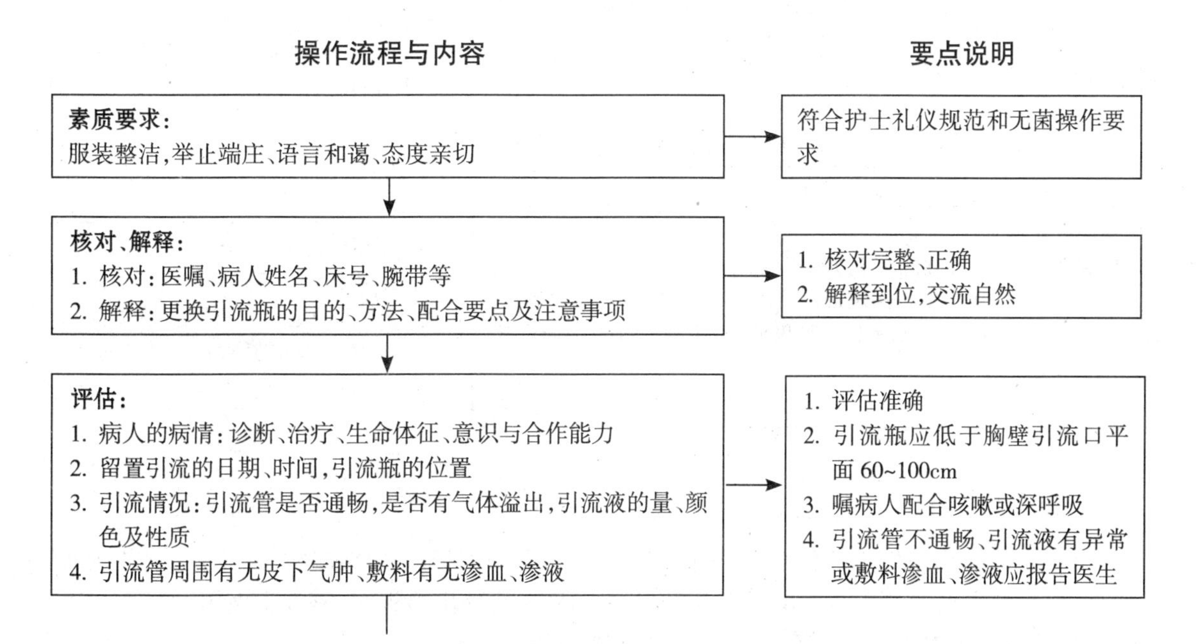

流程	要点说明
操作前准备： 1. 操作者：洗手，戴口罩，必要时戴手套 2. 环境：清洁、宽敞、保护隐私 3. 用物：治疗车上放置：①胸腔闭式引流装置一套、500ml 生理盐水 1 瓶；②治疗盘内备：消毒液、棉签、无齿血管钳 2 把、标签、弯盘、治疗巾、胶布、起瓶器、无菌纱布 3 块、一次性手套 1 付、治疗卡片、笔；③速干手消毒剂。治疗车下放置生活垃圾桶、医疗垃圾桶	1. 操作者做好自我防护 2. 符合无菌操作要求 3. 物品齐全，放置合理，准备无齿血管钳，以防止损坏引流管
操作过程： 1. 检查：检查水封瓶包有效期及密封性，打开水封瓶包，检查水封瓶有无破损 2. 连接：正确连接水封瓶引流管 3. 倒入无菌生理盐水：按取无菌溶液法将生理盐水倒入胸腔闭式引流瓶内（长管在液面下 3~4cm），并用标签在引流瓶的水平线上做好标记，注明更换日期、时间及水量 4. 再次核对、解释：所准备用物放置治疗车上。推至病人床旁，向病人解释取得合作。协助病人取合适卧位，引流管下铺治疗巾，放置弯盘 5. 正确放置水封瓶：水封瓶位置低于胸腔引流口 60~100cm 的位置 6. 挤压引流管，用 2 把血管钳双重相向夹闭引流管 7. 消毒、连接：消毒引流管连接处、接口上下各 2.5cm，用无菌纱布裹住连接处，分离引流管接头处，再次消毒引流管的管口，连接胸腔引流管与水封瓶 8. 检查与观察：检查引流装置是否正确、密闭，放开血管钳，再次挤压胸腔引流管，观察引流是否通畅，观察水封瓶内水柱波动情况，一般波动幅度在 4~6cm，然后用胶布固定 9. 再次核对病人，随时观察病人反应 10. 嘱病人不要拔出引流管，保持密闭状态，告知病人注意事项	1. 交流自然 2. 操作正确、熟练、无污染，水量准确 3. 卧位合适 4. 挤压、夹闭方法正确 5. 消毒范围正确，无污染 6. 观察细致，无菌纱布包裹引流管离断处防止引流液溢出污染环境，手未受到血液、体液明显污染时，可用速干手消毒剂清洁双手代替洗手 7. 观察时嘱病人配合咳嗽或深呼吸 8. 引流瓶放置正确、安全 9. 核对正确，观察细致
操作后处理： 1. 协助病人取舒适卧位，整理床单位 2. 用物处理：引流液按医院规定处理；引流瓶毁形后集中处理；治疗巾、棉签、纱布放入医疗垃圾桶内；弯盘、血管钳放在污染区待消毒等 3. 洗手，记录	1. 卧位舒适、安全 2. 用物处理正确 3. 记录引流液的颜色、性质、量，切口及引流管口周围皮肤情况，病人反应等

【注意事项】

1. 保持胸腔闭式引流系统的密闭　①引流管周围用凡士林纱布严密覆盖。②水封瓶保持直立，长管在水下 3~4cm。③更换引流瓶、搬动病人或外出检查时，需双重夹闭引流管，但漏气明显的病人不可夹闭引流管。④随时检查整个引流装置是否密闭，防止引流管脱落。若引流管从胸腔滑脱，应紧急压住引流管周围的敷料或捏闭伤口处皮肤，消毒后用凡士林纱布，暂时封闭伤口，并协助医师进一步处理；若引流管连接处脱落或引流瓶破碎，立即双重夹闭胸腔引流管，消毒并更换引流装置。

2. 严格无菌操作，防止逆行感染 ①保持引流装置无菌。定时更换胸腔闭式引流瓶，并严格遵守无菌技术操作原则。②保持胸壁引流口处敷料清洁、干燥，一旦渗湿或污染，及时更换。③引流瓶位置应低于胸壁引流口平面60~100cm，依靠重力引流，防止瓶内液体逆流入胸膜腔，造成逆行感染。

3. 保持引流通畅 通畅时有气体或液体排出，或长管中的水柱随呼吸上下波动。①最常用的体位是半卧位。术后病人血压平稳，应抬高床头30°~60°，以利于引流。②定时挤压引流管，防止引流管阻塞、受压、扭曲、打折、脱出。③鼓励病人咳嗽、深呼吸和变换体位，以利胸膜腔内气体和液体的排出，促进肺复张。

4. 观察和记录引流 ①观察引流液的颜色、性质和量，并准确记录，如每小时引流量超过200ml，引流液为鲜红色或暗红色，连续3个小时以上，应及时通知医师。②密切观察水封瓶长管内水柱波动情况，一般水柱上下波动范围约为4~6cm。若水柱波动幅度过大，超过10cm，提示肺不张或胸膜腔内残腔大；深呼吸或咳嗽时水封瓶内出现气泡，提示胸膜腔内有积气；水柱静止不动，提示引流管不通畅或肺已复张。

5. 妥善固定 妥善固定引流管，将引流瓶置于安全处，并妥善安置，以免意外踢倒。

6. 适时拔管 ①拔管指征：留置引流管48~72小时后，如引流瓶中无气体逸出且引流液颜色变浅，24小时引流液量少于50ml，或脓液少于10ml，病人无呼吸困难，听诊呼吸音恢复，胸部X线显示肺复张良好，可考虑拔管。②拔管方法：协助医师拔管，嘱病人深吸一口气，在深吸气末屏气，迅速拔管，并立即用凡士林纱布和厚敷料封闭胸壁伤口，包扎固定。③拔管后护理：拔管后24小时内，应注意观察病人是否有胸闷、呼吸困难、切口漏气、渗血、渗液和皮下气肿等，发现异常及时通知医师。

（王建荣）

实训项目十一 胃肠减压病人的护理

利用负压吸引和虹吸作用的原理，通过胃管将聚于胃肠道内的气体及液体吸出，对胃肠道梗阻病人可降低胃肠道内的压力和膨胀程度，改善胃肠壁的血液循环，有利于胃肠功能恢复；对胃肠道穿孔病人可防止胃肠内容物经破口继续漏入腹腔，并有利于胃肠吻合术后吻合口的愈合。因此，适用范围很广，常用于急性胃扩张、肠梗阻、胃肠道穿孔修补或部分切除术，以及胆道或胰腺手术后病人。

【实训目标】

1. 知识目标 掌握胃肠减压的目的、操作要点及注意事项。

2. 能力目标 熟练完成胃肠减压的护理，结合病人个性化的胃肠减压适应证，正确观察评估病人的胃肠减压效果，并为病人和家属提供正确有效的健康指导。

3. 素质目标 具有高度责任感，感受病人的不适体验，安慰病人并能与病人有良好的有效沟通。

【实训方式】

教师可结合多媒体教学或视频教学，在《护理学基础》课程中已学习鼻饲法的基础上，由学生在模拟人上进行胃肠减压护理操作示教，教师、其他学生纠正，然后学生分组练习或模拟情境，最后抽考或小组评价。可结合临床病例加深对于胃肠减压操作的理解，有条件的教学单位可让学生进行临床见习，让学生与病人交流，了解胃肠减压给病人带来的不良体验。

【实训内容与操作要求】

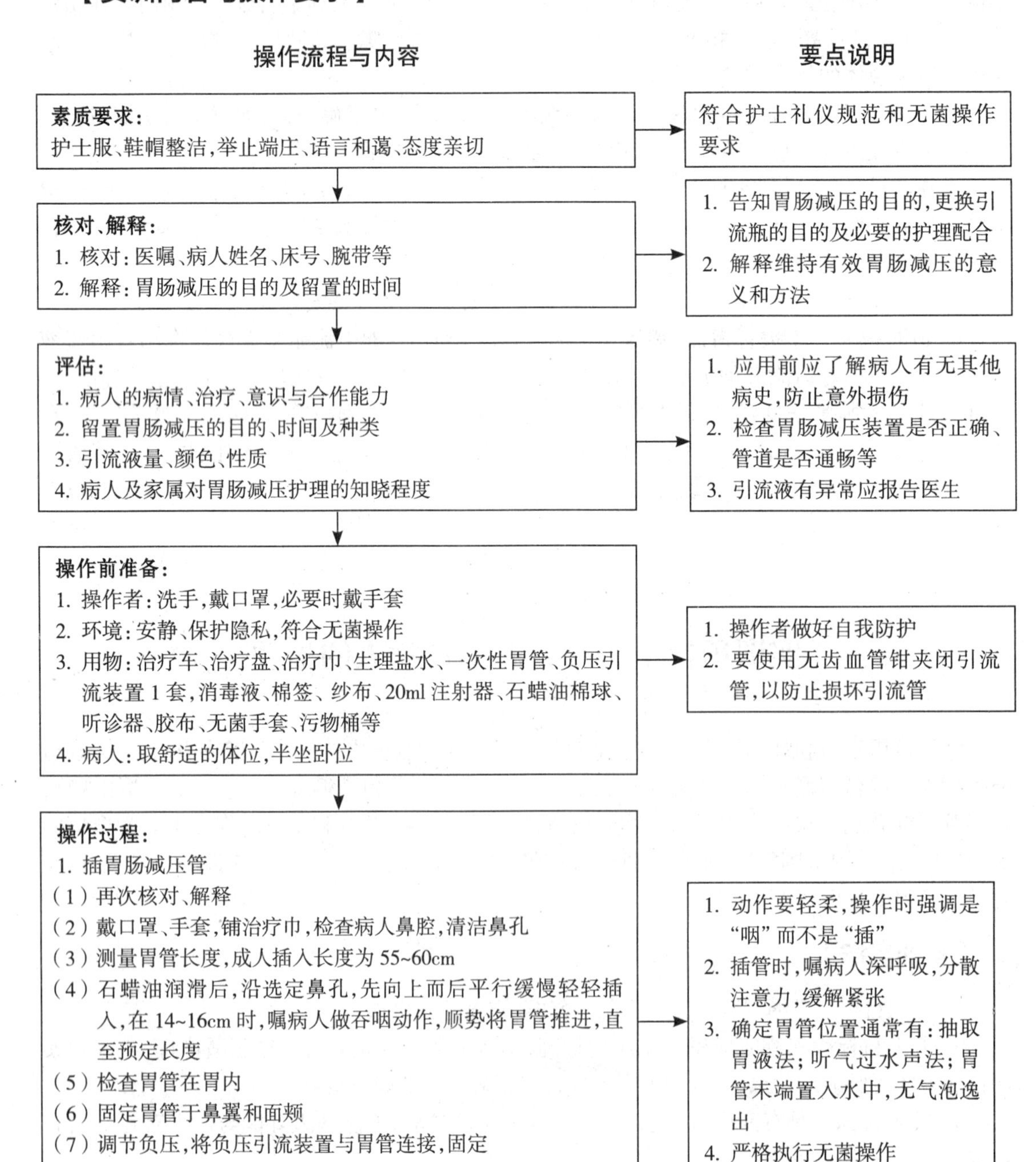

操作过程:
2. 拔胃肠减压管
(1)拔管指征:病情好转、肠蠕动恢复、腹胀消失、肛门排气
(2)拔管:胃管与胃肠减压器分离,反折胃管末端,嘱病人屏气、迅速拔出胃管
(3)清洁:擦净病人的鼻孔、面部

↓

操作后处理:
1. 安置病人,取舒适体位,整理用物
2. 用物处理:引流液按医院规定处理,引流装置毁形后集中处理
3. 观察与记录

→ 观察与记录引流液的量、性质、颜色以及呼吸情况

【注意事项】

1. 插管前,护患双方应有效沟通,取得病人及家属的理解和配合。

2. 妥善固定胃肠减压管,避免扭曲、受压或脱出。胃管脱出后应严密观察病情,不应再盲目插入。引流装置及引流接管应每日更换1次。

3. 保持胃管的通畅和维持有效的负压,经常挤压胃管,防止内容物阻塞,每天1次用生理盐水冲洗胃管,每次30~40ml,如有阻塞应随时冲洗并及时吸出。

4. 观察并记录引流液的量和性状 一般胃肠手术后24小时内,引流液多呈暗红色,量较多,2~3日后逐渐减少。如有鲜红色液体吸出,说明有出血,应停止胃肠减压,及时报告医师。

5. 减压期间病人应禁食及停止口服药物,如医嘱指定从胃管内注入药物时,将胃管夹住,暂停胃肠减压1小时,以免药物被吸出。

6. 胃肠减压时间较长时,应每天进行口腔护理,预防口腔感染和呼吸道感染,并给予雾化吸入以保护口咽部黏膜。同时静脉补充液体,维持水、电解质平衡。

(赵慧华)

实训项目十二 肠造口病人的护理

肠造口是为了治疗某些肠道疾病(如直肠癌、溃性结肠炎等)而在腹壁上做的人为开口,将一段肠管拉出翻转缝于腹壁,代替肛门行使排便功能,实际上就是粪便出口的改道,对整体的消化功能影响不大。按时间可分为暂时性造口和永久性造口;按部位有回肠造口、横结肠造口和乙状结肠造口等;按方式分为端式造口和袢式造口;按形状分为翻转形造口和平坦形造口。

【实训目标】

1. 知识目标 掌握肠造口的操作要点及注意事项。
2. 能力目标 熟练地完成肠造口的护理,能对病人和家属进行正确的健康指导。
3. 素质目标 有严格的无菌观念,具有高度责任感,能与病人有良好的沟通。

【实训方式】

教师可结合多媒体教学或视频教学，在模拟人上进行肠造口护理的示教讲解，然后学生回示教，分组练习或模拟情境，最后抽考或小组评价，有条件的院校可让学生进行临床见习。

【实训内容与操作要求】

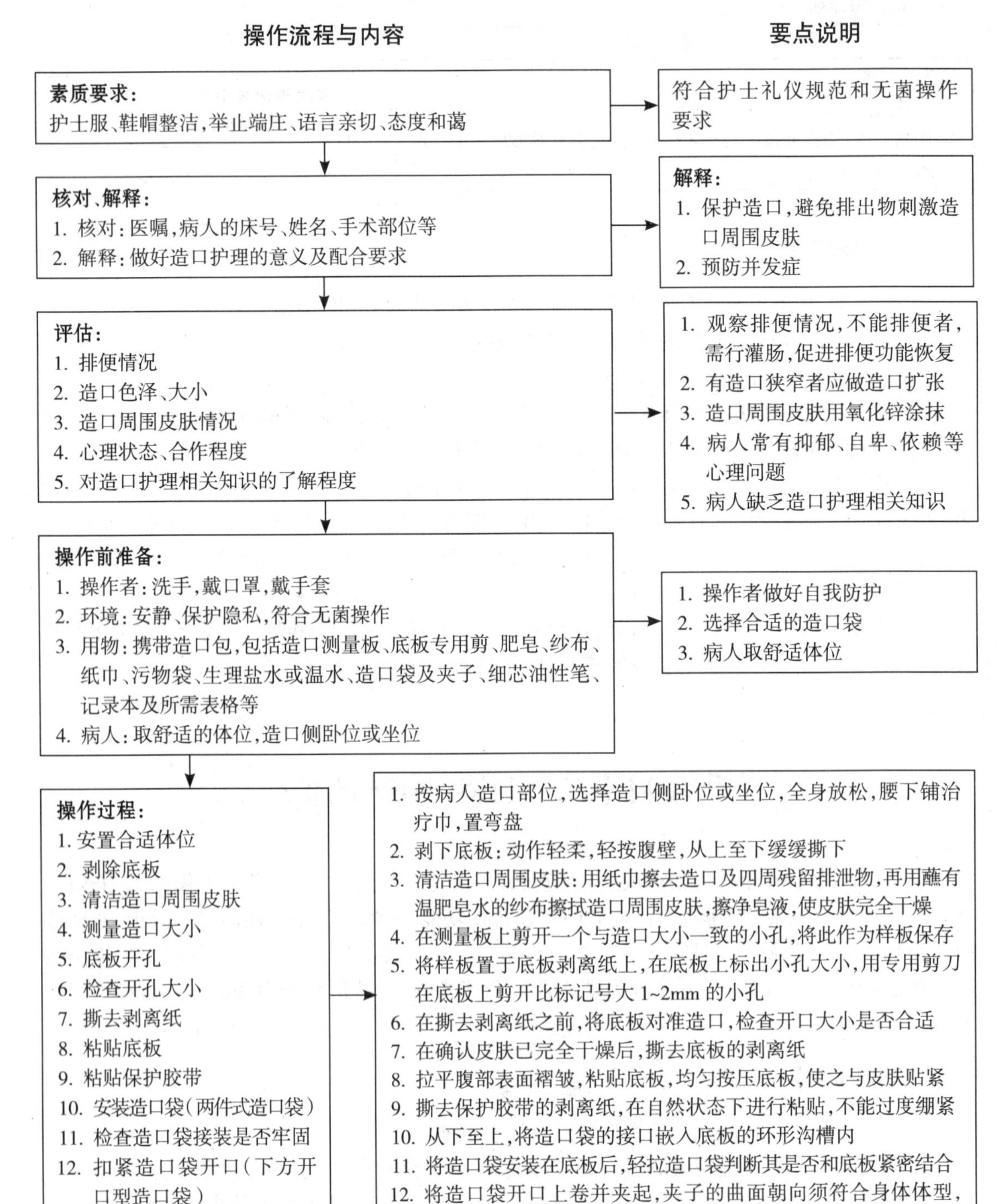

操作流程与内容	要点说明
素质要求： 护士服、鞋帽整洁，举止端庄、语言亲切、态度和蔼	符合护士礼仪规范和无菌操作要求
核对、解释： 1. 核对：医嘱，病人的床号、姓名、手术部位等 2. 解释：做好造口护理的意义及配合要求	**解释：** 1. 保护造口，避免排出物刺激造口周围皮肤 2. 预防并发症
评估： 1. 排便情况 2. 造口色泽、大小 3. 造口周围皮肤情况 4. 心理状态、合作程度 5. 对造口护理相关知识的了解程度	1. 观察排便情况，不能排便者，需行灌肠，促进排便功能恢复 2. 有造口狭窄者应做造口扩张 3. 造口周围皮肤用氧化锌涂抹 4. 病人常有抑郁、自卑、依赖等心理问题 5. 病人缺乏造口护理相关知识
操作前准备： 1. 操作者：洗手，戴口罩，戴手套 2. 环境：安静、保护隐私，符合无菌操作 3. 用物：携带造口包，包括造口测量板、底板专用剪、肥皂、纱布、纸巾、污物袋、生理盐水或温水、造口袋及夹子、细芯油性笔、记录本及所需表格等 4. 病人：取舒适的体位，造口侧卧位或坐位	1. 操作者做好自我防护 2. 选择合适的造口袋 3. 病人取舒适体位
操作过程： 1. 安置合适体位 2. 剥除底板 3. 清洁造口周围皮肤 4. 测量造口大小 5. 底板开孔 6. 检查开孔大小 7. 撕去剥离纸 8. 粘贴底板 9. 粘贴保护胶带 10. 安装造口袋（两件式造口袋） 11. 检查造口袋接装是否牢固 12. 扣紧造口袋开口（下方开口型造口袋）	1. 按病人造口部位，选择造口侧卧位或坐位，全身放松，腰下铺治疗巾，置弯盘 2. 剥下底板：动作轻柔，轻按腹壁，从上至下缓缓撕下 3. 清洁造口周围皮肤：用纸巾擦去造口及四周残留排泄物，再用蘸有温肥皂水的纱布擦拭造口周围皮肤，擦净皂液，使皮肤完全干燥 4. 在测量板上剪开一个与造口大小一致的小孔，将此作为样板保存 5. 将样板置于底板剥离纸上，在底板上标出小孔大小，用专用剪刀在底板上剪开比标记号大 1~2mm 的小孔 6. 在撕去剥离纸之前，将底板对准造口，检查开口大小是否合适 7. 在确认皮肤已完全干燥后，撕去底板的剥离纸 8. 拉平腹部表面褶皱，粘贴底板，均匀按压底板，使之与皮肤贴紧 9. 撕去保护胶带的剥离纸，在自然状态下进行粘贴，不能过度绷紧 10. 从下至上，将造口袋的接口嵌入底板的环形沟槽内 11. 将造口袋安装在底板后，轻拉造口袋判断其是否和底板紧密结合 12. 将造口袋开口上卷并夹起，夹子的曲面朝向须符合身体体型，扣紧夹子

操作后处理：
1. 整理用物，使用完毕的造口护理用品按医疗垃圾处理
2. 可继续使用的造口护理用品（防漏粉、防漏膏）放在阴凉干燥处
3. 整理床单位，协助病人穿好衣裤、取舒适体位盖好被子
4. 观察记录

→ 观察与记录造口并发症：造口出血、造口肠坏死、造口狭窄、造口周围皮炎等

【注意事项】

1. 观察造口血液循环情况　当出现肠黏膜颜色变暗、发紫、发黑等现象时，说明造口坏死或感染，应及时与医生联系。

2. 保护造口周围皮肤　为防止不断流出的稀薄粪便刺激腹壁皮肤，引起皮肤糜烂，每次便后应彻底清洗造口周围皮肤，并涂以复方氧化锌软膏保护。

3. 预防造口狭窄　术后1周开始用手指扩张造口，每日1次，每次5~10分钟，持续3个月。操作要领为：示指、中指指套上涂液状石蜡，沿肠腔方向逐渐深入，以造口有扩张感为度，动作宜轻柔，忌用暴力，以免损伤造口或肠管。如发现造口狭窄、排便困难，应及时处理。

4. 教会病人使用造口袋　裁剪大小合适的袋口，袋口对准造口贴紧，袋囊向下，贴放于造口处盛接粪便，并用弹性腰带将造口袋系于腰间；如病人已建立定时排便的习惯，粪便已成形时，则可不用造口袋，仅在腹壁造口处覆盖敷料即可。

5. 饮食指导　要注意少进食不容易消化的食品：如花生、瓜子、松子、核桃和杏仁等干果；纤维多的食物：如玉米、高粱、白薯及部分纤维多的蔬菜、水果等；带籽的食物：如草莓、西红柿、猕猴桃等及生冷的蔬菜和瓜果。此外，还要注意少吃带有特殊气味的食品：如大蒜、洋葱、韭菜、萝卜等，以及容易产生臭味的鱼、蛋、牛奶、羊肉等。另外，指导病人注意饮食卫生。

6. 造口病人经过一段时间，可对造口排便逐渐适应，此时可恢复正常生活，并可参加适量的运动和社交活动。

（钱立晶）

实训项目十三　膀胱冲洗病人的护理

膀胱冲洗：是利用三通的导尿管或膀胱造瘘管将溶液灌入膀胱内，再利用虹吸原理将灌入膀胱内的液体引出来的方法。膀胱冲洗的目的：①使尿液引流通畅，膀胱减压；②清除膀胱内的血凝块、黏液、细菌等异物，防止尿路阻塞和预防膀胱感染；③预防前列腺及膀胱手术后血块的形成。多用于前列腺，膀胱手术后，以及长期留置导尿的病人。

【实训目标】

1. 知识目标　通过学习掌握膀胱冲洗的目的、操作要点及注意事项。
2. 能力目标　能按无菌操作原则熟练地进行膀胱冲洗护理。
3. 素质目标　具有严格的无菌观念和高度的责任感。

【实训方式】

教师可结合多媒体教学或视频教学，在模拟人身上进行膀胱冲洗护理的示教讲解，然后学生回示教，分组练习或模拟情境，最后抽考或小组评价，有条件的教学单位可让学生进行临床见习。

【实训内容与操作要求】

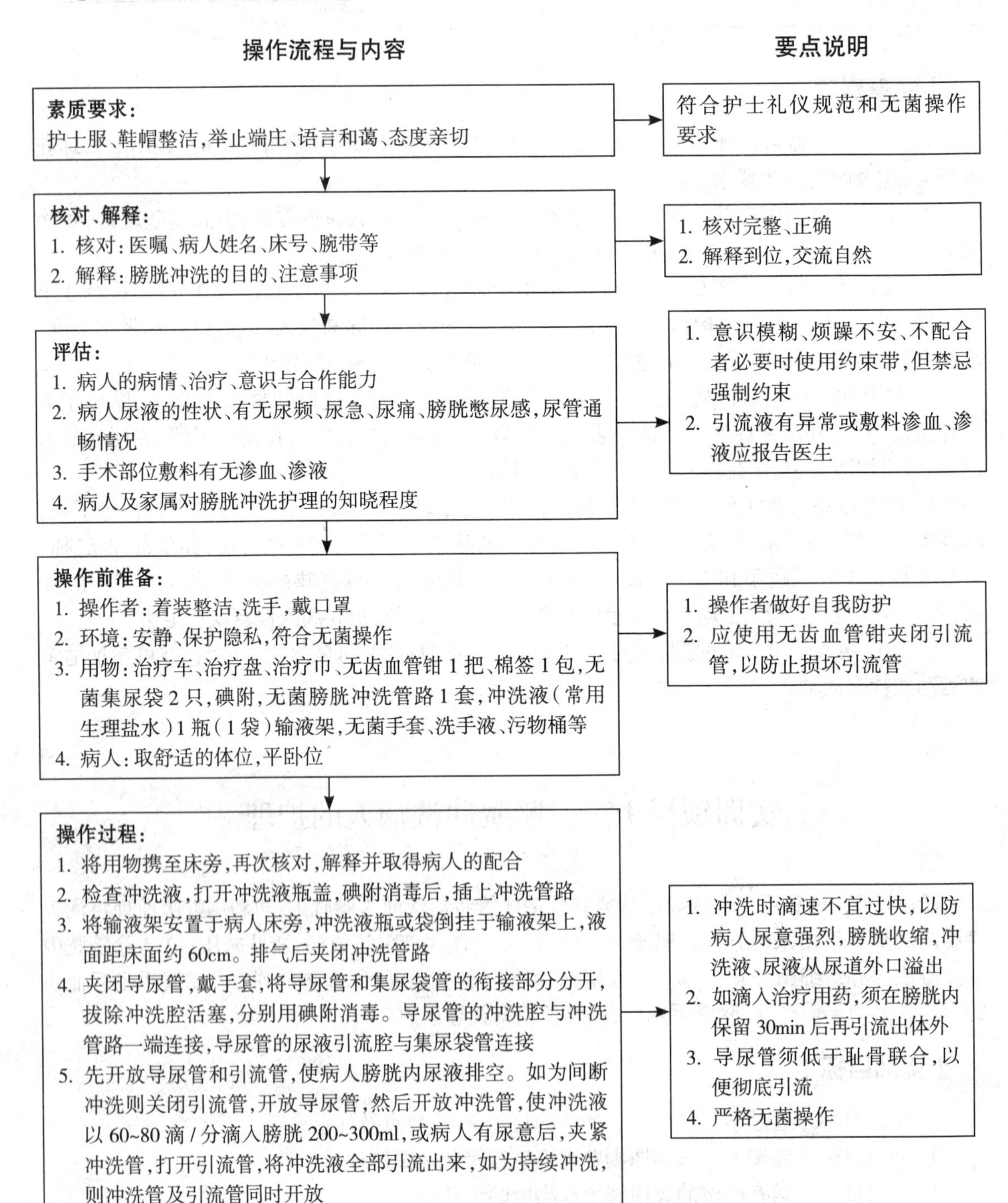

操作过程：
6. 反复冲洗，并应经常询问、观察病人反应及引流液性状
7. 冲洗完毕，夹紧冲洗管和导尿管，将尿管冲洗腔与集尿袋分别消毒后连接，开放导尿管，保持引流通畅

↓

操作后处理：
1. 安置病人，整理床单位
2. 用物处理：引流液按医院规定处理，引流袋集中处理
3. 观察与记录

→ 观察与记录引流液的量、性质、颜色，切口及引流管口周围皮肤等情况

【注意事项】

1. 冲洗过程中应严格执行无菌操作，防止医源性感染。

2. 冲洗过程中，如病人感到不适时，应当减缓冲洗速度和冲洗量，必要时停止冲洗；密切观察病人情况，如病人感到剧痛或者引流液中有鲜血时，应立即停止冲洗，通知医师并协助处理。

3. 冲洗时，冲洗液液面应距床面约 60cm，以利于冲洗。根据引流液的颜色调节冲洗速度，一般为 60~80 滴 / 分；滴入药液治疗时，须让药液在膀胱内保留 30 分钟后再引流出体外，或者根据需要延长保留时间。

4. 天气寒冷时，冲洗液应加温至 35℃左右，以免刺激膀胱，引起膀胱痉挛。

5. 冲洗过程中注意观察引流管是否通畅。

（周武汉）

实训项目十四　小夹板固定病人的护理

小夹板外固定治疗骨折，是利用与肢体外形相适应的特制夹板做外固定物，结合现代医学运动学原理，间接固定骨折部位。小夹板可用于治疗四肢长骨闭合性骨折，尤其是前臂骨折、肱骨骨折、稳定的小腿骨折；若结合牵引，也可用于股骨骨折或其他不稳定性的骨折。夹板固定采取动静结合的方法，既保持了骨折处的有效固定，又为肢体及全身的活动创造了条件，使骨折在修复期内能进行适当的功能锻炼，利于骨折愈合和功能恢复，缩短疗程。

【实训目标】

1. 知识目标　掌握小夹板固定的适应证、护理措施及注意事项。
2. 能力目标　熟练地完成小夹板固定的护理，能对病人和家属进行正确的健康指导。
3. 素质目标　具有高度责任感，能与病人有效沟通。

【实训方式】

教师可结合多媒体教学或视频教学，在模拟人上进行小夹板固定护理的示教讲解，然后学生分组练习或模拟情境，最后抽考或小组评价，有条件的教学单位可让学生进行临床见习。

【实训内容与操作要求】

操作流程与内容
要点说明
素质要求：
护士服、鞋帽整洁，举止端庄、语言和蔼、态度亲切
符合护士礼仪规范和实际动手操作能力
核对、解释：
1. 核对：医嘱、病人姓名、床号、腕带
2. 解释：固定的意义、时间、位置及类型
1. 告知小夹板的目的、注意事项及必要的护理配合
2. 维持有效固定的意义和方法
评估：
1. 病人的病情、治疗情况与合作能力
2. 皮肤有无破损、溃疡，是否清洁
3. 有无并发症的发生
4. 病人及家属对小夹板护理的知晓程度
1. 病人能够积极配合
2. 保持小夹板的有效固定
3. 注意提供舒适护理
4. 并发症的预防和护理
操作前准备：
1. 操作者：洗手，戴口罩
2. 环境：安静、保护隐私
3. 用物：夹板、纸压垫、绷带、胶布、薄棉垫、外敷的药物等
4. 病人：取舒适和易操作的体位
1. 操作者注意清洁、卫生
2. 根据固定部位选用适合的小夹板类型和绷带的宽窄
操作过程：
1. 再次核对、解释
2. 徒手复位并经X线检查证实复位良好
3. 外敷消肿药物（有创面者不用）
4. 用薄棉垫包绕肢体一周或用绷带松松缠绕4~5层
5. 于适当位置放置合适类型的纸压垫，以胶布固定在绷带上或夹板内面的相应位置
6. 放置所需的夹板，以4~5道布带捆扎，先中间，后两端
7. X线检查复位情况
1. 明确骨折的诊断和适应证
2. 操作轻柔，力度适中
3. 需有X线检查结果证实治疗效果
4. 布带捆扎松紧适度，以上下可移动1cm为宜
操作后处理：
1. 安置病人，整理床铺
2. 抬高患肢，注意并发症，及时调整
3. 观察与记录
1. 注意肢体血液循环情况
2. 注意布带松紧
3. 定期X线复查

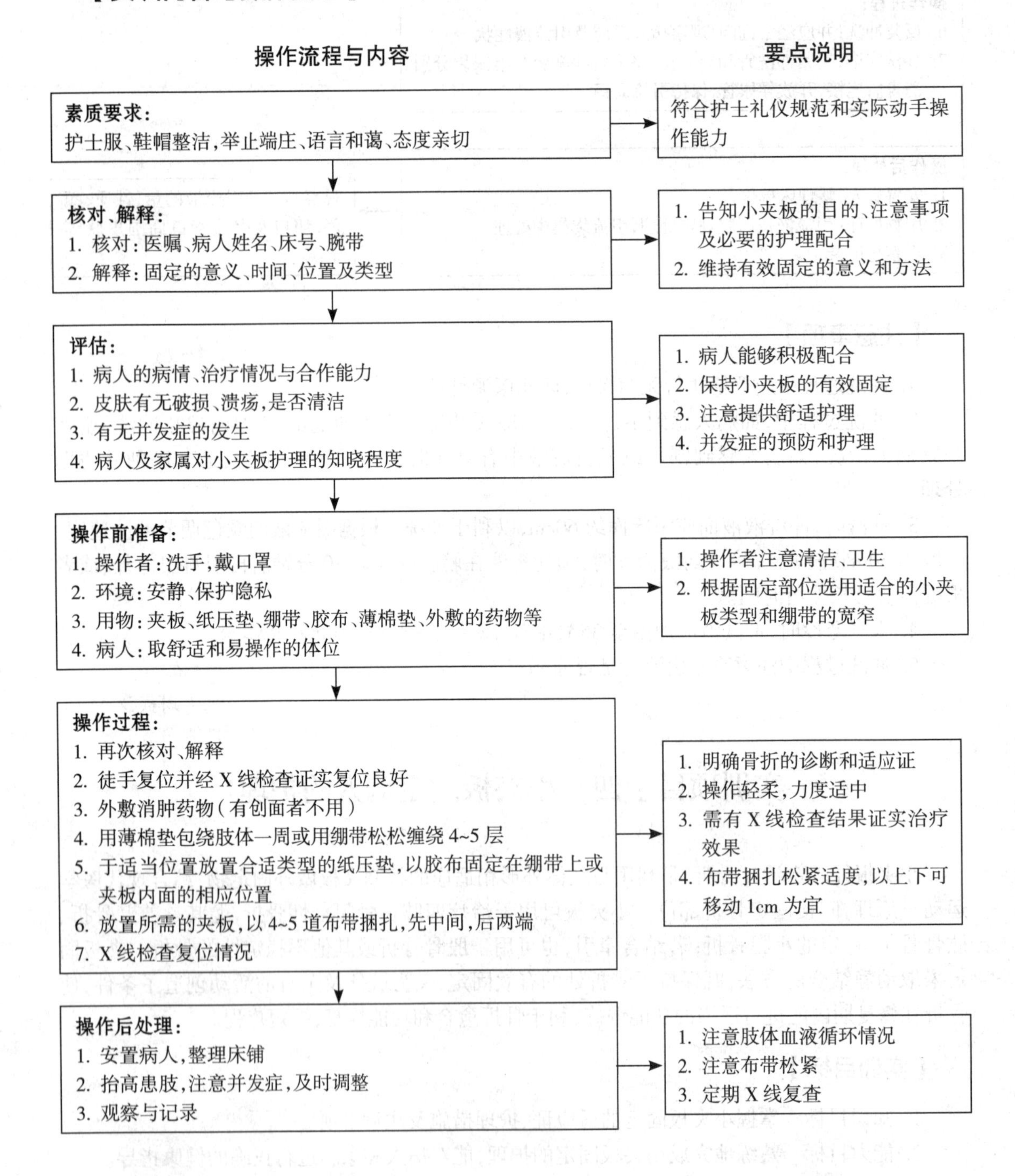

【注意事项】

1. 搬运病人时，应保持患肢不动，防止因重力或搬运不当而使骨折端移位，加重疼痛。

2. 肢体适当抬高，严密观察肢体血运，注意有无疼痛、感觉运动障碍等，若出现青紫、麻木、明显肿胀及疼痛、活动障碍、脉搏减弱或消失等，应及时回医院就诊。

3. 注意调整布带松紧,肿胀加重或消退时要及时调整,仍以上下可移动 1cm 为宜。
4. 固定后 2 周内,每周 X 线复查两次;两周后改为每周一次,直至愈合。
5. 指导病人遵循功能锻炼的原则进行患肢的康复练习。

(郭书芹)

实训项目十五　石膏固定病人的护理

石膏绷带是骨科病人常用的外固定材料之一,已经成为肢体制动固定的辅助治疗工具。它适用于全身各部骨折的固定,主要适用于骨折复位后的固定;关节损伤或脱位复位后的固定;周围神经、血管、肌腱断裂或损伤手术修复后的制动;急、慢性骨、关节炎症的局部制动;畸形矫正术后矫形位置的维持和固定等。其特点是坚固可靠,便于搬动和护理,不需经常更换和调整。

【实训目标】

1. 知识目标　掌握石膏固定的适应证、护理措施及注意事项。
2. 能力目标　熟练地完成石膏固定的护理,能对病人和家属进行正确的健康指导。
3. 素质目标　具有高度的责任感,能与病人进行有效的沟通。

【实训方式】

教师可结合多媒体教学或视频教学,在模拟人上进行石膏固定护理的示教讲解,然后学生分组练习或模拟情境,最后抽考或小组评价,有条件的教学单位可让学生进行临床见习。

【实训内容与操作要求】

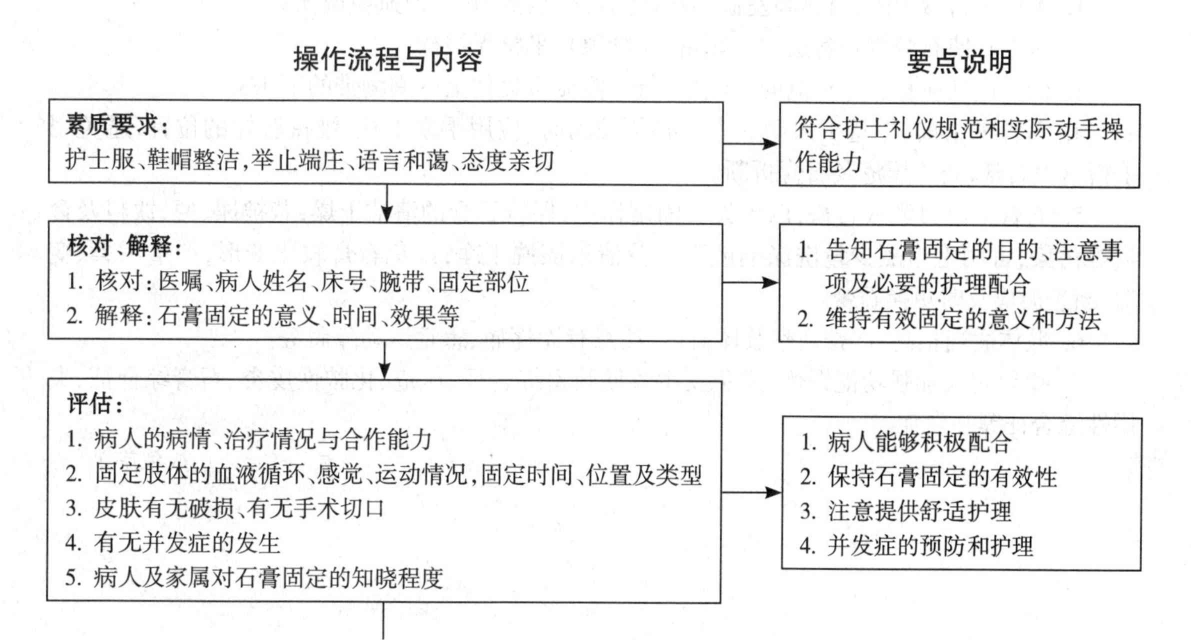

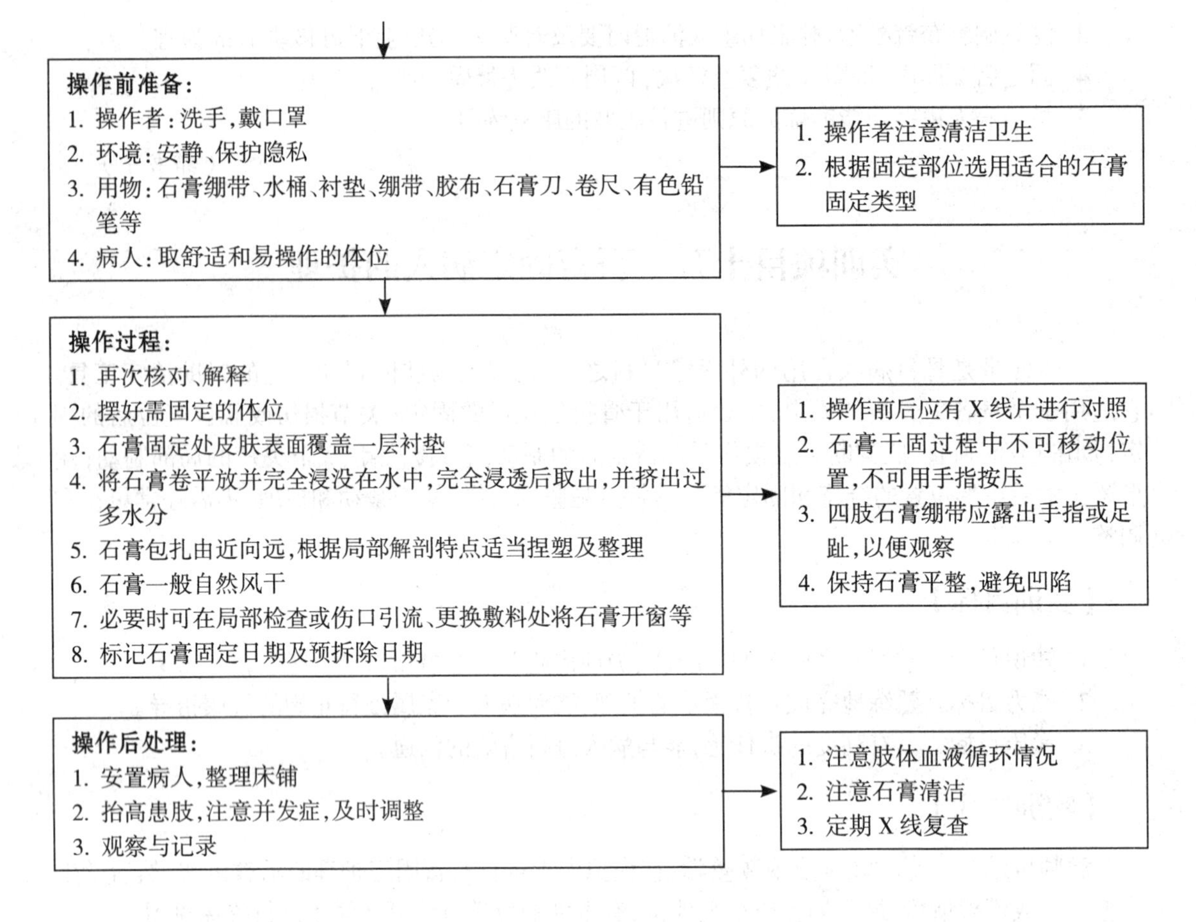

【注意事项】

1. 为加速石膏干固,可提高室温,或灯烤、红外线照射等,但避免烫伤。

2. 包扎时使石膏绷带各层贴合紧密,无缝隙且平整无皱褶。

3. 四肢包扎应从肢体近侧向远侧推,每一圈绷带盖住上一圈绷带的下 1/3。

4. 石膏未干前,尽量少搬动病人。必须搬动时,应用手掌平托,维持肢体的位置,避免用手指抠捏石膏,防止压疮及石膏折断。

5. 石膏不可过紧或过松,以免失去固定作用,保持石膏的清洁干燥,若被尿、便、饮料及食物等污染,可用毛巾蘸少量洗涤剂或肥皂及清水擦洗干净,以免石膏软化变形,严重污染、变形、断裂时应及时更换石膏。

6. 肢体适当抬高,严密观察肢体血运,注意有无疼痛、感觉运动障碍等。

7. 指导病人加强功能锻炼,避免发生骨筋膜室综合征、压疮、化脓性皮炎、石膏综合征、失用性综合征等并发症。

(郭书芹)

实训项目十六　牵引病人的护理

牵引术是利用适当的持续牵引力和对抗牵引力达到整复和维持复位的治疗方法。牵引既有复位又有固定的作用，尤其是对不适宜手术的病人，也可以通过牵引达到治疗目的。牵引方法包括皮牵引、骨牵引和兜带牵引。其主要适应证有：骨折、关节脱位的复位及维持复位后的稳定；骨、关节炎症性病变的制动及矫正和预防关节挛缩畸形；骨、关节疾病治疗前的准备：解除肌痉挛，改善静脉回流，消除肢体肿胀；防止因骨骼病变所致的病理性骨折；颈椎病和椎间盘突出症。

【实训目标】

1. 知识目标　掌握牵引的适应证、护理措施及注意事项。
2. 能力目标　熟练地完成牵引的护理，能对病人和家属进行正确的健康指导。
3. 素质目标　具有高度责任感，能与病人进行有效沟通。

【实训方式】

教师可结合多媒体教学或视频教学，在模拟人上进行牵引固定护理的示教讲解，然后学生分组练习或模拟情境，最后抽考或小组评价，有条件的教学单位可让学生进行临床见习。

【实训内容与操作要求】

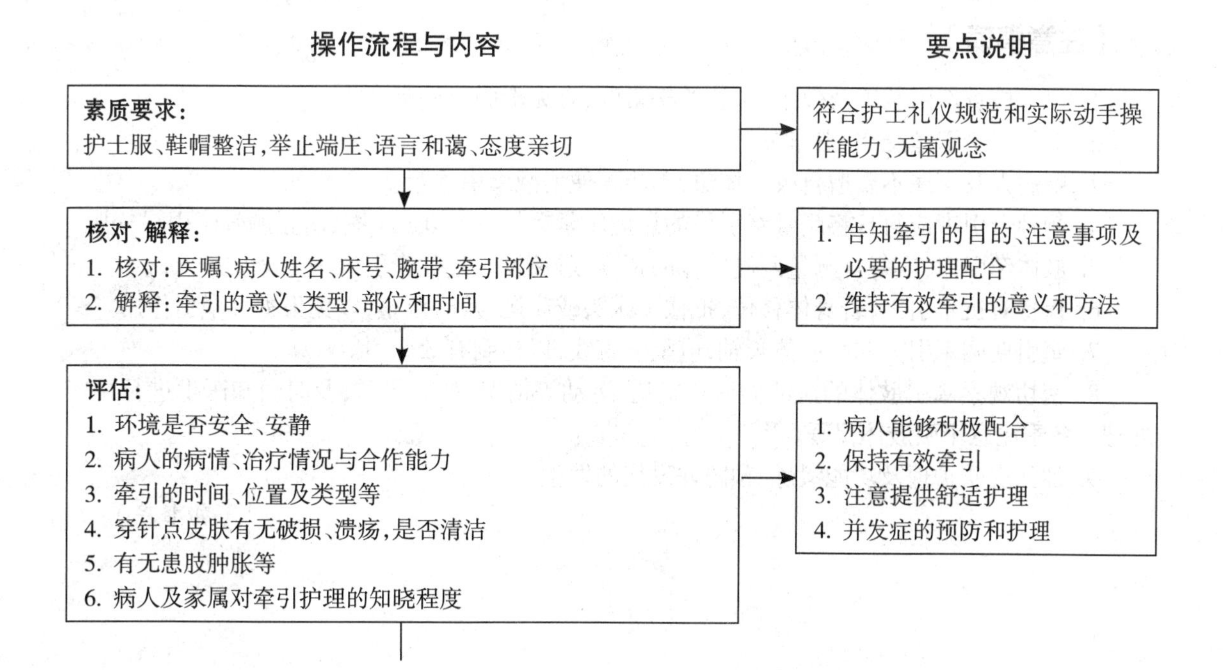

操作前准备：
1. 操作者：洗手，戴口罩、无菌手套
2. 环境：安静、保护隐私
3. 用物：胶布、绷带、扩张板、骨圆针、手摇钻、骨锤、切开包、牵引弓、重锤、牵引架、牵引绳、牵引床等
4. 病人：取舒适和易操作的体位

→
1. 操作者注意清洁、无菌
2. 根据骨折部位选用适合的牵引类型和牵引重量

↓

操作过程：
1. 骨牵引
（1）再次核对、解释
（2）选择进针部位
（3）局部消毒、铺巾、局麻
（4）将牵引针钻入骨质，并穿过骨质从对侧皮肤穿出
（5）安装相应的牵引弓，系上牵引绳，通过滑轮，加上所需重量进行牵引
（6）牵引针的两端套上软木塞或有胶皮盖的小瓶
2. 皮牵引：沿肢体纵轴粘贴胶布，在骨隆突处加衬垫；外用绷带缠绕，加上牵引重量，借牵引绳通过滑轮进行皮牵引

→
1. 根据骨折部位和类型选择适当的牵引方法
2. 严格无菌操作，力度适中
3. 维持有效的牵引
4. 牵引重量根据牵引类型、牵引部位、年龄、身体状况等确定

↓

操作后处理：
1. 保持牵引体位，整理床铺
2. 注意并发症，及时调整
3. 观察与记录

→
1. 注意肢体血液循环情况
2. 注意牵引重量的增减
3. 定期消毒

【注意事项】

1. 每天检查牵引装置及效果、包扎的松紧度、有无滑脱或松动。
2. 应保持牵引锤悬空、滑车灵活。
3. 嘱病人及家属不要擅自改变体位，不能随便增减牵引重量。
4. 颅骨牵引者应每日将颅骨牵引弓的靠拢压紧螺母拧紧0.5~1圈，防止颅骨牵引弓松脱。
5. 肢体牵引时，应每日测量两侧肢体的长度，避免发生过度牵引。
6. 保持对抗牵引力，若身体移位，抵住了床头或床尾，及时调整，以免失去反牵引作用。
7. 牵引期间牵引方向与肢体长轴，应呈一直线，以达到有效牵引。
8. 密切观察牵引肢体的血液循环和感觉、运动等情况，如有异常，及时通知医生进行相应处理。冬季注意牵引肢体保暖。
9. 加强皮肤护理及功能锻炼，预防并发症的发生。

（郭书芹）

第二部分　学 习 指 导

第一章　绪　论

【重点与难点】

一、外科护理学的概念与发展

（一）外科护理学的概念与任务

外科护理学是阐述和研究如何对外科病人进行整体护理的一门临床护理学科。外科护理学的任务是以**创伤**、**感染**、**肿瘤**、**畸形**、**内分泌功能失调**、**寄生虫病**等外科疾病病人为研究对象，在现代医学模式和护理观的指导下，以人的健康为中心，根据病人的身心健康需求和社会家庭文化需求提供整体护理。

（二）外科护理学的发展

外科学和现代护理学的发展促进了外科护理学的发展。外科护理学正在朝更专业、更深层次、更细致的方向发展，对外科护理工作提出了更高的要求和新的挑战。

二、学习外科护理学方法和要求

（一）树立崇高的职业理想

热爱护理学专业，认同并热爱护理事业，自觉树立起全心全意为全人类健康服务的职业理想。

（二）熟悉外科护士的工作任务

1. 向外科病人提供有关疾病的预防、治疗、护理和康复的咨询、指导。
2. 协助外科病人接受各种诊断性检查、各项手术和非手术治疗。
3. 评估和满足外科病人的基本需要。
4. 协助外科病人预防并发症、康复锻炼和预防残障。
5. 促进外科护理理论和实践的发展。

（三）坚持以现代护理观为指导

护理的宗旨是帮助病人适应和改造内外环境的压力，达到最佳的健康状态。

（四）坚持理论与实践相结合

遵循理论与实践相结合的原则，既要掌握好外科护理学的理论知识，也要掌握好外科护理学的操作技能。

三、外科护士应具备的素质

外科工作的特点,要求外科护士具备:**高尚的职业道德、扎实的专业知识与技能、健康的身心状态、厚实的人文修养和良好的法律意识**。

【测试题】

(一)选择题

A1 型题

1. 现代外科工作中护理的地位和作用是
   A. 附属于医疗工作,不能单独处理病人
   B. 主要在生活护理上照顾病人
   C. 执行打针发药等有关基础护理的工作
   D. 以执行医嘱为主,是医生的助手
   E. 按护理程序独立对病人进行护理,与医生是合作关系
2. 不是护士必备的思想和心理素质是
   A. 高尚的道德情操　B. 热爱护士专业　C. 责任心强,有献身精神
   D. 全心全意为伤员服务　E. 有市场经济头脑
3. 不是护士仪表应有的要求是
   A. 仪表文雅大方　B. 举止端正稳重　C. 服装整洁美观
   D. 佩戴金银饰物　E. 待人彬彬有礼
4. 挑选护士参与处理特大工伤事故抢救工作时,最重要的条件是
   A. 身体健康　B. 仪表文雅　C. 举止稳重
   D. 性格开朗　E. 待人有礼
5. 不是外科疾病的是
   A. 脊柱骨折　B. 肝癌　C. 肠梗阻
   D. 腹外疝　E. 慢性胃炎
6. 不是外科疾病的是
   A. 脾破裂　B. 肺炎　C. 肝脓肿
   D. 胆囊结石　E. 肾结石
7. 不是外科护士工作任务的是
   A. 向病人提供有关疾病的预防、治疗、护理和康复的咨询、指导
   B. 协助病人接受各种诊断性检查、各项手术和非手术治疗
   C. 评估和满足病人的基本需要
   D. 协助预防并发症、康复锻炼和预防残障
   E. 紧急情况时,给病人开临时医嘱
8. 现代外科护理学是阐述和研究
   A. 围术期病人护理方法的临床护理学科
   B. 如何对外科病人进行整体护理的临床护理学科
   C. 外科护理的知识和技术的临床护理学科

D. 外科护士的职责和任务的临床护理学科

E. 外科病人恢复健康护理方法的临床护理学科

A3/A4 型题

（9~10 题共用题干）

外科 9 床病人诉伤口痛，10 床病人诉腹胀（肝硬化腹水所致），林护士在执行医嘱时，误将止痛药用于 10 床病人，而将血清白蛋白用于 9 床病人。

9. 所致的差错是由于

A. 思想素质差　B. 心理素质差　C. 业务素质差

D. 身体素质差　E. 违反护理操作规程

10. 为避免类似差错发生应

A. 有高尚的道德情操　B. 有正确的人生观　C. 热爱护理专业

D. 坚定的信念　E. 一丝不苟的责任心

（二）填空题

1. 外科护理学以________、________、________、________、________等外科病人为研究对象。

2. 外科护士的工作任务：向病人提供有关疾病的________、________、________和康复的咨询、指导；协助病人接受各种________、各项________和________治疗；________和________病人的基本需要；协助预防并发症、________和________。

（三）名词解释

健康

（四）简答题

1. 外科护士的工作范畴包括哪些？

2. 外科护士应具备哪些素质？

（熊云新）

第二章 水、电解质及酸碱平衡失调病人的护理

【重点与难点】

一、体液平衡

1. 体液组成及分布　**成年男性体液量约占体重的 60%，女性占体重的** 55%，婴幼儿可高达 70%~80%　成人体液的分布见图 2-1。

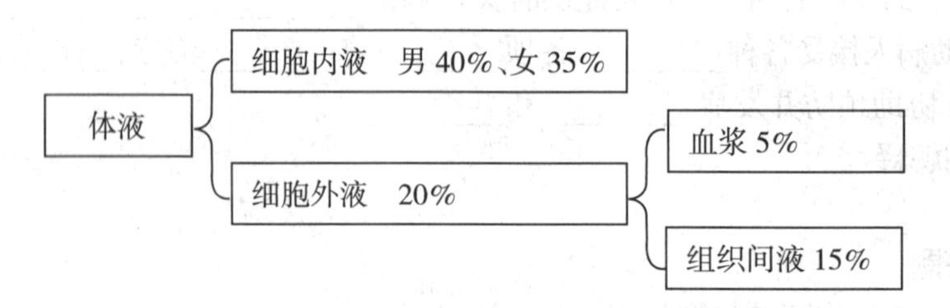

图 2-1　成人体液分布

2. 体液平衡及调节

（1）水平衡：见表 2-1。

表 2-1　正常人体每日水分摄入量和排出量的平衡

摄入量（ml）		排出量（ml）	
饮水	1000~1500	尿	1000~1500
食物含水	700	粪	200
内生水	300	呼吸蒸发	300
		皮肤蒸发	500
总量	2000~2500	总量	2000~2500

（2）电解质平衡：细胞外液中的主要阳离子为 Na^+（占细胞外液阳离子总数的 90% 以上），主要阴离子为 Cl^-、HCO_3^- 和蛋白质；细胞内液中的主要阳离子为 K^+（占全身钾总量的 98%）和 Mg^{2+}，主要阴离子为 HPO_4^{2-} 和蛋白质，共同维持细胞内外的渗透压。细胞内、外液的渗透压相等，正常为 290~310mmol/L。正常成人对钠盐的日需要量为 4~6g，**正常血清钠浓度为 135~145mmol/L，平均 142mmol/L**。正常成人对钾盐的日需要量为 3~4g，**正常血清钾浓度为**

3.5~5.5mmol/L。

3. 酸碱平衡及调节　**机体主要通过体液的缓冲系统、肺、肾三条途径来完成对酸碱平衡的调节，使血浆 pH 维持在** 7.35~7.45。

（1）缓冲系统：缓冲系统是调节酸碱平衡**最迅速的途径**。血液缓冲系统**最主要的缓冲对是** HCO_3^-/H_2CO_3，其比值为 20∶1，这个比值保持稳定，血浆 pH 值就能维持于 7.40。

（2）肺：肺主要通过呼吸排出 CO_2，降低动脉血二氧化碳分压（$PaCO_2$），调节血浆中 H_2CO_3 的浓度。

（3）肾：肾通过调节排出固定酸及保留碱性物质的量来维持血浆的 HCO_3^- 浓度，使血浆 pH 保持稳定。

二、水和钠代谢紊乱病人的护理

（一）等渗性缺水病人的护理

1. 概要　等渗性缺水，又称急性缺水或混合性缺水，是**外科最常见的缺水类型**，系**水、钠等比例丢失**，血清钠和细胞外液渗透压保持正常。常见原因：①**消化液急性丢失**：如大量呕吐、急性腹泻等。②**体液大量丧失**：如急性肠梗阻、急性腹膜炎、大面积烧伤早期等。病理特点：水和钠等比例丢失，细胞内外液渗透压无明显变化。若不及时补充液体，由于无形失水，可转化为高渗性缺水；如果大量补充无盐液体，又可转化为低渗性缺水。**临床特点**是：既有缺水表现，如口渴（不明显）、尿少；又有缺钠表现，如厌食、恶心、乏力、头昏及血压下降等。辅助检查：尿比重增高，血清 Na^+ 多在正常范围。**处理原则**：消除原发疾病，用平衡盐溶液或等渗盐水尽快补充血容量。

2. 护理措施

（1）维持充足的体液量

1）去除病因：采取有效措施或遵医嘱积极处理原发疾病，控制或减少体液的继续丢失。

2）实施液体疗法：遵医嘱给予及时、正确的补液。补液时严格遵循定量、定性、定时的原则。

定量：包括生理需要量、累计损失量、继续损失量 3 部分。①生理需要量：正常成人每日生理需水量为 2000~2500ml。②累计损失量：指从发病到就诊已经累计损失的体液量，按缺水程度计算。③继续损失量：或称额外损失量，是在治疗过程中又继续丢失的体液量。此外，**体温每升高 1℃，自皮肤蒸发低渗液** 3~5ml/kg；**出汗湿透 1 套衬衣裤约丢失低渗液体** 1000ml；**气管切开病人每日经呼吸道蒸发水分** 800~1200ml。补液量按下列方法计算：

第 1 天补液量 = 生理需要量 +1/2 累计损失量。

第 2 天补液量 = 生理需要量 +1/2 累计损失量 + 前 1 天继续损失量。

第 3 天补液量 = 生理需要量 + 前 1 天继续损失量。

纠正体液紊乱的关键在于第 1 天的处理。

定性：①生理需要量：一般成人**每日需氯化钠** 4~6g，**氯化钾** 3~4g，**葡萄糖** 100~150g。所以，应补充生理盐水 500ml，10% 氯化钾 30~40ml，5%~10% 葡萄糖溶液 1500~2000ml。②累计损失量：补充平衡盐溶液或生理盐水和葡萄糖溶液各半。③继续损失量："丢什么，补什么"，如消化液丢失，一般补充复方氯化钠溶液或平衡盐溶液。

定时：每日及单位时间内补液的量和速度取决于体液丧失的量、速度及脏器的功能状态。若各脏器功能良好，应按先快后慢的原则分配，即**前 8 小时补充总量的** 1/2，剩余的 1/2 在后 16

小时内均匀输入。**补液原则是先盐后糖，先晶体后胶体，先快后慢，见尿补钾**。

（2）疗效观察：补液过程中，严密观察生命体征、精神状态、缺水征象、尿量；监测 CVP 及实验室检查结果，如血常规、血清电解质、尿比重等；准确记录 24 小时出入液量。

（3）减少受伤的危险。

（4）心理护理。

（二）低渗性缺水病人的护理

1. 概要　低渗性缺水，又称慢性或继发性缺水。**系水和钠同时丢失，失水少于失钠，细胞外液呈低渗状态，血清钠低于 135mmol/L**。**主要病因**：①消化液**持续**丢失：如反复呕吐、长期胃肠减压、慢性肠梗阻。②大创面的**慢性**渗液。③排钠过多：如使用排钠利尿剂依他尼酸（利尿酸）、氯噻酮等。④钠补充不足：如治疗等渗性缺水时过多补充水分而忽略钠的补充。**临床特点：以较早出现周围循环衰竭为特点，病人无口渴**。**轻度缺钠**：血清钠**低于** 135mmol/L，表现为疲乏、头晕、软弱无力；尿量增多，尿 Na^+ 减少。**中度缺钠**：血清钠**低于** 130mmol/L，除上述临床表现外，还伴恶心、呕吐、脉搏细速、视物模糊，血压不稳定或下降，脉压变小，浅静脉瘪陷；尿量减少，尿中几乎不含 Na^+ 和 Cl^-。**重度缺钠**：血清钠**低于** 120mmol/L，常发生休克。表现为神志不清，出现意识模糊、惊厥或昏迷；四肢发凉，四肢痉挛性抽搐，腱反射减弱或消失。**处理原则**：积极治疗原发病，静脉输注含盐溶液或高渗盐水。**轻、中度缺钠病人，一般补充 5% 葡萄糖盐溶液；重度缺钠病人，先输晶体溶液**（如等渗盐水），**后输胶体溶液**（如羟乙基淀粉、右旋糖酐和血浆等）以补足血容量，再静脉滴注高渗盐水，以恢复细胞外液的渗透压。

2. 护理措施　参见等渗性缺水。

（三）高渗性缺水病人的护理

1. 概要　高渗性缺水，又称原发性缺水。水和钠同时丢失，**失水多于失钠**，细胞外液呈高渗状态，**血清钠高于 150mmol/L**。**主要病因**：①**水分摄入不足**：如食管癌吞咽困难、危重病人补水不足等。②**水分丧失过多**：如高热大量出汗（汗液为低渗，约含 NaCl 0.25%）、大面积烧伤暴露疗法等。**轻度缺水**：失水量占体重的 2%~4%，除口渴外，无其他症状。**中度缺水**：失水量占体重的 4%~6%，极度口渴，黏膜干燥，伴乏力、尿少和尿比重增高、皮肤弹性差、眼窝凹陷等。**重度缺水**：失水量**超过体重的** 6%。除上述症状外，可出现狂躁、幻觉、谵妄甚至昏迷等脑功能障碍的表现。辅助检查：尿比重增高，血清 $Na^+ > 150$mmol/L，实验室检查可见红细胞计数、血红蛋白和血细胞比容均轻度升高。处理原则：尽早去除病因，防止体液继续丢失。鼓励病人饮水，**不能饮水者静脉滴注 5% 葡萄糖溶液**或 0.45% 的低渗盐水。

2. 护理措施　高温环境作业、大量出汗者，应注意饮水，最好口服含盐饮料，如淡盐水。

三、钾代谢异常病人的护理

（一）低钾血症病人的护理

1. 概要　低钾血症是指血清钾浓度低于 3.5mmol/L。**病因**：①**钾摄入不足**：长期进食不足或禁食。②**钾排出过多**：如呕吐、腹泻、持续胃肠减压，或长期应用肾上腺皮质激素、排钾利尿剂等。③**钾体内分布异常**：钾向细胞内转移。**症状和体征**：①**肌无力**：是**最早的表现**，先出现四肢软弱无力，以后延及躯干和呼吸肌。严重者可有软瘫、腱反射减弱或消失等。②**消化道功能障碍**：出现恶心、呕吐、腹胀、肠鸣音减弱或消失等肠麻痹表现。③**心功能异常**：心悸及心动过速、心律不齐、血压下降，严重时可发生心室纤颤或收缩期停搏。**辅**

助检查：**血清钾**＜3.5mmol/L。心电图早期出现 **T 波低平、增宽、双向或倒置，随后 S-T 段降低，QT 间期延长，出现 U 波**。**处理原则**：积极控制原发病因，减少或终止钾继续丢失；补钾。

2. 护理措施　**减少钾丢失**：控制病因，如止吐、止泻等。**补钾**：**口服是最安全的补钾途径**，尽量口服补钾，遵医嘱给予 10% 氯化钾或枸橼酸钾溶液口服。对不能口服者采用静脉补钾。**原则**：**①见尿补钾**：**尿量超过 40ml/h 时方可补钾**。**②浓度不过高**：**一般不超过 0.3%（40mmol/L）**。**③滴速不过快**：**成人静脉滴注速度不要超过 60 滴 / 分（20mmol/h）**。**④补钾不过量**：**定时监测血钾浓度，及时调整每日补钾量。一般每日补氯化钾 3~6g**。**⑤禁止直接静脉推注或快速中心静脉滴入，以免导致心搏骤停**。

（二）高钾血症病人的护理

1. 概要　高钾血症是指血清钾浓度高于 5.5mmol/L。**病因**：**①钾摄入过多**：如静脉补钾过浓、过快或过量，输入过多保存较久的库存血。**②钾排出减少**：如急性肾衰竭，使用抑制排钾的利尿剂（如螺内酯、氨苯蝶啶等）等。**③钾分布异常**：酸中毒、严重挤压伤、大面积烧伤等。**症状和体征**：无特异性临床表现。可有肢体软弱无力、腱反射消失等表现，严重者可出现软瘫及呼吸困难；出现恶心、呕吐、腹胀、腹泻，表情淡漠或神志恍惚，感觉异常等；过高血钾的刺激作用使微循环血管收缩，皮肤苍白湿冷、全身麻木、肌肉酸痛；血压早期升高，晚期下降，心脏出现传导阻滞、心动过缓、室性期前收缩、心室纤颤。**高钾血症最危险的后果**是可致**心脏在舒张期停搏**。辅助检查：**血清钾**＞5.5mmol/L。**心电图可见 T 波高而尖，QT 间期延长，QRS 波群增宽，PR 间期延长**。

2. **处理原则**　高钾血症有导致心搏骤停的危险。一经确诊，应立即采取治疗措施。

（1）**病因治疗**：积极治疗原发病，去除引起高血钾的原因。

（2）**禁钾**：停用一切含钾药物，如青霉素钾盐；禁食含钾多的食物；禁输库血。

（3）**降低血钾浓度**

1）**转钾**：①静脉滴注 5% 碳酸氢钠溶液 100~200ml，促使 K^+ 转入细胞内和增加肾小管排 K^+；②输入葡萄糖及胰岛素：每 5g 葡萄糖加正规胰岛素 1U 静脉滴注，通过糖原的合成，促使 K^+ 部分转入细胞内以暂时降低血清钾浓度。

2）**排钾**：①呋塞米 40mg 静脉注射。②阳离子交换树脂口服或保留灌肠，每克可吸附 1mmoL 钾，加速钾经肠道排出。③血液透析或腹膜透析。

（4）**对抗心律失常**：10% 葡萄糖酸钙 20ml 缓慢静脉注射。因 Ca^{2+} 能拮抗 K^+，能缓解 K^+ 对心肌的毒性作用，必要时可重复使用。

3. 护理措施

（1）恢复血清钾水平：①指导病人停用含钾药物，避免进食含钾高的食物。②遵医嘱用药以促进钾的排泄及向细胞内转移。③透析病人做好透析的护理。

（2）并发症的预防及急救：①严密观察病情变化：加强生命体征的观察，严密监测心率、心律、心电图，定时监测血钾浓度。②遵医嘱应用对抗心律失常药物。③一旦出现心搏骤停，立即行心肺脑复苏。

（3）健康指导：告知肾功能减退及长期使用保钾利尿剂的病人，应限制含钾高的食物，不用含钾药物，定期复诊，监测血钾浓度，以防发生高钾血症。

四、酸碱平衡失调病人的护理

（一）代谢性酸中毒病人的护理

1. 概要 代谢性酸中毒是因体内酸性物质积聚或产生过多，或 HCO_3^- 丢失过多所致。**病因**：①酸性物质产生过多；②酸性物质排出减少；③碱性物质丢失过多；④高钾血症。**症状和体征**：轻度代谢性酸中毒可无症状，重症病人可有头痛、头晕、疲乏、嗜睡，甚至昏迷等中枢神经系统症状。**呼吸加深加快：即 Kussmaul 呼吸，为最突出的表现，呼吸频率有时可高达 40~50 次 /min，有时呼气有酮味**。可出现颜面潮红，心率加快，血压偏低，甚至休克。辅助检查：动脉血气分析：**血液 pH 低于 7.35、血浆 HCO_3^- 降低、$PaCO_2$ 正常**。处理原则：消除病因，**轻症者补液纠正脱水常可自行纠正；对血浆 HCO_3^- 低于 10mmol/L 的病人，应立即静脉输液及应用碱性溶液进行治疗**，碱性溶液常用 5% 碳酸氢钠溶液。一般可将应输给量的一半在 2~4 小时内输入。

2. 护理措施 ①消除或控制引起代谢性酸中毒的危险因素。②纠正酸中毒：5%碳酸氢钠溶液不必稀释，可直接供静脉注射或滴注，单独滴入，不加入其他药物；补充碳酸氢钠溶液后应注意观察缺钙或缺钾症状的发生，并及时予以纠正；发生手足抽搐者，可给 10% 葡萄糖酸钙 10~20ml 缓慢静脉注射；补碱不宜过速、过量，避免发生医源性碱中毒。③病情观察。

（二）代谢性碱中毒病人的护理

1. 概要 代谢性碱中毒是由于代谢原因使血浆中 HCO_3^- 原发性增高导致的 pH 升高。病因：酸性物质丢失过多、碱性物质摄入过多、低钾血症等。**症状和体征：呼吸浅而慢**。烦躁不安、精神错乱、谵妄，甚至昏迷。肌张力增强、腱反射亢进，手足抽搐等。辅助检查：**血气分析：血液 pH 高于 7.45、血浆 HCO_3^- 值明显增高、$PaCO_2$ 正常**。**低钾性碱中毒，可出现反常性酸性尿**。处理原则：积极治疗原发病，恢复血容量，纠正 Ca^{2+}、K^+ 不足，严重时补充稀盐酸溶液。

2. 护理措施 ①控制致病因素：积极治疗原发病。②纠正碱中毒：对丧失胃液所致的代谢性碱中毒，可输注生理盐水和适量氯化钾。因为生理盐水中 Cl^- 含量较多，有利于纠正低氯性碱中毒，补钾有利于纠正低钾性碱中毒，但病人尿量超过 40ml/h 时才可开始补钾。病情严重时，遵医嘱应用 0.1~0.2mol/L 的盐酸溶液缓慢静脉滴注。③病情观察。

【测试题】

（一）选择题

A1 型题

1. 幽门梗阻病人持续性呕吐可造成
   A. 低氯高钾性碱中毒　B. 低氯高钾性酸中毒　C. 低氯低钾性酸中毒
   D. 高氯低钾性碱中毒　E. 低氯低钾性碱中毒
2. 代谢性酸中毒最突出的症状是
   A. 呼吸深快，呼气时有酮味　B. 唇干舌燥，眼窝凹陷
   C. 呼吸浅慢，呼气时有烂苹果气味　D. 心率加快，血压下降
   E. 全身乏力，眩晕
3. 对一个术后禁食的成年病人，无明显其他体液丢失，每日静脉输液总量至少为
   A. 1500ml　B. 2500ml　C. 3500ml

D. 4000ml　　E. 4500ml

4. 对高渗性缺水病人进行输液治疗时，应首先输入

A. 等渗盐溶液　　B. 5% 葡萄糖溶液　　C. 平衡溶液

D. 右旋糖酐溶液　　E. 林格液

5. 机体调节酸碱平衡最迅速的一条途径是

A. 血液缓冲系统　　B. 肺呼出 CO_2　　C. 肾排 H^+

D. 细胞内外离子交换　　E. 以上调节速度均相近

6. 最简单的反映体液量是否补足的指征是

A. 病人精神状态　　B. 心肺体征　　C. 血压、脉搏

D. 皮肤弹性　　E. 尿量及其比重

7. 等渗性缺水伴酸中毒病人，在补充碱性溶液纠正酸中毒后，可能发生

A. 低钠　　B. 低氯　　C. 低钾

D. 低镁　　E. 低碳酸氢根

8. 细胞外液中最主要的阳离子为

A. K^+　　B. Ca^{2+}　　C. Mg^{2+}

D. Na^+　　E. Fe^{2+}

9. 高钾血症时，静脉注射 10% 葡萄糖酸钙的作用是

A. 降低血钾　　B. 使钾离子从细胞外向细胞内转移

C. 纠正酸中毒　　D. 降低神经肌肉的应激性

E. 对抗钾离子对心肌的抑制作用

10. 体液中维持酸碱平衡的主要缓冲对是

A. HCO_3^-/H_2CO_3　　B. $HPO_4^{2-}/H_2PO_4^-$　　C. 磷酸盐 / 磷酸

D. 血红蛋白 / 氧合血红蛋白　　E. Pr^-/HPr

11. 碱中毒时易发生手足抽搐的原因为

A. 低钾　　B. 高钠　　C. 低氯

D. 低钙　　E. 高镁

12. 高渗性缺水最早的临床表现是

A. 皮肤弹性降低　　B. 口腔黏膜干燥　　C. 口渴

D. 烦躁　　E. 乏力

13. 低渗性缺水的临床表现是

A. 口渴、尿少，尿比重低　　B. 口不渴、尿少，尿比重低

C. 口渴、尿少，尿比重高　　D. 口不渴、尿少，尿比重高

E. 皮肤弹性差，尿量增加

14. 人体每日能将全部代谢废物排出的最少尿量为

A. 800ml　　B. 1000ml　　C. 700ml

D. 300ml　　E. 500ml

15. 高渗性缺水的病因包括

A. 剧烈呕吐　　B. 糖尿病酮症酸中毒　　C. 肠梗阻

D. 大面积烧伤　　E. 消化道瘘

16. 等渗性缺水的常见原因为

A. 入水量不足
B. 慢性肠梗阻
C. 水分大量丧失
D. 大创面慢性渗液
E. 胃肠道消化液急性丧失

17. 呼吸性酸中毒的主要发病机制是
A. H^+ 排出有障碍
B. H^+ 产生过多
C. CO_2 排出障碍
D. HCO_3^- 排出过多
E. 机体不能保留 Na^+

18. 关于代谢性酸中毒,以下正确的是
A. pH↑、$PaCO_2$↑、HCO_3^-↑
B. pH↑、$PaCO_2$↓、HCO_3^-↓
C. pH↓、$PaCO_2$↓、HCO_3^-↑
D. pH↓、$PaCO_2$↑、HCO_3^-↓
E. pH↓、$PaCO_2$↓、HCO_3^-↓

19. 低钾血症最早的表现是
A. 软弱无力
B. 肠麻痹
C. 心动过缓
D. 恶心、呕吐
E. 腱反射减弱

20. 高钾血症心电图早期的改变是
A. ST 段降低
B. 出现 U 波
C. QRS 波增宽
D. P-R 间期延长
E. T 波高尖,QT 间期延长

A2 型题

21. 李某,女,45 岁。因腹痛伴呕吐 2 天急诊入院。主诉乏力、口渴、尿量减少且尿色黄。体检示:眼窝凹陷、脉细速。尿比重 1.028,血清钠浓度为 156mmol/L。该病人最<u>**不宜**</u>补充的是
A. 等渗盐水
B. 5%葡萄糖液
C. 平衡液
D. 5%氯化钠溶液
E. 林格液

22. 张某,男,20 岁。体重 60kg,体温持续 39℃,用退热药后,大汗淋漓,湿透一身衬衣裤。估计上述两项额外失水量约为
A. 500ml
B. 800ml
C. 1000ml
D. 1500ml
E. 2000ml

23. 杨某,男,40 岁。急性肠梗阻入院。主诉口渴、尿少。体检示:眼球下陷、脉细速、BP100/60mmHg。估计其脱水的性质和程度为
A. 中度等渗性脱水
B. 中度高渗性脱水
C. 中度低渗性脱水
D. 重度高渗性脱水
E. 重度低渗性脱水

24. 张某,女,40 岁。因腹痛、呕吐 1 天入院,主诉乏力。体检示:脱水征,脉稍快,血压在正常范围,尿量减少。根据上述情况,该病人最主要的护理诊断为
A. 营养失调:低于机体需要
B. 体液不足
C. 心排血量下降
D. 排尿异常
E. 活动无耐力

25. 张某,男,30 岁。体重 60kg,反复呕吐。测得血钠 125mmol/L,血钾 3.0mmol/L,初步诊断为
A. 低钾血症,高渗性脱水
B. 高钾血症,重度缺钠
C. 低钾血症,轻度缺钠
D. 低钾血症,中度缺钠
E. 血钾正常,等渗性脱水

A3/A4 型题

（26~30 题共用题干）

李某，男，45 岁。反复大量呕吐 3 天，伴恶心，乏力。体检：P100 次 /min，血压 86/60mmHg，口唇干燥，眼窝凹陷，皮肤弹性差，四肢厥冷。尿少，色深。尿比重 1.013，血清 Na^+135mmol/L，体重 50kg。

26. 应考虑为

A. 高渗性缺水　B. 等渗性缺水　C. 低渗性缺水

D. 原发性缺水　E. 水中毒

27. 估计该病人的体液丧失量达体重的

A. 3%　B. 4%　C. 5%

D. 6%　E. 7%

28. 该病人补液安排中，第 1 个 8 小时的输液量应为总量的

A. 全部　B. 1/2　C. 1/3

D. 1/4　E. 1/5

29. 安排补液顺序时应最先输注

A. 平衡盐溶液　B. 林格液

C. 5%葡萄糖氯化钠溶液　D. 5% ~10%葡萄糖溶液

E. 10%葡萄糖溶液与生理盐水 1∶1 交替

30. 该病人目前主要的常见护理诊断 / 问题为

A. 体液过多　B. 体液不足　C. 皮肤完整性下降

D. 个人应对无效　E. 活动无耐力

（31~33 题共用题干）

罗某，女，50 岁。腹部隐痛、反复呕吐、全身乏力 20 天。体检：P 120 次 /min，BP 90/60mmHg，浅静脉瘪陷，心肺无异常。实验室检查 RBC 6×10^{12}/L，Hb 180g/L，BUN 7.0mmol/L。

31. 对缺水类型判断价值最小的检查项目为

A. BUN 测定　B. 尿比重测定　C. 血清钠测定

D. 血气分析　E. 尿钠测定

32. 在补充血容量和钠盐后，补充碱性液体应依据

A. 呼吸快慢　B. 血清钠水平　C. 血气分析结果

D. BUN 水平　E. 尿量多少

33. 下列临床表现为各型缺水所共有的是

A. 口渴　B. 尿量减少　C. 呕吐

D. 手足麻木　E. 烦躁

（34~36 题共用题干）

李某，男，35 岁。心搏骤停，经抢救心跳恢复，而后出现呼吸困难，换气无力。

34. 该病人<u>不会</u>出现

A. 肺换气功能不足　B. 血 pH 低于 7.35　C. 血 HCO_3^- 下降

D. 血 PCO_2 增高　E. 血 HCO_3^- 正常

35. 正常体液酸碱平衡的调节主要

A. 以呼吸系统排出挥发酸为主　B. 以血液缓冲系统为主

C. 以泌尿系统调节固定酸为主　D. 靠上述三者协同作用
E. 靠抗利尿激素与醛固酮的共同作用

36. 该病人目前最需解决的护理问题为
A. 意识障碍　B. 体液不足　C. 恐惧
D. 低效性呼吸型态　E. 体液过多

（37~43 题共用题干）

杨某，男，59 岁。体重 65kg。因腹部损伤引起肠瘘，病人出现头晕、乏力、视物模糊。体检：P120 次 /min，BP90/60mmHg，四肢发冷，尿少，血清钠 127mmol/L。

37. 该病人出现循环障碍的最直接原因为
A. 大剂量使用利尿剂　B. 腹部损伤所致疼痛
C. 大面积创面的慢性渗液　D. 长时间液体摄入不足
E. 肠瘘所致的消化液持续丧失

38. 该病人存在的缺水性质及程度为
A. 轻度等渗性缺水　B. 中度等渗性缺水　C. 重度等渗性缺水
D. 中度低渗性血水　E. 轻度低渗性缺水

39. 若长期大量使用下列药物，会致该病人低渗性缺水的是
A. 呋塞米　B. 30% 山梨醇溶液　C. 50% 葡萄糖溶液
D. 20% 甘露醇溶液　E. 复方甘油

40. 低渗性缺水引起体液容量的变化为
A. 以血浆减少为主　B. 只有组织间液减少
C. 细胞内外液同时减少　D. 以细胞内液减少为主
E. 以细胞外液减少为主

41. 下列关于低渗性缺水伴轻度缺钠的描述<u>不妥</u>的有
A. 疲乏，头晕　B. 口渴不明显
C. 尿中 Na^+、$C1^-$ 正常　D. 血清钠＜ 135mmmol/L
E. 手足麻木

42. 生理盐水和 10% 葡萄糖溶液对人体细胞内液来说
A. 两者都是等渗液　B. 两者都是高渗液
C. 前者是等渗液、后者是低渗液　D. 两者都是低渗液
E. 前者是等渗液、后者是高渗液

43. 该病人经治疗后，血清钠恢复至 135mmol/L，但病人主诉四肢无力，EKG 监护出现 ST 段降低和 U 波，应检测
A. 体重　B. 血清镁　C. 血清钾
D. 血清钙　E. 二氧化碳结合力

（二）填空题

1. 等渗性缺水的常见原因是________、________。
2. 中心静脉压（CVP）正常值为________ cmH_2O。
3. 补液总量应包括________、________、________三部分。
4. 静脉输液原则一般应遵循________、________、________、________、________的原则。
5. 机体主要通过________、________、________三条途径来完成对酸碱平衡的调节，使血

浆 pH 维持在________。

（三）名词解释

1. 等渗性缺水
2. 低渗性缺水
3. 高渗性缺水

（四）简答题

1. 静脉补钾时要注意哪几个问题？
2. 为什么目前多采用平衡盐溶液来代替等渗盐水溶液？
3. 观察输液治疗效果的主要观察指标有哪些？

（五）病例分析

1. 黄某，男，70 岁。因阵发性腹痛、恶心、呕吐 2 天急诊入院。体检：T38℃，P100 次 /min，R28 次 /min，BP110/75mmHg，痛苦面容，低声呻吟，强迫体位，腹部稍膨隆，可见肠型及蠕动波，肠鸣音亢进，可闻及气过水声，腹肌稍紧张，右侧腹部触及有压痛包块。X 线检查：可见右侧肠腔充气并有 2~3 个液平面。入院后急查血常规：Hb 170g/L，RBC 6.2×10^{12}/L，WBC 18.5×10^{9}/L。血气分析：pH 7.45，PaO_2 100mmHg，$PaCO_2$ 40mmHg，BE-8mmol/L，AB 18mmol/L，SB 19mmol/L，电解质：钾 2.8mmol/L、钠 156mmol/L、氯 100mmol/L、钙 2.5mmol/L。尿比重 1.028。

请问：

（1）该病人有无酸碱失衡？属于哪类酸碱失衡？依据是什么？

（2）该病人有无水、电解质失衡？属于哪类水、电解质代谢失衡？

（3）补液原则是什么（补多少、补什么、怎样补）？

2. 王某，女，45 岁。因急性胰腺炎急诊入院 5 日，入院后禁食与胃肠减压，每日输入 10% 葡萄糖溶液 2000ml，5% 葡萄糖盐水 1000ml，病人诉乏力、嗜睡、恶心、腹胀，心率 110 次 /min。

请问：

（1）该病人出现了什么情况？为什么？

（2）需要补充什么药物？

3. 何某，男，33 岁。体重 60kg，5 年前做过阑尾切除术。因腹痛、呕吐 5 天，诊断为粘连性肠梗阻入院。自诉口渴、尿少而黄。体检：T38℃，BP 90/60mmHg，精神萎靡，眼窝轻度下陷，口唇干燥，呼吸深快。腹部可见肠型，脐右侧手术切口长约 6cm，有轻压痛，肠鸣音亢进。实验室检查：血清钠 150mmol/L，尿呈酸性。入院后胃肠减压抽出消化液 700ml。

请问：

（1）该病人有何种体液平衡失调？依据是什么？

（2）主要常见护理诊断 / 问题有哪些？

（3）计算第一天的补液量。

（武江涛）

第三章 营养支持病人的护理

【重点与难点】

正常机体营养素的需要量：糖的供能占全部能量的55%以上，**成人每日生理需要至少自外源补给葡萄糖**100~150g。我国健康人，按体重估计，**蛋白质的基础需要量约是**1.0~1.5g/(kg·d)。正常成人**每日摄入**50g**脂肪**即能满足要求。**营养支持指征**是机体长期处于饥饿状态、发生严重创伤或感染后，致分解代谢加速，**出现营养不良**。营养支持途径包括**肠内营养和肠外营养**。

一、营养状况评估

（一）健康史

了解病人的饮食史、胃肠功能障碍性疾病史、高代谢性疾病史和慢性消耗性疾病史。

（二）身体状况

1. 体重 是评价营养状况的一项**重要指标**。根据**发病前3~6个月的体重**变化来判断。标准测定方法：**晨起时，空腹，排大小便后，着内衣裤测定**。体重一年内下降超过15%或3个月内下降超过5%，即提示有营养不良。**轻度营养不良**为实测体重是标准体重的81%~90%，**中度营养不良**为实测体重是标准体重的60%~80%，**重度营养不良**为实测体重**低于标准体重的60%**。

2. 体质指数 BMI=体重(kg)/身高(m)^2，按照WHO的标准，**理想值介于18.5~23.9，≥24为超重，＜18.5为消瘦，轻度营养不良17~18.5，中度营养不良16~17，重度营养不良＜16**。

3. 肱三头肌皮皱厚度 正常参考值：男性为8.3mm，女性为15.3mm。较正常减少24%以下为轻度，减少25%~34%为中度，减少35%~40%为重度营养不良。

（三）实验室检查

1. 白蛋白 成人白蛋白正常值范围为35~50g/L。**低于35g/L提示营养不良，降低至25g/L以下易产生腹水**。

2. 转铁蛋白 **正常值为**2.4~2.8g/L。1.5~1.75g/L**为轻度营养不良**，1.0~1.5g/L**为中度营养不良**，＜1.0g/L**为重度营养不良**。

二、肠内营养支持病人护理

1. 概要 ①**适应证**：凡有**营养支持指征**、**有胃肠功能并可利用**的病人首选肠内营养。

②**禁忌证**：肠梗阻、消化道活动性出血、腹腔或肠道感染、严重腹泻或吸收不良、休克等。③肠内营养剂：可分为大分子聚合物和要素膳食两大类，前者适合于胃肠功能完整或基本正常者；后者适合于消化功能弱的病人。④供给途径：有经口和管饲两种。⑤输注方法：有分次给予和连续输注两种。分次给予又分为分次推注和分次输注，**每次量约为100~300ml**。分次推注时，每次量在10~20分钟完成；分次输注时，每次量在2~3小时完成，每次间隔2~3小时，可视病人耐受程度加以调整。⑥不良反应：**误吸、窒息是致命性的并发症；胃肠道并发症是最多见的并发症，以腹泻最为常见**。

2. 护理措施　营养管妥善固定，防止脱出及移位。有意识障碍、胃排空迟缓、经鼻胃管或胃造瘘管输注营养液的病人**安置半卧位**。病人突然出现呛咳、呼吸急促或咳出类似营养液的痰液，**立即停止输注**，将病人**置于右侧卧位并将床头放低**。**输注营养液前、后用30ml温开水或生理盐水冲洗导管**。量可由**250~500ml/d开始**，在5~7天内逐渐达到全量；**速度以20ml/h起**，视病人适应程度逐步**加速并维持滴速在100~120ml/h**，以输液泵控制滴速为佳。营养液现用现配，**每日更换输注用品**。配好的**营养液可在4℃冰箱中暂存，并于24小时内用完**。

三、肠外营养支持病人护理

1. 概要　**适应证**：需要维持或加强营养支持，但不能从胃肠道摄入或摄入不足的病人。**禁忌证**：严重水电解质、酸碱平衡失调、休克、出凝血功能紊乱、重度肝肾功能衰竭等病人不宜应用或慎用。**供给途径：2周以内经周围静脉输入，2周以上经中心静脉输入**。**并发症**：主要有气胸，血胸，血管、神经、胸导管损伤，**空气栓塞（最严重）**，导管栓塞、移位、扭曲或折断，血栓性静脉炎，**感染**，高血糖症、低血糖症、高脂血症、低磷血症、肝功能异常、酸碱平衡紊乱等。

2. 护理措施

（1）静脉导管的护理：①保持导管通畅：妥善固定导管、避免导管受压、扭曲或滑脱。**一旦发生导管移位，立即停止输液，拔管**。②防止感染：严格无菌操作，静脉**穿刺部位每天消毒、更换敷料一次**。③专管专用：避免经导管输入其他液体、药物及输血，不得经此导管采血、测中心静脉压。④防止空气栓塞：牢固连接输液管，输液结束立即旋紧导管塞。⑤防止血液凝固：**输液结束用肝素稀释液封管**，以防导管内血栓形成。

（2）营养液的输注护理：营养液应无菌配制，**储存于4℃冰箱**内备用，**存放时间不得超过24小时**。为避免输入液体过冷，须在输注前半个小时取出营养液，置室温下复温后再输。

【测试题】

（一）选择题

A1型题

1. 要素饮食错误的是

A. 配制后在室温下保存　　B. 配制后24小时内用完

C. 由少量、低浓度、低速度开始输入　　D. 每日冲洗管饲导管2次

E. 观察有无水电解质紊乱

2. 外科病人因摄入不足而消瘦的原因是

A. 交感神经兴奋　　B. 蛋白质和脂肪分解加速

C. 皮质激素分泌增加　　D. 醛固酮分泌增加

E. 食欲减退

3. 可不经消化直接吸收的肠内营养剂是

A. 牛奶　B. 要素饮食　C. 匀浆膳

D. 大分子聚合物　E. 蔬菜汁

4. 利用体质指数判断营养不良的指标是

A. < 16.5 为消瘦，> 20 为超重　B. < 18.5 为消瘦，> 20 为超重

C. < 18.5 为消瘦，> 24 为超重　D. < 20.5 为消瘦，> 24 为超重

E. < 20.5 为消瘦，> 25 为超重

5. 提示有营养不良的指标是

A. 体重 1 年内下降 3% 或 3 个月下降 2%

B. 体重 1 年内下降 5% 或 3 个月下降 2%

C. 体重 1 年内下降 5% 或 3 个月下降 5%

D. 体重 1 年内下降 10% 或 3 个月下降 2%

E. 体重 1 年内下降 15% 或 3 个月下降 5%

6. 用于防治肝性脑病的营养制剂是

A. 匀膳浆　B. 要素饮食　C. 高支链氨基酸配方

D. 大分子聚合物　E. 必需氨基酸配方

7. 全胃肠外营养（TPN）不适宜的护理措施是

A. 严格无菌操作　B. 静脉导管专用　C. 24 小时持续点滴

D. 每日更换输液管道　E. 严密观察并发症

8. 用周围静脉给予营养液，时间一般不超过

A. 3 天　B. 5 天　C. 7 天

D. 10 天　E. 14 天

A2 型题

9. 李某，男，64 岁。车祸致脑损伤、颅内血肿，行颅内血肿清除术，术后昏迷，行胃肠外营养支持。胃肠外营养支持的代谢并发症是

A. 脓毒症　B. 空气栓塞　C. 静脉炎、血栓形成

D. 气胸、血胸　E. 低血糖

10. 周某，女，57 岁。因食管癌手术后，给予肠外营养支持，行锁骨下静脉穿刺后，出现气促、发绀、呼吸音减弱。最有可能发生了

A. 导管堵塞　B. 肺炎　C. 导管感染

D. 输液过快　E. 气胸

11. 王某，男，36 岁。急性胰腺炎术后，进行胃肠外营养支持。护士配制营养液中出现的错误是

A. 糖与氨基酸均匀配制

B. 抗生素加入营养液中

C. 配制后保存在 4℃冰箱内，24 小时内用完

D. 脂溶性维生素加入脂肪乳剂中

E. 在空气超净台面工作

12. 张某，男，64 岁。食管癌手术后第三天，体液紊乱基本纠正，给予基本生理需要量，其

每天对葡萄糖的基本需求量是

A. 40~50g　　B. 50~60g　　C. 70~80g

D. 80~90g　　E. 100~150g

13. 沈某，男，72 岁。胃癌切除术后，给予营养支持，其每天需要脂肪的基础量是

A. 40g　　B. 50g　　C. 70g

D. 80g　　E. 100g

14. 徐某，女，45 岁。左侧乳房癌根治术后，给予营养支持，其每天生理需要蛋白质量是

A. 1~1.5g/kg　　B. 1~2g/kg　　C. 2~3g/kg

D. 4~5g/kg　　E. 6~8g/kg

15. 焦某，女，56 岁。宫颈癌手术切除后，出现转移并轻度营养不良，其体重低于正常标准的比例是

A. 5%　　B. 10%　　C. 15%

D. 20%　　E. 25%

16. 朱某，女，20 岁。为了减肥，每日进餐一次，出现神经性厌食并营养不良，其诊断标准是 1 年内体重下降超过

A. 5%　　B. 10%　　C. 15%

D. 20%　　E. 25%

17. 杨某，男，63 岁。肺癌并营养不良。其发生营养不良的主要病因是

A. 进食障碍　　B. 高代谢状态　　C. 慢性消耗性疾病

D. 断肠综合征　　E. 急性阑尾炎

18. 冯某，女，18 岁。车祸致脑损伤后 3 天，处理昏迷状态，进行营养支持，其首选的输注途径是

A. 中心静脉　　B. 周围静脉　　C. 分次输注

D. 连续输注　　E. 小动脉

19. 周某，女，34 岁。宫颈癌切除术后 4 天，进行要素饮食支持。关于要素饮食特点的描述，下列<u>不正确</u>的是

A. 化学成分明确　　B. 经消化吸收才能利用

C. 可直接吸收利用　　D. 适用于消化功能较弱的病人

E. 含有乳糖和膳食纤维

20. 李某，男，29 岁。以肠梗阻住院，行胃肠减压，胃肠外营养支持。在中心静脉进行肠外营养支持时，其插管过程中最常见的并发症是

A. 气胸　　B. 血胸　　C. 空气栓塞

D. 导管败血症　　E. 低血糖

21. 张某，女，59 岁。肾癌晚期，行肠内营养支持。肠内营养支持导致吸入性肺炎的最常见原因是

A. 胃排空迟缓

B. 喂养管移位

C. 营养液反流、误吸

D. 咳嗽和呕吐反射损害

E. 精神障碍或应用镇静、神经肌肉阻滞剂

22. 王某，男，62岁。膀胱癌晚期，出现营养不良，给予肠内营养支持。肠内营养支持最常见的感染性并发症是

A. 吸入性肺炎　　B. 急性腹膜炎　　C. 肠道感染
D. 尿路感染　　E. 导管性脓毒症

A3/A4 型题

（23~24题共用题干）

张某，男，62岁。身高175cm，体重65kg。食管癌术后6个月，血浆蛋白33g/L，24小时氮平衡测试持续呈负氮平衡。

23. 该病人最可能的诊断是

A. 营养失调：低于机体需要量　　B. 食管瘘
C. 反流性胃炎　　D. 代谢障碍
E. 有胃肠动力失调的危险

24. 该病人主要的原因是

A. 进食障碍　　B. 高代谢状态　　C. 幽门梗阻
D. 肠梗阻　　E. 手术所致

（25~26题共用题干）

何某，男，65岁。进行性吞咽困难3个月，诊断为食管癌，在全麻下行食管癌根治术。

25. 术后早期营养供给的主要方式是

A. 经鼻胃管　　B. 胃造瘘　　C. 经鼻肠管
D. 空肠造瘘　　E. 静脉途径

26. 该病人出现了急性肾功能衰竭，最适合的饮食是

A. 低蛋白、中等糖类及脂肪　　B. 高蛋白、低糖、低脂肪
C. 高蛋白、高糖、低脂肪　　D. 低蛋白、低糖、低脂肪
E. 低嘌呤

（二）填空题

1. 营养支持途径包括________和________。

2. 轻度营养不良为实测体重是标准体重的________；中度营养不良为实测体重是标准体重的________；重度营养不良为实测体重低于标准体重的________。

3. 按照WHO的标准，理想体重指数值介于________，________为超重，________为消瘦。轻度营养不良为________；中度营养不良为________；重度营养不良为________。

4. 肠内营养剂按营养素预消化的程度，可分为________和________两大类。

5. 肠内营养供给途径有________和________两种。

6. 肠内营养最常见的并发症是________；最严重的并发症是________。

7. 肠外营养途径有________和________；营养支持时间短于2周的选________，营养支持时间超于2周的选________。

8. 营养液应无菌配制，储存于________冰箱内备用，存放不得超过________小时；为避免输入液体过冷，须在输注前________小时取出营养液，置室温下复温后再输。

（三）名词解释

1. 要素饮食
2. 肠内营养

3. 肠外营养

4. TPN

（四）简答题

1. 简述肠内营养的适应证和禁忌证。

2. 简述体重指数衡量营养不良的分度。

3. 简述肠内营养液配制的注意事项。

4. 简述肠外营养常见的并发症。

（五）病例分析

张某，男，47岁。以“急性坏死型胰腺炎”收入住院。入院后给予手术前准备，急诊行坏死胰腺清除术。术后给予胃肠减压、营养支持、抗炎、对症治疗。目前是手术第3天。

请问：

（1）该病人目前存在哪些护理问题？

（2）对于该病人采取哪种途径进行营养支持？为什么？

（3）对于该病人目前主要护理措施有哪些？

（赵小义）

第四章 外科休克病人的护理

【重点与难点】

一、概述

（一）概要

休克是机体在多种病因侵袭下引起的以**有效循环血容量骤减**、**组织灌注不足**、细胞代谢紊乱和功能受损为共同特点的病理生理综合征。有效循环血量依赖于：**充足的血容量**、**有效的心搏出量和良好的周围血管张力**。根据病因休克可分为低血容量性休克、感染性休克、心源性休克、神经性休克和过敏性休克五类。其中**低血容量性休克和感染性休克在外科休克中最为常见**。

（二）护理评估

1. 健康史　了解有无引起休克的各种原因。

2. 身体状况　①休克代偿期：神志清醒，**精神紧张**，兴奋或烦躁不安，口渴，面色苍白，手足湿冷，心率和呼吸增快，**尿量正常或减少**，舒张压可升高，**脉压缩小**。②休克抑制期：神志淡漠，反应迟钝，甚至出现意识模糊或昏迷，皮肤和黏膜发绀，四肢厥冷，脉搏细数或扪不清，**血压下降**，脉压缩小；尿量减少甚至无尿。若**皮肤黏膜出现紫斑或消化道出血**，则表示病情发展到弥散性血管内凝血阶段。若出现进行性呼吸困难、烦躁、发绀，虽给予吸氧仍不能改善者，警惕并发呼吸窘迫综合征。

3. 辅助检查　①中心静脉压：代表右心房或胸腔段腔静脉内的压力，其变化可反映血容量和右心功能，**正常值为 5~12cmH_2O**。**低于 5cmH_2O 提示血容量不足，高于 15cmH_2O 提示心功能不全，高于 20cmH_2O 提示充血性心力衰竭**。②肺毛细血管楔压：反映肺静脉、左心房和左心室功能状态，**正常值为 0.8~2.0kPa（6~15mmHg）**。**小于 0.8kPa 反映血容量不足，增高提示肺循环阻力增加，大于 4.0kPa（30mmHg）提示有肺水肿**。

4. 心理 - 社会状况评估。

5. 处理原则　①积极处理导致休克的原发病及创伤：安置休克体位、穿抗休克裤等。②补充血容量：是纠正组织低灌注和缺氧的关键。根据监测指标估算输液量及判断补液效果。一般**先快速输入**扩容作用迅速的晶体液，**再输入**扩容作用持久的**胶体液**。③纠正酸碱平衡失调。④应用血管活性药物：主要包括血管收缩剂、血管扩张剂及强心药物。**血管收缩剂**使小动脉普遍处于收缩状态，虽可暂时升高血压，但可使组织缺氧更加严重，**应慎重选用**。只有**当血容量已基本补足，才能应用扩血管药物**。⑤治疗 DIC 改善微循环：可应用肝素及抗纤溶药物。⑥糖皮质激素：**早期**、**大剂量应用**，**时间不宜过长**。

（三）常见护理诊断 / 问题

1. 体液不足。

2. 气体交换受损。

3. 体温异常。

（四）护理措施

1. 恢复有效循环血容量　**去枕平卧位**或将病人**头和躯干抬高** 20°~30°，**下肢抬高** 15°~20°，可增加回心血量及使膈肌下降，利于呼吸循环功能；迅速建立 1~2 条静脉输液通道，合理补液：**先晶体后胶体，先盐后糖，先快后慢，见尿补钾**；使用抗休克裤；记录出入量；严密观察病情变化。

2. 改善组织灌注　可应用血管活性药物，血管收缩剂严防药物外渗，若注射部位出现红肿、疼痛，应立即更换滴药部位，患处用 0.5% 普鲁卡因封闭。

3. 保持呼吸道通畅　昏迷病人头偏向一侧，或置入通气管，以免舌后坠；协助病人咳嗽、咳痰；遵医嘱给予吸氧。

4. 预防感染　执行无菌技术操作规程，遵医嘱全身应用有效抗菌药，预防皮肤压疮。

5. 调节体温　**避免应用热水袋、电热毯等进行体表加温，输血前注意将库存血复温后再输入**。

6. 预防意外损伤　对于烦躁或神志不清的病人，应加床旁护栏以防坠床。

二、失血性休克病人的护理

（一）概要

由于急性大量出血所引起的休克称为失血性休克，通常在迅速失血超过全身总血量的 15%~20% 时，即出现休克。多见于大血管破裂、腹部损伤引起的肝脾破裂、消化性溃疡出血、门静脉高压所致食管胃底静脉曲张破裂出血、宫外孕出血、手术创面广泛渗血等。

（二）护理评估

1. 健康史　了解有无引起失血性休克的各种原因。

2. 身体状况　①意识和表情：休克早期病人呈兴奋状态，烦躁不安；休克加重时表情淡漠、意识模糊，反应迟钝，甚至昏迷。②皮肤色泽及温度。③血压与脉压：休克时收缩压常低于 90mmHg，脉压小于 20mmHg。④脉搏：临床常用**脉率 / 收缩压（mmHg）计算休克指数，指数为 0.5 表示无休克；1.0~1.5 表示有休克；> 2.0 为严重休克**。⑤呼吸：呼吸增至 30 次 /min 以上或 8 次 /min 以下表示病情危重。⑥体温：大多偏低。⑦**尿量及尿比重：是反映肾血液灌流情况的重要指标之一**。每小时尿量少于 25ml、尿比重增高，表明肾血管收缩或血容量不足。**尿量大于 30ml/h 时，表明休克有改善**。

（三）护理措施

补液护理是纠正失血性休克的重要保证。补液的种类、量和速度是纠正休克的关键。应迅速建立两条以上的静脉通路，快速补充平衡盐溶液，改善组织灌注。其余护理措施参见本章“概述部分”。

三、感染性休克病人的护理

（一）概要

感染性休克是指由病原微生物及其毒素在人体内引起的一种微循环障碍状态，致组织缺氧、代谢紊乱和细胞损害。

（二）护理评估

1. 健康史 了解有无引起感染性休克的各种原因。

2. 身体状况 休克早期可能由于发热、血管扩张表现为肢端皮肤温暖，休克后期表现为湿冷。体内多种炎症介质的释放，可引起**全身炎症反应综合征**。**表现为：体温＞38℃或＜36℃；心率＞90次/min；呼吸急促＞20次/min或过度通气，$PaCO_2$＜4.3kPa；白细胞计数＞12×10^9/L或未成熟白细胞＞10%。**

（三）常见护理诊断/问题

1. 体液不足。
2. 体温过低。
3. 体温过高。

（四）护理措施

1. 病情观察 外科感染病人若**体温突升至40℃以上或突然下降，则表示病情危重**。

2. 控制感染 遵医嘱大剂量使用有效抗菌药，必要时采集培养标本送检，根据药物敏感试验结果选用敏感抗菌药控制感染。

3. 对症护理 感染性休克的病人常有高热，应予物理降温，必要时采用药物降温。

【测试题】

（一）选择题

A1型题

1. 各类休克共同的病理生理基础是
   A. 酸碱平衡失调　B. 心搏出量不足　C. 细胞代谢紊乱
   D. 外周血管扩张　E. 有效循环血量减少
2. 观察休克病情变化最简便有效的指标是
   A. 生命体征　B. 神志　C. 中心静脉压
   D. 皮肤色泽　E. 尿量
3. 抗休克最基本的治疗措施是
   A. 应用缩血管药物　B. 补充血容量　C. 纠正酸中毒
   D. 使用抗菌药　E. 给予强心药
4. 以下**不是**休克早期临床表现的是
   A. 神志清楚　B. 面色苍白　C. 少尿
   D. 血压下降　E. 烦躁不安
5. 关于休克护理措施**错误**的是
   A. 中凹位　B. 常规吸氧　C. 用热水袋保暖
   D. 观察每小时尿量　E. 每15分钟测血压脉搏一次
6. 休克病人，CVP正常，BP低，不能肯定是心功能不全或血容量不足时，正确处理是
   A. 减慢输液　B. 暂停输液　C. 强心治疗
   D. 补液试验　E. 继续观察
7. 休克病人微循环衰竭期的典型临床表现是

A. 表情淡漠　B. 皮肤苍白　C. 尿量减少
D. 血压下降　E. 皮肤黏膜出现紫斑

8. 休克病人补液后血压仍低，CVP 4cmH_2O，5~10 分钟内静脉输入生理盐水 250ml，如血压升高，CVP 不变，提示

A. 心功能不全　B. 血容量不足　C. 血容量过多
D. 血管张力过高　E. 心力衰竭

A2 型题

9. 孔某，女，45 岁。失血性休克，正在进行扩容疗法，中心静脉压监测为 4cmH_2O，BP 70/50mmHg，应

A. 加快输液速度　B. 维持原速输液　C. 减慢滴速
D. 停止输液　E. 加用强心剂

10. 孙某，男，45 岁。失血性休克，进行扩容疗法快速输液时，监测中心静脉压 13cmH_2O，BP 100/70mmHg，应采取的措施是

A. 大量输液加快速度　B. 减慢输液速度　C. 减慢输液加用强心剂
D. 应用扩血管药物　E. 加用强心剂

11. 方某，女，40 岁。因急性感染性休克时使用糖皮质激素，**错误**的是

A. 限于早期使用　B. 缓解 SIRS　C. 大剂量使用
D. 维持使用 1 周左右　E. 可引起免疫抑制

12. 范某，男，30 岁。因脾破裂后并发休克，针对该病人的救治原则是

A. 边抗休克，边手术　B. 补充平衡盐溶液　C. 继续观察
D. 大量输血　E. 休克纠正后再手术

13. 胡某，男，40 岁。因骨盆骨折并发休克收住入院，护士遵医嘱补液，反映补充血容量成功最简单的临床指标是

A. 口渴减轻　B. 动脉血氧分压上升　C. 血红蛋白上升
D. 尿量增加　E. 呼吸、脉搏减慢

14. 毛某，男，38 岁。外伤后出血、烦躁，肢端湿冷，P100 次 /min，BP 98/70mmHg。应考虑为

A. 无休克　B. 休克早期　C. 休克中期
D. 休克晚期　E. DIC 形成

15. 王某，男，40 岁。车祸外伤 2 小时后，出现烦躁不安、面色苍白、皮肤湿冷、脉率 100 次 / 分，BP 78/60mmHg、尿量 30ml/h，急诊护士首先应输注

A. 血管扩张药　B. 50% 葡萄糖液　C. 低分子右旋糖酐
D. 5% 碳酸氢钠　E. 平衡液

16. 邓某，男，30 岁。胃溃疡病人穿孔 36 小时，处于中毒性休克状态，最佳处理措施是

A. 治疗休克为主，同时抗感染　B. 纠正酸碱平衡
C. 应用血管扩张药　D. 静脉滴注碳酸氢钠，应用抗菌药
E. 静脉补充血容量

A3/A4 型题

（17~19 题共用题干）

郝某，男，25 岁。因被人用刀刺伤背部，伤口流血，2 小时后抬送来院。体格检查：神志清

楚，诉口渴，皮肤苍白，稍冷，P110 次 /min，收缩压 70~90mmHg，脉压小，表浅静脉塌陷，尿少。

17. 此病人休克达

A. 中度　　B. 轻度　　C. 重度

D. DIC 期　　E. 代偿期

18. 请结合病情，估计此病人失血量

A. 约 200ml　　B. 约 400ml　　C. 约 600ml

D. 800~1600ml　　E. 2000ml

19. 立即给予扩容治疗，应首先补充

A. 右旋糖酐溶液　　B. 全血　　C. 血浆

D. 平衡盐溶液　　E. 5%葡萄糖溶液

（20~22 题共用题干）

米某，男，40 岁。因车祸发生脾破裂就诊，BP60/43mmHg，脉率 120 次 /min，病人烦躁不安，皮肤苍白，四肢湿冷。

20. 此病人的休克指数为

A. 0.5　　B. 1.0　　C. 1.5

D. 2.0　　E. 2.5

21. 该病人的救治原则是

A. 边抗休克，边手术　　B. 立即补充血容量　　C. 继续观察

D. 不断地大量输血　　E. 维持呼吸道通畅

22. 护理措施**错误**的是

A. 吸氧，输液　　B. 用热水袋保暖　　C. 中凹卧位

D. 测每小时尿量　　E. 监测中心静脉压

（23~25 题共用题干）

李某，男，40 岁。因汽车撞伤右季肋区 6 小时入院，意识尚清楚，口渴，T37.5℃，皮肤苍白，肢端发冷，P116 次 /min，BP 70/50mmHg；腹部有移动性浊音，尿少。

23. 首先考虑该病人是

A. 神经性休克　　B. 低血容量性休克（中度）

C. 低血容量性休克（重度）　　D. 创伤性休克

E. 休克合并心功能不全

24. 该病人经快速补充血容量后，中心静脉压高，而血压仍低。其原因可能是

A. 血容量严重不足　　B. 血容量不足

C. 心功能不全或血容量相对过多　　D. 容量血管过度收缩

E. 心功能不全或血容量不足

25. 该病人当前的处理措施是

A. 充分补液　　B. 适当补液

C. 予强心药物，纠正酸中毒，舒张血管　　D. 舒张血管

E. 补液试验

（二）填空题

1. 中心静脉压的正常值是________，肺毛细血管楔压（PCWP）的正常值是________。

2. 休克治疗过程中，动脉压较低，中心静脉压也较低，提示________，如动脉压较低，而中

心静脉压偏高，提示________。

3. 休克指数的计算方法是________可以帮助判定有无休克及其程度。指数为0.5，一般提示________；________表示存在休克；2.0以上提示________。

（三）名词解释

1. 休克
2. SIRS

（四）简答题

1. 对休克病人应进行哪些项目的监测？
2. 休克的护理评估应包括哪些内容？
3. 休克的临床表现有哪些特点？
4. 休克的护理措施有哪些？

（五）病例分析

马某，男，35岁。因车祸肢体多处创伤，并伴有大量出血（估计1200ml）1小时入院。查体：T36.5℃，P105次/min，R20次/min，BP70/50mmHg，面色苍白，神志恍惚，四肢厥冷。

请问：

（1）该病人应属何种休克，何种程度？

（2）如何护理该病人？

（张乳霞）

第五章 麻醉病人的护理

【重点与难点】

一、麻醉前准备工作

1. 病人准备 ①身体准备：病人各脏器功能处于较好状态，胃肠道准备：择期手术，均常规排空胃，**麻醉前成年人应常规禁食 8~12 小时，禁饮 4 小时**。**婴幼儿术前 2~3 小时禁饮水，4~8 小时禁食**，急诊手术的病人也应充分考虑胃排空问题。②心理准备。

2. 麻醉物品的准备 药品准备、麻醉仪器设备准备。

3. 麻醉前用药 是为了稳定病人情绪，确保麻醉顺利实施，减少麻醉药用量，减轻麻醉药的毒副作用（表 5-1）。

表 5-1 麻醉前用药

药物类型	药名	作用	用法和用量（成人）
镇静安定药	地西泮 咪达唑仑	安定镇静、催眠、抗焦虑、抗惊厥	肌内注射 10mg 肌内注射 10~15mg
催眠药	苯巴比妥	镇静、催眠、抗焦虑	肌内注射 0.1~0.2g
镇痛药	吗啡 哌替啶	镇痛、镇静；与全身麻醉药有协同作用；用于椎管内麻醉，减少内脏牵拉反应	肌内注射 0.1mg/kg 肌内注射 1mg/kg
抗胆碱药	阿托品 东莨菪碱	抑制腺体分泌；解除平滑肌痉挛和迷走神经兴奋对心脏抑制作用	肌内注射 0.5mg 肌内注射 0.2~0.6mg

二、局部麻醉病人的护理

（一）局麻药物的分类

1. 根据化学结构的不同可分为酯类和酰胺类。酯类局麻药可引起变态反应而导致少数病人出现过敏反应。

2. 根据局麻药作用维持时间，可分为短效局麻药、中效局麻药和长效局麻药。

（二）常用局部麻醉方法

1. 局部麻醉 分为表面麻醉、局部浸润麻醉、区域阻滞麻醉和神经阻滞麻醉 4 类。

2. 局麻药不良反应及护理 **应用时应遵循最小有效剂量和最低有效浓度的原则，以免引起局麻药中毒反应**。若发生中毒反应时立即停药，积极治疗。若病人有过敏史，可选用酰胺类局麻药，一旦发生过敏反应，按过敏反应处理。

三、椎管内麻醉病人的护理

（一）概要

椎管内麻醉分为蛛网膜下隙阻滞麻醉（简称腰麻），硬膜外腔阻滞麻醉及腰麻 - 硬膜外腔联合阻滞麻醉。

（二）护理措施

1. 一般护理　**去枕平卧 6~8 小时**，密切观察生命体征变化。

2. 常见并发症的防治和护理

（1）**蛛网膜下隙阻滞**麻醉：①低血压：加快输液速度，增加血容量；②恶心、呕吐：吸氧、升压、暂停手术以减少迷走神经刺激；③呼吸抑制：谨慎用药，吸氧，维持循环，紧急时行气管插管、人工呼吸；④头痛：麻醉前访视病人时，切忌暗示蛛网膜下隙阻滞后有头痛的可能；麻醉时采用细穿刺；避免反复穿刺，提高穿刺技术，缩小针刺裂孔；保证术中、术后输入足量液体；⑤尿潴留：针刺足三里、三阴交、阳陵泉、关元和中极等穴位，或热敷下腹部、膀胱区有助解除尿潴留。

（2）**硬膜外阻滞**麻醉：①**全脊髓麻醉是硬膜外阻滞麻醉最危险的并发症，一旦发生立即停药，面罩正压通气、加快输液速度、遵医嘱给予升压药，维持呼吸循环功能**；②中毒反应：多因穿刺针或导管误入血管，处理见局麻药中毒反应；③导管折断；④硬膜外间隙出血、血肿和截瘫：对凝血功能障碍或在抗凝治疗期间病人禁用硬膜外阻滞麻醉，置管动作宜细致轻柔。

四、全身麻醉病人的护理

（一）概要

全身麻醉包括吸入麻醉和静脉麻醉。

（二）常见护理诊断 / 问题

1. 潜在并发症：恶心、呕吐、窒息、麻醉药过敏、麻醉意外、呼吸道梗阻、低氧血症、低血压、高血压、心律失常、心脏骤停、坠积性肺炎等。

2. 有受伤的可能。

3. 疼痛。

（三）护理措施

1. 并发症的观察、预防和处理

（1）恶心、呕吐：嘱病人放松情绪、深呼吸，以减轻紧张感。

（2）**窒息：是全麻最严重的并发症**。预防：①完善术前胃肠道准备。②**术后体位：麻醉未清醒时取平卧位，头偏向一侧**；麻醉清醒后，若无禁忌，可取斜坡卧位；**一旦病人发生呕吐，立即清理口腔**等处的呕吐物，以免因口腔内残存物造成误吸。

（3）**麻醉药过敏**：在术前应对部分麻醉药品常规做皮肤过敏试验。一旦发生麻醉药过敏，配合医生做抗过敏处理。

（4）麻醉意外：护士根据手术方式、麻醉类型和病人病情等准备麻醉物品、麻醉药品、抢救器械及药物等，以保证病人一旦出现麻醉意外时抢救所需。

（5）上呼吸道梗阻：①密切观察病人有无舌后坠、口腔内分泌物积聚、发绀或呼吸困难征象；②对舌后坠者应托起其下颌，将其头后仰；置入口咽或鼻咽通气管；③清除咽喉部分泌物和异物，解除梗阻。

（6）下呼吸道梗阻：①及时清除呼吸道分泌物和吸入物；②注意观察病人有无呼吸困难、发绀，若发现异常应及时报告医生并配合治疗；③注意避免病人因变换体位而引起气管导管扭折。

（7）低氧血症：①观察病人的意识、生命体征和面色等，注意有无低氧血症征象，监测血气分析结果；②供氧和通气护理：若病人出现低氧血症，给予有效吸氧；必要时配合医师行机械通气治疗和护理。

（8）低血压：①密切观察病人的意识、血压、尿量、心电图及血气分析等变化，注意病人有无皮肤弹性差、少尿、代谢性酸中毒、心肌缺血及中枢神经功能障碍等表现；②一旦发现病人低血压，应根据手术刺激的强度，调整麻醉深度，并根据失血量，快速补充血容量；③病人血压骤降，经快速输血、输液仍不能纠正时，及时按医嘱应用血管收缩药，以维持血压。

（9）高血压：是全身麻醉中最常见的并发症。①完善高血压病人的术前护理；②随时观察病人的血压变化，注意避免发生高血压危象；③对因麻醉过浅或镇痛剂用量不足所致高血压者，可根据手术刺激程度调整麻醉深度和镇痛剂的用量；若为合并顽固性高血压，按医嘱应用降压药和其他心血管药物。

（10）心律失常和心搏骤停：密切监测病人心律变化、去除诱因。

（11）**坠积性肺炎：保持吸道通畅；定时雾化吸入，稀释痰液；促进排痰**；密切观察，定期监测血常规。

2. **防止意外伤害**　注意适当加以防护，必要时予以约束，防止病人发生坠床、碰撞及不自觉地拔出输液管或引流管等意外伤害。

五、术后镇痛管理

（一）术后镇痛的意义

有效的术后镇痛能促使病人早期活动，减少下肢血栓的形成和肺栓塞的发生，有利于胃肠功能的早期恢复，提高术后病人的生活质量。

（二）术后镇痛的原则与方法

1. 传统方法　按处方让病人在需要时肌注阿片类药镇痛（吗啡或哌替啶）。

2. 现代方法　包括：①持续镇痛；②病人自控镇痛；③物理疗法、神经电刺激以及心理治疗等。

（三）术后镇痛的并发症及护理

1. 恶心、呕吐　减少恶心、呕吐的方法：①避免长时间禁食、缺氧；②使用止吐药；③补足血容量。

2. 呼吸抑制　当有轻度呼吸道梗阻且病人易被唤醒时，可以鼓励病人选择个性最适合的体位，保持气道通畅，同时增加氧供，甚至控制通气。一旦疑有呼吸抑制，立即检查病人的意识状态和皮肤颜色、气道是否通畅、肌力如何、是否有共济失调。紧急时行人工呼吸，遵医嘱给予纳洛酮 0.2~0.4mg 静注。

3. 皮肤瘙痒　严重者可以用纳洛酮对抗。

4. 内脏运动减弱　可通过术后早期起床活动加以预防，发生尿潴留时予以留置导尿，若消化道排气延迟，应用甲氧氯普胺能促进胃肠运动。

【测试题】

（一）选择题

A1 型题

1. 麻醉前要求病人禁食、禁饮的主要目的是
   A. 防止术中排便　B. 预防呕吐物误吸
   C. 防止术后腹胀　D. 利于术后胃肠功能恢复
   E. 防止术后尿潴留和便秘
2. 硬膜外麻醉发生呼吸抑制的最常见原因为
   A. 穿刺操作不当　B. 循环不稳定　C. 麻醉平面过高
   D. 情绪紧张　E. 脊髓损伤
3. 与局麻药毒性反应**无关**的是
   A. 一次用药量超过最大剂量　B. 误入血管
   C. 药液浓度过高　D. 注药部位血管丰富使药物吸收过快
   E. 局麻药中加入肾上腺素
4. 蛛网膜下腔麻醉，出现严重呼吸困难时，首先采取的措施是
   A. 吸氧　B. 气管插管、人工呼吸、给氧
   C. 抬高上半身　D. 应用呼吸兴奋剂
   E. 测血压
5. 腰椎穿刺术后安置去枕平卧 6~8 小时，其目的是预防
   A. 穿刺部位出血　B. 穿刺部位感染　C. 低压性头痛
   D. 颅内感染　E. 脑脊液外漏
6. 硬膜外麻醉最严重的并发症是
   A. 血压下降　B. 血管扩张　C. 尿潴留
   D. 全脊髓麻醉　E. 呼吸变慢
7. 利多卡因局部浸润麻醉时的常用浓度为
   A. 1%~2%　B. 0.5%~1%　C. 0.25%~0.5%
   D. 2%~2.5%　E. 0.1%~0.2%
8. 有关硫喷妥钠的叙述，**错误**的是
   A. 属于超短效巴比妥类药物　B. 具有抗惊厥作用
   C. 用药后 1 分钟抑制大脑，消失也快　D. 醒后无任何不适
   E. 适用于喉部手术和呼吸困难
9. 预防腰麻术后头痛，采取的护理措施为
   A. 手术后去枕平卧 6~8 小时　B. 手术后去枕平卧 4~6 小时
   C. 手术后平卧 6~8 小时　D. 手术后俯卧 6~8 小时
   E. 手术后头低脚高 6~8 小时
10. 局麻前常规应用
    A. 苯巴比妥钠　B. 阿托品　C. 安定
    D. 氯丙嗪　E. 哌替啶

11. 局麻药中加入0.1%肾上腺素0.3ml,叙述**错误**的是
A 减慢局麻药的吸收
B. 减少毒性反应
C. 延长麻醉时间
D. 用于指(趾)、阴茎的神经阻滞麻醉
E. 高血压、心脏病、老年人不能适用
12. 全麻病人呼吸系统并发症**不包括**
A. 肺气肿
B. 呼吸抑制
C. 气道梗阻
D. 误吸
E. 肺炎、肺不张
13. 术前用药中,能减少局麻药毒性反应的是
A. 苯巴比妥钠
B. 阿托品
C. 东莨菪碱
D. 哌替啶
E. 异丙嗪
14. 下列用药**不属于**麻醉前用药的范畴的是
A. 抗胆碱药
B. 升压药
C. 安定镇静药
D. 镇痛药
E. 催眠药
15. 下列**不是**蛛网膜下腔麻醉的并发症的是
A. 血压下降
B. 心动缓慢
C. 呼吸抑制
D. 头痛
E. 全脊髓麻醉
16. 腰麻绝对禁忌证是
A. 呼吸系统疾患
B. 肾脏疾病
C. 慢性疾病
D. 糖尿病
E. 低血容量休克
17. 下列局麻药最适用于局部浸润麻醉的是
A. 0.5%~1%普鲁卡因
B. 1%~2%丁卡因
C. 0.5%~2%利多卡因
D. 硫喷妥钠
E. 氯胺酮
18. 采用利多卡因行神经阻滞麻醉时,成人一次用量**不得超过**
A. 400mg
B. 1000mg
C. 1500mg
D. 1200mg
E. 800mg
19. 为防止误吸,成人麻醉前禁食时间至少为
A. 2~3小时
B. 3~4小时
C. 8~12小时
D. 4~6小时
E. 1~2小时
20. 有关氯胺酮,下列叙述**错误**的是
A. 用药后麻醉较浅,反射尚存
B. 有深度镇痛作用
C. 能升压
D. 肌松作用强
E. 适用于浅表手术
21. 开胸手术必须采用
A. 气管内麻醉
B. 静脉麻醉
C. 开放滴药吸入麻醉
D. 基础麻醉
E. 局部麻醉
22. 局麻药出现毒性反应时,首先采取的措施为
A. 立即停止给药,保持呼吸道通畅
B. 肌内注射苯巴比妥钠
C. 地西泮静脉注射
D. 给予升压药物提高血压
E. 人工呼吸

23. 麻醉前用药肌内注射一般为术前

A. 20分钟　B. 30分钟　C. 60分钟

D. 90分钟　E. 10分钟

24. 病人麻醉前准备**错误**的是

A. 高血压病人应降压治疗

B. 严重贫血者少量多次输血

C. 纠正水电解质平衡失调

D. 有活动性出血的病人待失血补足后,才能施行手术

E. 心衰者抗心衰治疗

25. 局部浸润麻醉时布比卡因的浓度为

A. 0.5%~0.75%　B. 0.25%~0.5%　C. 1%~2%

D. 2%~4%　E. 4%~6%

A2型题

26. 李某,女,45岁。在全麻下行食管癌根治术,为预防全麻术后病人发生窒息,下列最重要的是

A. 气管插管　B. 加压给氧　C. 注射阿托品

D. 注射激素　E. 去枕头侧位

27. 张某,男,67岁。全麻后完全清醒,护士判断的依据是

A. 呼之能睁眼　B. 对刺激有反应　C. 能听到声响

D. 能正确回答问题　E. 能翻身活动

28. 赵某,女,48岁。明日行乳腺癌根治术,欲行全身麻醉,为防止术后呕吐窒息,麻醉前至少禁饮水

A. 2~4小时　B. 4~6小时　C. 6~8小时

D. 8~10小时　E. 10~12小时

29. 王某,女,25岁。拟行剖宫产术,在腰麻开始后不久,麻醉前收缩压从110mmHg下降至88mmHg,应使用下列

A. 间羟胺　B. 肾上腺素　C. 麻黄碱

D. 多巴胺　E. 去甲肾上腺素

30. 陈某,男,23岁。左手无名指化脓性指头炎,拟在指神经阻滞麻醉下手术切口引流,为预防局麻药毒性反应,护理措施**错误**的是

A. 局麻药须限量使用　B. 局麻药浓度不能过高

C. 常规麻醉前用药　D. 麻醉药中加肾上腺素

E. 防止局麻药进入血管

31. 李某,男,55岁。有吸烟史,全麻术后回病房,麻醉未清醒,病人血压、脉搏正常,吸气困难,呼吸时喉头有痰鸣音,应考虑为

A. 舌后坠　B. 呼吸道分泌物多　C. 呕吐物窒息

D. 喉痉挛　E. 呼吸不规则

32. 李某,男,50岁。上午在全麻下行二尖瓣置换术未醒,测血压、脉搏的间隔时间为

A. 5~10分钟　B. 15~30分钟　C. 30~60分钟

D. 60分钟　E. 90分钟

33. 刘某，女，38岁。行胃大部分切除术，术中病人血压、脉搏正常，病人出现吸气困难、发绀，喉部发生高调鸡鸣声，考虑为喉痉挛所致，应首先采用的措施为

A. 吸氧
B. 吸痰
C. 解除诱因，加压给氧
D. 用一针头经环甲膜刺入气管内输氧
E. 静脉注射肌松剂后气管插管

A3/A4 型题

（34~36 题共用题干）

薛某，女，25岁。局麻下行乳腺纤维瘤切除术，注药后约10分钟，病人出现头晕耳鸣、肌肉抽搐，呼吸困难，BP 80/50mmHg。

34. 此病人出现

A. 麻醉过敏
B. 麻醉药中毒
C. 精神紧张
D. 感染中毒
E. 喉头水肿

35. 首项处理措施是

A. 停用麻药
B. 注射阿托品
C. 给氧
D. 注射苯巴比妥钠
E. 注射硫喷妥钠

36. 病人发生惊厥，给何药控制

A. 阿托品
B. 硫喷妥钠
C. 苯巴比妥钠
D. 哌替啶
E. 吗啡

（37~41 题共用题干）

刘某，男，65岁。上午在全麻下行食管癌根治术，术后返送至麻醉恢复室，麻醉未清醒，病人 BP 95/70mmHg，心率 85 次 /min，呼吸有鼾声，且呼吸急促，继之出现鼻翼扇动和三凹征。

37. 该病人应考虑

A. 血压下降
B. 呼吸道分泌物多
C. 舌后坠
D. 误吸
E. 喉痉挛

38. 最主要的护理诊断为

A. 有窒息的危险
B. 气体变换受损
C. 低效性呼吸型态
D. 有受伤的危险
E. 心排血量减少

39. 首先采取的护理措施应为

A. 吸痰
B. 加压吸氧
C. 头偏向一侧
D. 加快输液速度
E. 用手托起下颌，至鼾声消失

40. 护士为该病人测血压、脉搏的间隔时间应为

A. 5~10 分钟
B. 15~30 分钟
C. 30~60 分钟
D. 60 分钟
E. 90 分钟

41. 护理全麻未清醒病人，以下最重要的是

A. 保暖
B. 定时测血压、脉搏、呼吸
C. 平卧位头偏向一侧
D. 输血输液
E. 约束肢体

（二）填空题

1. 择期手术，均常规排空胃，麻醉前成年人应常规禁食________，禁饮________。乳婴术前________时禁饮水，________禁食固体食物、牛奶，以减少术中、术后________的危险性。

2. 局部麻醉分为________、________、________、________和________五类。

3. 根据局麻药注入的腔隙不同,分为________,________及________统称椎管内麻醉。

4. 局部麻醉成人普鲁卡因不超过________mg,丁卡因不超过________mg。

5. 全麻期间并发症有________、________和________三大系统并发症。其中________为最严重的麻醉意外。

(三)名词解释

1. 局部麻醉
2. 蛛网膜下腔阻滞麻醉
3. 硬脊膜外阻滞麻醉
4. 全身麻醉
5. 椎管内麻醉

(四)简答题

1. 如何预防局麻药的毒性反应的发生?
2. 麻醉前用药的目的是什么,常用药物有哪些?
3. 全身麻醉并发症有哪些?
4. 简要说明术后镇痛的护理措施。

(五)病例分析

王某,男,6岁。18kg。因包皮过长,拟行包皮切除术。入手术室肌注氯胺酮90mg后,在骶裂孔中央做骶麻,穿刺落空感后,注入1%利多卡因15ml,加药3分钟后SpO_2由原来的98%下降至85%,继而下降到60%,患儿呼吸停止,心率由原来的125次/min下降至40~50次/min,继而心脏停止跳动。

请问:

(1)该病人出现什么并发症?

(2)当前该病人最主要的护理诊断有哪些?

(3)对该病人实施的主要护理措施有哪些?

(赵小义)

第六章 手术室护理工作

【重点与难点】

一、手术室环境和管理

（一）手术室环境

1. 手术室的位置　手术室应安排在空气洁净、环境安静，方便接送病人，与监护室、病理科、放射科、血库、中心化验室等相邻。手术间光线应充足而柔和，以朝北为宜，避免阳光直接照射，利于人工照明。

2. 手术室的布局　手术室按功能流程及洁净度划分为三个区域：**①非洁净区**：包括换鞋区、更衣室、洗浴室、卫生间、医护人员休息室、值班室、办公室、会议室、资料室、电视教学室；接收病人处；污物清洗区、污物间、手术标本间等。**②准洁净区**：包括物品准备间、消毒间、术间休息室、石膏室、术后病人恢复室。**③洁净区**：包括洁净走廊、手术间、刷手间、无菌物品贮存间、药品间等。工作人员有专用通道进入手术室，在指定的区域内更换消毒的手术服装及拖鞋。

3. 手术间的设置

（1）建设要求：一般大手术间约为 40~50m^2，小手术间仅需 20~30m^2。用作心血管直视手术、器官移植手术的特殊手术间因辅助仪器设备较多，可达 60m^2 左右。手术间高度以 3m 左右为宜，门净宽不少于 1.4m、走廊宽度不少于 2.5m。

（2）装备与设施：手术间数量与手术科室床位数的比例一般为 1∶20~1∶25。手术室内温度保持在 22~25℃，相对湿度为 40%~60%。

（3）手术间分类：**手术间可划分成 5 类**：①Ⅰ类手术间，即无菌净化手术间，主要接受颅脑、心脏、脏器移植等手术；②Ⅱ类手术间，即无菌手术间，主要接受脾切除手术、闭合性骨折切开复位术、眼内手术、甲状腺切除术等无菌手术；③Ⅲ类手术间，即有菌手术间，接受胃、胆囊、肝、阑尾、肾、肺等部位的手术；④Ⅳ类手术间，即感染手术间，主要接受阑尾穿孔腹膜炎手术、结核性脓肿、脓肿切开引流等手术。⑤Ⅴ类手术间，即特殊感染手术间，主要接受铜绿假单胞菌、气性坏疽杆菌、破伤风杆菌等感染的手术。

4. 洁净手术室　是指采用一定的空气洁净措施，使手术室内的细菌数控制在一定范围和空气洁净度达到一定级别。洁净手术室的空气调节系统主要由空气处理器、初中高效三级过滤器、加压风机、空气加湿器、送风口与回风口等各部分组成。初效过滤器设在新风口，对空气中≥ 5μm 的微粒除尘率在 50% 以上；中效过滤器设在回风口，对手术间回流空气中≥ 1μm 的微粒除尘率在 50% 以上；高效过滤器设在送风口，对新风、回风中≥ 0.5μm

的微粒除尘率在95%以上。经过高效过滤器的超净空气，其洁净度可达99.89%，使外科手术切口感染率大大下降。净化空气按气流方式分为2种形式：①乱流式气流；②层流式气流。

（二）手术室的管理

1. **人员管理**　手术室各级人员应分工明确，认真执行清点、查对及交接班制度，做好清洁、消毒工作，严格保证无菌技术的操作过程。手术医师应与病人同时到达手术室，充分做好术前准备。非手术人员不得擅自进入手术室。手、上肢患皮肤病、有伤口或感染者不得参加手术。上呼吸道感染者，如必须参加手术，则应戴双层口罩。手术室内人员应保持肃静，尽量避免咳嗽或打喷嚏。术中尽量减少人员活动。

2. **物品管理**　包括：①物品配备：无菌物品应定期消毒，按有效期顺序使用，与有菌物品分开贮藏。已打开或铺置的无菌物品不能再放回无菌容器内，并需在规定时间内使用，到失效期应重新灭菌。②标本管理：手术取下的组织均要根据标本的体积、数量选择合适的容器盛装，防止标本干燥、丢失或污染。**③清点制度：分别于术前和术中关闭体腔及缝合伤口前，与巡回护士共同准确清点各种物品并及时记录。**

3. **药品的管理**　①手术室应设立药物室、药品柜及抢救药车，并指定一名护士专门负责药品管理；②肌注、静脉用药须与外用药分开放置，统一贴上标签。③麻醉药、剧毒药和贵重药必须上锁，建立严格的领取制度；④生物制品、血液品及需要低温储存的药品应置于冰箱内保存；⑤药品基数不应太多，以免过期；⑥定期检查药品柜的存药，发现过期、变色、浑浊或标签模糊不清的药品坚决丢掉，不得使用。

4. **环境管理**　无菌手术与有菌手术应严格分开，若二者在同一手术间内连台，应先安排无菌手术。日常的空气净化、消毒可以使用层流洁净系统，喷洒或熏蒸化学消毒剂，高强度紫外线照射，使用臭氧消毒机或空气净化装置，地面及室内物品可用消毒液擦拭后经紫外线照射消毒。

二、物品的准备和无菌处理

（一）物品的准备

1. 布类物品　包括：①洗手衣；②手术衣；③手术帽、口罩；④手术单。

2. 敷料类　包括：①纱布类；②棉花类。

3. 手术用缝合针及缝合线　常用缝合线分为不吸收性和可吸收性两类。

4. 器械类　包括：①切割及解剖器械切割器械：手术刀、手术剪；②夹持及钳制器械：手术镊、血管钳和其他钳类；③持针器；④缝针；⑤牵开器；⑥吸引器；⑦高频电刀。

5. 特殊物品　包括：①引流物；②导管；③止血用品。

（二）物品的无菌处理

1. 布单类　高压蒸汽灭菌，保存时间在夏季为7日、冬季为10~14日，过期应重新灭菌。用过的严重污染的布类物品（尤其是HBeAg阳性或恶性肿瘤病人手术），应先放入专用污物池，用消毒剂（如500mg/L有效氯）溶液浸泡30分钟后再洗涤。

2. 敷料类　各种敷料制作后包成小包，高压蒸汽灭菌。感染性手术用过的敷料用大塑料袋集中包好，袋外注明“特异性感染”，及时送室外指定处焚烧。

3. 手术用缝合针及缝合线　手术室用的缝合线和缝合针多在出厂时已分别包装并灭菌，可在术中直接使用。

4. 器械类 ①普通手术器械处理；②污染手术后器械处理。③特异性感染器械处理。④各种器械、仪器可依据其制作材料选用不同的消毒方法，原则上首选压力蒸汽灭菌，对于不能耐温、耐湿的物品选择环氧乙烷。对接触或跨越手术野的部件也要进行灭菌处理，如环氧乙烷气体灭菌6小时、2%戊二醛浸泡10小时，若为手术显微镜各调节部位，可套上无菌布套，手术者通过接触无菌套进行操作。

5. 特殊物品 可按橡胶类物品灭菌或压力蒸汽灭菌处理。

三、手术人员的准备

（一）更衣

必须在换鞋区更换手术室专用鞋，然后在更衣室戴好手术帽和口罩，穿好洗手衣、裤。

（二）外科手消毒

手消毒方法包括免刷手消毒方法和刷手消毒方法。

（三）穿无菌手术衣及戴手套

1. 穿手术衣 ①传统对开式手术衣穿法。②全遮盖式手术衣穿法。③穿手术衣的注意事项。

2. 戴无菌手套 ①戴干手套法。②协助他人戴手套法。③戴无菌手套的注意事项。

3. 连台手术更换手术衣、手套法 ①脱手术衣法。②脱手套法。

四、病人的准备

（一）一般准备

手术病人须提前送达手术室，做好手术准备。加强对手术病人的心理护理，减轻其焦虑、恐惧等心理反应，以配合手术的顺利进行。

（二）手术体位安置

1. **安置体位的基本要求** 包括：①充分暴露手术区域，避免不必要的裸露；②病人肢体和托垫必须摆放平稳，不能悬空；③维持正常呼吸功能，避免挤压胸部、颈部；④维持正常的循环功能，避免因挤压或固定带过窄、过紧而影响血液循环；⑤避免压迫神经、肌肉。

2. **常见手术体位** 包括：仰卧位、侧卧位、半坐卧位、俯卧位、截石位。

（三）手术区皮肤消毒

1. 消毒剂 使用碘附或2%安尔碘。

2. 消毒方法 用无菌纱球浸上碘附涂擦病人手术区皮肤2遍即可。

3. 消毒范围 手术切口及周围15~20cm的区域，如有延长手术切口的可能，应扩大消毒范围。以切口为中心，上下各超过1个关节。

4. 消毒原则 ①无菌手术切口，以手术切口为中心向四周涂擦。②感染伤口或肛门会阴部皮肤消毒，应由手术区外周向感染伤口或肛门会阴部涂擦。③消毒液不要蘸取过多，稍用力擦拭，已接触污染区的消毒液纱球不能返回清洁处。

（四）手术区铺无菌单法

1. 铺盖手术单的目的。

2. 铺盖手术单的原则。

3. 常用部位铺单法。

五、手术室的无菌操作原则及手术配合

（一）手术室的无菌操作原则

1. 无菌器械桌的准备　**器械台布应下垂台面下 30~40cm**，保持手臂不穿越无菌区；再由穿好手术衣及戴好手套的器械护士将敷料、器械按使用先后次序及类别排列整齐。**手术区和器械台无菌巾单 4~6 层厚**。按手术顺序安放手术器械、缝线、纱布等用物。管理无菌器械台的注意事项：①无菌器械台应做到现铺现用，如铺好后**超过 4 小时即不能再用**。②无菌器械台面要保持干燥、整洁，**如无菌巾渗湿应及时加盖无菌巾**。③器械安放必须整齐、有序，可及时提供手术人员所需器械。

2. 手术中的无菌技术原则

（1）**严格区分有菌和无菌的界限**：①凡属无菌物品，一旦接触到有菌物品即成为污染，不得再看作无菌物品。同样，身体无菌部位，一旦接触有菌区域即被认为污染，不得再看作无菌部位。②手术人员经过无菌准备后，双前臂和手、肩以下、脐平以上、腋前线之前的胸前可视范围为无菌区；相反，肩以上、腰以下和背部都应视为有菌区，手和无菌物品不能接触，双手亦不可下垂至腰部以下。传递器械不可在头上或背后进行。③凡手术使用过的器械、敷料均为有菌。从无菌容器、无菌包内取出的物品，即使未用，也视为污染，不可放回无菌容器，须重新消毒灭菌后再用。④器械台和手术台面以下为有菌区，凡器械掉落到台面以下，即使未曾着地，也作为污染处理，不可拾回再用；任何无菌包及容器的边缘均视为有菌，取用无菌物品时不可触及。⑤术中如有手套破损或接触有菌区，应立即更换。⑥术者前臂或肘部被参观者接触后，应套无菌袖套。⑦手术人员需要调换位置时，一人先后退一步，背靠背转身调换，身体前面不可在背后擦过。⑧手术过程中手术人员必须面向无菌区，并在规定范围内活动。

（2）**保持无菌物品的无菌状态**：无菌区内所有物品都必须是灭菌处理的，若无菌包破损、潮湿、可疑污染时均应视为有菌。无菌布单被渗湿后，即失去对下层细菌的隔离作用，应立即在上面铺盖干燥无菌巾，手术衣也要避免沾湿。巡回护士须用无菌持物钳夹取无菌物品，并于无菌区保持一定距离。

（3）**保护切口**皮肤：皮肤常规消毒后，仍有细菌残留，在切开和缝合皮肤前，应再以 75% 乙醇消毒一遍，或先粘贴无菌聚乙烯薄膜，经薄膜切开皮肤；皮肤切开后，以纱布垫或手术巾遮盖边缘并固定。凡与皮肤接触的刀片和器械不再使用。暂停手术时，切口应用无菌巾覆盖。

（4）**沾染手术的隔离技术**：在进行胃肠道、呼吸道、宫颈等部位的沾染手术中，切开空腔脏器前先用无菌湿纱布垫遮盖、保护周围组织，并随时吸净外流的内容物，避免内容物溢出后污染体腔。被污染的器械应置于碗内，避免与其他器械接触。全部沾染手术步骤结束后，手术人员应更换无菌手套，尽量减少污染的可能。

（5）**清点物品敷料**：手术开始前和关闭体腔前，都应该认真清点、核对，以免异物遗留体腔，产生严重后果。

（二）手术配合

1. 器械护士职责　器械护士又称刷手护士、洗手护士，需进行刷手、穿戴无菌手术衣和手套等无菌准备，在手术台上协助医生进行手术。完成手术前 1 日和手术当日的任务。

2. 巡回护士职责　负责在手术全过程关注并满足病人的需求，为手术提供补充物品，并监督手术团队及其他成员遵守无菌操作原则，保证手术顺利、安全进行。

【测试题】

(一)选择题

A1 型题

1. 不符合手术室管理规定的做法是
   A. 上呼吸道感染者应戴口罩入内　B. 严格区分无菌手术和有菌手术
   C. 同一房间接台,应先安排无菌手术　D. 参加手术者应提前做好无菌准备
   E. 进入手术室必须更衣,换鞋,戴好帽和口罩
2. 术后皮下引流,较好的引流物为
   A. 橡皮片　B. 碘仿纱条　C. 卷烟式
   D. 双管引流　E. 凡士林纱布
3. 高压蒸汽灭菌法不适用于
   A. 注射器　B. 塑料管　C. 橡胶类
   D. 纱布棉垫　E. 手术器械
4. 下列说法正确的是
   A. 消毒仅杀灭病菌的繁殖体　B. 消毒可杀灭致病菌的繁殖体和芽胞
   C. 灭菌仅杀灭致病菌的繁殖体　D. 灭菌仅杀灭致病菌的芽胞
   E. 抗菌法指的是灭菌
5. 刀剪刃性器械最佳消毒法是
   A. 煮沸灭菌法　B. 高压蒸汽灭菌法　C. 火烧灭菌法
   D. 化学药液浸泡法　E. 甲醛蒸汽熏蒸法
6. 紧急情况未按常规洗手,则应
   A. 先戴 2 副手套,后穿好手术衣
   B. 先穿手术衣,再戴 2 副手套
   C. 先戴 1 副手套,穿好手术衣,再戴 1 副手套
   D. 先穿手术衣,后戴手套
   E. 先戴手套,后穿手术衣
7. 张医生在手术过程中不慎被缝针刺破手套,正确的做法是
   A. 用 5% 碘附擦拭　B. 更换手套　C. 重新洗手更换手套
   D. 用 70% 乙醇消毒　E. 终止手术
8. 安置左侧肾脏手术体位时,错误的是
   A. 取右侧卧位　B. 侧卧 90° 角
   C. 两上肢置于上下两层搁手架上　D. 上方的下肢屈曲,下方的下肢伸直
   E. 腰桥对准第 11~12 肋
9. 男性病人,拟接受肛门部手术,其手术体位应安置于
   A. 俯卧位　B. 膀胱截石位　C. 侧卧位
   D. 半坐卧位　E. 平卧位
10. 手术过程中要切开胃肠道时应
    A. 递盐水纱布揩擦胃肠道　B. 给手术者更换手套

C. 准备抗生素撒布胃肠道　D. 更换手术台无菌巾
E. 递纱布垫遮盖周围组织

11. 传递手术器械**错误**的做法是
A. 将器械柄递给手术者　B. 手术刀要将刀锋朝上
C. 弯钳的弯曲部朝上　D. 持针器钳夹弯针，要在后1/3处
E. 血管钳传递时，要以柄轻击手术者手掌

12. 无菌技术是
A. 针对清洁来源采取的措施　B. 应用抗生素预防感染的方法
C. 防止已灭菌物品被污染的制度　D. 彻底清除手术伤口
E. 提高病人抵抗力防止切口感染

13. 手术野污染途径，哪项**除外**
A. 手术器械物品　B. 手术人员的手臂
C. 病人手术区皮肤　D. 感染病灶或空腔脏器内容物
E. 麻醉器械

14. 具有灭菌作用的是
A. 70%乙醇　B. 0.1%苯扎溴铵　C. 0.1%氯己定
D. 10%甲醛　E. 0.5%碘酊

15. 有关碘附消毒**错误**的是
A. 碘附稀释后稳定性差，应现用现配　B. 皮肤消毒后用乙醇脱碘
C. 避光密闭保存　D. 外科手术及皮肤消毒时应涂擦2次
E. 可用于黏膜、创面消毒

16. 用物理方法消灭细菌称
A. 消毒法　B. 抗毒法　C. 抗菌法
D. 无菌法　E. 灭菌法

17. 高压蒸汽灭菌，蒸汽温度为132℃，要杀死一切细菌，灭菌时间为
A. 10分钟　B. 20分钟　C. 30分钟
D. 40分钟　E. 50分钟

18. 压力蒸汽灭菌包布包装层数不少于
A. 2层　B. 3层　C. 4层
D. 6层　E. 8层

19. 手术区铺盖无菌布单，正确的是
A. 无菌巾先铺相对不洁区或操作者的对侧
B. 无菌巾铺下后不可由内向外再移动
C. 开腹手术的术野区至少铺单2层
D. 无菌单下垂手术台边缘至少10cm
E. 术中手术巾单湿透时，应撤去重铺

20. 已铺好的备用无菌桌的有效期为
A. 1小时　B. 2小时　C. 3小时
D. 4小时　E. 5小时

21. 手术护士与巡回护士共同的重要职责是

A. 根据手术需要,摆好病人体位
B. 整理好器械台
C. 手术开始前及关体腔前清点器械
D. 术毕清洗器械
E. 为病人输液、输血等

22. 病人男,即将进行阑尾切除术,巡回护士的职责**不包括**
A. 核对病人姓名
B. 向病人做解释和安慰
C. 安置病人手术体位
D. 管理器械台
E. 清点手术器械

23. 铺无菌台无菌包布下垂为
A. 20cm 以上
B. 30cm 以上
C. 40cm 以上
D. 50cm 以上
E. 55cm 以上

24. 严重感染手术后的手术间,首先采用的消毒方法应是
A. 熏蒸
B. 通风
C. 紫外线照射
D. 消毒液擦拭地面
E. 湿洗所有用物

25. 手术切口的外源性感染途径**不包括**
A. 外科器械物品
B. 手术室空气灰尘
C. 手术台面
D. 手术人员的手和臂
E. 手术区皮肤

26. 下列各项在空气中的浓度可用来衡量空气洁净度的是
A. 细菌
B. 有菌物
C. 菌落
D. 微粒
E. 尘埃

27. 高压蒸汽灭菌时,**错误**的是
A. 包裹不要过大
B. 包裹应标明时间
C. 包裹应堆放紧密
D. 包裹不应包得过紧
E. 包裹内、外要有指示纸带

28. 关于戴无菌手套、脱污染手套,**错误**的是
A. 戴无菌手套时注意勿触及手套外面
B. 脱污染手套时,手套外面不能触及皮肤
C. 常规洗手,如用干手套,先穿手术衣后戴手套
D. 常规洗手后,如用湿手套,先戴手套后穿手术衣
E. 常规洗手后,如用干手套,先戴手套后穿手术衣

29. 高压灭菌后的物品一般可保留
A. 4 天
B. 1 周
C. 2 周
D. 3 周
E. 1 个月

30. 洁净手术室最理想的相对湿度为
A. 40%
B. 60%
C. 35%
D. 50%
E. ≥ 80%

31. 关于手术室的清洁与消毒正确的是
A. 每次手术完毕后先消毒再通风
B. 破伤风感染术后先用甲醛熏蒸密闭手术间 24 小时
C. 不定期进行空气培养
D. 每周大扫除 1 次
E. 铜绿假单胞菌感染手术后先乳酸行空气消毒 10 小时

32. 无菌切口消毒的顺序是
   A. 自上而下　B. 自下而上　C. 由切口为中心向四周
   D. 由四周向切口　E. 无一定顺序
33. **不符合**手术无菌要求的是
   A. 切口周围铺巾 4 层以上
   B. 无菌布单垂缘 30cm 以上
   C. 缝针别在无菌台布,避免丢失
   D. 切开空腔脏器前,用纱布垫遮盖周围组织
   E. 器械落在台面下,虽未着地亦不可使用
34. 已穿好无菌手术衣,戴无菌手套,手术未开始,双手应置于
   A. 胸前部　B. 腹前部　C. 夹于腋下
   D. 双手下垂　E. 双手往后背
35. 手术切口四周皮肤消毒范围至少
   A. 5~10cm　B. 10~15cm　C. 15~20cm
   D. 20~25cm　E. 25~35cm
36. 下列关于手术体位摆放原则**错误**的是
   A. 防止肢体受压　B. 充分暴露手术野
   C. 远端关节低于近端关节　D. 防止体位术中移动
   E. 保持病人正常的呼吸、循环功能
37. 手术台上器械坠落后**错误**的是
   A. 冲洗后再用　B. 不得使用
   C. 应计数　D. 暂不拿出手术间
   E. 须核实无误后,才可关闭胸、腹腔
38. 手术进行中的无菌原则**错误**的是
   A. 手术人员一经“洗手”,手臂即不接触未经消毒的物品
   B. 不可在手术人员背后传递器械及手术物品
   C. 如手套破损或接触到有菌区,需更换无菌手套
   D. 同侧人员需调换位置时,应先退后一步,背对背转到另一位置
   E. 参观手术人员可靠近手术人员或站得太高
39. 下列**不需**在特别洁净手术间手术的是
   A. 关节置换　B. 器官移植　C. 肝脏手术
   D. 心脑手术　E 眼科无菌手术
40. 连台手术时
   A. 不需要更换手术衣、手套　B. 先脱手术衣,再脱手套
   C. 先脱手套,再脱手术衣　D. 不需洗手,另穿手术衣
   E. 手可随意接触
41. 正确的刷手范围是
   A. 从指尖到上臂上 1/3 处　B. 从指尖到上臂中 1/3 处
   C. 从指尖到上臂中、上 1/3 处　D. 从指尖到上臂中、下 1/3 处
   E. 从指尖到上臂下 1/3 处

42. 肥皂水刷手正确的是
A. 注意甲沟清洁
B. 自指尖至肘关节
C. 肘关节为最高位
D. 冲洗时应自上而下至手
E. 反复冲洗2遍
43. 外科刷手法刷手顺序是
A. 指尖、甲缘、指间、手掌、腕部、前臂、肘部刷手至肘上
B. 甲缘、指尖、指间、手掌、腕部、前臂、肘部刷手至肘上
C. 指间、指尖、甲缘、手掌、腕部、前臂、肘部刷手至肘上
D. 手掌、指尖、甲缘、指间、腕部、前臂、肘部刷手至肘上
E. 指尖、指间、甲缘、手掌、腕部、前臂、肘部刷手至肘上

A2 型题

44. 王护士因工作疏忽，无菌包外未贴消毒指示带，应
A. 补贴
B. 放入其他贴有指示带的包中
C. 重新消毒
D. 继续使用
E. 马上使用
45. 王医生穿好手术衣、戴好无菌手套后，其双手应该
A. 抱臂于胸前
B. 自然下垂
C. 交叉放于腹部
D. 交叉于腋下
E. 举在胸前
46. 赵护士在手术过程中，手术衣被血液浸湿，应
A. 迅速更换
B. 继续手术
C. 再穿上一件
D. 停止手术
E. 用无菌单围挡
47. 张护士治疗过程中，工作服上不慎沾有碘渍，除去碘渍应选用
A. 过氧乙酸
B. 盐水
C. 乙醇
D. 过氧化氢
E. 戊二醛

A3/A4 型题

（48~49 题共用题干）
黄护士今日参加阑尾切除手术，洗手前准备已做好。
48. 黄护士洗手前准备**不合格**的是
A. 换好手术室清洁鞋、洗手衣
B. 衣袖卷至上臂中段
C. 下摆扎在裤腰之内
D. 全部头发已被帽子盖好
E. 口罩盖住口而露出鼻孔
49. 黄护士参加完阑尾炎手术后，因人员紧张又参加乳腺小叶增生切除手术，黄护士下列行为**错误**的是
A. 不需要更换手术衣、手套
B. 脱下手术衣、手套
C. 常规洗手、浸泡消毒
D. 先穿手术衣
E. 后戴干手套

（二）填空题

1. 手术间数量与外科床位数的比例一般为________。手术间高度以________左右为宜。室内温度为________，相对湿度为________。
2. 通常将手术室按________及________划分为三个区域，即________、________和________。

3. 手术过程中要对物品做好清点工作,手术前应作清点登记,清点项目一般包括________、________、________、________、________等。

4. 手术用物品包括________、________、________、________以及________等。

5. 手术室常用的手术体位有________、________、________、________及________。

6. 洁净手术室分级为________,________,________和________。

7. 严格执行术中点数制度,这五数是________、________、________、________以及________等。

8. 手术中期的护理重点是:________、________、________。

9. 会阴部手术应放置________体位;甲状腺手术放置________体位。

10. 持针器应持在距针尾的后________处。

11. 进入手术间应穿戴好________、________、________并更换好________。

12. 使用高频电刀,术后应重点检查病人放置铅板处的皮肤有无________。

13. 手术器械洗净后________再送至灭菌。

14. 手术病人进入手术间后巡回护士应对其进行________以清除其紧张情绪。

15. 任何手术都是由________、________、________、________和________等基本操作组成的。

(三)名词解释

1. 灭菌

2. 外科手消毒

3. 洁净手术室

(四)简答题

1. 各级洁净手术间的适用范围为哪些?

2. 手术中无菌操作的基本原则有哪些?

3. 穿好全遮盖式无菌手术衣后的哪些区域是无菌区域?

4. 安置体位的基本原则有哪些?

(五)病例分析

何某,男,60岁。有胃溃疡病史10年。5小时前突发上腹部刀割样剧痛,后波及右下腹和全腹,伴恶心、呕吐。入院检查:P120次/min,BP85/55mmHg,全腹压痛、反跳痛,呈板状腹,肠鸣音明显减弱,急诊拟剖腹探查+溃疡穿孔修补术。

请问:

(1)该手术安排什么级别的洁净手术间?

(2)该病人应安置何种手术体位?

(3)为预防术后肠粘连,手术室护士如何对病人进行健康教育?

(王继彦)

第七章 手术前后病人的护理

【重点与难点】

一、概述

1. 概念　围术期指从决定手术治疗时起，到与本次手术有关的治疗基本结束为止的一段时间。包括手术前期、手术中期和手术后期 3 个阶段。

2. 手术分类　①按手术目的分为：诊断性手术、根治性手术、姑息性手术。②按照手术的时限性分为：**择期手术**、**限期手术**和**急症手术**。③按手术范围：分为**大手术**、**中手术**、**小手术**及**微创手术**。

3. 手术耐受性　可归纳为耐受良好和耐受不良。

二、手术前病人的护理

（一）护理评估

1. 健康史　评估病人本次发病的诱因、主诉、主要病情、症状和体征。详细了解各系统疾病史、创伤史、手术史、过敏史、家族史、遗传史、用药史、个人史、女病人了解月经史和婚育史。

2. 身体状况　评估病人年龄、营养状态、体液平衡状况、有无感染、重要器官功能状况，充分估计对手术的耐受力。

3. 心理 - 社会状况　评估病人产生心理反应的原因和程度，以及应对方式与效果。家属的关心程度及医疗费用的承受能力。

（二）常见护理诊断 / 问题

1. 焦虑 / 恐惧。
2. 知识缺乏。
3. 营养失调：低于机体的需要量。
4. 体液不足。
5. 睡眠形态紊乱。

（三）护理措施

1. 生理准备

（1）一般准备：①**呼吸道准备**：**术前 2 周戒烟**，指导病人**深呼吸**和有效排痰法的训练。②**胃肠道准备**：择期手术病人于**术前 8~12 小时常规禁食**，**4 小时常规禁水**。胃肠道手术病人术前 1~2 日开始进流质饮食，常规放置胃管，**幽门梗阻病人术前 3 日每晚用生理盐水洗胃**。③排便练习。④**手术区皮肤准备**：手术前协助病人沐浴、洗头、修剪指甲，更换清洁衣服，充分清洁手术野皮肤和剃除毛发。手术区域若毛发细小,可不必剃毛;若毛发影响手术操作,如头部、腋毛、阴毛等,术前予以剃除,亦可使用脱毛剂去除毛发。⑤保证病人充足的睡眠和充分休息。⑥做好血型鉴定和交叉配血试验。⑦根据用药方案做**药物过敏试验**。⑧**手术日晨准备**:全面检查术前准备情况,测量生命体征,若发现异常及时通知医师;遵医嘱注射**术前用药**;嘱病人排尽尿液,或预留置导尿;准备手术需要的物品,并随病人一同带入手术室。

(2)特殊准备:根据手术的种类、部位和范围的不同,正确指导饮食,保证营养需求,必要时静脉输注血浆、人血白蛋白及营养支持。纠正水、电解质紊乱和酸碱平衡失调,以提高病人对手术的耐受力;高血压病人**血压控制在160/100mmHg以下方可手术**;**急性心肌梗死者6个月内不行择期手术**;心力衰竭者最好在**心力衰竭控制3~4周后再进行手术**。糖尿病病人**血糖水平控制在**(5.6~11.2mmol/L)、**尿糖为**+~++手术为宜。急症手术在最短时间内做好急救处理,同时进行必要的术前准备,如立即禁饮食、备皮、皮试、备血,做心电图,进行血常规、出凝血时间监测等,对于饱胃病人,可插胃管给予胃肠减压。

2. 心理准备和社会支持　做好心理护理,以提高病人的心理及环境适应能力。指导病人主动掌握与手术相关的知识,让病人处于接受手术的最佳心理状态,情绪稳定。争取得到家属的支持。

三、手术后病人的护理

(一)护理评估

了解麻醉种类、手术方式、术中出血量、补液输血量、尿量、用药情况;引流管安置的部位、名称及作用。评估病人麻醉恢复情况;生命体征、术后疼痛、排便情况、切口状况、引流管与引流液;评估病人有无恶心、呕吐、腹胀、呃逆等症状;评估病人心理状况。

(二)常见护理诊断/问题

1. 疼痛。
2. 低效呼吸型态。
3. 体液不足
4. 舒适的改变。
5. 活动无耐力。
6. 知识缺乏。

(三)护理措施

1. **体位**　**全身麻醉尚未清醒**的病人应平卧,头转向一侧,防止呕吐误吸;**蛛网膜下隙阻滞**的病人,应去枕平卧6~8小时,以防止头痛;**颅脑手术后**无休克或昏迷,可取15°~30°头高脚低斜坡卧位;**颈、胸手术后**,多采用高半坐卧位,以利呼吸及有效引流;**腹部手术后**,多取低半坐卧位或斜坡卧位,以减轻腹壁张力;腹腔内有污染的病人,在病情许可情况下,尽早改为半坐位或头高脚低位,使炎性渗出物流入盆腔,避免形成膈下脓肿;**脊柱或臀部手术后**,可采用俯卧或仰卧位。

2. 维持呼吸与循环功能　**中、小手术后**每小时测血压、脉搏、呼吸1次,直至平稳;**大手术后或有内出血倾向者**,必要时可每15~30分钟测血压、脉搏、呼吸1次,病情稳定后改为每1~2小时1次,并做好记录;**保持呼吸道通畅**(防止舌后坠、促进排痰和肺扩张)。术后24小时内,每4小时测体温1次,随后每8小时1次,直至体温正常后改为一日2次;警惕循环容量不足、心力衰竭、肺部感染和急性呼吸窘迫综合征的发生。

3. **营养支持** 静脉补液维持水、电解质、酸碱平衡,若禁食时间较长,需供肠外营养支持,以促进合成代谢。

4. **饮食护理** ①非腹部手术者,局麻、小手术、蛛网膜下隙阻滞和硬脊膜外腔阻滞者,术后3~6小时即可进食;全身麻醉者,应待麻醉清醒,恶心、呕吐反应消失后进食。②腹部手术者,肠道蠕动恢复,肛门排气后可以开始逐渐进食。禁食及少量流质饮食期间,须静脉输液供给水、电解质和营养。

5. **切口及引流管护理** 观察切口愈合情况,保持切口敷料干燥清洁,以防切口感染。保持引流管通畅,并记录观察引流液的量、色、质。

6. **增进病人的舒适** ①**疼痛**:常发生在术后24小时内。轻者可通过妥善固定各类引流管,指导病人在翻身、深呼吸或咳嗽时,用手按压伤口部位,指导病人分散注意力等方法减轻病人疼痛;重者适量应用止痛剂,或术后使用镇痛泵。②**发热**:手术后病人的体温可略升高,幅度在0.5~1.0℃,一般不超过38℃,称**外科手术热或吸收热**。但若术后3~6日仍持续发热,则提示存在感染或其他不良反应。高热者,物理降温,必要时可应用解热镇痛药物,保证病人有足够的液体摄入,及时更换潮湿的床单位或衣裤。③**恶心、呕吐**:常见原因是麻醉反应,待麻醉作用消失后自然停止;重者遵医嘱使用镇静、镇吐药物;反复恶心、呕吐应查明原因并给予处理。④**腹胀**:常见原因是胃肠道蠕动受抑制,肠腔内积气不能排出所致。严重腹胀者应给予持续胃肠减压和肛管排气,鼓励病人早期下床活动。⑤**呃逆**:常见原因可能为神经中枢或膈肌直接受刺激所致,手术后早期发生者,可经压迫眶上缘、抽吸胃内积气和积液、给予镇静或解痉药物等措施得以缓解。⑥**尿潴留**:常为麻醉后的反应或排尿环境改变所致,可采用听流水声、下腹部热敷、轻柔按摩、导尿等方法处理。

7. **手术后并发症的预防及护理**

(1)**术后出血**:常发生在术后1~2日内,应密切观察病情变化,若术后病人早期出现低血容量性休克的各种表现,或引流管中不断有大量血性液体流出。一旦确诊,迅速建立静脉通道,及时通知医师,完善术前准备。

(2)**切口感染**:常发生于手术后3~4日。切口有红、肿、热、痛或波动感等典型体征。应采取有效措施加以控制;已形成脓肿者,及时切开引流,争取二期愈合。

(3)**切口裂开**:常发生于术后1周左右,病人在突然增加腹压,如起床、用力大小便、咳嗽、呕吐时,自觉切口剧痛和松开感。应加强安慰和心理护理,使其保持镇静;立即用无菌生理盐水纱布覆盖切口,并用腹带包扎;通知医师,护送病人入手术室重新缝合处理。

(4)**肺不张**:常发生在胸、腹部大手术后,多见于老年人、长期吸烟和患有急、慢性呼吸道感染者。术后应指导并协助病人深呼吸,有效咳嗽和排痰,痰液黏稠不易咳出者,雾化吸入;病情许可尽早下床活动;全身或局部抗生素治疗。

(5)**尿路感染**:常继发于尿潴留。术后保持排尿通畅,鼓励病人多饮水,保持尿量在1500ml/日以上;合理选用抗生素。残余尿在500ml以上者,应留置导尿管,并严格遵守无菌技术,防止继发二重感染。

(6)**深静脉血栓形成**:术后鼓励病人早期离床活动;卧床期间进行肢体主动和被动运动。对于已发生者抬高患肢、制动;患肢禁忌静脉输液;严禁局部按摩,以防血栓脱落;溶栓,抗凝治疗。

8. 心理护理 根据病人社会背景、个性以及手术类型不同,对每个病人提供个体化的心理支持。

9. 健康指导 ①休息与活动：保证充足的睡眠，活动量从小到大。②康复锻炼：指导术后康复锻炼的具体方法。③饮食与营养：合理摄入、均衡饮食。④服药和治疗：遵医嘱按时、按量服药。⑤切口护理：闭合性切口，拆线后用无菌纱布覆盖1~2日；开放性切口，遵医嘱定期到医院复查，更换敷料。⑥就诊和随访；病人出院后若出现异常应及时就诊。告知病人就诊方法和随访的方法和时间。

【测试题】

（一）选择题

A1 型题

1. 手术日晨的准备中**错误**的是
   A. 如有发热应给予退热药　B. 如有活动的义齿应取下
   C. 按医嘱给术前用药　D. 进手术室前常规排尿
   E. 按手术需要将有关资料和用物带入手术室
2. 手术前一般准备**不包括**
   A. 皮肤准备　B. 胃肠道准备　C. 药物过敏试验
   D. 术前用药　E. 健康指导
3. 术前胃肠道准备的目的，**错误**的是
   A. 利于肺气体交换　B. 防止麻醉及手术时呕吐
   C. 减轻术后腹胀　D. 防止术中大便污染手术区
   E. 减少术后感染机会
4. 病人术前深呼吸训练，下列需给予纠正的是
   A. 吸气时腹部隆起　B. 呼气时腹部尽力收缩
   C. 鼻吸口呼　D. 深吸慢呼
   E. 胸廓随呼吸大幅度活动
5. 蛛网膜下腔阻滞的病人取去枕平卧位6~8小时主要是预防
   A. 头痛　B. 呕吐　C. 低血压
   D. 切口痛　E. 腹痛
6. 颅脑手术后如无休克昏迷的病人采取的卧位
   A. 平卧头转向一侧　B. 15°~30°头高脚低斜坡卧位
   C. 高半坐卧位　D. 低半坐卧位
   E. 半坐位
7. 术后半卧位的目的**不包括**
   A. 利于引流，防止膈下脓肿　B. 利于呼吸，增加肺通气量
   C. 有利于血液循环　D. 利于排尿
   E. 减轻腹壁切口张力
8. 属于限期手术的是
   A. 胃、十二指肠溃疡的胃大部切除术
   B. 未嵌顿的腹外疝手术
   C. 贲门癌根治术

D. 甲状腺功能亢进的甲状腺次全切除术
E. 先天性心脏病间隔缺损修补术

9. 择期手术病人,常规禁食、禁饮时间是
A. 禁食 4 小时,禁水 2 小时
B. 禁食 6 小时,禁饮 3 小时
C. 禁食 8~12 小时,禁饮 4 小时
D. 禁食 6 小时,禁饮 1 小时
E. 禁食 3 日,禁饮 4 小时

10. 甲状腺腺瘤的备皮范围是
A. 下唇至乳头连线,两侧至斜方肌前缘
B. 下唇至锁骨平面,两侧至斜方肌前缘
C. 上唇到乳头连线,两侧至斜方肌前缘
D. 下唇至胸骨角,两侧至斜方肌前缘
E. 下唇至肋缘平面,两侧至斜方肌前缘

11. 术前疼痛的护理措施中,**错误**的是
A. 加强生命体征和腹部体征的观察
B. 评估疼痛的性质、部位、持续时间及有无牵涉痛
C. 协助取半卧位
D. 指导病人应用放松技巧
E. 急腹症病人应用止痛剂

12. 促进睡眠的有效措施**不包括**
A. 消除不良睡眠的诱因
B. 创造良好休息环境
C. 提供放松技术
D. 尽量减少病人白天睡眠的时间和次数
E. 呼吸衰竭者应用镇静安眠药

13. 全身麻醉未醒的病人应取的卧位是
A. 半卧位
B. 平卧位
C. 头高斜坡位
D. 休克卧位
E. 去枕平卧位,头转向一侧

14. 腹部手术后病人出现呼吸困难、发绀、呼吸音减弱或消失应首先考虑
A. 切口感染
B. 肺不张和肺炎
C. 气胸
D. 血胸
E. 支气管炎

15. 术后恶心、呕吐的处理常采用
A. 应用抗生素
B. 注射阿托品
C. 保证水、电解质的平衡
D. 胃肠减压
E. 取平卧位

16. 胃肠道手术后引起的腹胀宜首先采用
A. 胃肠减压
B. 肛管排气
C. 腹部热敷
D. 肌注新斯的明
E. 高渗盐水低压灌肠

17. 术后尿潴留的处理首先是
A. 在无菌技术下导尿
B. 鼓励或诱导病人自行排尿
C. 下腹部热敷
D. 镇静药镇痛
E. 针刺疗法

18. 预防切口感染的措施中,**错误**的是
A. 手术时严格遵守无菌操作
B. 手术时注意操作精细

C. 手术前后提高病人的抵抗能力　D. 手术后应用抗生素
E. 感染机会较大时,应放引流管

19. 胃肠减压拔管最可靠指征是
A. 体温正常　B. 腹胀消失　C. 肛门排气
D. 肠蠕动情况　E. 吸出液体量少

20. 全身麻醉下行全肺切除的病人,术后未清醒前应多长时间观察生命体征一次
A. 15~30 分钟　B. 30~60 分钟　C. 1~2 小时
D. 4 小时　E. 8 小时

21. 腹部手术后开始进流质饮食的时间是
A. 腹痛消失后　B. 病人有食欲时　C. 恶心、呕吐消失后
D. 肛门排气后　E. 体温降至 37.5℃

22. 胃肠道手术前禁食的主要目的是
A. 方便手术操作　B. 防止麻醉中呕吐造成窒息
C. 避免术后腹痛腹胀　D. 防止术后吻合口瘘
E. 有利肠蠕动恢复

23. 手术后早期,病人腹胀的主要原因是
A. 胃肠功能受抑制　B. 血液内气体弥散到肠腔内
C. 麻痹性肠梗阻　D. 组织代谢产生气体
E. 细菌代谢产生气体

24. 术后病人早期呕吐的最常见原因是
A. 急性胃扩张　B. 水、电解质紊乱　C. 麻醉反应
D. 急性胃梗阻　E. 胃肠蠕动受抑制

25. 施行颈、胸部手术后的病人宜采取的体位是
A. 头高脚低斜坡卧位　B. 高半坐卧位　C. 低坐卧位
D. 平卧位　E. 侧卧位

26. 全身麻醉的非腹部手术后病人可以进食的判断标准是
A. 术后 6 小时　B. 术后 24~48 小时
C. 术后立即　D. 完全清醒、无恶心、呕吐
E. 没有限制

27. 以下防止术后肺不张的措施中**错误**的是
A. 术前锻炼深呼吸　B. 控制上呼吸道的急性感染
C. 及时用镇咳药　D. 防止手术后呕吐物吸入
E. 避免胸带包扎过紧,限制呼吸运动

28. 下列术前准备中**错误**的是
A. 糖尿病病人,控制血糖至正常范围
B. 纠正水、电解质平衡
C. 肝功能损害者,加强护肝治疗
D. 血压过高的病人术前应选用合适的降压药物
E. 纠正贫血和低蛋白血症

29. 下列属于预防性应用抗生素的指征是

A. 创面已感染
B. 肠道手术，特别是结肠手术
C. 以往有伤口感染史者
D. 操作时间长的大手术
E. 大血管手术

30. 肺功能障碍病人的术前准备中，错误的是
A. 停止吸烟 2 周
B. 痰液黏稠者，给予雾化吸入
C. 急性呼吸系统感染时，若为择期手术应推迟 1~2 周
D. 若为急症手术，宜选择吸入麻醉
E. 开胸手术者术前应做血气分析和肺功能检查

31. 预防并发症的术前准备工作不包括
A. 禁烟
B. 清洁皮肤
C. 应用镇静剂
D. 注意口腔卫生
E. 训练床上使用便器

32. 与手术切口裂开无关的因素是
A. 营养不良
B. 低蛋白血症
C. 切口感染
D. 胃、肠功能紊乱
E. 腹压增加

A2 型题

33. 杨某，男，58 岁。患结肠癌，拟行左结肠癌根治术，开始服用肠道不吸收抗菌药物为术前
A. 1 日
B. 2 日
C. 3 日
D. 4 日
E. 5 日

34. 刘某，女，32 岁。蛛网膜下隙麻醉下行“阑尾切除术”后第三日，主诉创口剧痛难忍，测 T38℃，P92 次 /min，血白细胞计数 14×10^9/L，首先考虑是
A. 肺不张
B. 尿路感染
C. 切口感染
D. 上呼吸道感染
E. 外科热

35. 李某，女，42 岁。患慢性胆囊炎，反复发作，住院后拟行胆囊切除术。近日感冒后心慌、胸闷，端坐呼吸，诊断心力衰竭。以下方案正确的是
A. 放弃手术，药物治疗为主
B. 本周内可手术，做好心肺监护
C. 心力衰竭控制后 1~2 周后，再考虑施行手术
D. 心力衰竭控制后 3~4 周后，再考虑施行手术
E. 心力衰竭控制后 6 个月后，再考虑施行手术

36. 纪某，男，41 岁。因门静脉高压症、上消化道大出血急诊入院，入院后经三腔管压迫止血有效，拟择期行门静脉高压分流手术。术前准备期间，自诉失眠、心慌，担心麻醉及手术效果。其主要护理诊断是
A. 恐惧
B. 焦虑
C. 睡眠型态紊乱
D. 知识缺乏
E. 体液不足

37. 王某，男，70 岁。上腹部隐痛 1 年，近 1 个月加重，且疼痛规律改变，精神状态差，消瘦明显，经胃镜检查确诊为“胃癌”，将于近日择期行胃癌根治术。术前准备中不妥的一项是
A. 术前 1~2 周禁止吸烟
B. 术前 1~2 日进流质
C. 术前 3 日起每晚温盐水洗胃
D. 术前晚灌肠

E. 积极纠正营养不良

38. 李某,男,60岁。因绞窄性肠梗阻行坏死小肠切除术。术后8日拆线,当日打喷嚏时,突然感觉伤口有液体流出,检查可见伤口敷料被红色液体浸湿,伤口有2cm长裂隙,未发现有内脏脱出。应考虑

A. 切口感染　　B. 切口部分裂开　　C. 切口完全裂开
D. 切口缝线反应　　E. 切口脂肪液化

39. 刘某,男,56岁。上腹部手术后第6日,出现顽固性呃逆,应警惕的是

A. 切口感染　　B. 肺不张　　C. 膈下感染
D. 急性胃扩张　　E. 肠梗阻

40. 杨某,男,54岁。外伤性肠穿孔修补术后2日,肠蠕动未恢复,腹胀明显,其最重要的护理是

A. 半卧位　　B. 禁食、输液　　C. 胃肠减压
D. 肛管排气　　E. 针刺穴位

41. 刘某,女,行腰麻术后4小时,烦躁不安,测血压、脉搏、呼吸均正常。查体见下腹部膨隆,叩诊浊音。首先考虑

A. 肠梗阻　　B. 急性胃扩张　　C. 腹腔内出血
D. 急性腹膜炎　　E. 尿潴留

42. 纪某,男,60岁。因结肠癌拟行手术治疗,术前血红蛋白70g/L,血清白蛋白25g/L,体重较以前下降5kg,入院后应采取的措施是

A. 立即手术　　B. 给予营养支持,待体重恢复后手术
C. 给予输血,肠外营养,纠正低蛋白血症　　D. 全身情况差,已失去手术时机
E. 先出院,待全身情况好转后再手术

43. 王某,男,65岁。拟行肝内胆管切开取石术,既往有胸闷、心前区不适5年,术前检查最重要的是

A. 血压　　B. 心电图　　C. 血气分析
D. 肝功能　　E. 肾功能

44. 杨某,男,55岁。肠梗阻术后第2日,现病情平稳,护士为其安置半坐卧位,其目的是

A. 减少静脉回心血量,减轻心脏负担　　B. 改善局部血液循环
C. 增加肺活量,改善呼吸困难　　D. 减轻腹部缝合处张力
E. 减少局部出血

45. 刘某,女,52岁。结肠癌,拟行根治术并永久性造口术。术前常规准备**不正确**的是

A. 备皮、皮试　　B. 术前3日少渣半流质饮食
C. 术前1日流质饮食,术晨禁食　　D. 术前1日晚及术晨作清洁灌肠
E. 补充维生素K

46. 赵某,男,26岁。拟在局部麻醉下行脓性指头炎切开引流术。护士告诉病人术前饮食要求是

A. 禁食3小时　　B. 禁食6小时　　C. 禁食10小时
D. 禁食24小时　　E. 不必禁食

47. 李某,女,67岁。全麻下行肠道手术,无肺部疾病史。术后麻醉未清醒,呼吸时出现鼾声。此时护士应采取的措施是

A. 先观察病情，暂不做处理　　B. 气管插管
C. 头偏一侧　　D. 托起病人下颌
E. 吸痰，注射阿托品

48. 高某，女，32 岁。子宫颈癌，拟手术治疗。病人情绪低落，沉默寡言，夜不能寐。护士采取的最重要的护理措施是
A. 报告主管医生
B. 让其爱人陪伴
C. 鼓励病人诉说并给予疏导
D. 向病人解释疾病知识与手术注意事项
E. 联系精神科医生会诊

A3/A4 型题

（49~50 题共用题干）

高某，女，32 岁。因甲状腺功能亢进入院，择期手术治疗，在术前准备期间，病人害怕手术，焦虑不安。

49. 稳定病人情绪，解除焦虑的护理措施中不妥的是
A. 注意家庭成员的负性示范作用
B. 不回答与手术相关的询问
C. 术前安排与手术成功病人同住一间
D. 允许家属陪护
E. 安排亲属及时探视

50. 术后多采用的卧位为
A. 半坐卧位　　B. 头高脚低位　　C. 高半坐卧位
D. 低半坐卧位　　E. 斜坡卧位

（51~53 题共用题干）

李某，女，55 岁。因发现右上肺占位性病变，准备手术治疗。病人咳嗽、咳痰，晨起痰多，黄绿色，自诉咳不净。有慢性支气管炎病史 5 年。身高 157cm，体重 70kg。T37.9℃，P80 次 /min，BP150/85mmHg，呼吸音粗。

51. 病人目前最主要的常见护理诊断 / 问题是
A. 营养失调：高于机体需要量　与摄入多消耗少有关
B. 清理呼吸道无效　与呼吸道炎症有关
C. 体温过高　与呼吸道炎症有关
D. 知识缺乏：缺乏手术前准备和配合的知识
E. 潜在并发症：切口感染

52. 该病人目前最重要的护理措施是
A. 加强饮食指导，控制体重在正常范围　　B. 充分备皮，预防切口感染
C. 学会床上翻身、活动的方法　　D. 指导病人进行腹式呼吸训练
E. 控制感染，保持呼吸道通畅

53. 该病人的术前准备内容不正确的是
A. 教会病人深呼吸、有效咳嗽的方法　　B. 行肺功能检查，评估肺功能情况
C. 采取解痉、祛痰治疗　　D. 服用降压药物，控制血压

E. 合理应用抗生素控制感染

（54~57 题共用题干）

王某，男，50 岁。“十二指肠溃疡”30 年，上腹部隐痛 1 年，近 1 个月又出现呕吐并逐渐加剧，呕吐宿食。精神状态差，消瘦明显，皮肤弹性差，贫血貌，经胃镜检查确诊为“十二指肠溃疡并发幽门梗阻”，将于近日择期行胃大部切除术。

54. 从提高病人对手术的耐受力考虑，首要的护理诊断是

A. 焦虑　B. 知识缺乏　C. 营养失调：低于机体需要量

D. 活动无耐力　E. 有感染的危险

55. 特殊的术前准备是

A. 术前禁食、禁饮　B. 术前 1~2 日进流质

C. 术前 3 日起每晚温盐水洗胃　D. 术前晚肥皂水灌肠

E. 术日晨插胃管

56. 术后饮食指导正确的一项是

A. 术后第 1 日流质，2 日后改半流质　B. 术后第 2 日流质，5 日后改半流质

C. 肛门排气后进流质，酌情改半流质　D. 肛门排气后，可进流质

E. 迅速补足营养，不必限制饮食

57. 病人行胃溃疡行毕Ⅱ式胃大部切除术后 5 日，肛门未排气，且伴严重腹胀，肠鸣音消失，病人可能发生

A. 肠麻痹　B. 机械性肠梗阻　C. 肠胀气

D. 粘连性肠梗阻　E. 胃肠功能紊乱

（58~60 题共用题干）

孙某，男，68 岁。脊柱手术后卧床 2 周，出现右腿小腿疼痛、紧束感，并逐渐出现水肿。

58. 应考虑该病人可能出现的术后并发症是

A. 肌肉萎缩　B. 水、电解质紊乱　C. 关节炎

D. 切口感染　E. 下肢深静脉血栓形成

59. 在护理该病人时，应注意要禁止

A. 抬高患肢　B. 热敷　C. 理疗

D. 按摩患肢　E. 应用抗生素

60. 预防该并发症的主要护理措施是

A. 早期下床活动　B. 定时观察，早期发现　C. 预防性应用抗生素

D. 抬高患肢　E. 热敷、理疗

（二）填空题

1. 手术前注意口腔卫生，可避免引起________。

2. 头面部手术后取高坡卧位，将床头垫高________cm，有利于头部血液回流，预防脑水肿，降低颅内压。

3. 四肢手术后取平卧位，患肢抬高应高于心脏平面 15cm，有利于静脉回流，减轻________和________。

4. 在手术后 2~3 日内体温略有升高，一般不超过 38℃，称为________。

5. 手术后早期活动的方法包括________和________两方面。

6. 上腹部手术皮肤准备的范围，上起________，下至________，两侧到________，剃除阴

毛，清洁脐孔。

7. 甲状腺腺瘤病人，手术前皮肤准备的范围，上起________，下至________，两侧到________。

8. 四肢手术皮肤准备，应以________为中心，上下超过________cm 的整段肢体，手足需修剪指(趾)甲。

(三)名词解释

1. 围术期
2. 择期手术
3. 外科热
4. 耐受良好

(四)简答题

1. 术前胃肠道准备包括哪些内容?
2. 简述术日晨的准备内容。
3. 简述备皮的目的及注意事项。
4. 为什么要鼓励术后病人早期活动?
5. 颈、胸、腹部术后采取半卧位的优点是什么?
6. 简述术后常见不适及处理。
7. 简述术后常见并发症的观察及预防。

(五)病例分析

高某，男，24 岁。无手术史，吸烟史 5 年，因转移性右下腹痛 3 小时入院，拟诊为急性阑尾炎穿孔并发腹膜炎，拟在蛛网膜下隙阻滞麻醉下行急诊手术。

请问：

(1)急诊手术前护士应该为病人做哪些准备?

(2)病人回到病房后，护士应该为病人安置何种体位，采取哪些护理措施?

(郭书芹)

第八章 外科感染病人的护理

【重点与难点】

一、概述

(一)概要

外科感染是指需要外科治疗的感染,常发生在创伤、手术、器械检查或留置导管之后。特点:**①常为多种细菌引起的混合感染;②大部分感染病人有明显而突出的局部症状和体征,严重时可有全身表现;③大多不能自愈或单靠抗菌药治愈,常需清创、引流、切开等外科处理**。

1. 按致病菌种类和病变性质分

(1)非特异性感染:疖、痈、丹毒、急性淋巴结炎、急性乳腺炎、急性阑尾炎、急性腹膜炎等。手术后感染多属此类。其特点是:**①一种致病菌可以引起不同的化脓性感染;②不同的致病菌也可引起同一种感染;③各种疾病具有共同的病理变化、临床表现和防治原则**。

(2)特异性感染:破伤风、结核病等。其特点是:**①一种致病菌只能引起特定的感染;②感染的病程演变和防治措施各有特点**。

2. 按病变进程分

(1)**急性感染:病程多在3周以内**。

(2)**慢性感染:病程持续超过2个月**的感染。

(3)**亚急性感染**:病程介于急性与慢性感染之间。

(二)护理评估

1. 健康史　了解病人有无皮肤损伤,有无足癣、口腔溃疡、鼻窦炎、糖尿病等相关疾病以及就诊前的处理情况。

2. 身体状况　①局部表现:一般有**红、肿、热、痛和功能障碍**的典型表现。②全身表现:较重感染者可出现发热、呼吸脉搏加快,头痛乏力、全身不适、食欲缺乏等症状。③器官与系统功能障碍:感染直接侵及某一器官时,该器官功能可发生异常或障碍。④特异性表现:特异性感染的病人可因致病菌不同而出现各自特殊的症状和体征。

3. 辅助检查　①实验室检查:血常规检查、生化检查、细菌培养。**药物敏感试验是选用抗菌药的依据**。②影像学检查:B超、CT和MRI等检查。

4. 心理-社会状况评估。

5. 处理原则　早期可局部用药、热敷、理疗;感染较重或范围较大者,应给予有效的抗菌药;深部感染可根据疾病的种类采取相应的治疗;对于**有脓肿形成者应切开引流**。

（三）常见护理诊断/问题

1. 疼痛。

2. 体温过高。

（四）护理措施

1. 疼痛的护理 局部制动，避免受压，肢体感染者，抬高患肢。疼痛严重者，遵医嘱给予镇痛剂。

2. 控制感染 早期**局部热敷、超短波或红外线照射**；对切开引流者，每日更换敷料，保持创口清洁。对厌氧菌感染者，予以3%过氧化氢溶液冲洗创面和湿敷。遵医嘱合理应用抗菌药物，协助行细菌培养及药物敏感试验，注意观察药物的不良反应。

3. 高热的护理 当体温超过38.5℃时应采取物理或药物降温，同时鼓励病人多饮水，必要时可静脉输液，补充机体所需的液体量和热量，纠正水、电解质和酸碱失衡，并监测24小时出入水量。

4. 心理护理。

5. 健康指导 注意劳动保护，避免损伤；有感染病灶存在时应及时就医，防治感染进一步发展；免疫力差的病人及糖尿病病人尤应注意防护。

二、浅部软组织化脓性感染病人的护理

（一）概要

浅部软组织化脓性感染是指皮肤、皮下组织、淋巴管、淋巴结及周围疏松结缔组织间隙等软组织的外科感染。包括疖、痈、急性蜂窝织炎、丹毒、急性淋巴管（结）炎、脓肿。

（二）护理评估

1. 健康史 了解病人有无皮肤损伤，有无足癣、口腔溃疡、鼻窦炎、糖尿病等相关疾病以及就诊前的处理情况。

2. 身体状况

（1）疖：**是单个毛囊及其周围组织的急性化脓性感染。多个疖同时或反复发生在身体各部位，称为疖病**。好发于毛囊及皮脂腺丰富的部位。**鼻、上唇及其周围称为“危险三角区”，该部位的疖被挤压时，致病菌可经内眦静脉、眼静脉进入颅内，引起颅内化脓性海绵状静脉窦炎**，可有寒战、发热、头痛，甚至昏迷等表现。

（2）痈：**指邻近多个毛囊及其周围组织的急性化脓性感染，也可由多个疖融合而成**。好发于**颈部、背部等皮肤厚韧的部位**。表现为：皮肤肿硬、色暗红，**界限不清**，其中可有多个脓点，中心处破溃流脓，破溃处呈“火山口”状，其内含坏死组织和脓液。病人多伴有全身症状，包括寒战、发热、食欲不佳和全身不适等。

（3）急性蜂窝织炎：**指皮下、筋膜下、肌间隙或深部疏松结缔组织的急性弥漫性化脓性感染**。①一般性皮下蜂窝织炎：表现为局部皮肤和组织的红肿、疼痛，边界不清，并向四周蔓延，中央部位常出现缺血性坏死。②产气性皮下蜂窝织炎：病变进展快，局部可触及皮下捻发音，伴进行性皮肤坏死，脓液恶臭，全身症状严重。③颌下蜂窝织炎：发生在**口底、颌下、颈部等处的蜂窝织炎可致喉头水肿而压迫气管，引起呼吸困难甚至窒息**。

（4）丹毒：是皮肤**网状淋巴管**的急性非化脓性感染。好发于**下肢与面部**。起病急，开始即可有畏寒、发热、头痛、全身不适等。表现为**片状皮肤红疹、微隆起、颜色鲜红、中间稍淡、边界较清楚。局部有烧灼样疼痛，有的可起水疱，附近淋巴结常肿大、有触痛**。下肢丹毒反复发作

导致淋巴水肿，在含高蛋白淋巴液刺激下局部皮肤粗厚，肢体肿胀，甚至发展成“象皮肿”。

（5）急性淋巴管炎和淋巴结炎：①急性淋巴结炎：表现为局部淋巴结肿大、疼痛和触痛，与周围软组织分界清晰，表面皮肤正常。②急性淋巴管炎：皮下浅层急性淋巴管炎，在病灶表面出现一条或多条“红线”，触之硬而有压痛；深层急性淋巴管炎，表面无红线，但患肢肿胀，有压痛。

（6）脓肿：**是身体各部位发生急性感染后，病灶局部的组织发生坏死、液化而形成的脓液积聚，周围有一完整的脓腔壁将其包绕**。浅部脓肿：局部隆起，有红、肿、热、痛等典型症状，与正常组织界限清楚，压之剧痛，可有**波动感**。深部脓肿：局部常无波动感，红肿也多不明显，但局部有疼痛和压痛，在病变区可出现凹陷性水肿，**在压痛明显处，用粗针穿刺，抽出脓液，即可确诊**。

（三）常见护理诊断/问题

1. 疼痛。

2. 体温过高。

3. 潜在并发症：颅内化脓性海绵状静脉窦炎、脓毒症、窒息。

（四）护理措施

1. 颅内感染　**避免对危险三角的疖进行挤压**。观察病人有无寒战、高热、头晕、头痛等症状，尽早发现并控制**颅内化脓性感染**等严重并发症的发生。

2. 窒息　特殊部位如**口底、颌下、颈部等的蜂窝织炎**，应严密观察病人的呼吸情况，**注意病人有无呼吸费力、困难甚至窒息等症状**，及时发现和处理，警惕突发**喉头水肿或痉挛**，做好气管插管等急救准备。

3. 脓毒症　监测生命体征的变化，注意病人有无突发寒战、高热、头痛、意识障碍等，警惕脓毒症的发生。发现异常及时报告医生并配合救治。

4. 心理护理。

5. 健康指导　①疖：**避免挤压未成熟的疖，尤其是“危险三角区”的疖**，避免感染扩散引起的**颅内化脓性海绵状静脉窦炎**。②丹毒：**接触丹毒病人后要洗手，防止传染**；与丹毒相关的足癣、溃疡、鼻窦炎等应积极治疗，以避免复发。

三、手部急性化脓性感染病人的护理

（一）概要

手部急性化脓性感染可发生于手部受各种外伤后，主要致病菌为**金黄色葡萄球菌**。甲沟炎常因微小创伤引起，如刺伤或逆剥倒刺等引起。指头炎可发生于手指末节皮肤刺伤后，也可由甲沟炎扩展、蔓延所致。急性化脓性腱鞘炎多因深部刺伤感染后引起，亦可由附近组织感染蔓延而发生。

（二）护理评估

1. 健康史　了解病人受伤史，伤后的病情变化和就诊前的处理情况。

2. 身体状况

（1）甲沟炎：是甲沟及其周围组织的化脓性感染。甲沟炎常先发生在一侧甲沟皮下，出现红、肿、热、痛。若病变发展，可蔓延至甲根或对侧，并可向甲下蔓延形成甲下脓肿。

（2）指头炎：是**手指末节掌面皮下组织的化脓性感染**。早期患指有针刺样疼痛，轻度肿胀。因末节手指软组织分隔为密闭的腔隙，内压增高疼痛剧烈；当指动脉受压时，出现**搏动性**

跳痛，患指下垂时加重，夜间尤甚，可有发热，全身不适；后期因神经末梢受压指头疼痛反而减轻；若不及时处理，可发生末节**指骨坏死和骨髓炎**。

（3）急性化脓性腱鞘炎：是手指屈肌腱鞘的急性化脓性感染。患指除末节外，呈明显的均匀性肿胀；患指所有关节轻度弯曲，被动伸指时疼痛加剧；皮肤高度紧张；整个腱鞘均有压痛。如不及时切开减压，可发生肌腱坏死，患指功能丧失。

（4）急性化脓性滑囊炎：①桡侧滑囊炎：**由拇指腱鞘炎**引起，拇指微屈、肿胀、不能外展和伸直；拇指和鱼际区压痛明显。②尺侧滑囊炎：**由小指腱鞘炎**引起，小指和环指呈半屈曲位，试行伸直可引起剧烈疼痛；小鱼际和小指腱鞘区肿胀、压痛，以小鱼际与掌横纹交界处最为明显。

（5）手掌深部间隙感染：①掌中间隙感染：多是**中指和环指的腱鞘炎**蔓延所致。掌心凹陷消失，局部隆起，皮肤紧张、发白，压痛明显；中指、环指、小指呈半屈状，被动伸指疼痛加剧。手背肿胀严重。②鱼际间隙感染：多因**示指腱鞘**感染后引起。掌心凹陷存在，鱼际和拇指指蹼明显肿胀并有压痛；拇指外展略屈，活动受限不能对掌，示指半屈，活动受限。

3. 辅助检查　脓液细菌培养和药物敏感试验，可明确致病菌和敏感的抗菌药物。患指 X 线摄片检查，可明确有无指骨坏死和骨髓炎。

4. 心理 - 社会状况评估。

5. 处理原则　可以局部热敷或采用超短波或红外线辐射等物理疗法，也可用鱼石脂软膏、金黄散等敷贴患指。明显肿胀者，可选用 50% 硫酸镁溶液湿热敷。指头炎，早期应悬吊前臂平置患手，避免下垂以减轻疼痛；**出现搏动性跳痛时即应切开引流，以免发生指骨缺血、坏死**。若甲下脓肿，应拔甲。感染严重时，应全身应用抗菌药。

（三）常见护理诊断 / 问题

1. 疼痛。
2. 体温过高。
3. 潜在并发症：指骨坏死。

（四）护理措施

1. 缓解疼痛　患部制动，抬高患肢；指头炎疼痛严重者，给予止痛药。

2. 病情观察　密切观察患手的局部肿胀、疼痛和肤色。警惕腱鞘组织坏死或感染扩散的发生。脓性指头炎时，应密切观察有无**指骨坏死或骨髓炎**等并发症。

3. 控制感染　遵医嘱给予理疗、热敷、外用药物、全身应用抗菌药等。

四、全身化脓性感染病人的护理

（一）概要

全身性感染是指**致病菌侵入人体血液循环**，并**在体内生长繁殖或产生毒素**而引起的严重的全身性感染或中毒症状。**脓毒症是指因感染引起的全身性炎症反应，如体温、循环、呼吸等明显改变的外科感染的统称**。**菌血症**是脓毒症中的一种，**即血培养检出致病菌者**。其共性的临床表现：突发寒战、高热，体温可达 40~41℃或体温不升；头痛、头晕、恶心、呕吐、腹胀、面色苍白或暗红、出冷汗、神志淡漠或烦躁、谵妄、甚至昏迷；心率加快、脉搏细速、呼吸急促甚至困难；肝脾大，可出现黄疸或皮下出血、瘀斑等。辅助检查：**在病人寒战、高热时采血行细菌或真菌培养**，较易发现致病菌。处理原则：处理原发感染灶、控制感染和全身支持疗法。

（二）常见护理诊断 / 问题

1. 体温过高。

2. 营养失调。

3. 焦虑 / 恐惧。

4. 潜在并发症：感染性休克，水、电解质紊乱。

（三）护理措施

1. 控制感染，维持正常体温

（1）病情观察：严密观察病人的面色和神志，监测生命体征等；在病人寒战高热发作时，做血液细菌或真菌培养，以便确定致病菌。

（2）医护配合：根据医嘱及时、准确地执行静脉输液和药物治疗，以维持正常血压、心排血量及控制感染。

（3）对症护理：高热病人，给予物理或药物降温。

2. 营养支持　鼓励病人进高蛋白、高热量、含丰富维生素、高碳水化合物的低脂肪饮食，对无法进食的病人可通过肠内或肠外途径提供足够的营养。

五、特异性感染病人的护理

（一）破伤风病人的护理

1. 概要　破伤风是指破伤风梭菌**经皮肤或黏膜伤口**侵入人体，在**缺氧环境**下生长繁殖、产生**毒素**而引起的一种**特异性感染**。常继发于各种创伤后，亦可发生于不洁条件下分娩的产妇和新生儿。**窄而深的伤口**以及当**机体抵抗力弱**时，更有利于破伤风的发生。

2. 护理评估

（1）健康史：了解病人的受伤史，创口处理情况。

（2）身体状况：①**潜伏期**：破伤风一般在伤后 7~8 **天**发病，潜伏期越短者，预后越差。②前驱期：有全身乏力、头晕、头痛、失眠、多汗、烦躁不安、打呵欠、咀嚼无力，局部肌肉发紧、酸痛，并感到舌和颈部发硬及反射亢进等。前驱症状一般持续 12~24 小时。③发作期：通常最先受影响的肌群是**咀嚼肌**，随后顺序为面部表情肌、颈项肌、背腹肌、四肢肌，最后为膈肌和肋间肌。表现为：**张口困难（牙关紧闭）、苦笑面容、颈项强直、角弓反张、屈膝、弯肘、半握拳等痉挛姿态**；膈肌和肋间肌受影响后，病人出现呼吸困难，甚至呼吸暂停；膀胱括约肌痉挛时可引起尿潴留。发作时**神志清楚**，表情痛苦，每次发作时间由数秒至数分钟不等。④间歇期：长短不一，任何轻微的刺激，如**光**、**声**、**接触**、**饮水**等均可诱发全身性的阵发性痉挛。

（3）辅助检查：伤口渗液涂片检查可见大量革兰染色阳性的破伤风梭菌。

（4）心理 - 社会状况评估。

（5）处理原则：①清除毒素来源：清除坏死组织和异物后，**敞开伤口**，充分引流，局部可用 **3% 过氧化氢溶液冲洗**。②中和游离毒素：破伤风抗毒素可中和血中的**游离毒素**，而不中和已与神经组织结合的部分毒素，故**应早期使用**。③控制和解除痉挛，是治疗重要环节。④防治并发症等。

3. 常见护理诊断 / 问题　①有窒息的危险；②有受伤危险；③有体液不足的危险；潜在并发症：肺不张、肺部感染、尿潴留、心力衰竭等。

4. 护理措施

（1）防止窒息：病室内备齐气管切开包及氧气吸入装置；在痉挛发作控制后的一段时间内，协助病人翻身、叩背，给予雾化吸入，以利排痰；病人进食时避免呛咳、误吸；频繁抽搐者，禁止经口进食。

（2）病情观察：遵医嘱测量体温、脉搏、呼吸、血压。观察并记录痉挛、抽搐发作的次数，持续时间及有无伴随症状，发现异常及时报告医生，并协助处理。

（3）控制痉挛的护理：遵医嘱使用镇静、解痉药物；**医护人员要做到走路轻、语声低、操作稳、避免光、声、寒冷及精神刺激；使用器具无噪声；护理治疗安排集中有序，可在使用镇静剂30分钟内进行，减少探视，尽量不要搬动病人。**

（4）保护病人，防止受伤：使用带护栏的病床，必要时使用约束带，防止痉挛发作时病人坠床和自我伤害；应用合适的牙垫，以防舌咬伤；**剧烈抽搐时勿强行按压肢体，关节部位放置软垫**，以防止肌腱断裂、骨折及关节脱位。

（5）加强营养：轻症病人，应争取在痉挛发作间歇期，鼓励病人进高热量、高蛋白、高维生素饮食，进食应**少量多次，以免引起呛咳、误吸**。重症不能进食的病人，可通过胃管进行鼻饲，但时间不宜过长。必要时予以TPN，以维持人体正常需要。

（6）防止交叉感染：①环境要求：将病人置于**隔离病室，室内遮光、安静**、②严格隔离消毒：设**专人护理**，医护人员进入病房**穿隔离衣，戴口罩**、**帽子、手套，身体有伤口时不要进入病室内工作**；病人用过的碗、筷、药杯要严格消毒。伤口处更换的**敷料应焚烧**。尽可能使用一次性材料物品，室内的物品未经处理不得带出隔离间。

（7）并发症的护理：防止肺部感染、心力衰竭等并发症发生。

（8）心理护理：关心病人，安慰病人及家属，稳定情绪，减轻焦虑与恐惧。

（9）健康指导：①主动免疫法：是健康时有效的预防方法。方法是**皮下注射破伤风类毒素**。②被动免疫法：尽早皮下注射**破伤风抗毒素或**深部肌内注射人体破伤风免疫球蛋白。

（二）气性坏疽病人的护理

1. 概要　①潜伏期：一般在伤后1~4日，短至伤后8~10小时，长可达5~6日。②发作期：表现为胀裂样疼痛、肿胀；皮肤、口唇变白，大量出汗、脉搏细速、体温逐步上升。随着病情的发展，可发生溶血性贫血、黄疸、血红蛋白尿、酸中毒，全身情况可在12~24小时内全面迅速恶化；有大量浆液性或浆液血性渗出物，可渗湿厚层敷料。移除敷料时，可见气泡从伤口中冒出并有恶臭；伤口周围皮肤的皮下组织如有积气，可触及捻发音。处理原则：①急症清创：清创范围应达正常肌组织，切口敞开、不予缝合。②合理应用抗菌药：首选青霉素。③高压氧治疗。④全身支持疗法。⑤对症处理。

2. 护理措施　①疼痛护理：遵医嘱给予麻醉镇痛剂或采用自控镇痛泵。②监测病情变化：监测生命体征的变化，警惕感染性休克的发生。③控制感染，维持正常体温：高热者给予物理或药物降温，遵医嘱应用抗菌药物。④伤口护理：对开放或截肢后敞开的伤口，用3%过氧化氢溶液冲洗、湿敷，及时更换伤口敷料。⑤防止交叉感染：立即执行接触隔离制度，具体参见“破伤风病人的护理”。

【测试题】

（一）选择题

A1型题

1. 不符合外科感染特点的是

A. 多数由单一细菌引起的感染　　B. 病变以局部炎症为主

C. 常与创伤有关　　D. 常需手术治疗

E. 大多不能自愈或单靠抗菌药治愈

2. 急性外科感染一般指病程在多长时间以内
A. 1周　B. 2周　C. 3周
D. 1个月　E. 2个月

3. 颈部急性蜂窝织炎病情评估时,应注意其易发生的严重后果是
A. 颅内化脓性海绵窦炎　B. 败血症　C. 脓毒症
D. 吞咽困难　E. 呼吸困难和窒息

4. 下列有关感染问题,<u>错误</u>的是
A. 疖是单个毛囊及其所属皮脂腺的急性化脓性炎症
B. 痈是多数散在的不相关联的疖病
C. 丹毒是皮内网状淋巴管的炎性病变
D. 急性蜂窝织炎是皮下、筋膜下、深部疏松结缔组织的感染
E. 脓肿是急性感染后局部脓液积聚

5. 下肢急性丹毒首选抗菌药为
A. 四环素　B. 红霉素　C. 庆大霉素
D. 青霉素　E. 氨苄西林

6. 应注意隔离,防止交叉感染的疾病是
A. 疖　B. 痈　C. 丹毒
D. 淋巴管炎　E. 蜂窝织炎

7. 下列属于特异性感染的是
A. 疖　B. 痈　C. 急性蜂窝织炎
D. 破伤风　E. 急性胆囊炎

8. 痈的好发部位是
A. 腹部　B. 上肢　C. 颈后、背部
D. 下肢　E. 胸部

9. 脓肿形成后的处理原则是
A. 局部热敷　B. 外敷鱼石脂软膏　C. 抗菌药治疗
D. 切开引流　E. 患肢抬高、制动

10. 需尽早切开引流的急性软组织感染是
A. 痈　B. 疖　C. 脓性指头炎
D. 急性淋巴管炎　E. 急性淋巴结炎

11. 脓性指头炎典型的临床表现是
A. 手指发麻　B. 搏动性跳痛　C. 寒战、发热
D. 晚期疼痛加剧　E. 晚期指头明显发红、肿胀

12. 拇指屈肌化脓性腱鞘炎时,感染易蔓延至
A. 桡侧滑膜囊　B. 尺侧滑膜囊　C. 鱼际间隙
D. 掌中间隙　E. 拇指骨膜下间隙

13. 化脓性指头炎的叙述<u>不正确</u>的是
A. 致病菌多为金黄色葡萄球菌　B. 可引起骨坏死或慢性骨髓炎
C. 必须等到有波动时才能切开引流　D. 晚期疼痛减轻

E. 指头红肿较轻

14. 中指屈肌化脓性腱鞘炎时,感染易蔓延至

A. 鱼际间隙　　B. 掌中间隙　　C. 桡侧滑液囊

D. 尺侧滑液囊　　E. 中指骨膜下间隙

15. 示指屈肌化脓性腱鞘炎时,感染易蔓延至

A. 鱼际间隙　　B. 掌中间隙　　C. 桡侧滑液囊

D. 尺侧滑液囊　　E. 示指骨膜下间隙

16. 破伤风最早累及的肌群是

A. 面肌　　B. 膈肌　　C. 咀嚼肌

D. 四肢肌　　E. 颈项肌

A2 型题

17. 李某,男,68 岁。因颈部蜂窝织炎入院,医嘱予气管切开。操作前,护士向其解释该措施的目的是预防

A. 窒息　　B. 肺不张　　C. 全身感染

D. 减轻疼痛　　E. 化脓性海绵状静脉窦炎

18. 李某,女,17 岁。面部“危险三角区”长了一个疖,因怕影响形象而想自行挤破清除。护士告诉病人这样做的主要危险是可能导致

A. 上颌骨骨髓炎　　B. 面部痈

C. 面部蜂窝织炎　　D. 颅内海绵状静脉窦炎

E. 眼球内感染

19. 孙某,男,55 岁。项部长痈,迁延不愈。护士采集病史时应特别注意询问有无

A. 糖尿病史　　B. 高血压病史　　C. 吸烟史

D. 近期外伤史　　E. 近期服药史

20. 刘某,男,49 岁。3 天前不慎刺伤中指指腹,当时未给予特殊处理。今日自感手指有搏动性跳痛,明显肿胀、皮肤苍白。护士告诉病人若不及时治疗,易发生

A. 指骨坏死　　B. 甲沟炎　　C. 慢性甲沟炎

D. 掌中间隙感染　　E. 鱼际间隙感染

21. 周某,男,50 岁。因大面积烧伤入院。对该病人的护理,<u>错误</u>的是

A. 严密观察病情

B. 高热者应给予物理降温

C. 加强生活护理和基础护理

D. 遵医嘱合理、正确使用抗菌药

E. 体温突然降至正常以下,说明病情好转,不需处理

22. 高某,男,60 岁。因破伤风收入院。护士遵医嘱给予破伤风抗毒素静脉滴注,护士向其解释早期用药的目的是

A. 控制和解除痉挛　　B. 抑制破伤风梭菌的生长

C. 减少毒素的产生　　D. 中和游离毒素

E. 中和游离与结合的毒素

23. 马某,男,40 岁。因破伤风收入院。护士对该病人进行病情评估,收集资料时应注意该病的潜伏期一般为

A. 3~5 天　B. 7~8 天　C. 11~20 天
D. 24 小时内　E. 36~48 小时

24. 刘某，女，30 岁。因破伤风收入院，病人频繁抽搐，有关该病人的护理**错误**的是
A. 为减少刺激，不需专人护理　B. 病床上加床栏，防止坠床
C. 床边备有气管切开包　D. 床边备有吸痰器
E. 可在病人臼齿间放入一小卷纱布

25. 秦某，男，20 岁。因气性坏疽收入院，医生对其清创处理，用过的敷料最好
A. 高压蒸汽灭菌　B. 焚毁　C. 煮沸消毒 1 小时
D. 3% 碘酊浸泡　E. 3%H_2O_2 浸泡

26. 米某，女，40 岁。因开放性骨折伴血管损伤 6 小时入院，预防气性坏疽的关键是
A. 尽快彻底清创　B. 注射多价气性坏疽抗毒素
C. 增强机体抵抗力　D. 应用类毒素
E. 全身使用大剂量的抗菌药

27. 姜某，女，45 岁。因大面积烧伤后并发全身化脓性感染，需行血细菌培养，护士采血的最佳时间是
A. 寒战、高热时　B. 高热间歇时　C. 空腹时
D. 输入抗菌药时　E. 输入抗菌药后

28. 王某，女，50 岁。因破伤风收入院，护士对其进行病情观察，应特别注意有无
A. 角弓反张　B. 张口困难　C. 苦笑面容
D. 呼吸困难　E. 四肢抽搐

29. 庞某，女，40 岁。因下肢严重挤压伤入院，为预防破伤风最可靠的方法是
A. 静脉滴注破伤风抗毒素　B. 皮下注射破伤风抗毒素
C. 注射破伤风类毒素　D. 受伤后注射甲硝唑
E. 受伤后注射青霉素

30. 崔某，男，60 岁。因颈部蜂窝织炎入院。病人颈部肿胀明显，护士观察中应特别注意
A. 体温　B. 呼吸　C. 血压
D. 吞咽　E. 神志

A3/A4 型题

（31~34 题共用题干）

孟某，男，40 岁。上山砍柴时，脚底被树枝刺伤，自行包扎，第 7 天病人自感全身乏力、头晕、头痛、咀嚼无力，全身抽搐、张口困难、表情痛苦，送至医院诊断为“破伤风”。

31. 护士配合医生冲洗伤口所用的溶液为
A. 3%碘酊　B. 3%过氧化氢　C. 5%盐水
D. 10%硝酸银溶液　E. 生理盐水

32. 为控制痉挛，护理措施**错误**的是
A. 保持病室安静　B. 治疗护理操作应尽量集中进行
C. 安排单人房间　D. 遵医嘱使用镇静、解痉药物
E. 病室内光线明亮

33. 护士为病人处理伤口后，换下的敷料应
A. 统一填埋　B. 高压灭菌　C. 焚烧

D. 日光暴晒　　E. 浸泡消毒

34. 护士向病人解释该病的病程一般为

A. 1~2 周　　B. 大约 2 周　　C. 3~4 周

D. 4~5 周　　E. 1~2 个月

（35~37 题共用题干）

冯某，男，35 岁。因双下肢肌肉广泛损伤入院。3 日后出现伤口剧痛、胀裂样。查体：伤口有稀薄、浆液性渗出液，有腐臭味，周围肿胀、皮肤苍白，紧张发亮，伤口周围有捻发音。初步诊断为气性坏疽。

35. 该致病菌属于

A. 革兰染色阴性大肠埃希菌　　B. 革兰染色阴性厌氧拟杆菌

C. 革兰染色阴性变形杆菌　　D. 革兰染色阴性梭状芽胞杆菌

E. 革兰染色阳性厌氧芽胞梭菌

36. 护士配合医生处理该病人的创口，不包括

A. 用 3% 过氧化氢冲洗伤口　　B. 可用青霉素代替清创术

C. 用 1∶1000 高锰酸钾溶液冲洗　　D. 使用过的器械应单独收集、灭菌处理

E. 术后经常更换敷料，必要时再次清创

37. 对该病人的护理评估错误的是

A. 评估病人疼痛的严重程度

B. 评估伤口有无水泡、气泡逸出

C. 评估分泌物的性状、颜色及气味

D. 评估病人的生命体征

E. 无须评估病人的意识状态、皮肤黏膜色泽及温度

（38~42 题共用题干）

蔡某，女，35 岁。4 天前不慎刺伤中指末节指腹，当时仅有少量出血，未予特殊处理。前一日发现手指明显肿胀、皮肤苍白，自感有搏动性跳痛，尤以夜间为甚，全身不适。

38. 目前应考虑该病人发生了

A. 甲沟炎　　B. 甲下脓肿　　C. 脓性指头炎

D. 急性化脓性腱鞘炎　　E. 化脓性滑囊炎

39. 对病人的首要处理措施是

A. 鱼石脂软膏敷贴指头　　B. 拔除指甲

C. 脓肿切开引流　　D. 应用抗菌药

E. 局部热敷和理疗

40. 若治疗不及时，病人易发生

A. 指骨坏死　　B. 肌腱坏死　　C. 慢性甲沟炎

D. 掌中间隙感染　　E. 鱼际间隙感染

41. 护理措施不正确的是

A. 抬高患肢　　B. 局部制动

C. 换药前应用镇痛剂　　D. 无菌生理盐水浸湿敷料后换药

E. 适当按摩手指促进炎症消散

42. 对病人的健康指导不包括

A. 保持手清洁　　B. 预防手损伤
C. 伤后自行清洗、包扎　　D. 伤后及时消毒、清创
E. 手部感染后及时就诊

（43~45 题共用题干）

董某，男，22 岁。因“左下肢开放性骨折”2 小时急诊入院治疗。3 天后病人自述全身乏力，伤口“胀裂样”剧痛，查体：T39.5℃，P122 次 /min，R30 次 /min，BP97/69mmHg，口唇苍白，大汗淋漓；伤口周围肿胀明显，有明显压痛，皮肤呈紫红色，压之有气泡从伤口逸出，并有稀薄、恶臭的浆液性或血液性液体流出。医生初步诊断：气性坏疽。

43. 对该病最有效的预防措施是
A. 污染伤口做彻底清创　　B. 注入人体免疫球蛋白
C. 高压氧治疗　　D. 输注新鲜血液
E. 大量应用青霉素

44. 对该病人下肢伤口的处理<u>不正确</u>的是
A. 紧急手术清创　　B. 广泛多处切开引流
C. 3% 过氧化氢溶液冲洗、湿敷　　D. 切口敞开、不予缝合
E. 切口缝合、加压包扎

45. 对病人的药物治疗首选
A. 青霉素　　B. 麦迪霉素　　C. 头孢霉素
D. 甲硝唑　　E. 琥乙红霉素

（46~49 题共用题干）

郭某，男，40 岁。因“颌下急性蜂窝织炎”入院。颈部明显红肿、疼痛，自感心慌、气紧、胸闷，口唇发绀。既往有冠心病及慢性支气管炎病史。入院后予以补液、抗感染治疗。

46. 目前病人最可能发生的并发症是
A. 急性肺水肿　　B. 急性心肌梗死　　C. 急性呼吸衰竭
D. 窒息　　E. 慢性支气管炎急性发作

47. 导致病人发生该并发症的原因是
A. 输液过多过快　　B. 支气管痉挛　　C. 压迫气管
D. 心肌缺血缺氧　　E. 支气管炎症水肿

48. 预防该并发症的最重要措施是
A. 尽早吸氧　　B. 应用支气管解痉剂
C. 大剂量应用皮质激素　　D. 舌下含化硝酸甘油
E. 尽早行局部脓肿切开减压

49. 对该并发症首要的处理措施是
A. 静脉滴注 TAT　　B. 气管插管　　C. 大剂量应用皮质激素
D. 舌下含化硝酸甘油　　E. 应用支气管解痉剂

（二）填空题

1. 急性感染病程多在________以内；慢性感染是指病程持续超过________的感染。
2. 非特异性感染的局部典型表现________、________、________、________和________。
3. 破伤风的潜伏期一般为________，病程一般为________。
4. 破伤风的治疗原则包括________、________、________和防治并发症。

（三）名词解释

1. 疖
2. 痈
3. 丹毒
4. 蜂窝织炎
5. 指头炎
6. 全身性感染
7. 脓毒症
8. 破伤风

（四）简答题

1. 为什么面部“危险三角区”的感染灶要避免挤压？
2. 简述指头炎的临床表现及处理原则。
3. 全身性化脓性感染病人的护理措施有哪些？
4. 简述破伤风的典型的临床表现、治疗原则。
5. 简述气性坏疽的治疗原则和护理措施。

（五）病例分析

孔某，男，35岁。足底被铁钉刺伤8天后，出现张口困难，全身肌肉强直性收缩，阵发性痉挛。查体：T36.7℃、P85次/min、R16次/min、BP110/70mmHg，神志清楚，张口困难，苦笑面容，颈项强直，角弓反张，半握拳姿态。医疗诊断：破伤风。

请问：

（1）诊断破伤风的主要依据是什么？

（2）简述该病人的护理措施？

（张乳霞）

第九章 损伤病人的护理

【重点与难点】

各种致伤因素作用于机体，引起组织结构完整性破坏和功能障碍及其所引起的局部和全身反应，称为**损伤**。引起**损伤的原因有4类：①机械性损伤；②物理性损伤；③化学性损伤；④生物性损伤**。

一、创伤病人的护理

（一）概要

创伤是指机械性致伤因素作用于人体造成的组织结构完整性破坏或功能障碍，是常见的一种损伤。

1. 创伤的分类　按致伤原因分类：分为烧伤、冷伤、擦伤、挫裂伤、撕脱伤、挤压伤、刃器伤、火器伤、冲击伤、爆震伤、毒剂伤、核放射伤及多种因素所致的复合伤等，这种分类利于评估伤后的病理变化。**按受伤部位分类：**分为颅脑伤、颌面部伤、颈部伤、胸（背）部伤、腹（腰）部伤、骨盆伤、脊柱脊髓伤和四肢伤等，这种分类利于判断重要脏器的损害和功能情况。**按皮肤完整性分类：**按皮肤是否完整分为闭合性与开放性创伤两大类，**闭合性创伤**（包括挫伤、扭伤、挤压伤、爆震伤）；**开放性创伤**（包括擦伤、刺伤、切割伤、裂伤、撕脱伤、砍伤、火器伤）。**按伤情轻重分类：**分为轻度受伤、中度受伤、重度受伤。

2. 创伤后组织修复的基本过程　①炎症期（渗出期）：此期需要3~5天。②增生期：为期1~2周。③塑形期：此期需1年左右。**伤口愈合分期：**①一期愈合：无感染的伤口，2~3周完全愈合，留下功能良好的线状瘢痕。②二期愈合：愈合所需时间长、瘢痕大、功能受影响。**影响伤口愈合的因素：**①全身因素：凡营养不良，循环障碍或有抑制组织炎症反应和影响生长的因素，均不利伤口愈合。②局部因素：伤口内出血、血肿、异物、局部渗出等。

（二）护理评估

1. 健康史　了解病人一般情况，既往健康状况及受伤史，有无药物过敏史等。

2. 身体状况　**①局部表现：主要有疼痛、伤处肿胀、功能障碍、压痛和组织损伤等**。某些急性功能障碍可直接致死，如**窒息、开放性或张力性气胸引起的呼吸衰竭，必须立即抢救**。伤口或创面有出血、血块或异物。可合并化脓性或特异性感染，若合并重要血管、神经损伤或深部脏器损伤者，则出现相应的特殊表现。②全身表现：**应激性体温增高，一般在38℃左右**。同时伴有食欲缺乏、乏力、尿少、疲惫等。重者可有创伤性休克、器官功能不全（如急性呼吸窘迫综合征、急性肾功能衰竭等），甚至多系统器官功能衰竭。

3. 辅助检查　实验室检查、各种穿刺术、影像学检查如X线摄片、CT检查、磁共振（MRI）、血管造影等必要的特殊检查。

4. 心理-社会状况评估。

5. 处理原则　治疗原则：①全身治疗：积极**抗休克、保护器官功能、加强营养支持、预防继发性感染和破伤风等**。②局部治疗：**闭合性损伤，如无内脏合并伤，多不需特殊处理。开放性损伤：及早清创缝合。**

（三）常见护理诊断/问题

1. 体液不足。

2. 疼痛。

3. 组织完整性受损。

4. 焦虑/恐惧。

5. 潜在并发症：休克、感染、挤压综合征等。

（四）护理措施

1. 现场急救原则　急救工作应**遵循保存生命第一，恢复功能第二，顾全解剖完整性第三的原则**。健全阶梯式的救治系统，做到轻伤就地治疗，中度伤收治住院治疗，重伤经急救后及时送往大医院或创伤中心进行专科处理。

（1）最先处理的损伤：颈椎损伤、呼吸功能减弱、心血管功能不全、严重外出血。

（2）较优先处理的损伤：腹腔内损伤、腹膜后损伤、脑和脊髓损伤、严重烧伤、广泛软组织损伤。

（3）次要处理的损伤：低位泌尿生殖系统的损伤、周围血管神经和肌腱的损伤、骨折、脱位、面部和软组织损伤。

2. 一般处理原则　**①体位和局部制动；②预防和治疗感染；③维持体液平衡和营养代谢；④镇静镇痛和心理治疗。**

3. 伤口处理程序　**冲洗、清创（切除无生机的皮肤、脂肪和肌肉、清除血块和无效腔）、一期缝合（创口整洁、污染轻、受伤到清创的时间在6小时以内者）**或延期缝合、功能锻炼。

4. **换药**　换药用物准备要齐全，应实行无菌技术。

5. 外科引流　浅部伤口常用凡士林纱布；分泌物多时可用盐水纱布，外加多层干纱布。伤口较小而较深时，应将凡士林纱条送达伤口底部，但勿堵塞外口；分泌物很多时，可用负压吸引，注意避免引流物遗留在创腔内。

6. 心理护理　安慰病人，稳定情绪，做好心理疏导，减轻其紧张、焦虑、恐惧等不良心理，积极配合治疗。

7. 健康指导　①教育病人及社区人群注意交通安全及劳动保护。②调节心境，遵守社会公德，日常生活中避免意外损伤的发生。③向病人讲解影响伤口修复的因素、各项治疗措施的必要性。④加强营养，配合治疗，促进组织和脏器功能的恢复。⑤坚持身体各部位的功能锻炼，防止因制动引起关节僵硬、肌肉萎缩等并发症，以促使患部功能得到最大康复。

二、清创术与更换敷料法

（一）清创术

清创术是处理开放性损伤最重要、基本、有效的手段。**清创越早效果越好。**

清创术分5个步骤：①清创前准备：根据损伤部位和程度选择麻醉方式。**②清洗消毒伤**

口：分别用生理盐水、3% 过氧化氢溶液反复交替冲洗伤口，术者更换无菌手套后常规消毒，铺无菌巾。③**清创**：仔细检查伤口，去除血凝块及异物，去除失去活力和已游离的组织，术中注意严格止血。④**修复组织**：更换全部已用过的手术物品，重新消毒铺单实施手术。对清创彻底的新鲜伤口，可按组织层次及时将伤口缝合；对伤口污染重，清创不彻底，感染危险大者，也可观察 1~2 日后考虑延期缝合。施行较大清创术的同时，可能还需行骨折内固定、关节复位、血管和神经吻合、肌腱缝合、器官切除等修复和功能重建性手术。清创后的伤口内还应酌情放置各种引流物，以促使渗出物排出、减少毒素吸收、控制感染、促进肉芽生长。⑤**包扎**：是保护伤口、减少污染、固定敷料和有助于止血。包扎时应注意引流物的固定并记录其数量，包扎时应注意松紧适宜，便于观察局部或肢体末梢循环，包扎后酌情使用外固定。

（二）更换敷料法

更换敷料又称换药，**其目的是动态观察伤口变化，保持引流通畅，控制局部感染，使肉芽组织健康生长**，以利于伤口愈合或为植皮做好准备。

换药原则：①严格遵守无菌操作原则；②换药环境和时间：换药时要求室内空气清洁，光线明亮，温度适宜；③**换药顺序：先换清洁伤口，再换污染伤口，最后换感染伤口，特异性感染伤口应专人换药**。④换药次数：按伤口情况和分泌物多少而定。

换药步骤：①**换药前准备**：包括病人准备、换药者准备、物品准备。②**换药操作：双手执镊法进行操作，包括去除伤口敷料、处理伤面、包扎固定伤口三步**。③换药后整理。

不同伤口的处理：①缝合伤口的处理；②肉芽创面的处理：包括生长健康的肉芽创面（生理盐水棉球沾吸除去分泌物，外敷等渗盐水纱布或凡士林纱布），**肉芽生长过度创面（将其剪平，用棉球压迫止血或用硝酸银烧灼后生理盐水湿敷），肉芽水肿创面（用 3%~5% 氯化钠液湿敷）**，伤面脓液量多而稀薄创面（用抗菌溶液的纱布湿敷），**伤面脓液稠厚，坏死组织多创面（用含氯石灰硼酸溶液湿敷）**；③脓肿伤口的处理：根据创面、伤口情况选用引流物。

拆线：按预期愈合的时间及缝合方法按清洁伤口操作和拆除皮肤缝线。

三、烧伤病人的护理

（一）概要

烧伤是由热力、电能、激光及化学物质作用于人体所引起的局部或全身损害，其中以热力烧伤最常见。烧伤不仅限于皮肤，也可以深达肌肉和骨骼。烧伤的分类：热烧伤、化学烧伤、电烧伤。**病程分期分为：休克期、感染期、创面修复期和康复期**。

（二）护理评估

1. 健康史　了解受伤史，了解烧伤现场情况和伤后急救措施的实施情况，了解既往史和病人一般情况。

2. 身体状况　**烧伤面积的计算方法**：①**中国新九分法**：主要适用于成人。该法将体表面积分为 11 个 9%，另加会阴区的 1%；12 岁以下小儿头部面积较大，双下肢面积相对较小，测算方法应结合年龄进行计算。②**手掌法**：以病人本人五指并拢的 1 个手掌面积约为 1% 计算，常用于估测较小面积的烧伤。**烧伤深度**：按组织损伤的层次，用三度四分法将烧伤分为Ⅰ度、浅Ⅱ度、深Ⅱ度和Ⅲ度烧伤。Ⅰ度、浅Ⅱ度属浅度烧伤；深Ⅱ度和Ⅲ度属深度烧伤。**烧伤严重程度**：主要取决于烧伤深度和面积。①**轻度烧伤**：Ⅱ度烧伤面积 10% 以下。②**中度烧伤**：Ⅱ度烧伤面积 11%~30% 或Ⅲ度烧伤面积不足 10%。③**重度烧伤**：总烧伤面积 31%~50% 或Ⅲ度烧伤面积 11%~20%，或Ⅱ度、Ⅲ度烧伤面积虽不够上述面积，但已发生休克、吸入性损伤或合并较重复合伤者。④**特重烧伤**：总面积50%以上或Ⅲ度烧伤面积20%以上，或存在较严重的吸入性损伤、复合伤等。

3. 辅助检查 实验室检查、影像学检查等。

4. 心理-社会状况评估。

5. 处理原则 **①早期及时输液，维持呼吸道通畅，积极纠正低血容量休克。②深度烧伤组织是全身性感染的主要来源，应早期切除，自、异体皮移植覆盖。③及时纠正休克，控制感染同时，维护重要脏器功能，防治多系统器官功能衰竭。④重视形态、功能的恢复。**

（三）常见护理诊断/问题

1. 有窒息的危险。
2. 体液不足。
3. 皮肤完整性受损。
4. 有感染的危险。
5. 悲伤。

（四）护理措施

1. 现场救护 使病人尽快消除致伤原因，脱离现场和进行必要的急救；对于轻症进行妥善的创面处理，对于重症做好转运前的准备并及时转送。

2. **静脉输液的护理** 烧伤后2日内，因创面大量渗出而致体液不足，可引起低血容量性休克。**液体疗法是防治烧伤休克的主要措施**。掌握早期补液方案、液体的种类与安排及补液原则，密切观察尿量、生命体征、精神状态等。**补液原则：先晶后胶、先盐后糖、先快后慢、胶体液和晶体液交替输入。**

3. 创面护理 创面处理原则是保护创面、减轻损害和疼痛、防止感染。**Ⅰ度烧伤创面保持清洁，浅Ⅱ度创面防止感染，深Ⅱ度创面保护残留上皮以减少瘢痕，Ⅲ度创面防止感染，有计划切痂。**

（1）创面的早期处理：病人休克基本控制后，在良好的麻醉和无菌条件下应尽早进行简单性清创。清创术后应注射破伤风抗毒素，必要时及时使用抗生素。

（2）包扎疗法的护理：适用于四肢Ⅰ度、Ⅱ度烧伤。**护理：①观察肢端感觉、运动和血运情况，若发生指（趾）末端皮肤发凉、青紫、麻木等情况，立即放松绷带。**②注意抬高患肢，保持肢体功能位置。③保持敷料清洁干燥。④每日检查创面是否有感染，若发现敷料浸湿、有臭味，伤处疼痛加剧，伴高热，白细胞计数增高，均表示创面有感染，及时检查创面换药。

（3）暴露疗法的护理：适用于Ⅲ度烧伤、特殊部位（头面部、颈部或会阴部）及特殊感染（如铜绿假单胞菌、真菌）的创面、大面积创面。**病房应具备以下条件：**①室内清洁，有必要的消毒和隔离条件；②恒定的温湿度，要求室温控制在28~32℃，湿度适宜；③便于抢救治疗。**护理：**①保持床单清洁干燥。②促进创面干燥、结痂，可用烤灯或红外线照射促进创面结痂；若有渗液，可用无菌纱布或棉球拭干创面；创面涂布收敛、抗菌等药物。③保护创面，适当约束肢体，防止无意抓伤，用翻身床或定时翻身，防止创面因受压而加深。昏迷、休克、心肺功能不全及应用冬眠药物者忌用翻身床。

（4）特殊部位烧伤的护理：①**呼吸道烧伤**：床旁备齐急救物品，如气管切开包、吸痰器等；保持呼吸道通畅，做好气管造口护理、给氧；观察并积极预防肺部感染。②**头面部烧伤**：协助病人取半卧位，观察有无呼吸道烧伤，做好五官护理，及时用棉签拭去眼、鼻、耳的分泌物，保持其清洁干净，双眼用抗生素眼药水或眼膏，避免角膜干燥而发生溃疡，避免耳廓受压，做好口腔护理，防止口腔溃疡及感染发生。③**会阴部烧伤**：保持局部干燥，将大腿外展、使创面充分暴露，避免大、小便污染，便后用生理盐水清洗肛门、会阴部，注意保持创面及周围的清洁。

4. **并发症的预防**

（1）**低血容量性休克**：主要以补液维持有效血容量。**观察指标**：①**尿量**：行留置导尿术，每小时测尿 pH 值、比重、尿量，观察尿液颜色。一般要求成人每小时尿量大于 30ml，达到 50ml 为宜；儿童 20ml，婴儿 10ml。②其他指标：病人安静，成人脉搏在 120 次 /min（小儿 140 次 /min）以下，心音强而有力；肢端温暖；收缩压在 90mmHg 以上；中心静脉压 5~12cmH_2O。

（2）感染：①全身及局部症状的观察与护理：密切观察生命体征、意识变化、胃肠道反应，注意是否存在脓毒症的表现。②合理应用抗生素：做好创面细菌培养和抗生素敏感试验，选用恰当的抗生素，须同时注意不良反应及二重感染的发生。③加强营养、纠正水、电解质紊乱、维护脏器功能。④做好消毒隔离工作。

（3）肺炎：大面积烧伤病人多采用暴露或半暴露疗法，如保暖不够，易致病人感冒引起肺炎；呼吸道烧伤病人，呼吸道分泌物增多，并有黏膜坏死脱落，易引起肺部感染，甚至发生吸入性或坠积性肺炎。故应为病人定时翻身，指导其有效咳嗽，俯卧位时，帮助拍背。有吸入性肺炎的病人，雾化吸入 2~4 小时一次。

5. 心理护理　帮助病人面对烧伤的事实，鼓励其树立信心，配合治疗。鼓励病人参与力所能及的自理活动，增强其自信心与独立能力，促进其尽早回归社会。

6. 健康指导　①普及烧伤预防和急救知识。②教导病人预防感染的方法，包括伤口保护、环境清洁等。③与病人及家属共同制订早期康复计划，指导病人进行正确的功能锻炼。④鼓励参与一定的家庭和社会活动，提高其自理性。⑤指导其保护皮肤，防止紫外线、红外线的过多照射，避免对瘢痕组织的机械性刺激等。⑥调整和适应容貌、生活形态改变的策略。

四、咬伤病人的护理

（一）概要

最常见的是**毒蛇**和**犬**咬伤。蛇咬伤的**治疗原则**：①急救处理（**缚扎、冲洗、排毒**）。②伤口处理（**伤口湿敷**和**外敷中草药**、**局部阻滞疗法**）。③全身治疗（解毒治疗、防治感染、重症病人的治疗）。**犬咬伤**处理原则：**清洁伤口，必要时行清创术**，清除坏死组织和异物，用大量无菌盐水、3% 过氧化氢溶液冲洗，**伤口开放引流，不宜做一期缝合**。凡需清创的伤口均应**预防注射破伤风抗毒素** 1500U、**预防注射抗生素**。怀疑被狂犬咬伤者，应立即**预防注射狂犬病疫苗**。**蜂蜇伤**处理原则：①局部处理：用小刀片或针头将刺挑除，局部以弱碱液洗敷；黄蜂蜇伤用弱酸液中和；若眼睛周围蜇伤可能伤及角膜或巩膜，应请眼科医生处理。②全身处理：全身症状重时，应根据病情采取相应急救措施。**蝎蜇伤**处理原则：同毒蛇咬伤。**蜈蚣咬伤**处理原则：伤口以碱性液洗涤，口服及局部外敷南通蛇药，有淋巴管炎时，加用抗生素。

（二）护理措施

1. **现场急救**　①稳定病人情绪：做好病情解释，嘱病人安静休息。②减少蛇毒吸收：现场**以布带等物绑扎伤肢的近心端，用大量清水冲洗伤口，用手自上而下挤压伤肢排毒，以阻止蛇毒吸收，并促使其从局部排出**。③伤口排毒：用 3% 过氧化氢或 1∶5000 高锰酸钾清洗伤口，去除毒牙与污物。④转运病人：转运途中应保持伤口与心脏部位持平，**不宜抬高伤肢**。密切监测生命体征、神志、尿量改变，发现问题及时处理。

2. 伤口处理　尽快破坏残存在伤口的蛇毒。

3. 减轻机体中毒症状 ①尽早给病人服用蛇药，做血清过敏试验后注射抗蛇毒血清。合理使用抗生素防治感染，使用前做过敏试验。②注射呋塞米、甘露醇等，或选用中草药利尿排毒，缓解中毒症状。

4. 支持疗法 应及时给予输血或其他抗休克治疗措施。呼吸微弱时给予兴奋剂及氧气吸入，必要时进行辅助呼吸。除抗过敏治疗外，禁用激素，以免促进毒素吸收。加强各器官功能的支持治疗。

5. 健康指导 ①宣传毒蛇咬伤的有关知识，强化自我防范意识。②告知人们被毒蛇咬伤后切忌慌乱奔跑，学会就地急救方法。

【测试题】

（一）选择题

A1 型题

1. 开放性损伤与闭合性损伤的主要区别是
   A. 是锐性暴力还是钝性暴力所致　B. 皮肤或黏膜是否保持完整
   C. 是否合并有内脏损伤　D. 是否引起局部感染
   E. 是直接暴力还是间接暴力所致
2. 对严重挤压伤病人，护理时除严密观察生命体征外，还应特别注意
   A. 意识状态　B. 肢端温度　C. 局部疼痛情况
   D. 尿量　E. 末梢循环情况
3. 开放性骨折伴动脉破裂出血且合并休克的病人，现场急救应首先
   A. 固定骨折　B. 止痛　C. 止血
   D. 输液　E. 输血
4. 创伤现场急救**错误**的是
   A. 对窒息病人立即送医院抢救　B. 做简要的全身检查
   C. 有活动出血者立即包扎止血　D. 严密观察生命体征
   E. 可疑骨折局部固定
5. 严重挤压伤后，最重要的护理诊断是
   A. 营养失调：低于机体需要量　B. 皮肤完整性受损
   C. 潜在并发症：急性肾衰竭　D. 疼痛
   E. 有感染的危险
6. 按急救顺序，对机械性损伤病人最先采用的措施是
   A. 重点检查　B. 包扎伤口　C. 抢救生命
   D. 止血输血　E. 固定、搬运
7. 清创术的最好时机是伤后
   A. 6~8 小时内　B. 8~10 小时内　C. 10~12 小时内
   D. 12~16 小时内　E. 24 小时内
8. 易致急性肾衰竭的创伤是
   A. 扭伤　B. 挤压伤　C. 冲击伤
   D. 裂伤　E. 挫伤

9. 伤口边缘不整齐,周围组织损伤广泛,出血少,应为
A. 刺伤 B. 切割伤 C. 擦伤
D. 撕脱伤 E. 裂伤

10. 人体损伤后,体表完整无缺,但鼓膜、肺脏破裂,多为
A. 扭伤 B. 挫伤 C. 挤压伤
D. 爆震伤 E. 裂伤

11. 非贯通伤是指
A. 皮肤黏膜无破损的损伤 B. 皮肤黏膜有破损的损伤
C. 只有入口没有出口的损伤 D. 易引起急性肾衰竭的损伤
E. 关节过度屈伸或旋转的损伤

12. 大面积烧伤者创面血浆渗出最快的时间是伤后
A. 6~12 小时 B. 12~18 小时 C. 18~20 小时
D. 20~24 小时 E. 24~48 小时

13. 7 岁小儿双下肢(包括臀部)和左上肢被烧伤,其面积是
A. 55% B. 50% C. 46%
D. 41% E. 37%

14. Ⅱ度烧伤病人需补液的条件是烧伤面积在
A. 成人大于 15%,小儿大于 10% B. 成人大于 10%,小儿大于 5%
C. 成人大于 12%,小儿大于 8% D. 成人大于 8%,小儿大于 6%
E. 成人大于 5%,小儿大于 3%

15. 烧伤休克期常是伤后
A. 8 小时以内 B. 8~12 小时内 C. 12~24 小时内
D. 48~72 小时内 E. 24~48 小时内

16. 右上肢烧伤后,创面有大水疱,剧痛,其深度为
A. Ⅲ度烧伤 B. Ⅱ度烧伤 C. Ⅰ度烧伤
D. 深Ⅱ度烧伤 E. 浅Ⅱ度烧伤

17. 大面积烧伤病人的护理诊断“体液不足”,其最主要的相关因素
A. 创面脓毒症 B. 创面渗出 C. 疼痛
D. 饮水不足 E. 高热

18. 调节烧伤病人输液速度的最简便、可靠的指标是
A. 血压 B. 脉搏 C. 中心静脉压
D. 尿量 E. 精神状态

19. 烧伤病人的输液抢救中,每小时尿量至少应在
A. 10ml 以上 B. 20ml 以上 C. 30ml 以上
D. 40ml 以上 E. 50ml 以上

20. 控制烧伤感染的关键措施是
A. 及时、足量、快速输液 B. 正确处理创面
C. 早期大剂量应用有效抗生素 D. 密切观察病情变化
E. 维持病室内适宜的温度和湿度

21. 适合用包扎疗法的烧伤者是

A. 头部烧伤　B. 颈部烧伤　C. 会阴部烧伤
D. 躯干大面积烧伤　E. 四肢烧伤

22. 酸碱化学烧伤，首选急救处理是
A. 涂抹消毒液　B. 应用中和剂　C. 大量清水冲洗
D. 及时清创　E. 镇静止痛

23. 不宜接触创面药液的是
A. 0.1% 依沙吖啶　B. 含氯石灰硼酸（优琐）溶液
C. 70% 乙醇　D. 0.1% 氯己定
E. 3% 过氧化氢

24. 感染伤口的处理原则是
A. 切除坏死组织植皮　B. 控制感染，加强换药
C. 彻底清创，立即缝合　D. 彻底清创，延期缝合
E. 局部制动、理疗

25. 正确的拆线方法是
A. 在线结下剪断缝线向伤口方向拉出线头
B. 在线结下剪断缝线反伤口方向拉出线头
C. 在线结上剪断缝线向伤口方向拉出线头
D. 在线结上剪断线头反伤口方向拉出线头
E. 将线结剪除拉出线头

26. 创面脓液稠厚、坏死组织多宜选用湿敷的溶液是
A. 0.9% 氯化钠　B. 0.1% 依沙吖啶　C. 0.1% 氯己定
D. 0.3% 过氧化氢　E. 氯石灰硼酸（优琐）溶液

27. 换药的基本操作，错误的是
A. 外层敷料可用手揭除　B. 内层敷料应用镊子揭除
C. 拿双镊的目的是便于污染后更换　D. 敷料与伤口粘连宜浸湿后再揭除
E. 根据伤口情况选择湿敷药液

28. 一般伤口换药用过的器械物品处理应
A. 先清洗后灭菌　B. 先浸泡后清洗
C. 先清洗后浸泡再灭菌　D. 先浸泡后清洗再灭菌
E. 先灭菌后清洗再浸泡

29. 使用化学消毒剂浸泡消毒物品时，错误的是
A. 使用前，需用无菌生理盐水冲洗
B. 浸泡时间长短，根据物品和消毒剂的性质决定
C. 化学拮抗物质的影响
D. 严格掌握消毒剂的浓度
E. 根据物品的多少选择化学消毒剂

30. 有关换药的次数，错误的是
A. 一期缝合伤口拆线时再换药
B. 肉芽组织生长良好的伤口隔日换药一次
C. 浅表感染伤口每日换药一次

D. 脓腔引流伤口每日换药一次

E. 脓性分泌物多的伤口每日换药2~3次。

A2 型题

31. 张某,男,42岁。在某工地5米高处坠落。查体:神志清醒,BP106/70mmHg,P90次/min,R24次/min,病人双下肢活动障碍,没有知觉,疑有脊柱骨折,立即安全转运医院治疗。

A. 应3人以平托法将病人轻放平卧于硬板床上,防止脊髓损伤

B. 应3人以平托法将病人轻放半卧于硬板床上,防止脊髓损伤

C. 应3人以平托法将病人轻放半坐卧于硬板床上,防止脊髓损伤

D. 应3人以平托法将病人轻放俯卧于硬板床上,防止脊髓损伤

E. 应3人以平托法将病人轻放侧卧于硬板床上,防止脊髓损伤

32. 刘某,男,48岁。1小时前不慎被生锈的铁钉刺伤左足底,深度约2cm,有少量出血,为预防破伤风,应注射

A. 破伤风类毒素　B. 破伤风抗毒素　C. 无水酒精

D. 抗生素　E. 维生素 K_1

33. 何某,男,32岁。2小时前因右前臂上段被人用刀切割深达肌层,紧急来院就诊,急诊科护士应立即协助医生进行

A. 止痛　B. 包扎伤口

C. 固定伤肢　D. 及时而正确地清创缝合

E. 简单缝合伤口

34. 陈某,男,26岁。因外伤致左下肢开放性软组织损伤,医生检查发现左下肢中段伤口污染较重,行伤口清创后暂不予缝合,观察2天后无明显感染再行缝合,这种缝合是

A. 一期缝合　B. 二期缝合　C. 延期缝合

D. 减张缝合　E. 张力缝合

35. 小张护士在为患铜绿假单胞菌感染病人的伤口换药时,操作<u>错误</u>的是

A. 应穿隔离衣戴手套做好防护　B. 换药用品应专用

C. 污染敷料应及时倾倒　D. 用过器械单独特殊处理

E. 换药后严格洗手防止交叉感染

36. 马某,男,35岁。因毒蛇咬伤急诊收住院,责任护士护理该病人时,<u>错误</u>的方法是

A. 抬高肢体　B. 严密观察病情变化

C. 卧床休息　D. 创口持续湿敷

E. 按医嘱使用抗蛇毒血清

37. 刘某,男,50岁。5小时前在野外被毒蛇咬伤,他自行的急救方法首先是

A. 用水冲洗伤口　B. 用手挤压伤口挤出毒液

C. 伤口上方绑扎　D. 服用蛇药

E. 刀尖挑开牙痕排毒

38. 李某,男,43岁。8小时前因塌方砸伤双下肢,伤后排尿1次,红茶色。体检:神清,T37.6℃,BP130/80mmHg,P84次/min,病人双下肢伤口疼痛。下列治疗措施<u>不妥</u>的是

A. 输入电解质溶液　B. 使用抗生素　C. 输血

D. 口服止痛药　E. 输入葡萄糖和胰岛素

39. 陈某,女,56岁。车祸致创伤性休克,护士抽血时不易抽出,易凝固,皮肤有出血瘀点、

紫斑，伤口、注射部位出血，应考虑

A. 呼吸窘迫综合征　　B. 急性肾衰竭　　C. 肝功能衰竭
D. DIC　　E. 心功能衰竭

40. 何某，男，28岁。头部外伤致头顶处有一伤口长约10cm，有活动性出血，其处理为

A. 凡士林纱布覆盖　　B. 彻底清创，一期缝合
C. 清创并置引流管引流　　D. 观察1~2天，二期缝合
E. 不予缝合，以免增加损伤

41. 刘某，女，24岁。大面积烧伤后2周，出现头痛、寒战、高热。查体：P116次/min，BP100/80mmHg，烦躁不安，血白细胞25×10^9/L，细菌培养（+），可能合并

A. 菌血症　　B. 败血症　　C. 脓血症
D. 创面脓毒症　　E. 感染性休克

42. 华某，男，35岁。钢铁工人。工作中不慎被烧伤，Ⅲ度烧伤面积达70%，应采用

A. 严密隔离　　B. 呼吸道隔离　　C. 消化道隔离
D. 接触性隔离　　E. 保护性隔离

43. 林某，男，50岁。被开水烫伤左手和左大腿，左侧腹部亦有约两个手掌大小的烫伤创面，局部有大小不等的水疱，创面水肿明显，剧烈疼痛。其烫伤面积和深度为

A. 13%浅Ⅱ度烧伤　　B. 13%深Ⅱ度烧伤　　C. 15%浅Ⅱ度烧伤
D. 15%深Ⅱ度烧伤　　E. 17%浅Ⅱ度烧伤

44. 韦某，男，46岁。头面部躯干部32%深Ⅱ度烧伤，经补液扩容治疗后，BP90/52mmHg，最有可能为

A. 血容量不足　　B. 血容量严重不足　　C. 血管过度收缩
D. 心源性休克　　E. 肾衰竭

45. 潘某，男，40岁。不慎开水烫伤，右下肢浅Ⅱ度烧伤，清创后采取包扎疗法，下列创面处理<u>错误</u>的是

A. 凡士林油纱布覆盖、包扎　　B. 涂蓝油烃包扎
C. 涂甲紫后包扎　　D. SD银霜涂后包扎
E. 肢体包扎后应注意抬高患肢

A3/A4 型题

（46~48题共用题干）

向某，男，20岁。行阑尾炎切除术后3天，体温正常，换药时发现伤口针眼处皮肤发红，稍肿胀。

46. 此时伤口情况是

A. 缝线反应　　B. 伤口浅层感染　　C. 伤口深层感染
D. 脓肿形成可能　　E. 伤口裂开可能

47. 正确的处理方法是

A. 应拆除有关缝线　　B. 70%乙醇湿敷
C. 拆除缝线敞开引流　　D. 10%~20%鱼石脂外敷
E. 抗生素溶液湿敷

48. 促进伤口愈合可用

A. 红外线照射或微波治疗仪　　B. 紫外线照射

C. 抗生素溶液湿敷　　D. 日光照射
E. 10%~20% 鱼石脂外敷

（49~51 题共用题干）

凌某，男，33 岁。施工中因工程塌方，被埋在泥土中，伤肢严重肿胀，组织广泛缺血、坏死。BP80/40mmHg，P120 次 /min。

49. 此时的损伤为
A. 扭伤　　B. 挫伤　　C. 挤压伤
D. 冲击伤　　E. 爆震伤

50. 对病人的急救首先
A. 尽快使病人脱离危险　　B. 处理危及生命的损伤
C. 及时处理活动性出血　　D. 骨折病人及时复位
E. 休克病人不作处理，立即送医院急救

51. 护理措施首先是
A. 立即开放静脉通路　　B. 取合适的卧位　　C. 包扎和处理伤口
D. 固定损伤的肢体　　E. 保暖

（52~54 题共用题干）

王某，男，35 岁。体重 70kg。烧伤后 2 小时送至医院。胸腹部及双上肢有大小不等的水疱，创面红润，剧烈疼痛。

52. 该病人的烧伤深度为
A. Ⅰ度烧伤　　B. 浅Ⅱ度烧伤　　C. 深Ⅱ度烧伤
D. 浅Ⅱ度及深Ⅱ度烧伤　　E. Ⅲ度烧伤

53. 烧伤后第一个 24 小时的补液总量大约是
A. 3255ml　　B. 4255ml　　C. 5255ml
D. 6255ml　　E. 7255ml

54. 输液过程中简便又可靠的观察指标是
A. 收缩压＞ 90mmHg　　B. 脉搏＜ 120 次 /min　　C. 尿量＞ 30ml/h
D. 中心静脉压正常　　E. 肢端温暖

（55~58 题共用题干）

贺某，男，40 岁。室内着火，大声呼救，被烧伤头、面、颈、背、臀，部分为深Ⅱ度烧伤。

55. 为保持创面干燥，防止感染，选用长期最佳位置是
A. 半卧　　B. 侧卧　　C. 俯卧
D. 仰卧　　E. 使用翻身床，定期翻身

56. 如果病人使用翻身床，伤后最早翻身时间是
A. 清创后　　B. 休克情况好转后　　C. 24 小时后
D. 48 小时后　　E. 72 小时后

57. 病人除了休克复苏，重点观察的部位是
A. 眼　　B. 外耳　　C. 鼻咽
D. 喉　　E. 肺

58. 病人感胸闷、呼吸困难，颈部肿胀明显，最佳处理是
A. 激素治疗　　B. 蒸汽吸入　　C. 气管切开

D. 利尿　　　　　　E. 吸氧

（二）填空题

1. 导致损伤的原因有：________、________、________、________。
2. 创伤按皮肤完整性分类：________和________。
3. 创伤后组织修复的基本过程：________、________、________。
4. 护理评估内容包括：________、________、________、________、________。
5. 创伤现场急救原则：第一________、第二________、第三________。
6. 我国烧伤严重程度常用的分度法为：________、________、________、________。
7. 烧伤病人常见护理问题：________、________、________、________。
8. 烧伤后第一个 24 小时补液量按病人每公斤________烧伤面积（Ⅱ~Ⅲ度）补液 1.5ml（小儿 1.8ml，婴儿 2ml）计算，另加________（小儿按年龄或体重计算），即为补液总量。
9. 补液原则一般是________、________、________、________交替输入。
10. 蛇咬伤的急救处理：________、________、________。

（三）名词解释

1. 开放性损伤
2. 污染伤口
3. 挫伤
4. 挤压综合征
5. 烧伤
6. 损伤
7. 闭合性创伤

（四）简答题

1. 创伤病人急救护理措施有哪些内容？
2. 换药的原则有哪些？
3. 简述烧伤病人创面处理原则及创面的护理。
4. 简述毒蛇咬伤的现场急救措施有哪些？

（五）病例分析

陈某，男，28 岁。2 小时前从某建筑工地 10 米的高空坠落，当时有短暂抽搐，左颞部可见一 8cm×10cm 的血肿，右下肢功能障碍伴畸形，病人神志模糊，面色苍白，双侧瞳孔不等大，呼吸急促，30 次 /min，120 急救中心紧急出诊。医生现场初步诊断：颅脑损伤、右股骨干骨折。立即转运治疗。

请问：

（1）诊断颅脑损伤有哪些依据？
（2）现场应进行哪些急救措施和病情观察？
（3）如何安全转运病人？

（蔡　洁）

第十章 肿瘤病人的护理

【重点与难点】

（一）概要

肿瘤是机体细胞在不同始动与促进因素长期作用下，产生增殖与异常分化所形成的新生物。肿瘤的**病因迄今尚未完全明确**，据估计约 80% 以上的恶性肿瘤与环境因素有关。机体的内在因素在肿瘤的发生、发展中起着重要作用。肿瘤分为**良性**与**恶性**两大类。少数生物学行为介于良性与恶性之间，称之为**交界性肿瘤**。目前临床较常用的为国际抗癌联盟组织提出的**TNM 分期法**。T 是指原发肿瘤，N 指淋巴结转移情况，M 为血道转移，再根据肿块大小、浸润程度在字母后标以数字 0~4，表示肿瘤的发展程度。

（二）护理评估

1. 身体状况

（1）局部表现：肿块是最早最常见的症状。

（2）**疼痛**：肿瘤致神经末梢或神经干受刺激或压迫，可出现局部刺痛、跳痛、隐痛、烧灼痛或放射痛，常难以忍受，尤以夜间为重。

（3）**梗阻**：肿瘤造成空腔脏器阻塞，可发生绞痛及相应的梗阻表现。

（4）**溃疡**：体表或空腔脏器的肿瘤生长迅速，可因供血不足而继发坏死或感染而溃烂。恶性肿瘤常呈菜花状或肿瘤表面溃疡，可有恶臭及血性分泌物。

（5）**出血**：恶性肿瘤生长过程中发生组织破溃或血管破裂可有出血。

（6）**转移症状**：恶性肿瘤通过直接蔓延、血道或淋巴转移和种植性转移。发生转移时，可出现相应转移症状。恶性肿瘤中晚期病人常出现非特异性的全身症状，如贫血、低热、乏力、消瘦等，发展至全身衰竭时可表现为恶病质。

2. 辅助检查

（1）实验室检查：多可作为辅助诊断。

（2）影像学检查：X 线、B 超、CT、MRI、核素显像等。

（3）内镜检查：常用的有食管镜、胃镜、结肠镜、直肠镜、支气管镜、腹腔镜、膀胱镜、阴道镜及子宫镜等。

（4）病理学检查：为目前确定肿瘤的直接而可靠依据，包括细胞学与组织学两部分。

（5）放射性核素检查：可显示脏器内的占位性病变。

（6）手术探查：适用于高度怀疑又难确诊的恶性肿瘤，诊断和治疗同时进行。

3. 心理 - 社会状况评估。

4. 处理原则

（1）**手术：是治疗肿瘤的主要手段**，良性肿瘤应完整手术切除，临界性肿瘤必须彻底手术切除，否则极易复发或恶性变。恶性肿瘤是**以手术为主的综合治疗**，包括放射治疗（放疗）、化学治疗（化疗）、生物治疗（免疫治疗、基因治疗）、内分泌治疗、中医药治疗及心理治疗等。

（2）化疗：配合手术及放疗，可防止肿瘤复发和转移，如胃肠道癌、鼻咽癌、宫颈癌等；某些肿瘤可因化疗获长期缓解或肿瘤缩小，如颗粒细胞白血病、肾母细胞瘤等；一些肿瘤单独应用化疗可获得临床治愈，如恶性滋养细胞肿瘤（绒癌、恶性葡萄胎）、小细胞肺癌、急性淋巴细胞白血病等。化疗药物的给药途径可静脉、肌注、口服或局部用药。目前所用药物杀伤肿瘤细胞的同时，也杀伤体内增殖较快的正常细胞，毒性较大，可有**骨髓抑制、消化道反应、毛发脱落、肾脏毒性反应、口腔黏膜及皮肤反应、免疫功能降低等不良反应**。通过静脉给药，可造成**血管损伤，导致静脉炎。药液渗入皮下，会引起局部组织的变性、坏死**。

（3）放疗：是肿瘤治疗主要手段之一。它是利用放射线，如 α、β、γ 射线和 X 射线、电子线、中子束、质子束及其他粒子束等抑制或杀灭肿瘤细胞。主要副作用是**骨髓抑制、皮肤黏膜改变、胃肠道反应、疲劳**，另外还有**脱发**等其他副作用。

（4）生物治疗：应用生物学方法治疗肿瘤病人，改善宿主个体对肿瘤的应答反应及直接效应的治疗，包括免疫治疗和基因治疗。

（5）其他治疗：如内分泌治疗及中医药治疗等。

（6）预防与控制：一级预防为**病因预防**；二级预防是**早期发现、早期诊断和早期治疗**；三级预防为**临床预防或康复预防**。

（三）常见护理诊断/问题

1. 焦虑/恐惧。
2. 营养失调。
3. 疼痛。
4. 知识缺乏。
5. 潜在并发症：感染、出血、皮肤和黏膜受损、静脉炎、静脉栓塞及脏器功能障碍。

（四）护理措施

1. 一般护理

（1）营养支持：能进食者，给予高蛋白、高维生素、高碳水化合物、清淡、易消化饮食；不能进食或进食不足者，给予胃肠内或胃肠外营养。

（2）疼痛护理：提供减轻疼痛的方法和环境，如安置舒适体位、保持病室安静、安排娱乐活动等；遵医嘱合理及时地给予止痛药，并告知病人止痛药的使用原则和副作用。

2. 手术治疗的护理　手术前应给病人解释手术的必要性及重要性，手术后指导病人进行功能锻炼并介绍功能重建的可能及所需条件，训练病人的自理能力，提高自信心。

3. 化学疗法的护理

（1）**组织坏死的预防及护理**：因强刺激性药物不慎漏入皮下可致组织坏死。**掌握正确的给药方法，以保护血管**。妥善固定针头以防滑脱、药液外漏。**一旦发现药液漏出，应立即停止用药，局部皮下注入解毒药物，冷敷 24 小时，同时报告医生并记录**。

（2）**栓塞性静脉炎的预防**：化疗药物注射方法不当可致血管硬化、血流不畅，甚至闭塞。**治疗时选择合适的给药途径和方法**。若为静脉给药，应根据药性选用适当的溶媒稀释至规定浓度；合理选择静脉并安排给药顺序；细心穿刺提高一针见血成功率。

（3）**胃肠道反应的护理**：化疗病人常表现恶心、呕吐、食欲缺乏等，应做好化疗重要性及药物不良反应的解释工作。**进食前用温盐水漱口，进食后用温开水漱口，保持口腔清洁**。**必要时在晚餐后或入睡前给予镇痛止吐剂**。**口腔炎或溃疡剧痛者，可用2%利多卡因喷雾，改用吸管吸取流质饮食，必要时行肠外营养**；合并真菌感染时，用3%碳酸氢钠液和制霉菌素液含漱；溃疡创面涂布0.5%金霉素甘油。

（4）骨髓抑制的护理：应常规监测血象变化**每周1~2次**，注意有无皮肤瘀斑、牙龈出血及感染等。**红细胞降低时给予必要的支持治疗**。白细胞计数低于$3.0\times10^9/L$需暂停放疗，低于$1.0\times10^9/L$应采取保护性隔离、限制人员探视，并用升白细胞药物治疗；血小板计数低于$80\times10^9/L$时应暂停放疗，低于$50\times10^9/L$时应避免外出，低于$20\times10^9/L$时应绝对卧床休息，限制活动；对大剂量强化化疗者实施严密的保护性隔离或置于层流室。

（5）肾脏毒性反应的护理：癌细胞溶解易致高尿酸血症，严重者可形成尿酸结晶，甚至导致肾衰竭。应鼓励病人大量饮水，准确记录出入水量，对入量已足而尿少者酌情利尿。

（6）口腔黏膜反应的护理：大剂量应用抗代谢药物易致严重口腔炎，应保持口腔清洁，出现口腔溃疡可用**相应漱口水含漱**。

（7）皮肤反应的护理：出现皮肤反应时，应防止皮肤破损。甲氨蝶呤、**巯基嘌呤常引起皮肤干燥、全身瘙痒，可用炉甘石洗剂止痒**，严重病人出现剥脱性皮炎，需用无菌单行保护性隔离。

（8）脱发的护理：多柔比星、环磷酰胺等常引起脱发，影响病人容貌。**化疗时用冰帽局部降温、预防脱发**。若脱发严重，可协助病人选购合适的发套。

4. 放射疗法的护理　放射前要做好定位标志，放疗前后病人应静卧30分钟避免干扰，保证充足的休息与睡眠。放疗期间应适当减少活动、多休息，逐渐增加日常活动量。**保持皮肤清洁干燥，尤注意腋下、腹股沟、会阴部等皮肤皱褶处**。**穿棉质、柔软、宽松内衣并勤更换**。**避免热刺激及使用粘贴胶布**。**外出时防止日光直射**。**放疗期间加强局部黏膜清洁，如口腔含漱、阴道冲洗、鼻腔用抗生素及润滑剂滴鼻等**。严格遵守无菌技术；保持病室空气新鲜，每日通风2次；监测体温及白细胞计数。

5. 心理护理

（1）震惊否认期：表现为不言不语，知觉淡漠，眼神呆滞甚至晕厥。继之极力否认，希望诊断有误，要求复查。最好的护理是鼓励病人家属给予病人情感上的支持，生活上的关心，增进护士与病人之间的人际关系，使之有安全感。在否认期医护人员的态度要保持一致性，肯定回答病人的疑问，减少病人怀疑及逃避现实的机会。

（2）愤怒期：表现出恐慌、哭泣、愤怒、悲哀、烦躁、不满的情绪。部分病人为了发泄内心的痛苦而拒绝治疗或迁怒于家人和医务人员，甚至出现冲动性行为。此期护士应在病人面前表现出严肃且关心的态度，尽量让其表达自身的想法，但要及时纠正其感知错误，并请其他病友介绍成功治疗的经验，教育和引导病人正视现实。

（3）磋商期：病人易接受他人的劝慰，有良好的遵医行为。护士应加强对病人及家属的健康指导，增强病人对治疗的信心，从而减少病人病急乱投医的不良后果。

（4）抑郁期：此阶段病人虽然对周围的人、事、物不再关心，但对自己的病情仍很注意。护士应利用恰当的非语言沟通技巧对病人表示关心，减轻心理压力反应。鼓励其家人陪伴，预防意外事故发生。

（5）接受期：有些病人经过激烈的内心挣扎，开始认识到生命终点的到来，心境变得平和，通常不愿多说话。此期，护士应尊重其意愿，主动发现病人的需要并尽量满足需要。

6. 健康指导 定期复查：放、化疗病人应**坚持血常规**及重要脏器功能检查，**每周 1~2 次**，以尽早发现异常，及时处理。加强门诊随访和通讯随访：肿瘤病人的随访应在恶性肿瘤治疗后最初 3 年内每 3 个月至少随访 1 次，以后每半年复查 1 次，5 年后每年复查 1 次，直至终生。

【测试题】

(一) 选择题

A1 型题

1. 肿瘤最常见的局部表现是
   A. 梗阻　B. 肿块　C. 疼痛
   D. 溃疡　E. 出血
2. 确诊肿瘤必不可少的检查方法是
   A. X 线摄影　B. 超声检查　C. 内镜检查
   D. 肿瘤标记物检查　E. 病理学检查
3. 目前为提高肿瘤的治疗效果，大多数肿瘤通常采取
   A. 手术治疗　B. 化学药物治疗　C. 放射治疗
   D. 基因治疗　E. 综合治疗
4. 恶性肿瘤病人放疗期间，白细胞降至 $3 \times 10^9/L$ 以下，处理首先应
   A. 加强营养　B. 减少用药量　C. 少量输血
   D. 服升血药　E. 暂停放疗
5. 肿瘤化疗病人出现下列反应就应暂停化疗的是
   A. 呕吐频繁　B. 白细胞计数低于 $3 \times 10^9/L$
   C. 严重秃发　D. 血小板计数 $100 \times 10^9/L$
   E. 腹泻
6. 大多数化疗药物的副作用有
   A. 发热　B. 失眠　C. 黄疸
   D. 骨髓抑制和胃肠道反应　E. 血糖升高
7. 化疗药物静脉注射时如有渗出，首先是
   A. 停止给药
   B. 立即用注射器回抽局部组织渗出的药液
   C. 及早热敷
   D. 利多卡因皮下组织局部封闭
   E. 生理盐水局部注射
8. 癌症的一级预防是指
   A. 早发现　B. 早诊断　C. 病因预防
   D. 早治疗　E. 康复锻炼
9. 良性肿瘤的特征<u>错误</u>的是
   A. 细胞分化程度较高　B. 多呈膨胀性生长
   C. 表面光滑、活动　D. 从不危及生命

E. 不发生转移

10. 交界性肿瘤的特征正确的是

A. 良性肿瘤位于两个脏器交界处

B. 良性肿瘤来源于两种组织

C. 形态上属良性，但生长呈浸润，切除后易复发

D. 良性肿瘤偶有远处转移

E. 包膜不完整的良性肿瘤

11. 给胃癌病人做直肠指检时，发现盆腔内有硬结节，疑为转移灶，此种转移属于

A. 直接转移　B. 淋巴转移　C. 血道转移

D. 种植转移　E. 以上都不是

A2 型题

12. 钟某，男，40 岁。因怀疑肝癌入院。病人因过度的焦虑和恐惧，表现出对护理的不合作，护理措施错误的是

A. 批评病人的态度和行为　B. 关注病人的心理和行为反应

C. 对病人的表现表示理解　D. 教育病人正视现实

E. 解释护理的方法和可能的感受

13. 张某，男，43 岁。因患胃癌入院。接受化疗以后，口腔黏膜发生溃烂，为预防念珠菌感染，应给病人提供的漱口水是

A. 1.5% 过氧化氢溶液　B. 凉开水　C. 制霉菌素液

D. 生理盐水　E. 麦冬、金银花泡液

14. 马某，女，54 岁。因患肝癌入院。接受静脉化疗时，穿刺部位出现肿胀，处理方法正确的是

A. 立即停止给药，局部注射解毒剂，然后拔针

B. 立即停止给药，拔针，然后局部注射解毒剂

C. 立即停止给药，不拔针，接注射器回抽渗出的药液后，再拔针

D. 立即停止给药，不拔针，接注射器回抽渗出的药液和注射解毒剂后，再拔针

E. 立即减慢给药速度，局部注射解毒剂，不拔针

A3/A4 型题

（15~16 题共用题干）

刘某，男，67 岁。因持续性黄疸 43 天、伴腹痛 15 天入院。病人自述 40 余天来，皮肤发黄，15 天前又出现腹痛，呈持续性，牵扯腰背，不敢平卧，夜间不能入睡，痛苦难忍。医疗诊断：胰头癌（晚期）。查体：病人消瘦，体重 45kg，面容憔悴，精神萎靡，表情痛苦，皮肤黏膜黄染，取坐位，弯腰弓背。

15. 目前该病人最突出的护理诊断是

A. 疼痛　B. 营养失调：低于机体需要量　C. 活动无耐力

D. 恐惧　E. 焦虑

16. 对该病人，最重要的护理措施是

A. 表示同情和关心　B. 检查疼痛的部位，观察疼痛的反应

C. 帮助病人安置减轻疼痛的体位　D. 给病人解释疼痛的原因

E. 定时使用止痛剂

（17~19 题共用题干）

何某，女，39 岁。记者。因乳房肿块入院。当得知患乳腺癌需要手术治疗后，表现为紧张、抑郁、脉快、精力不集中、失眠、暗自流泪。

17. 该病人目前最恰当的护理诊断是

A. 绝望　B. 预感性悲哀　C. 焦虑　D. 恐惧　E. 睡眠型态紊乱

18. 对该病人，目前最适宜的护理措施是

A. 教育、安慰　B. 提供保证　C. 同情、体贴　D. 经常巡视　E. 用镇静剂

19. 该病人化疗期间，护理措施<u>错误</u>的是

A. 监测白细胞每周 1~2 次
B. 检查口腔黏膜有无炎症
C. 穿刺静脉有条索和压痛时按摩治疗
D. 观察尿量和尿液的 pH 值
E. 观察有无感染征象

（二）填空题

1. 恶性肿瘤的局部表现有________、________、________、________和________。
2. 恶性肿瘤转移途径有________、________、________和________。
3. 目前治疗肿瘤的最常用的手段是________。
4. 恶性肿瘤 TNM 分期法中 T 指________、N 指________、M 指________。
5. 肿瘤一级预防的中心内容是________、二级预防的中心内容是________、三级预防的中心内容是________。

（三）名词解释

1. 肿瘤
2. 姑息手术
3. 恶病质

（四）简答题

1. 恶性肿瘤病人有哪些心理反应？
2. 肿瘤手术治疗病人有哪些主要护理诊断，护理要点是什么？
3. 放疗和化疗各有哪些不良反应，护理要点是什么？

（五）病例分析

王某，女，42 岁。因发现左侧乳房肿块 2 月余入院。入院诊断：乳腺癌（左）。拟行乳癌根治术。入院后病人情绪紧张，睡眠欠佳，不思饮食，形体消瘦。自述 1 个月内体重减轻 5kg，当向其询问有关癌症的一般常识时，回答语无伦次，只知道“癌症非常可怕，手术非常危险，后果不好，心里感到不安”。

请问：

（1）王某目前的主要护理问题是什么？

（2）应对王某采取哪些护理措施？

（俞宝明）

第十一章 颅脑疾病病人的护理

【重点与难点】

一、颅内压增高病人的护理

（一）概要

颅内压是指颅内容物对颅腔所产生的压力，成人颅内压为 70~200mmH_2O（0.7~2.0kPa），儿童为 50~100mmH_2O（0.5~1.0kPa）。颅内压增高是因颅内容物体积或量的增加（包括脑体积增加、脑脊液过多、脑血流增加、颅内占位性病变等）和颅腔容量缩减，导致**颅内压持续在 200mmH_2O 以上，并出现头痛、呕吐、视神经乳头水肿等临床表现的一种综合征**，严重而持续颅内压增高可导致脑疝。**脑疝**是因颅腔某分腔有占位性病变，该**分腔的压力大于邻近分腔的压力**，脑组织从压力高处向压力低处移位，压迫脑干、血管和神经而产生的一系列严重临床症状和体征。**脑疝是颅内压增高的严重并发症**，可分为小脑幕切迹疝、枕骨大孔疝、大脑镰下疝等。

（二）护理评估

1. 健康史　了解有无引起颅内压增高的原因及诱发因素。

2. **身体状况　头痛、呕吐、视神经乳头水肿，称为颅内压增高“三主征”**。其他表现如意识障碍、生命体征紊乱、脑疝等。**枕骨大孔疝与小脑幕切迹疝区别在于：枕骨大孔疝是呼吸、循环障碍出现较早，而意识障碍与瞳孔变化较晚；小脑幕切迹疝则是意识障碍与瞳孔变化出现较早，生命体征变化较晚**。

3. 辅助检查　影像学检查有助于诊断病因及确定病变部位；**腰椎穿刺**能间接反映颅内压状态，并取脑脊液做生化检查，**但有引起脑疝的危险，对颅内压增高症状和体征明显者应禁忌**。

4. 心理 - 社会状况评估。

5. 处理原则　**病因治疗是最理想和有效的治疗方法**，但对病因不明或暂时不能解除病因者，应用脱水剂、糖皮质激素、过度换气、给氧、冬眠低温等治疗方法，以降低颅内压。

（三）常见护理诊断 / 问题

1. 组织灌注量改变。
2. 疼痛。
3. 营养失调。
4. 焦虑 / 恐惧。
5. 潜在并发症：脑疝、窒息等。

（四）护理措施

1. 一般护理　**抬高床头呈 15°~30° 斜坡位**；持续或间断吸氧；**每日输入量不超过**

1500~2000ml，**其中生理盐水不超过500ml，输液速度不宜过快**，24小时尿量不少于600ml即可；维持正常体温；加强基础护理等。

2. **病情观察**　密切观察病人意识、瞳孔变化，生命体征、肢体活动和癫痫发作情况。

3. **防止颅内压骤升**　安静休息，避免情绪激动；保持呼吸道通畅；避免剧烈咳嗽和便秘，**禁忌高压灌肠**；及时控制癫痫发作。

4. 对症护理　**高热者**及时给予降温，39℃以上给予物理降温或冬眠低温疗法；**头痛者**适当应用止痛剂，但禁用吗啡和哌替啶，避免咳嗽、打喷嚏、弯腰、低头等使头痛加重因素，最好方法是应用高渗性脱水剂；**躁动者**寻找原因，**慎用镇静剂，禁忌强制约束**；**呕吐者**及时清除呕吐物，防止误吸，观察并记录呕吐物的量和性状。

5. 药物治疗护理　**使用20%甘露醇250ml，在15~30分钟内快速滴完**，观察脱水效果及副作用；使用肾上腺皮质激素加强观察有无消化道应激性溃疡和感染发生。

6. **脑疝的急救与护理**　快速静脉输注20%甘露醇200~400ml，保持呼吸道通畅并给氧，密切观察病情变化，做好紧急手术的准备。

7. 脑室外引流的护理　妥善固定引流管，**引流管开口需高于侧脑室平面10~15cm**；保持引流通畅，**每日引流量不超过500ml为宜**；**更换引流瓶时先夹闭引流管**，以防脑脊液逆流，严格执行无菌操作；观察和记录脑脊液性状、量；引流管放置一般不宜超过5~7天，开颅术后脑室引流管一般放置3~4天，拔管前行夹管试验。

8. 冬眠低温疗法的护理　**按医嘱给冬眠药物，待病人进入冬眠状态，方可加用物理降温**，降温速度以每小时下降1℃为宜，**保持肛温32~34℃为宜**，冬眠低温治疗时间一般为3~5天，**终止冬眠疗法时先停止物理降温，后停冬眠药物**。

9. 心理护理、健康指导。

二、颅脑损伤病人的护理

（一）头皮损伤病人的护理

1. 概要　头皮损伤包括头皮血肿、头皮裂伤和头皮撕脱伤。

（1）头皮血肿：包括皮下血肿、帽状腱膜下血肿、骨膜下血肿。处理时应加压包扎，**早期冷敷，24小时后改用热敷，忌用力揉搓**；较大血肿在无菌操作下穿刺抽血后加压包扎。

（2）头皮裂伤：出血量大，不易自行停止，严重者可伴有休克。现场采用加压包扎止血，**伤后24小时内清创缝合**。

（3）头皮撕脱伤：是最严重的头皮损伤。因剧烈疼痛及大量出血而发生休克。现场急救：用无菌敷料覆盖创面，加压包扎止血；完全撕脱的头皮不做任何处理，用无菌敷料包裹，干燥冷藏法随病人一起送至医院；不完全撕脱者争取在伤后6~8小时内清创后行头皮再植。应用破伤风抗毒素、抗生素。

2. 护理措施　①密切监测生命体征、尿量和神志变化，注意有无休克和脑损伤的发生。②心理护理，稳定病人情绪。③观察伤口情况。④预防感染。

（二）颅骨骨折病人的护理

1. 概要　颅骨骨折按骨折部位分为颅盖骨折和颅底骨折。

（1）颅盖骨折：包括线性骨折、凹陷性骨折，**确诊主要依靠X线和CT检查，应警惕合并脑损伤和颅内血肿**。单纯线性骨折无需特殊处理。凹陷性骨折：若凹陷不深，范围不大者可等待观察。若凹陷骨折位于脑重要功能区表面，有脑受压症状或颅内压增高表现者，凹陷直径＞

5cm 或深度＞ 1cm，开放性粉碎性凹陷骨折，应手术复位或摘除碎骨片。

（2）颅底骨折：分为颅前窝、颅中窝和颅后窝骨折。**可有脑脊液鼻漏或耳漏，“熊猫眼”征、乳突区瘀斑，可能累及Ⅰ~Ⅱ、Ⅶ~Ⅷ及Ⅸ~Ⅻ脑神经**。颅底骨折本身无需特殊治疗，**重点在于观察有无脑损伤和做好脑脊液漏护理**。

2. 护理措施　密切观察病情变化；加强心理护理；**做好脑脊液外漏的护理：取头高位，保持外耳道、鼻腔、口腔清洁，禁止耳鼻滴药、冲洗和堵塞，禁忌腰穿等**，防止颅内感染。

（三）脑损伤病人的护理

1. 概要　脑损伤是指脑膜、脑组织、脑血管及脑神经的损伤。根据伤后脑组织是否与外界相通分为开放性和闭合性脑损伤。根据暴力作用于头部的方式分为直接损伤、间接损伤和旋转损伤。根据损伤病理改变分为原发性脑损伤和继发性脑损伤，原发性脑损伤包括脑震荡和脑挫裂伤；继发性脑损伤包括脑水肿和颅内血肿等。

2. 护理评估

（1）健康史：详细了解受伤经过，有无意识障碍，有无中间清醒期、逆行性遗忘，有无恶心、呕吐、头痛等症状，有无口鼻耳流血和脑脊液外漏。

（2）身体状况：①脑震荡：为一过性脑功能障碍，**无肉眼可见的神经病理改变**。特点是伤后立即出现的**短暂意识障碍（在 30 分钟内），逆行性遗忘，神经系统检查无阳性体征**等。②脑挫裂伤：为脑实质性损伤，包括脑挫伤和脑裂伤，表现为**伤后立即出现意识障碍（超过 30 分钟）**，局灶症状和体征及生命体征紊乱、颅内压增高与脑疝症状等。**原发性脑干损伤是脑挫裂伤中最严重的特殊类型脑损伤**，伤后早期会出现严重的生命体征紊乱、昏迷深而持久、双侧锥体束征阳性等。③颅内血肿：按血肿部位分为硬脑膜外血肿、硬脑膜下血肿和脑内血肿三型。有颅内压增高、脑疝表现。**“中间清醒期”是急性硬脑膜外血肿的典型意识改变**。

（3）辅助检查：CT 检查是首选项目。

（4）处理原则：①脑震荡：一般无需特殊处理，卧床休息 1~2 周，可完全恢复。②脑挫裂伤：保持呼吸道畅通，防治脑水肿，支持疗法及对症处理等非手术治疗。③**颅内血肿：一经确诊应立即手术清除血肿**。

3. 常见护理诊断 / 问题　①意识障碍；②清理呼吸道无效；③营养失调；④焦虑 / 恐惧；⑤潜在并发症：颅内压增高、脑疝、癫痫、感染、压疮、废用综合征等。

4. 护理措施

（1）现场急救：保持呼吸道畅通；开放性颅脑损伤**有外露的脑组织，用消毒纱布卷架空保护**，避免局部受压；尽早应用抗生素和破伤风抗毒素；防治休克，做好护理记录。

（2）病情观察：①意识状态：对意识障碍程度分级有两种。意识障碍分级法，分为清醒、模糊、浅昏迷、昏迷和深昏迷五级。**格拉斯哥昏迷评分法，分别对病人的睁眼、言语、运动 3 方面的反应进行评分，再累计得分，最高分为 15 分，最低分为 3 分，8 分以下为昏迷，分数越低表明意识障碍越严重**。②瞳孔：瞳孔变化可因动眼神经、视神经及脑损伤引起，某些药物、中毒、剧痛可影响瞳孔变化。**伤后瞳孔正常，以后一侧瞳孔先缩小继之进行性散大、对光反射减弱或消失，是小脑幕切迹疝的眼征；双侧瞳孔散大、对光反应消失、眼球固定伴深昏迷或去皮质强直，多为原发性脑干损伤或临终状态；双侧瞳孔大小形状多变，对光反射消失伴眼球分离，提示中脑损伤**；眼球不能外展且有复视者，提示展神经受损；眼球震颤常见于小脑或脑干损伤。**有无间接对光反射可鉴定视神经损伤与动眼神经损伤**，伤后立即出现一侧瞳孔散大，无进行性恶化表现，提示原发性动眼神经损伤；瞳孔散大，间接对光反应存在，提示视神经受损。③生命体征：先测呼吸，再测脉搏，最后测血压。伤后若出现脑受压或脑疝早期时，生命体征可出现“二慢一高”现象，若累及脑干，可出现体温不升或中枢性高热。④神经系统体征：原发性脑损伤引起局灶症状，在伤后立即出现，不再继续加重；继发性脑损伤，在伤后逐渐出现，多呈进行性加重。

（3）减轻脑水肿、降低颅内压，避免颅内压突然升高因素。

（4）对症护理：做好高热、躁动、便秘等护理。

（5）并发症护理：做好颅内压增高和脑疝、癫痫、应激性溃疡等护理。

三、脑脓肿病人的护理

1. 概要　脑脓肿是化脓性细菌侵入脑组织引起的化脓性炎症，并形成局限性脓肿。多数病人有近期感染史，**多继发于慢性化脓性中耳炎或乳突炎**。病变早期表现为脑炎、脑膜炎及全身中毒症状；脓肿形成后，有局灶症状，颅内压增高表现，严重者可引起脑疝；脓肿破裂引起急性化脓性脑膜炎或脑室炎。处理原则包括抗感染，降低颅内压和处理病灶。

2. 护理措施　密切观察病情变化，加强心理护理，按医嘱使用有效抗生素，加强营养，增强抵抗力，避免颅内压增高因素，防止意外发生，做好引流管的护理：引流管置于脓腔中心，**引流高度至少低于脓腔** 30cm；保持引流管固定和通畅；每日更换引流袋，严格无菌操作；**术后 24 小时方可进行脓腔冲洗**；脓腔闭合后及时拔管。

四、颅内和椎管内肿瘤病人的护理

（一）颅内肿瘤病人的护理

1. 概要　颅内肿瘤是指颅内占位性新生物，包括起源于脑组织、脑血管、脑垂体、松果体、脑神经和脑膜等组织的原发性颅内肿瘤，以及身体其他部位恶性肿瘤转移或侵入颅内的转移性颅内肿瘤。**原发性肿瘤以星形细胞瘤最多见**，其次为脑膜瘤和垂体瘤等。病因目前尚不清楚，临床表现主要有颅内压增高，局灶症状和体征。处理原则包括：降低颅内压，手术切除肿瘤，放疗和化疗等。

2. 护理措施

（1）一般护理：保持头高足低位，加强营养，保持呼吸道畅通，控制癫痫发作，加强生活护理和心理护理。

（2）术前护理：协助病人做好各项检查；消除引起颅内压增高的因素，及时施行降低颅内压的措施；做好皮肤准备；术前应用阿托品，以减少呼吸道分泌和抑制迷走神经；留置导尿管，保持大便通畅，保持口鼻腔清洁；向病人及家属解释手术过程及手术后可能情况。

（3）术后护理

1）一般护理：①体位安置：**幕上开颅术后卧向健侧，幕下开颅术后早期无枕侧卧或侧俯卧位**。②加强病情观察，尤其注意颅内压增高症状的评估；③营养及输液：颅脑手术后，次日即可进流质，因颅脑手术后均有脑水肿反应，应适当控制输液量，每日以 1500~2000ml 为宜。④保持呼吸道畅通、吸氧。⑤做好引流管的护理、疼痛护理、癫痫护理等。

2）并发症的预防和护理　①**颅内出血：是脑手术后最危险的并发症**，表现为意识障碍和颅内压增高或脑疝征象，及时报告医师并做好再次手术准备。②切口感染：严格无菌操作，加强营养和基础护理及使用抗生素等。③中枢性高热：一般物理降温效果较差，需采用冬眠低温疗法。④其他：包括尿崩症、胃出血、顽固性呃逆、癫痫发作等，应注意观察，及时发现和处理。

（二）椎管内肿瘤病人的护理

1. 概要　椎管内肿瘤又称脊髓肿瘤，指发生于脊髓本身和椎管内与脊髓邻近组织的原发性或转移性肿瘤，胸段最多见，其次为颈段和腰段。分为硬脊膜外肿瘤、硬脊膜下肿瘤和髓内肿瘤三类，以硬脊膜下肿瘤多见。临床表现分为三期：①**刺激期：表现为神经根痛，部分病人表现为夜间痛和平卧痛**。②**脊髓部分受压期：典型体征是脊髓半切综合征**。③脊髓瘫痪期：脊髓功能因肿瘤长期压迫而完全丧失。**手术切除肿瘤是目前唯一有效的治疗手段**。

2. 护理措施　①**取俯卧位或侧卧位，保持头部和脊柱的轴线一致**。②观察病情。③保持呼吸道通畅。④防止腹胀。⑤防止大小便失禁或便秘和尿潴留。⑥防止意外伤害。⑦加强心理护理。⑧尽早功能锻炼，防止废用综合征的发生。

五、脑血管病变病人的护理

（一）颅内动脉瘤病人的护理

1. 概要　**颅内动脉瘤**是颅内动脉壁囊性膨出，**是造成蛛网膜下腔出血的首位原因**，多位于大脑动脉环的前部及邻近的动脉主干上。临床可出现局灶症状，动脉瘤破裂表现为蛛网膜下腔出血症状。脑血管造影可确诊。处理原则是防止出血或再次出血，发现病变应及时手术或介入栓塞治疗，开颅夹闭动脉瘤壁是首选方法。

2. 护理措施

（1）预防出血或再次出血：①卧床休息，保持情绪稳定，保证充足睡眠。②保持适宜的颅内压：维持颅内压在 100mmH_2O，避免颅内压骤降、颅内压增高的因素。③维持血压稳定：一旦出现血压升高，遵医嘱使用降压药物，使血压下降 10% 即可。

（2）术前护理：除术前常规准备外，进行颈动脉压迫试验及练习；若介入栓塞治疗者作好腹股沟区皮肤准备。

（3）术后并发症预防与护理：①脑血管痉挛：表现为一过性神经功能障碍，术后常用尼莫地平治疗。②脑梗死：表现为一侧肢体无力、偏瘫、失语，甚至出现意识障碍等症状。病人若处于高凝状态，应用肝素；发生脑梗死时，绝对卧床休息，保持平卧位，遵医嘱给予扩血管、扩容、溶栓治疗。③穿刺部位局部血肿：**介入栓塞治疗后病人绝对卧床休息 24 小时，术侧下肢制动 8~12 小时，穿刺点加压包扎，并用沙袋压迫 8~10 小时**。

（二）颅内动静脉畸形病人的护理

1. 概要　颅内动静脉畸形是先天性脑血管发育异常，由一支或数支弯曲扩张的动脉和静脉形成的血管团，首发症状是畸形血管破裂导致脑内、脑室内或蛛网膜下腔出血。脑血管造影可确诊。**手术切除是最根本的治疗方法**。

2. 护理措施　规律生活，避免情绪激动和剧烈运动；合理饮食，保持大便通畅，避免暴饮暴食和酗酒；对于高血压和癫痫发作者，遵医嘱服用降压药及抗癫痫药。其他护理措施参考颅内血管瘤。

（三）脑卒中病人的护理

1. 概要　脑卒中是各种原因引起的脑血管疾病的急性发作，造成脑的供应动脉狭窄或闭塞及非外伤性的脑实质出血。包括缺血性脑卒中和出血性脑卒中。①缺血性脑卒中分短暂性脑缺血发作、可逆性缺血性神经功能障碍、完全性脑卒中三种类型。②出血性脑卒中，血肿压迫脑组织和神经纤维束，引起神经功能障碍和颅内压增高及脑疝。缺血性脑卒中处理原则为卧床休息、扩张血管、抗凝或血液稀释治疗或手术治疗；出血性脑卒中处理原则为卧床休息、止血、脱水降低颅内压力及手术清除血肿等。

2. 护理措施 ①术前护理：除了术前常规护理外，注意控制血压、降低颅内压。在溶栓、抗凝治疗期间，注意观察药物疗效及副作用。②术后护理：参考颅内肿瘤病人的术后护理。

【测试题】

（一）选择题

A1 型题

1. 颅内压增高最常见的症状是
   A. 呕吐　B. 头痛　C. 视力减退
   D. 意识障碍　E. 视神经乳头水肿
2. 颅内压增高最客观的证据是
   A. 头痛　B. 呕吐　C. 视神经乳头水肿
   D. 血压升高　E. 心跳缓慢
3. 颅内压增高时降低颅内压的措施不包括
   A. 20% 甘露醇 250ml 静滴　B. 哌替啶 50mg 肌注
   C. 过度换气　D. 冬眠低温治疗
   E. 地塞米松 10mg 肌注
4. 颅内压增高的护理措施不包括
   A. 体温 39℃以上用冰枕降温　B. 头痛时用吗啡止痛
   C. 避免咳嗽、打喷嚏等因素　D. 躁动时适当镇静，但禁忌强制约束
   E. 保持呼吸道通畅
5. 形成脑疝的根本原因是
   A. 急性颅内压增高　B. 慢性颅内压增高　C. 严重脑挫裂伤
   D. 严重颅骨骨折　E. 颅内各分腔压力差
6. 引起颅内压增高最主要因素是
   A. 颅内容物体积增加　B. 颅内占位病变　C. 颅腔缩小
   D. 外伤　E. 严重感染
7. 对颅内压过高病人不能采取下列哪项措施降低颅压
   A. 脱水疗法　B. 腰穿放脑脊液　C. 侧脑室引流
   D. 激素治疗　E. 颅骨钻孔减压
8. 关于小脑幕切迹疝的表现，不正确的是
   A. 颅内压增高症状进行性加重　B. 意识障碍进行性加重
   C. 患侧瞳孔先缩小再散大　D. 患侧肢体中枢性瘫痪
   E. 晚期双侧瞳孔散大
9. 不符合枕骨大孔疝特点的是
   A. 头痛剧烈　B. 反复呕吐
   C. 颈项强直　D. 早期即可出现呼吸骤停
   E. 意识障碍出现早
10. 格拉斯哥昏迷计分法的依据是

A. 生命体征、感觉　B. 瞳孔、反射、感觉　C. 头痛、呕吐、视神经乳头水肿　D. 睁眼、言语、运动反应　E. 感觉、运动、言语

11. 对颅内高压病人行脱水治疗时，20% 甘露醇 250ml 静脉滴注的时间是
A. 5~15 分钟　B. 15~30 分钟　C. 30~45 分钟　D. 45~60 分钟　E. 60~90 分钟

12. 对颅内压增高成年病人的输液护理，**错误**的是
A. 输液总量控制在 1500~2000ml/24h　B. 生理盐水量不超过 500ml/24h　C. 尿量维持在不少于 600ml/24h　D. 输液速度控制在 60 滴 / 分　E. 观察颅内压增高症状有无加重

13. 头皮血肿局限于某一颅骨，以骨缝为界且有波动感的是
A. 皮下血肿　B. 帽状腱膜下血肿　C. 骨膜下血肿　D. 硬脑膜外血肿　E. 硬脑膜下血肿

14. 颅底骨折病人，禁忌堵塞鼻腔和耳道的目的是
A. 防止颅内感染　B. 防止脑疝形成　C. 防止颅内血肿　D. 防止颅内压增高　E. 防止颅内出血

15. 颅前窝骨折合并脑脊液鼻漏的病人，护理措施**错误**的是
A. 用抗生素溶液冲洗鼻腔　B. 床头抬高 15°~30°　C. 禁止腰椎穿刺　D. 枕部垫无菌巾　E. 禁止堵塞鼻腔

16. 诊断颅底骨折最可靠的依据是
A. 头部外伤史　B. 脑电图检查　C. 临床表现　D. 头部 X 线片　E. 头部超声波检查中线波偏移

17. 下列**不符合**头皮撕脱伤特点的是
A. 最严重的头皮损伤　B. 多为钝器打击所致　C. 帽状腱膜与骨膜一并撕脱　D. 合并颈椎损伤　E. 常发生休克

18. 关于头皮撕脱伤叙述，正确的是
A. 常伴有颅骨骨折或脑损伤
B. 不完全撕脱可不缝合
C. 伤后 12 小时，创面轻度污染行清创自体植皮
D. 由于头皮完整撕脱，一般出血量不大
E. 不完全撕脱争取在 6~8 小时内清创后缝回原处

19. 脑震荡的临床表现，下列**不正确**的是
A. 意识障碍轻微短暂　B. 神经系统检查阳性　C. 逆行性遗忘　D. 绝大多数无后遗症　E. 头晕、头痛

20. 对颅内动脉瘤叙述，**错误**的是
A. 颅内动脉瘤是颅内动脉壁的囊性膨出
B. 是造成蛛网膜下腔出血的首位原因
C. 好发于 20~30 岁青年人

D. 小动脉瘤未出血者可无症状

E. 可因运动、情绪波动、咳嗽等诱因而突发破裂出血

21. 小脑幕切迹疝时肢体活动障碍的特点是

A. 病变同侧肢体瘫痪
B. 病变同侧上肢和对侧下肢瘫痪
C. 病变对侧肢体瘫痪
D. 病变对侧、同侧肢体瘫痪
E. 四肢瘫痪

22. 冬眠低温疗法的护理措施,**错误**的是

A. 单人房间,光线宜暗,室温 18~20℃
B 直肠内体温不低于 32℃
C. 先物理降温,后用冬眠药
D. 收缩压不低于 10.6kPa
E. 防止发生冻伤和肺炎

23. 颅内压增高病人的护理措施,**错误**的是

A. 避免情绪激动
B. 保持呼吸道通畅
C. 39℃以上用冬眠低温疗法
D. 持续给氧
E. 适当镇静并强制约束

24. 脑疝的急救与护理措施,**错误**的是

A. 20% 甘露醇 250ml 静脉输注
B. 保持呼吸道通畅并给氧
C. 密切观察病情
D. 做好紧急手术的准备
E. 躁动时给哌替啶

25. 颅内压增高脑室外引流病人的护理措施,**错误**的是

A. 严格无菌操作
B. 妥善固定引流管并确保通畅
C. 引流高度 12cm
D. 观察并记录脑脊液性状和量
E. 拔管前应夹管或降低引流袋

26. 颅内压增高的临床表现**不包括**

A. 头痛,呕吐
B. 视神经乳头水肿
C. 意识障碍
D. 库欣反应
E. 半切综合征

27. 与颅内压增高相关因素叙述,**错误**的是

A. 婴幼儿及小儿代偿能力强
B. 老年人代偿能力弱
C. 病变进展越快,调节能力越小
D. 缺血缺氧,加重病变
E. 颅后窝的病变易引起压力增高

28. 急性硬脑膜外血肿的典型意识改变是

A. 持续昏迷状态
B. 伤后昏迷—清醒—再昏迷
C. 伤后无昏迷
D. 昏迷时浅时深
E. 伤后昏迷以后清醒不再昏迷

29. 颅前窝骨折的特征是

A. 熊猫眼征
B. 中间清醒期
C. 逆行性健忘
D. 库欣反应
E. Ⅶ~Ⅷ脑神经损伤

30. 脑血管疾病的叙述,**错误**的是

A. 脑血管疾病是人类死亡的三大疾病之一
B. 自发性蛛网膜下腔出血的常见原因是颅内动脉瘤和脑血管畸形
C. 颅内动脉瘤是造成蛛网膜下腔出血的首位原因
D. 脑血管造影是确诊颅内动静脉畸形的必检方法

E. 完全性脑卒中后神经功能障碍恢复较快

31. 枕骨大孔疝最后导致

A. 颅内压增高　B. 硬脑膜下血肿　C. 小脑挫裂伤

D. 呼吸循环中枢衰竭　E. 高血压危象

32. 应立即做手术准备的脑外伤是

A. 脑震荡　B. 颅底骨折伴脑脊液耳漏

C. 脑挫裂伤　D. 硬脑膜外血肿

E. 蛛网膜下腔出血

33. 脑干损伤瞳孔变化的特征为

A. 双侧瞳孔散大固定

B. 伤后双侧瞳孔立即缩小

C. 一侧瞳孔进行性散大，对光反应消失

D. 双侧瞳孔大小多变，对光反射消失伴眼球分离

E. 两侧瞳孔等大，对光反射灵敏

34. 颅内动静脉畸形的临床特征**不包括**

A. 常在 20~30 岁发病

B. 最常见的首发症状是脑内、脑室内出血

C. 约一半病人有头痛病史

D. 婴幼儿可因颅内血管短路引起心力衰竭

E. 癫痫发作只在颅内出血时出现

35. 对脑挫裂伤临床表现的描述，**错误**的是

A. 头痛

B. 呕吐

C. 颅内压增高

D. 伤后立即出现昏迷，昏迷时间不超过 30 分钟

E. 脑疝

36. 脑挫裂伤的治疗措施**不妥**的是

A. 保持气道通畅　B. 防治脑水肿　C. 支持疗法

D. 对症治疗　E. 立即开颅手术

37. 对脑卒中的叙述，**错误**的是

A. 缺血性脑卒中多于出血性脑卒中

B. 缺血性脑卒中常在睡眠中发生

C. 短暂性脑缺血发作可自行缓解，多不留后遗症

D. 完全性脑卒中神经功能障碍长期不能恢复

E. 出血性脑卒中多位于内囊部

38. 脊髓肿瘤的护理措施，**错误**的是

A. 树立病人的信心　B. 取仰卧位或半坐卧位

C. 保持头部和脊柱的轴线一致　D. 保持呼吸道通畅

E. 早期功能锻炼

39. 脑脓肿最危险的护理问题是

A. 有受伤的危险
B. 语言沟通障碍
C. 体温过高
D. 有感染的危险
E. 医护合作性问题：颅内压增高及脑疝

40. 脑脓肿引流术后的护理措施，**错误**的是
A. 引流管置于脓腔中心
B. 引流高度至少低于脓腔 30cm
C. 保持引流管牢固和通畅
D. 严格无菌操作
E. 术后 2 小时即可进行脓腔冲洗

A2 型题

41. 黄某，女，45 岁。因脑肿瘤、颅内压增高，行脑室引流术后 3 小时，引流管无脑脊液流出，**不正确**的处理方法是
A. 将引流袋降低
B. 报告医师
C. 将引流管轻轻旋转
D. 生理盐水冲洗
E. 必要时换管

42. 杨某，男，36 岁。脑挫裂伤。入院时测血压 20/10.7kPa（150/80mmHg），脉搏 60 次 /min，呼吸 12 次 /min。为避免诱发脑疝，应忌做
A. 腰穿
B. 冬眠
C. 脱水
D. 抗感染
E. 补液

43. 李某，男，36 岁。因颅内压增高，头痛逐渐加重，行腰椎穿刺脑脊液检查时突发急性枕骨大孔疝。其最主要表现为
A. 意识障碍
B. 呼吸和循环障碍
C. 瞳孔散大
D. 肢体瘫痪
E. 瞳孔缩小

44. 陈某，男，28 岁。因颅内压增高，头痛逐渐加重，行腰椎穿刺脑脊液检查后突然呼吸停止，双侧瞳孔直径 2mm，以后逐渐散大，应首先采取的措施是
A. 行脑脊液分流术
B. 快速输入脱水药
C. 钻颅行脑脊液外引流
D. 腰椎穿刺脑脊液引流
E. 大剂量应用肾上腺皮质激素

45. 韦某，女，68 岁。因颅内压增高致高热、头痛、呕吐、意识障碍，此时**不能**采取的措施是
A. 脱水利尿
B. 控制癫痫发作
C. 冬眠低温疗法降温
D. 躁动不安时强制约束
E. 低压小量灌肠解除便秘

46. 胡某，女，32 岁。头痛 1 年半，近 2 个月头痛加重，伴有喷射样呕吐。烦躁后出现意识障碍，右侧瞳孔缩小，后又散大，光反应迟钝，左侧肢体运动障碍，呼吸加快。CT 示左顶叶肿瘤。首先采取的急救措施应是
A. 立即开颅切除肿瘤
B. 20%甘露醇静脉注射
C. 脑脊液体外引流
D. 去骨瓣减压
E. 气管插管，保持呼吸道通畅

47. 王某，男，58 岁。头部伤后当即昏迷。行腰穿检查为血性脑脊液。应考虑是
A. 急性硬膜下血肿
B. 脑震荡
C. 脑挫裂伤
D. 硬脑膜外血肿
E. 头皮撕裂伤

48. 刘某，男，20 岁。头部受伤后立即昏迷，10 分钟后清醒，有呕吐，对受伤情况不能回忆，最可能的诊断是

A. 颅内血肿　B. 脑供血不全　C. 脑震荡
D. 脑干损伤　E. 脑挫裂伤

49. 伍某,男,43 岁。车祸致脑挫裂伤。其最突出的临床表现是
A. 头痛　B. 意识障碍　C. 恶心
D. 呕吐　E. 颈项强直

50. 全某,男,20 岁。因车祸后昏迷,20 分钟后诉轻微头痛,四肢活动自如,次日感头痛加剧、呕吐数次、嗜睡而就诊,处理宜
A. 镇静、休息 1 周　B. 镇静、止呕、休息 1 周
C. 脱水、利尿、随诊　D. 脱水、利尿、进一步检查
E. 脱水、利尿、止呕、开颅探查

51. 刘某,男,32 岁。从高处坠落后昏迷。查体:呼唤能睁眼,说话含混不清,针刺肢体呈过伸反应,Glasgow 评分为
A. 6 分　B. 7 分　C. 8 分
D. 9 分　E. 10 分

52. 陈某,男,30 岁。司机。因车祸前额及眶部撞伤,眼睑青肿,结膜下出血,鼻部不断流出血性液体,最可能发生
A. 额骨骨折　B. 面部挫伤　C. 颅前窝骨折
D. 颅中窝骨折　E. 鼻骨骨折

53. 李某,女,20 岁。头部受伤后意识障碍,出现中间清醒期,检查伤侧瞳孔散大,对光反应消失,对侧肢体瘫痪,提示为
A. 脑挫裂伤　B. 脑干损伤　C. 硬脑膜外血肿
D. 枕骨大孔疝　E. 脑内血肿

54. 高某,女,56 岁。头颅外伤昏迷,对瞳孔观察的判断,**错误**的是
A. 伤后双侧瞳孔形圆,等大,直径约 2mm,对光反射灵敏,属正常
B. 伤后出现双侧瞳孔散大,光反射消失伴眼球固定,提示脑干损伤
C. 伤后一侧瞳孔散大、对侧肢体瘫痪,提示脑受压或脑疝可能
D. 伤后双侧瞳孔极度缩小,对光反应迟钝,提示桥脑损伤
E. 伤后双侧瞳孔大小,形态多变,光反射消失伴眼球分离,提示中脑损伤

55. 马某,女,33 岁。头部外伤 15 小时入院。查体:昏迷,血压升高,呼吸缓慢,脉搏缓慢而有力,一侧瞳孔散大,对光反射迟钝。护士立即做出如下判断及护理,**错误**的是
A. 病人已有颅内压增高　B. 病人发生了枕骨大孔疝
C. 病人需要立即注射甘露醇　D. 立即向医生汇报病情
E. 立即给病人配血、剃头

56. 李某,男,56 岁。因头部受伤入院。体检发现:BP18/12kPa,鼻腔有脑脊液流出。以下护理措施,**错误**的是
A. 床头抬高 15°~30° 卧位　B. 清洁鼻前庭
C. 无菌棉球堵塞鼻腔　D. 避免经鼻腔吸痰
E. 避免经鼻置胃管

57. 钟某,男,32 岁。头痛、左眼视力下降伴性功能障碍半年,首选检查
A. 多普勒　B. B 超　C. 脑 CT

D. 脑血管造影　　E. 脑电图

58. 张某，男，45 岁。车祸后出现昏迷，下列护理措施中最重要的是

A. 及时调整病人体位

B. 记录 24 小时出入水量

C. 按时测定并记录意识，瞳孔、脉搏、呼吸和血压

D. 避免坠床及误伤

E. 做好五官及皮肤护理

59. 胡某，男，56 岁。反复发生眩晕、耳鸣、听力障碍、步态不稳 2 个月，发作时间数秒至数分钟，一日可多次发作。检查：P 86 次 /min，呼吸 12 次 /min，BP 26/14.5kPa，无其他阳性体征发现。诊断考虑

A. 短暂性脑缺血发作　　B. 完全性脑卒中　　C. 出血性脑卒中

D. 可逆性脑卒中　　E. 缺血性脑卒中

60. 韦某，男，40 岁。左耳听力下降伴耳鸣半年，左侧面部感觉功能障碍，步态不稳，闭目站立不稳，考虑是

A. 听神经瘤　　B. 垂体腺瘤　　C. 颅咽管瘤

D. 神经胶质瘤　　E. 脑膜瘤

61. 何某，男，60 岁。急性出血性脑卒中，护理措施**错误**的是

A. 应绝对卧床休息　　B. 取半坐卧位或仰卧头偏向一侧

C. 应适当控制输液量　　D. 可适当应用吗啡和哌替啶

E. 外出须有陪护，防止意外发生

A3/A4 型题

（62~63 题共用题干）

李某，男，民工，32 岁。从高处坠落，神志清楚，头面部有血肿，鼻孔持续流出粉红色血水，嗅觉和视力稍有减退。临床拟诊颅前窝骨折。

62. 拟诊颅前窝骨折主要依据是

A. 头部外伤史　　B. 脑脊液鼻漏　　C. 眼眶周围青紫

D. 嗅觉障碍　　E. 视力减退

63. 护理措施**错误**的是

A. 去枕平卧位　　B. 鼻腔不冲洗　　C. 避免擤鼻涕

D. 不做腰椎穿刺　　E. 按时使用抗生素

（64~67 题共用题干）

韦某，男，21 岁。因车祸致头部外伤，当时昏迷 10 分钟，清醒后诉头痛，不能回忆伤时情况，恶心并呕吐 1 次，神经系统无阳性体征，诊断为脑震荡，留院观察。

64. 伤员送来医院后，诊断脑震荡有价值的重要依据

A. 恶心、呕吐　　B. 头痛、头晕　　C. 记忆力减退

D. 逆行性健忘　　E. 神经系统无阳性体征

65. 主要的护理措施是

A. 注意体液平衡　　B. 保证营养供应　　C. 满足日常生活需要

D. 避免意外损伤　　E. 仔细观察病情

66. 在病情观察过程中，发现该病人再次烦躁、神志不清。检查右侧瞳孔直径 5mm，左侧

瞳孔直径 3mm，左侧肢体无自主活动。根据病情变化，考虑并发了

A. 脑挫裂伤　B. 原发性脑干损伤　C. 急性硬脑膜外血肿
D. 急性硬脑膜下血肿　E. 急性脑内血肿

67. 根据上述病情，你认为最根本的治疗措施是

A. 手术清除血肿　B. 静脉注射呋塞米　C. 静脉滴注糖皮质激素
D. 应用地塞米松　E. 静脉快速滴注甘露醇

（68~69 题共用题干）

刘某，女，41 岁。突然剧烈头痛、呕吐、右眼睑下垂。检查右眼球活动受限，呈外展位，瞳孔扩大，对光反射消失，颈项强直，克氏征（+）。

68. 根据上述症状体征，您应考虑为

A. 颅内动脉瘤　B. 颈动脉海绵窦瘘　C. 脑血管畸形
D. 高血压脑出血　E. 脑梗死后出血

69. 若腰穿获得血脑脊液应与下列疾病鉴别，但**除外**

A. 颅内动静脉畸形　B. 高血压脑出血　C. 脑内肿瘤
D. 脊髓血管畸形　E. 外伤性蛛网膜下腔出血

（70~71 题共用题干）

宁某，男，60 岁。因头痛、呕吐、发热伴右侧肢体偏瘫 2 天入院，3 个月前曾患肺脓肿，经住院治疗病情好转，临床拟诊为脑脓肿。

70. 根据病史，您认为感染来源最可能是

A. 耳源性　B. 外伤性　C. 血源性
D. 隐源性　E. 鼻源性

71. 感染后包膜初步形成的时间是

A. 7~10 天　B. 10~14 天　C. 14~21 天
D. 21~28 天　E. 3~8 周

（72~73 题共用题干）

陶某，男，40 岁。因右侧上睑下垂 1 个月，与人发生口角后头痛、呕吐伴意识障碍 2 小时入院，头部 CT 示蛛网膜下腔出血（SAH）。

72. 进一步诊断最可能为

A. 脑出血　B. 动静脉畸形　C. 动脉瘤
D. 肿瘤出血　E. 脑卒中

73. 确诊的主要手段是

A. X 线片　B. CT　C. 颅脑超声
D. MRI　E. DSA

（74~77 题共用题干）

石某，女，54 岁。发热、头痛、呕吐 20 天，左侧肢体无力 6 天，发病前有皮肤感染史。实验室检查：周围血象白细胞总数 $12.7\times10^9/L$，中性粒细胞 76%，核左移，颅脑 CT 发现右顶叶有环形低密度区，周围有等密度环，增强后呈不明显强化环，周围脑水肿明显，脑室受压，中线结构左移。

74. 下列神经系统检查中，对诊断颅内压增高有价值的是

A. 双眼底视神经乳头水肿　B. 颈部有抵抗感

C. 左侧鼻唇沟变浅　　D. 左侧肢体肌力Ⅲ级
E. 左下肢 Babinski 征阳性

75. 在定性诊断时最可能的诊断是
A. 恶性胶质瘤　　B. 转移瘤　　C. 脑脓肿
D. 脑结核瘤　　E. 脑包囊虫病

76. 最合适的治疗措施是
A. 开颅探查行局部病灶切除术　　B. 钻孔穿刺术
C. 采用抗生素治疗　　D. 使用抗寄生虫药
E. 脱水、激素、抗肿瘤药物治疗

77. 根据医嘱给予 20% 甘露醇溶液，正确输液方法是
A. 快速推注　　B. 缓慢滴注，防止静脉炎
C. 1~2 小时内滴完 250ml　　D. 15~30 分钟内滴完 250ml
E. 30~60 分钟内滴完 250ml

（二）填空题

1. 颅内高压三主征是指头痛，________，________。
2. 脑疝分为：________、________和大脑镰下疝。
3. 正常成人的颅内压是________kPa，小儿颅内压是________kPa，颅内压增高是由各种疾病导致颅内压持续________以上，从而引起相应症状的临床病理综合征。
4. 颅内血肿按出血来源和发生部位分为________血肿、________血肿和________血肿。
5. 造成蛛网膜下腔出血的首位原因是________。
6. 脑手术后最危险的并发症是________。
7. 脑脓肿病人术后________小时方可进行脓腔冲洗。
8. 幕上开颅术后取________卧位，幕下开颅术后早期取________卧位。

（三）名词解释

1. 颅内压
2. 颅内压增高
3. 库欣反应
4. 脑疝
5. 逆行性健忘
6. 中间清醒期
7. 小脑幕切迹疝
8. 枕骨大孔疝

（四）简答题

1. 对颅内压增高病人如何进行护理评估？
2. 对颅内压增高病人应采取哪些护理措施？
3. 对颅脑损伤病人如何进行护理评估？
4. 对颅脑损伤病人应采取哪些护理措施？
5. 如何做好脑脊液漏的护理？
6. 对颅脑损伤病人的应重点观察哪些内容？
7. 对颅脑损伤病人，在病情观察过程中出现哪些情况提示可能发生了颅内血肿或脑疝？

8. 对颅内肿瘤病人如何进行护理评估？

（五）病例分析

周某，男，23岁。因头部外伤4小时入院。4小时前被水泥砖击中头部，当即昏迷、鼻出血，约30分钟后清醒。25分钟前诉头痛加剧，烦躁不安、恶心、呕吐3次，呈喷射状，为胃内容物，继而再次昏迷，急诊入院。经CT检查提示右颞骨线形骨折，右侧颅内血肿。

医疗诊断：右颞骨线形骨折、硬脑膜外血肿。

治疗：立即手术清除血肿。

请问：

（1）诊断急性硬脑膜外血肿有哪些依据？

（2）对颅脑损伤病人应从哪些方面进行病情观察？

（3）如何配合医生进行抢救？

（叶国英）

第十二章 颈部疾病病人的护理

【重点与难点】

一、单纯性甲状腺肿病人的护理

（一）概要

单纯性甲状腺肿是指由多种原因引起的非炎症性或非肿瘤性甲状腺肿大，一般不伴有甲状腺功能异常的临床表现。病因：**碘缺乏**、甲状腺激素（TH）合成或分泌障碍、TH需要量增加。身体状况：甲状腺功能和基础代谢率除了结节性甲状腺肿继发甲状腺功能亢进外，大多数正常。早期，**甲状腺呈对称弥漫性肿大，表面光滑、无压痛，随吞咽上下移动**。甲状腺显著肿大时可引起压迫症状。辅助检查：甲状腺功能检查、甲状腺摄 ^{131}I 率及 T_3 抑制试验、甲状腺扫描。**处理原则**：生理性甲状腺肿，宜多食含碘丰富的食物如海带、紫菜；对20岁以下的弥漫性单纯甲状腺肿病人可给予小量甲状腺素；**手术治疗指征**：因气管、食管或喉返神经受压引起临床症状者，胸骨后甲状腺肿，巨大甲状腺肿影响生活和工作者，结节性甲状腺肿继发功能亢进者，结节性甲状腺肿疑有恶变者。

（二）护理措施

1. 非手术治疗病人的护理　①**病情观察**：观察病人甲状腺肿大的程度、质地，有无结节及压痛，颈部增粗的进展情况。②**用药护理**：观察药物疗效和不良反应。如出现心动过速、呼吸急促、食欲亢进、怕热多汗、腹泻等甲状腺功能亢进表现，应及时汇报医师处理。③心理护理：多与病人接触交流，鼓励其表达感受，帮助病人树立信心。

2. 手术治疗病人的护理　见“甲状腺功能亢进病人的护理”。

3. **健康指导**　①**饮食指导**：指导病人多进食含碘丰富的食物，如海带、紫菜等海产类食品，并食用碘盐，避免大量摄入阻碍TH合成的食物如卷心菜、菠菜、萝卜等。②**用药指导**：应坚持长期服药，以免停药后复发。学会观察药物疗效及不良反应。③**预防指导**：妊娠、哺乳、青春发育期应增加碘的摄入，预防本病的发生。

二、甲状腺功能亢进病人的护理

（一）概要

甲状腺功能亢进是由于各种原因导致甲状腺素分泌过多而引起以全身代谢亢进为主要特征的疾病总称。按其发病的原因可分为：原发性甲亢、继发性甲亢及高功能腺瘤。原发性甲亢的病因迄今尚未完全明确。

（二）护理评估

1. 健康史　了解发病的过程及治疗经过，是否有家族史，了解既往史，有无手术史等。

2. **身体状况**　甲状腺肿大、交感神经功能亢进、突眼、心血管功能改变、基础代谢率增高。

3. 辅助检查　①基础代谢率测定：**基础代谢率（%）=（脉率 + 脉压）–111**，正常值为 ±10%，轻度甲亢为 +20% ~+30%，中度甲亢为 +30% ~+60%，重度甲亢为 +60%以上；②甲状腺摄 ^{131}I 率测定；③血清中 T_3 和 T_4 含量测定。

4. 心理 - 社会状况评估。

5. 处理原则　**甲状腺大部切除术**是治疗中度以上甲亢的最常用而有效的方法。**手术适应证**：①继发性甲亢或高功能腺瘤；②中度以上的原发性甲亢；③腺体较大，伴有压迫症状，或胸骨后甲状腺肿等类型的甲亢；④抗甲状腺药物或 ^{131}I 治疗后复发者或坚持长期用药有困难者。另外，甲亢影响妊娠（流产、早产等），而妊娠又加重甲亢，故妊娠早、中期的甲亢病人凡具有上述指征者，应考虑手术治疗。**手术禁忌证**：①青少年病人；②症状较轻者；③年老体弱或有严重器质性疾病无法耐受手术治疗者。

（三）常见护理诊断 / 问题

1. 焦虑 / 恐惧。

2. 营养失调：低于机体需要量。

3. 清理呼吸道无效。

4. 潜在并发症：呼吸困难和窒息、甲状腺危象、喉返神经损伤、喉上神经损伤和手足抽搐等。

（四）护理措施

1. 术前护理

（1）完善术前检查：除完善手术前常规检查和必要的化验检查外，还应作以下检查：①颈部透视或摄片；②心脏检查；③喉镜检查；④基础代谢率的测定；⑤神经肌肉应激性的检查。

（2）一般护理：①饮食护理：病人可进高热量、高蛋白、富含维生素的食物，禁止饮用浓茶、咖啡等刺激性饮料。②体位训练：术前教会病人头低肩高体位。每日练习用软枕垫高肩部数次，以适应术中颈过伸的体位。

（3）**用药护理**：①服用碘剂，**常用复方碘化钾溶液**，每日 3 次，口服，第 1 日每次 3 滴，第 2 日每次 4 滴，以后逐日每次增加 1 滴至每次 16 滴止，然后维持此剂量。②也可先服用硫脲类药物，待甲亢症状基本控制后停药，再单独服用碘剂 1~2 周，再行手术。③少数病人服碘剂 2 周后症状改善不明显，可同服硫脲类药物，待甲亢症状基本控制后停服硫脲类药物，再继续单独服用碘剂 1~2 周后手术。服药期间严密观察药物的反应与效果。**甲亢症状控制标准**：病人情绪稳定，睡眠好转，体重增加，脉率稳定在每分钟 90 次以下，脉压恢复正常，基础代谢率 +20%以下。

（4）眼睛护理：突眼者注意保护眼睛，常滴眼药水，外出时可戴墨镜或眼罩，睡前用抗生素眼膏敷眼或用油纱布遮盖。

（5）术前准备：教会病人正确深呼吸、有效咳嗽及咳痰的方法。术前 8~12 小时禁食，4 小时禁水。术日晨准备麻醉床，床旁备引流装置、无菌手套、拆线包及气管切开包等急救物品。

（6）心理护理：了解病人的心理状态，有针对性与病人沟通，消除病人的顾虑和恐惧心理，避免情绪激动。

2. 术后护理

（1）一般护理：①饮食护理：病人全麻清醒后，即可饮用少量温水或凉水。若无不适，逐渐给予微温流质饮食，并逐步过渡到普食。只要吞咽时无疼痛不适的感觉，应鼓励病人少量多餐。②体位和活动：病人全麻清醒后，血压平稳取半坐卧位。在床上变换体位，起身活动、咳嗽时可用手固定颈部，保持头颈部于舒适位置。

（2）病情观察：①生命体征的监测：病人出现脉率过快，体温升高，应警惕甲状腺危象的发生；②切口渗血情况；③引流液量、颜色和性状；④病人的发音情况；⑤病人进食流质饮食时有无呛咳或误咽。⑥病人有无面部、唇部或手足部的针刺样麻木感或强直感。

（3）疼痛护理：遵医嘱及时应用止痛药。

（4）保持呼吸道通畅：指导病人深呼吸，协助病人有效咳嗽。必要时行超声雾化吸入，帮助其及时排出痰液，预防肺部并发症。

（5）**用药护理**：遵医嘱继续服用复方碘化钾溶液，每日 3 次，每次 10 滴，共 1 周左右；或由每日 3 次，每次 16 滴开始，逐日每次减少 1 滴，至病情平稳。年轻病人术后常口服甲状腺素，每日 40~60mg，连服 6~12 个月，预防复发。

（6）**并发症的观察与护理**：注意观察有**无呼吸困难和窒息、喉返神经损伤、喉上神经损伤、甲状腺旁腺损伤、甲状腺危象**等并发症的表现，如有应立即报告医师，并遵医嘱做出相应的处理。

3. 健康指导　①指导病人进行康复锻炼和自我护理。②用药指导：讲解甲亢术后继续服药的重要性并督促执行，教会病人正确服用碘剂的方法。③指导复诊：病人出院后应定期至门诊复查，以了解甲状腺的功能。若出现心悸、手足震颤、抽搐等情况时及时就诊。

三、甲状腺肿瘤病人的护理

（一）概要

1. 甲状腺腺瘤　**最常见的是甲状腺良性肿瘤**。身体状况：病人颈部出现圆形或椭圆形结节，多为单发。结节质地稍硬，表面光滑，边界清楚，无压痛，随吞咽上下移动。处理原则：腺瘤的患侧甲状腺大部或部分（腺瘤小）切除术。

2. 甲状腺癌　**最常见的甲状腺恶性肿瘤**。可分为：①乳头状癌；②滤泡状腺癌；③未分化癌；④髓样癌。身体状况：腺体内肿块质硬而固定、表面不平是各种病理类型甲状腺癌的共同表现。发病初期甲状腺内仅有单个、固定、质硬、表面不光滑的肿块。肿块逐渐增大，吞咽时上下移动度降低。晚期常因压迫喉返神经、气管或食管而引起声音嘶哑、呼吸困难或吞咽困难。肿瘤压迫颈部交感神经节引起 Horner 综合征及侵犯颈丛出现耳、枕、肩等处的疼痛和局部淋巴结及远处器官转移等表现。处理原则：手术治疗是除未分化癌以外各型甲状腺癌的基本治疗方法，并辅以核素、甲状腺激素和外放射等治疗。

（二）护理措施

1. 术前护理　①术前指导并督促病人练习颈过伸体位。②保证病人术前晚充分休息和睡眠，术前晚给予镇静安眠类药物，保证病人身心处于最佳状态。③做好心理护理。

2. 术后护理

（1）一般护理：①饮食护理：病情平稳后，可少量饮水。若病人无不适感，鼓励其进食或经吸管吸入的流质饮食，逐步过渡为半流质饮食及软食。②体位：病人血压平稳后，给予半卧位，鼓励床上活动。保证病人充足的休息和睡眠，适当应用镇静止痛。

（2）病情观察：包括①生命体征的监测。②病人的发音和吞咽情况。③切口情况。④引流管引流情况。若有异常，及时报告医师。

（3）床旁备引流装置、无菌手套、拆线包及气管切开包等急救物品。

（4）根据病人术后病理结果，指导病人调整心态，配合后续治疗。

（5）健康指导：①指导病人头颈部制动一段时间后，开始逐步练习活动，促进颈部的功能恢复。②指导病人出院后定期复诊，教会病人自行检查颈部。若出现颈部肿块或淋巴结肿大等，及时就诊。

【测试题】

（一）选择题

A1 型题

1. 门诊判断甲状腺功能亢进病情程度的最简单而主要的指标是
   A. 突眼的程度　B. 脉率和脉压　C. 体重减轻程度
   D. 食欲亢进程度　E. 甲状腺肿大程度
2. 甲状腺手术后出现误咽、呛咳原因是
   A. 喉返神经损伤　B. 喉上神经内支损伤　C. 喉上神经外支损伤
   D. 舌咽神经损伤　E. 迷走神经损伤
3. 基础代谢率的常用计算公式为
   A. 基础代谢率 = 脉率 × 脉压 –111　B. 基础代谢率 = 脉率 × 脉压 +111
   C. 基础代谢率 =（脉率 + 脉压）–111　D. 基础代谢率 =（脉率 – 脉压）+111
   E. 基础代谢率 =（脉率 – 脉压）× 111
4. 引起甲亢术后甲状腺危象的主要原因是
   A. 精神紧张　B. 术后出血　C. 术中失血过多
   D. 术中补液不足　E. 术前准备不充分
5. 甲状腺癌的临床特点，<u>错误</u>的是
   A. 颈部无痛性肿块　B. 肿块表面不光滑　C. 肿块活动度良好
   D. 早期有远处转移　E. 淋巴转移有相应的压迫症状
6. 甲状腺肿块的临床检查特征是
   A. 肿块突出明显　B. 随吞咽活动　C. 质地较硬
   D. 有压痛感　E. 颈部受压
7. 甲状腺大部切除术后立即出现声音嘶哑提示
   A. 甲状腺危象先兆　B. 喉上神经损伤　C. 喉返神经损伤
   D. 甲状腺旁腺损伤　E. 黏稠痰液阻塞
8. 甲亢病人行甲状腺次全切除术后，最危急的并发症是
   A. 呼吸困难和窒息　B. 甲状腺危象　C. 手足抽搐
   D. 失音　E. 误咽
9. 必须进行手术的甲状腺疾病是
   A. 结节性甲状腺肿继发甲亢　B. 轻度甲状腺功能亢进
   C. 青春期甲状腺肿　D. 妊娠期甲状腺肿

E. 以上都不是

10. 甲状腺功能亢进手术时机必须选择在

A. 病人体温正常　B. 病人健康状况良好　C. 肿大的甲状腺缩小　D. 甲状腺功能基本正常　E. 无其他重要器官疾病

11. 甲状腺手术病人术前应练习的体位是

A. 半卧位　B. 仰卧位　C. 头颈过伸位　D. 侧卧位　E. 去枕平卧位

12. 甲状腺肿瘤预后最差的是

A. 髓样癌　B. 未分化癌　C. 乳头状腺癌　D. 滤泡状腺癌　E. 甲状腺腺瘤

13. 病人出现 Horner 综合征可能因肿大的甲状腺压迫

A. 气管　B. 食管　C. 颈交感神经丛　D. 颈深部大静脉　E. 双侧喉返神经

14. 鉴别甲亢与单纯性甲状腺肿的最佳选择是

A. 基础代谢率测定　B. 甲状腺碘摄率　C. 血清总 T_3、总 T_4 测定　D. T_3 抑制试验　E. 促甲状腺激素释放激素兴奋试验

15. 甲状腺大部切除术后发音声调降低，是因为手术损伤了

A. 甲状旁腺　B. 单侧喉返神经　C. 双侧喉返神经　D. 喉上神经内支　E. 喉上神经外支

16. 引起甲状腺功能亢进的主要因素是

A. 自身免疫　B. 理化因素　C. 手术创伤　D. 病毒感染　E. 遗传因素

17. 甲亢病情恶化时危及生命的是

A. 甲亢性心脏病　B. 甲状腺危象　C. 淡漠型甲亢　D. 甲亢性肌病　E. 周期性瘫痪

18. 甲状腺功能亢进的病人，术前准备应稳定

A. 心率 70 次 /min，基础代谢率 +30%　B. 心率 80 次 /min，基础代谢率 +30%　C. 心率 90 次 /min，基础代谢率 +20%　D. 心率 100 次 /min，基础代谢率 +20%　E. 心率 90 次 /min，基础代谢率 +35%

19. 甲状腺功能亢进时，下列检查最能反映甲状腺功能的是

A. 血清 T_3、T_4　B. 血清抗甲状腺球蛋白　C. 基础代谢率　D. 核素扫描　E. 甲状腺摄取 ^{131}I 率

20. 抗甲状腺药物的作用机制为

A. 抑制甲状腺细胞摄取碘

B. 抑制甲状腺组织释放碘

C. 抑制甲状腺过氧化氢酶，阻断甲状腺激素合成

D. 抑制甲状腺组织释放 TH

E. 增加甲状腺激素的降解

21. 甲状腺术后病人的健康指导<u>不包括</u>
A. 按时服用碘剂　B. 练习颈部活动
C. 肩部和颈部的功能锻炼　D. 出院病人定期复查
E. 教会病人自行检查颈部

22. 下列表现仅见于原发性甲亢的是
A. 杂音及震颤　B. 手颤及舌颤　C. 眼球突出
D. 脉压增大　E. 食欲亢进

23. 重度甲亢的基础代谢率是
A. +10% 以下　B. +10%~+20%　C. +20%~+30%
D. +30%~+60%　E. +60% 以上

24. 甲状腺癌中,发病率最高的是
A. 滤泡状腺癌　B. 乳头状腺癌　C. 髓样癌
D. 未分化癌　E. 巨细胞癌

25. 甲亢术前服用碘剂最长<u>不宜</u>超过
A. 2 周　B. 3 周　C. 4 周
D. 5 周　E. 6 周

26. 甲状腺术后最危重的并发症为
A. 误咽　B. 手足抽搐　C. 声音嘶哑
D. 出血　E. 声调下降

27. 预防术后甲状腺危象的关键是
A. 术后使用镇静剂　B. 加强术后护理
C. 术前使基础代谢率降至 +20% 以下　D. 术后使用镇痛剂
E. 术时选用全身麻醉

28. 分泌大量降钙素的甲状腺癌是
A. 乳头状腺癌　B. 滤泡状腺癌　C. 未分化癌
D. 髓样癌　E. 转移癌

29. 甲状腺次全切除后,甲状腺危象多发生在术后
A. 1~4 小时　B. 4~8 小时　C. 8~12 小时
D. 12~36 小时　E. 36~48 小时

30. 判断甲亢治疗效果的主要指标是
A. 情绪变化　B. 食欲变化　C. 体重变化
D. 甲状腺大小变化　E. 心率及脉压变化

31. 引起单纯性甲状腺肿的主要病因是
A. 甲状腺素需要量增加　B. 甲状腺素合成障碍
C. 甲状腺激素分泌障碍　D. 合成甲状腺素原料(碘)的缺乏
E. 应用甲状腺激素抑制剂

32. 病人在进行甲状腺摄碘试验前,应禁食含碘食物的时间是
A. 3~6 天　B. 6~9 天　C. 1 周
D. 2~3 周　E. 4~6 周

33. 甲状腺功能亢进手术的禁忌证为

A. 高功能腺瘤　B. 早期妊娠　C. 胸骨后甲状腺肿
D. 内科治疗无效或复发者　E. 青少年病人

34. 下列不属于甲状腺危象临床表现的是
A. 高热大汗　B. 心动过速　C. 肝脾大
D. 血压上升　E. 呕吐腹泻

A2 型题

35. 病人行甲状腺大部分切除术后回病房，护士接病人时，要求病人回答问题的目的是评估
A. 麻醉清醒　B. 意识障碍　C. 痰液阻塞
D. 神经损伤　E. 记忆受损

36. 张某，男，31 岁。行甲状腺大部分切除术后 4 小时，出现进行性呼吸困难，切口敷料上有少许血液浸透，应首先考虑
A. 喉头水肿　B. 气管塌陷　C. 痰液阻塞气道
D. 切口内血肿形成　E. 双侧喉返神经损伤

37. 黄某，男，36 岁。行甲状腺大部分切除术后 3 天，出现手足疼痛，指尖针刺感并有轻微抽搐，护士应备好
A. 氯化钾　B. 碘化钠　C. 苯巴比妥
D. 碳酸氢钠　E. 葡萄糖酸钙

38. 刘某，男，35 岁。行甲状腺大部分切除术后出现饮水呛咳，发音时音调无明显变化，应考虑
A. 气管塌陷　B. 切口内出血
C. 单侧喉返神经损伤　D. 喉上神经外侧支损伤
E. 喉上神经内侧支损伤

39. 王某，男，40 岁。行甲状腺大部分切除术后 26 小时出现进行性呼吸困难，口唇发绀，颈部变粗，应首先考虑
A. 气管塌陷　B. 喉头水肿　C. 切口内血肿
D. 痰液阻塞气道　E. 双侧喉返神经损伤

40. 孙某，甲状腺术后 12 小时出现颈部肿大，呼吸困难，应立即
A. 吸氧　B. 吸痰　C. 气管切开
D. 雾化吸入　E. 拆除缝线，清除血肿

41. 张某，男，40 岁。已有多年怕热、多汗。心率 110 次 /min，食量大，但渐瘦，经查血清 T_4 及 T_3 增高，诊断为甲状腺功能亢进，行甲状腺大部分切除术，术后第一天突然体温达 40℃，心率 150 次 /min，恶心、呕吐、腹泻、大汗持续而昏睡，其原因可能是
A. 甲状腺大量破坏　B. 机体消耗大量甲状腺素
C. 垂体功能亢进　D. 大量甲状腺素释放入血
E. 下丘脑功能亢进

42. 刘某，女，30 岁。妊娠 6 周发生甲状腺功能亢进，甲状腺肿大伴有局部压迫症状，下列治疗最恰当的是
A. 终止妊娠后，服用抗甲状腺药　B. 服用抗甲状腺药物
C. 终止妊娠后，手术治疗　D. 终止妊娠后，^{131}I 治疗

E. 不终止妊娠，手术治疗

43. 张某，男，15 岁。诊断为单纯性甲状腺肿，甲状腺肿较明显，为其采取的主要治疗措施是

A. 放射性 ^{131}I 治疗　B. 多食含碘食物　C. 抗甲状腺药物治疗
D. 甲状腺大部分切除　E. 给予小量甲状腺素

44. 杨某，男，36 岁。行甲状腺大部切除术后 18 小时，病人烦躁不安，高热大汗，测 T39℃，P125 次 /min，BP120/70mmHg，切口无渗血，引流管引出 30ml 淡血性液体，首先考虑的并发症是

A. 喉头水肿　B. 切口内血肿形成　C. 甲状旁腺损伤
D. 甲状腺危象　E. 压迫喉返神经

45. 朱某，男，32 岁。因甲亢接受放射性 ^{131}I 治疗。治疗后护士应嘱咐病人定期检查，以便及早发现

A. 甲状腺癌变　B. 永久性甲状腺功能减退
C. 红细胞减少　D. 突眼恶化
E. 声音嘶哑

46. 朱某，女，15 岁。入学前发现弥漫性甲状腺肿，其主要护理措施

A. 观察，不干预　B. 多食含碘食物　C. 补充维生素 D_3
D. 做好手术准备　E. 给予小剂量甲状腺激素

A3/A4 型题

（47~48 题共用题干）

刘某，女，26 岁。甲状腺肿大 1 年余，有怕热、多汗、心悸现象，乏力，易疲劳。检查：P100 次 /min，R22 次 /min，BP17.3/9.3kPa（130/70mmHg），双侧甲状腺弥漫肿大，有震颤，眼球稍突，心肺无异常。

47. 对诊断最有价值的检查方法是

A. T_3、T_4 测定　B. B 超检查　C. CT 检查
D. 心电图检查　E. 血清钙、磷测定

48. 术后不可能出现的并发症是

A. 呼吸困难　B. 窒息　C. 声嘶
D. 误咽　E. 高血钙

（49~50 题共用题干）

李某，男，42 岁。因甲亢做甲状腺大部切除术，术后第 3 天病人感手足麻木，时有抽搐，但术前检查血钙正常。

49. 该病人的饮食，应限制

A. 乳品　B. 海味　C. 豆制品
D. 维生素　E. 绿叶蔬菜

50. 病人抽搐发作时，为解除痉挛，应立即选用

A. 氯丙嗪　B. 异丙嗪　C. 口服维生素 D_3
D. 口服乳酸钙　E. 10% 葡萄糖酸钙静注

（51~52 题共用题干）

黄某，女，35 岁。甲状腺肿大、突眼、心慌、失眠。P100 次 /min，BP140/90mmHg（18.6/12.0

kPa),诊断为甲亢。

51. 病人的基础代谢率是

A. +20%　　B. +29%　　C. +30%

D. +39%　　E. +49%

52. 术前服用碘剂的目的是

A. 减少甲状腺血流,使其变硬变小　　B. 抑制甲状腺素分泌

C. 抑制甲状腺素合成　　D. 增加甲状腺球蛋白分解

E. 防止缺碘

(53~55 题共用题干)

李某,女,28 岁。近期食欲亢进,餐后不久又感饥饿,伴消瘦,情绪易激动。体检:颈部增粗,双侧甲状腺均增大,P100 次 /min,T37.5℃,BMR+40%,^{131}I 摄取率 2 小时为 40%。

53. 诊断甲亢下列最有意义的是

A. 甲状腺肿大程度　　B. 眼球突出　　C. 心率增快

D. 基础代谢率增高　　E. 血清 T_3 值增高

54. 对该病人的治疗原则

A. 甲状腺全切除术　　B. 甲状腺大部分切除术　　C. 抗甲状腺药物治疗

D. 皮质激素　　E. ^{131}I 治疗

55. 该病人手术后,下列急救准备必要的是

A. 继续服用碘剂　　B. 常规注射氢化可的松

C. 床旁常规放置气管切开包　　D. 常规服用普萘洛尔

E. 常规使用抗生素

(56~59 题共用题干)

赵某,女,45 岁。有甲状腺功能亢进病史 9 年,拟择期手术治疗,术前使用抗甲状腺药物加碘剂。

56. 护士为病人解释术前使用碘剂的目的是

A. 减轻突眼症状　　B. 减轻心脏损害

C. 减轻甲状腺充血　　D. 减轻交感神经亢进症状

E. 对抗甲状腺素作用

57. 下列选项中说明对该病人采取的术前准备有效的是

A. 情绪稳定,体重减轻,脉率< 85 次 /min

B. 情绪稳定,体重增加,脉率< 90 次 /min

C. 情绪稳定,体重增加,BMR < +25%

D. 情绪稳定,体重减轻,BMR < +30%

E. 脉率降低

58. 病人行甲状腺大部切除手术后,术后第二天突然发生手足持续性痉挛,此时首要处理原则为

A. 检查引流管通畅与否　　B. 气管切开

C. 立即喉镜检查　　D. 立即静脉注射 10% 氯化钙 20ml

E. 拆除颈部伤口缝线,检查有无积血

59. 发生手足持续性痉挛的可能原因是

A. 切口内出血压迫气管　　B. 喉头水肿
C. 气管塌陷　　D. 双侧喉返神经损伤
E. 甲状旁腺被误切或损伤

（二）填空题

1. 测定基础代谢率的公式是 BMR=________，其正常值是________，轻度甲亢为________，中度甲亢为________，重度甲亢为________。

2. 甲状腺大部切除术后，出现呼吸困难和窒息，常见原因有________、________、________、________、________。

3. 甲亢手术后常见的并发症有________、________、________、________、________。

4. 甲状腺危象是甲亢手术后的严重并发症之一，其处理原则是________、________、________、________、________、________、________、________。

（三）名词解释

1. 甲状腺功能亢进

2. 基础代谢率

（四）简答题

1. 原发性甲亢的临床表现包括哪些？

2. 甲亢病人术前服用复方碘化钾溶液的原理及目的是什么？

3. 甲亢术后最危急的并发症是什么？引起的原因是什么？如何急救？

（五）病例分析

周某，女，38 岁。半年前无明显诱因出现心悸、乏力、消瘦、腹胀等症状。入院后查体：T36℃，P112 次 /min，R19 次 /min，BP150/90mmHg。查体：双眼突出，眼睑水肿，颈静脉怒张，甲状腺Ⅰ度肿大，血管杂音（+），双手平伸震颤（+）。血清 T_3 高于正常值 4 倍以上。

请问：

（1）该病人的主要护理问题有哪些？

（2）应对该病人采取哪些护理措施？

（俞宝明）

第十三章 胸部疾病病人的护理

【重点与难点】

一、胸部损伤病人的护理

（一）肋骨骨折病人的护理

1. 概要　肋骨骨折是指肋骨的完整性和连续性中断，是最常见的胸部损伤。**第4~7肋骨最易折断。相邻多根多处肋骨骨折时，将使局部胸壁失去完整肋骨支撑而软化，可出现反常呼吸运动，即吸气时软化的胸壁内陷，呼气时外突，称为连枷胸。**若软化区范围较大，出现纵隔左右扑动，影响换气和静脉血回流，导致体内缺氧和二氧化碳滞留，严重者发生呼吸和循环功能衰竭。

肋骨骨折时**局部疼痛，深呼吸、咳嗽或体位改变时加剧**；胸痛使**呼吸变浅、咳嗽无力，呼吸道分泌物增多、潴留，易致肺不张和肺部感染**。骨折断端向内移位**可刺破胸膜、肋间血管和肺组织，出现气胸、血胸、皮下气肿或咯血**等。根据肋骨骨折损伤程度不同，可出现不同程度的呼吸困难、发绀或休克等。受伤胸壁肿胀，可有畸形，局部压痛，挤压胸部疼痛加重，有时可触及骨折断端和产生骨摩擦音；部分病人出现皮下气肿。

闭合性肋骨骨折主要的处理原则是：①**固定胸廓**，限制骨折断端的活动，减轻疼痛。常用的有包扎固定法、内固定法；②**镇痛**；③**建立人工气道，适用于咳嗽无力、不能有效排痰或呼吸衰竭者**；④**预防感染：合理应用抗生素**。开放性肋骨骨折，除上述处理外，还需清创胸壁伤口，固定骨折断端，若胸膜腔已穿破，行胸腔闭式引流。

2. 护理措施

（1）维持有效气体交换：①**保持呼吸道通畅**：及时清理口腔、呼吸道内的呕吐物、分泌物、血液及痰液等；协助和鼓励病人有效咳嗽、排痰，痰液黏稠不易咳出者，应用祛痰药物、超声雾化吸入等；对不能有效排痰者予以吸痰、气管插管、气管切开或辅助呼吸。②**吸氧**：呼吸困难及发绀者，及时给予吸氧。③**体位**：病情稳定者可取**半卧位**。④胸带固定胸廓的病人，注意调整胸带的松紧；范围大的软化胸壁采用体外牵引固定时，定时观察并保持有效牵引。

（2）缓解疼痛：①妥善固定胸廓。②遵医嘱镇痛。③病人咳嗽、咳痰时，协助或指导病人及家属用双手按压患侧胸壁，以减轻疼痛。

（3）病情观察：密切观察脉搏、呼吸、血压及神志的变化，观察胸部活动情况，及时发现有无呼吸困难或反常呼吸，发现异常及时通知医师并协助处理。

（4）防治感染：①监测体温变化，若体温超过38.5℃，通知医师及时处理。②及时更换创面敷料，保持敷料清洁、干燥和引流通畅。③对开放性损伤者，遵医嘱肌注破伤风抗毒素及合理使用抗生素。

（5）心理护理：肋骨骨折的病人易产生紧张、焦虑和恐惧，损伤严重时常表现出极度窘迫感，此时要尽量使病人保持镇静，积极配合治疗。

（6）健康指导：①向病人说明深呼吸、有效咳嗽的意义，鼓励病人在胸痛的情况下积极配合治疗。②需要做胸腔穿刺、胸腔闭式引流者，操作前向病人或家属说明治疗的目的。③告知病人肋骨骨折愈合后，损伤恢复期间胸部仍有轻微疼痛，活动不适时疼痛可能会加重，但不影响患侧肩关节锻炼及活动。④肋骨骨折后 3 个月应复查胸部 X 线，了解骨折愈合情况。

（二）气胸与血胸病人的护理

1. 概要 气胸根据胸膜腔内压力情况，可分为**闭合性气胸、开放性气胸和张力性气胸**。血胸根据胸腔内积血的量，可分为小量血胸（成人≤ 0.5L）、中量血胸（0.5~1.0L）和大量血胸（＞ 1.0L）。按有无活动性出血可分为进行性血胸和非进行性血胸。按照病理生理特点，可分为进行性血胸、凝固性血胸、迟发性血胸和感染性血胸。血胸与气胸可同时存在，称为血气胸。

2. 护理评估

（1）健康史：了解病人受伤经过与时间、受伤部位、伤后病情，有无昏迷、恶心、呕吐等。

（2）身体状况：①**气胸**：闭合性气胸：胸膜腔少量积气，肺萎陷 30% 以下者，一般无明显症状，可有胸闷、胸痛，大量积气常有明显的呼吸困难。开放性气胸：明显的呼吸困难、发绀，甚至休克。张力性气胸：严重呼吸困难、发绀、烦躁、意识障碍、大汗淋漓、昏迷、休克等。②**血胸**：症状与出血量、出血速度和个人体质有关。小量血胸可无明显症状。中量血胸和大量血胸，尤其是急性失血时，可出现低血容量性休克症状。

（3）辅助检查：胸部 X 线可有不同程度的肺萎陷和胸膜腔积气、积液征象，血气胸时显示气液平面。B 超：可明确胸腔积液的位置和量。胸膜腔穿刺：既能明确有无气胸、血胸的存在，又能抽出气体或液体降低胸膜腔内压力，缓解症状；血胸时可抽出血性液体。

（4）心理 - 社会状况评估。

（5）处理原则：以抢救生命为首要原则。处理措施包括封闭胸壁开放性伤口，通过胸腔穿刺或胸腔闭式引流排出胸膜腔内的积气、积液，合理应用抗生素防治感染。

1）气胸：**闭合性气胸**：少量气胸者，积气一般在 1~2 周内可自行吸收，无需特殊处理。**中量或大量气胸者，可行胸腔穿刺，必要时行胸腔闭式引流术。开放性气胸**的急救要点：**立即封闭伤口，将开放性气胸变为闭合性气胸。张力性气胸**的急救要点：**立即行胸膜腔排气减压。在患侧锁骨中线第二肋间**，用粗针头穿刺胸膜腔排气减压，外接单向活瓣装置，紧急情况下可在针柄外接橡胶手指套、气球等，将其顶端剪 1cm 开口，可起到活瓣作用。

2）血胸：非进行性血胸，小量积血可自行吸收，中、大量血胸，应行胸膜腔穿刺或胸腔闭式引流。进行性血胸，及时补充血容量，防治低血容量性休克，立即开胸探查、止血。凝固性血胸，为预防感染和血块机化，于出血停止后数日内经手术清除积血和血凝块；已机化的血块，待病情稳定后早期行血块和胸膜表面纤维组织剥除术。感染性血胸：及时改善胸腔引流，排尽感染性积血、积脓；若效果不佳或肺复张不良，尽早手术清除感染性积血，剥离脓性纤维膜。

3. 常见护理诊断 / 问题 ①气体交换受损；②体液不足；③急性疼痛；④潜在并发症：肺部和胸腔感染。

4. 护理措施

（1）维持有效气体交换：参见本节肋骨骨折病人的护理。

（2）补充血容量：迅速建立静脉通路，按医嘱补充血容量，合理安排输注晶体液和胶体液，并根据血压和心肺功能等控制补液速度。

（3）病情观察：如有以下征象提示有**进行性血胸**的可能：**①持续脉搏增快，血压降低，或补充血容量后血压仍不稳定；②胸腔引流量每小时超过 200ml[或 4ml/（kg·h）]，持续 3 小时以上；③血红蛋白、红细胞计数和红细胞压积进行性降低，引流液的血红蛋白量和红细胞计数与周围血相接近，且迅速凝固；④胸腔穿刺因血液凝固抽不出血，胸部 X 线示胸膜腔阴影持续增长**。进行性血胸在补液、输血的同时，应积极做好开胸手术的准备。

（4）胸腔闭式引流的护理

1）**保持胸腔闭式引流系统的密闭：①引流管周围用凡士林纱布严密覆盖。②水封瓶保持直立，长管没入水中 3~4cm**。③更换引流瓶、搬动病人或外出检查时，**需双重夹闭引流管，但漏气明显的病人不可夹闭引流管。④随时检查整个引流装置是否密闭，防止引流管脱落**。若引流管从胸腔滑脱，应紧急压住引流管周围的敷料或捏闭伤口处皮肤，消毒后用凡士林纱布，暂时封闭伤口；若引流管连接处脱落或引流瓶破碎，立即双重夹闭胸腔引流管，消毒并更换引流装置。

2）**严格无菌操作，防止逆行感染**：①保持引流装置无菌。定时更换胸腔闭式引流瓶，并严格遵守无菌技术操作原则。②保持胸壁引流口处敷料清洁、干燥，一旦渗湿或污染，及时更换。**③引流瓶位置应低于胸壁引流口平面 60~100cm**，依靠重力引流，防止瓶内液体逆流入胸膜腔，造成逆行感染。

3）**保持引流管通畅**：**①最常用的体位是半卧位**。②定时挤压引流管，防止引流管阻塞、受压、扭曲、打折、脱出。③鼓励病人咳嗽、深呼吸和变换体位，以利胸腔内气体和液体的排出，促进肺复张。

4）**观察和记录**：①观察引流液的颜色、性质和量，并准确记录。②密切观察水封瓶长管内水柱波动情况，一般水柱上下波动范围约为 4~6cm。若水柱波动幅度过大，超过 10cm，提示肺不张或胸膜腔内残腔大；深呼吸或咳嗽时水封瓶内出现气泡，提示胸膜腔内有积气；水柱静止不动，提示引流管不通畅或肺已复张。

5）**妥善固定**：妥善固定引流管，将引流瓶置于安全处，并妥善安置，以免意外踢倒。

6）**拔管**：**①拔管指征：留置引流管 48~72 小时后，如引流瓶中无气体逸出且引流液颜色变浅，24 小时引流液量少于 50ml，或脓液少于 10ml，病人无呼吸困难，听诊呼吸音恢复，胸部 X 线显示肺复张良好，可考虑拔管**。②拔管方法：协助医师拔管，嘱病人深吸一口气，**在深吸气末屏气，迅速拔管**，并立即用凡士林纱布和厚敷料封闭胸壁伤口，包扎固定。③拔管后护理：拔管后 24 小时内，应注意观察病人是否有胸闷、呼吸困难、切口漏气、渗血、渗液和皮下气肿等。

（5）并发症的观察与护理　①切口感染：保持切口敷料清洁、干燥，渗湿或污染时及时更换，同时观察切口有无红、肿、热、痛等炎症表现。②肺部和胸腔感染：监测体温变化及痰液性质等。

（6）心理护理。

（7）健康指导：①指导病人有效咳嗽、咳痰。②活动指导：告知病人应尽早开始患侧肩关节的功能锻炼，循序渐进，促进功能恢复。气胸痊愈的 1 个月内，不宜参加剧烈的活动，如打球、跑步、抬举重物等。③胸部损伤严重者定期来院复诊，发现异常及时治疗。

（三）心脏损伤病人的护理

1. 概要　心脏损伤分为**钝性心脏损伤**和**穿透性心脏损伤**两种。**钝性心脏损伤多发生于**

右心室，因其紧贴胸骨；**穿透性心脏损伤好发的部位依次是右心室、左心室、右心房和左心房。**钝性心脏损伤：轻者多无明显症状；较重者出现心前区疼痛、心悸、呼吸困难、休克等。穿透性心脏损伤：心脏裂伤伴随的心包裂口大，并保持通畅时，心脏出血外溢，从胸壁伤口涌出或流入胸膜腔，病人很快出现低血容量性休克，甚至死亡；心包无裂口或裂口较小时，血液积聚于心包腔内，压迫心脏，出现心脏压塞征，表现为心前区闷胀疼痛、呼吸困难、烦躁不安、有时可扪及奇脉。并出现 Beck 三联症：**①静脉压升高，大于 15cmH_2O，颈静脉怒张；②心搏微弱，心音遥远；③脉压小，动脉压降低，甚至难以测出**。非手术治疗包括：①卧床休息。②严密观察病情，持续心电监护，出现心律失常对症处理。③吸氧，纠正低氧血症。④补充血容量，输液速度宜慢，以防心力衰竭。⑤有效镇痛。手术治疗：根据病人心脏受损情况，在全麻体外循环下实施房、室间隔缺损修补术、瓣膜置换术、腱索或乳头肌修复术等。穿透性心脏损伤时，病情进展迅速，抢救成功的关键是尽早开胸手术，同时补充血容量。

2. 护理措施

（1）急救：对怀疑有心脏压塞者，立即配合医师行心包腔穿刺减压术，并尽快做好开胸探查准备。

（2）补充血容量：①迅速建立至少 2 条以上静脉通路，维持有效循环血量和水、电解质及酸碱平衡，并监测中心静脉压。②经急救及抗休克处理后，病情无明显改善且有胸腔内活动性出血者，立即做好开胸探查止血的准备。

（3）病情观察：①持续心电监护，出现心律失常及时通知医师并配合处理。②观察病人神志、瞳孔、中心静脉压、尿量及有无心脏压塞等表现。

（4）缓解疼痛：遵医嘱给予镇痛药物。

（5）预防感染：①遵医嘱合理、足量、有效应用抗生素。②监测体温变化。

（6）心理护理、健康指导。

（四）膈肌损伤病人的护理

1. 概要　膈肌损伤分为**钝性膈肌损伤**和**穿透性膈肌损伤**。膈肌损伤常导致胸腔和腹腔内脏器同时损伤。若膈肌裂口大，腹腔组织、脏器或液体通过破裂口很容易进入胸腔，并多随肺膨胀及胸腹腔压力变化，经膈肌裂口进出胸腹腔；若膈肌裂口小，经裂口进入胸腔的组织少，多形成嵌顿。**膈肌损伤常兼有胸部和腹部损伤的症状**，如胸闷、气短、喘憋、咯血、胸腹痛、腹胀、呕吐和呕血等症状；穿透性膈肌损伤体表伤口处可见外出血，偶尔可见外漏的腹腔脏器，出现失血性休克等表现。穿透性膈肌损伤应急诊手术治疗，钝性膈肌损伤一旦高度怀疑或确诊为创伤性膈破裂或膈疝，而其他脏器合并伤已稳定者，应尽早进行膈肌修补术。

2. 护理措施　下胸、上腹部损伤病人，注意胸腹腔脏器有无损伤，**诊断未明确前病人禁饮食、留置胃管行胃肠减压，观察胸腔引流管中有无胃肠液，并做好术前准备**。其余参见本节气胸和血胸病人的护理。

二、肺癌病人的护理

（一）概要

肺癌多数起源于支气管黏膜上皮，也称支气管肺癌。肺癌的病因至今尚未完全明确，一般认为与下列因素有关：①**吸烟：是肺癌的重要危险因素**。②化学致癌物质。③空气污染：包括室内污染和室外污染。④人体内在因素：如免疫状态、代谢活动、遗传因素、肺部慢性感染等。⑤其他：长期、大剂量电离辐射可引起肺癌。基因突变与肺癌的发病有密切关系。肺癌的分布：**右肺多于左肺，上叶多于下叶**。根据癌肿发生的部位，可分为**中心型肺癌**和**周围型肺癌**。根据细胞分化程度和形态特征，临床常见的肺癌可分为**非小细胞肺癌**和**小细胞肺癌**，**非小细胞癌主要包括腺癌、鳞状细胞癌（鳞癌）、大细胞癌**。

（二）护理评估

1. 健康史　询问病人的年龄，有无吸烟史，吸烟年限、数量；环境中是否有职业性危险因素；病人是否患有呼吸系统慢性疾病；家族中有无肺部疾病、肺癌病人等。

2. 身体状况　①**咳嗽：最常见，表现为刺激性干咳或少量黏液痰**。②**血痰**：以中心型肺癌多见，通常为痰中带血丝或少量咯血，大量咯血很少见。③**胸闷和发热**：当较大的支气管不同程度阻塞时，可出现胸闷、哮鸣、气促和发热等症状。④**胸痛**：由于肿瘤侵犯胸膜、胸壁、肋骨及其他组织引起，多为胸部不规则隐痛或钝痛。⑤**晚期**：除了食欲缺乏、体重减轻、倦怠等全身症状外，可出现癌肿压迫、侵犯邻近器官、组织或发生远处转移的症状。⑥副癌综合征：少数肺癌病例，由于癌肿产生内分泌物质，临床上呈现非转移性的全身症状，如杵状指、骨关节痛、骨膜增生等骨关节综合征、Cushing 综合征、重症肌无力、男性乳房发育、多发性肌肉神经痛等，称为副癌综合征。

3. 辅助检查　①痰细胞学检查，是肺癌普查和诊断的一种简便有效的方法。②影像学检查：X 线、CT、MRI。③**纤维支气管镜检查：诊断中心型肺癌阳性率较高**。可直接观察到肿瘤大小、部位及范围，并可钳取病变组织作病理学检查，刷取肿瘤表面细胞或吸取支气管内分泌物进行细胞学检查。④其他检查：如胸腔镜、纵隔镜、经胸壁穿刺活组织检查、胸腔积液检查、肿瘤标记物检查等。

4. 心理 - 社会状况评估。

5. 处理原则　一般采用个体化多学科的综合治疗。非小细胞肺癌以手术治疗为主，辅以化学治疗、放射治疗、中医中药和免疫治疗等；小细胞肺癌以化学治疗和放射治疗为主。

（三）常见护理诊断 / 问题

1. 气体交换受损。
2. 营养失调：低于机体需要量。
3. 疼痛。
4. 焦虑 / 恐惧。
5. 潜在并发症：出血、肺不张、肺感染、急性肺水肿、心律失常、支气管胸膜瘘等。

（四）护理措施

1. 术前护理　除术前常规准备外，重点是：①改善呼吸功能，预防术后感染。**术前应戒烟 2 周以上**；保持呼吸道通畅；预防和控制感染；**腹式呼吸与有效咳嗽训练**。②改善营养状况：注意口腔清洁；指导病人进食高热量、高蛋白、高维生素饮食；遵医嘱给予肠内或肠外营养。③心理护理：指导病人正确认识疾病，给病人提问的机会，并认真耐心地解答，以减轻其焦虑或恐惧。向病人及家属说明手术方案，介绍各种治疗护理的意义、方法、配合方法和注意事项，让病人有充足的心理准备。主动关心、体贴病人，并动员家属给病人以心理和经济方面的全力支持。

2. 术后护理

（1）采取合适体位：①**病人未清醒前取平卧位，头偏向一侧**，以免引起窒息或造成吸入性肺炎。**麻醉清醒、血压平稳后改为半坐卧位**，以利呼吸和引流。②特殊情况下病人体位：楔形切除术或肺段切除术者，尽量选择健侧卧位，以促进患侧肺组织扩张。一侧肺叶切除术者，如呼吸功能尚可，可取健侧卧位，以利患侧肺组织扩张；如呼吸功能较差，为避免健侧肺受压而限制肺的通气功能，可取半坐卧位或平卧位。**全肺切除者，避免过度侧卧**，可取 1/4 患侧卧位，预防纵隔移位和压迫健侧肺而致呼吸和循环障碍。**咯血或支气管瘘者，取患侧卧位**。

（2）病情观察：术后 2~3 小时内，每 15 分钟测量生命体征一次，稳定后改为 30 分钟至 1 小时测量一次。定时观察呼吸并呼唤病人，防止因麻醉副作用引起呼吸暂停和 CO_2 潴留，注意观察有无呼吸窘迫。严密观察肢端温度，甲床、口唇及皮肤颜色，周围静脉充盈情况等，注意有无血容量不足和心功能不全的发生。

（3）呼吸道护理：给予鼻塞或面罩吸氧；密切观察呼吸的频率、幅度及节律、血氧饱和度等，听诊肺部呼吸音，有无痰鸣音，如有异常及时通知医师，**全肺切除者检查气管位置是否居中**；协助病人进行深呼吸和有效咳嗽；呼吸道分泌物黏稠者，可用祛痰剂、支气管扩张剂等药物行氧气雾化或超声雾化；对于咳痰无力，呼吸道分泌物滞留者予以吸痰。

（4）胸腔闭式引流护理：全肺切除术后病人的**胸腔引流管一般呈钳闭状态**，护士应随时观察病人的**气管是否居中**，如出现呼吸困难、烦躁不安、出冷汗等情况，要立即通知医师。

（5）维持液体平衡和补充营养：严格控制输液的量和速度，防止前负荷过重导致肺水肿。**全肺切除术后应控制钠盐摄入量，24 小时补液量不超过 2000ml，速度以 20~30 滴 / 分为宜，严格记录出、入液量，维持液体平衡**。全麻清醒术后 6 小时内禁食水，以防恶心、呕吐；肠蠕动恢复后，可开始进食清淡流质、半流质饮食；若病人进食后无任何不适可改为普食。饮食宜为高蛋白、高热量、高维生素、易消化，以保证营养，提高机体抵抗力，促进伤口愈合。

（6）减轻疼痛：遵医嘱应用镇痛药；胸带约束，减轻咳嗽时切口的张力，减轻疼痛；咳嗽时协助固定胸廓。

（7）活动与休息：协助并鼓励病人早期活动，可预防肺不张、改善呼吸循环功能。指导病人进行手臂和肩关节的运动，可预防术侧胸壁肌肉粘连、肩关节僵硬及失用性萎缩。

（8）并发症的观察与护理：①出血：密切观察病人的生命体征，定时检查伤口敷料及引流管周围的渗血情况，观察胸腔引流液的颜色、性质和量。如每小时引流量大于 200ml[或 4ml/（kg・h）]，连续 3 个小时以上，呈鲜红色、有血凝块，病人出现烦躁不安、血压下降、脉搏增快、尿量少等血容量不足的表现时，应考虑有活动性出血，立即通知医师，加快输血补液速度，遵医嘱给予止血药，保持胸腔引流管的通畅，确保胸腔内积血能及时排出，注意保暖。必要时做好开胸探查止血的准备。②肺部并发症：常见有肺不张、肺感染、急性肺水肿、呼吸衰竭等。**预防的主要措施是早期协助病人深呼吸、有效咳嗽排痰及早期活动，补液时严格控制输液的量和速度**。③心律失常：常见的有心动过速、心房纤颤、室性或室上性期前收缩等。术后应严密心电监测，遵医嘱应用抗心律失常药，密切观察心率、心律，严格掌握药物剂量、浓度、给药方法、速度，观察药物疗效及不良反应；控制静脉输液量和速度。④支气管胸膜瘘：肺切除术后**严重的并发症之一**，多发生于术后 1~2 周。一旦发生，立即通知医师；让病人患侧卧位，以防漏液流向健侧；遵医嘱应用抗生素；继续行胸腔闭式引流。

（9）心理护理。

3. 健康指导　①早期诊断：40 岁以上人群应定期行胸部 X 线检查，尤其是反复呼吸道感染、久咳不愈或咳血痰者，应提高警惕，作进一步的检查。②休息和营养：保持良好的营养状况，保证充分的休息与活动，半年不得从事重体力活动。③康复锻炼：指导病人出院后数周内，仍需进行腹式呼吸及有效咳嗽，逐渐增加活动量，以不出现心悸、气短、乏力为宜；继续进行手臂和肩关节运动，以预防术侧肩关节僵直。④预防感染：告知病人预防呼吸道感染的重要性。

保持良好的口腔卫生，如有口腔疾病应及时治疗；避免出入公共场所或与上呼吸道感染者接触；避免与烟雾、化学刺激物接触，鼓励戒烟。一旦发生呼吸道感染，应及早就医。⑤复诊指导：定期返院复查；术后需要化学治疗或放射治疗时，应使病人了解治疗的意义，并按时接受治疗，告知其注意事项；若出现伤口疼痛、剧烈咳嗽及咯血等症状时，应及时返院复查。

三、食管癌病人的护理

（一）概要

食管癌是发生在食管黏膜上皮的恶性肿瘤。食管癌的病因至今尚未完全明确，一般认为与下列因素有关：①慢性刺激：长期饮烈性酒、吸烟、食物过热、过硬、进食过快等易致食管上皮损伤，增加了对致癌物的敏感性。②化学因素：**亚硝胺是公认的致癌物**。③生物因素：长期进食发霉、变质的含有真菌的食物。④缺乏某些营养元素：如维生素 A、B_2、C 及微量元素（如钼、锰、铁、锌、钠、氯、碘）等缺乏。⑤遗传因素。⑥食管自身疾病。临床上将食管分为颈、胸、腹三段，胸段食管又分为上、中、下三段。**胸中段食管癌较多见，下段次之，上段较少。鳞癌在食管癌中最常见，其次是腺癌。食管癌主要经淋巴转移，血行转移发生较晚。**

（二）护理评估

1. 健康史　了解病人的家族史、饮食习惯，有无吸烟、饮酒及食管疾病等。

2. 身体状况　①**早期**：常无明显症状，在进粗硬食物时有不同程度的不适感，包括**哽噎感、胸骨后出现烧灼样、针刺样**或牵拉摩擦样轻微疼痛，食物通过缓慢，并有**停滞或异物感**。②**中晚期：典型症状是进行性吞咽困难**，首先是难咽下干硬食物，继而半流质、流质饮食，最后水和唾液也难以咽下。严重梗阻者食管内分泌物及食物可反流入气管，易引起呛咳及肺内感染。持续胸背部疼痛多表示癌肿已侵犯食管外组织，如侵犯喉返神经，可发生声音嘶哑；侵入气管，形成食管气管瘘；肺与胸膜转移，出现胸腔积液；侵入大血管可出现呕血。

3. 辅助检查　**纤维食管镜检查是确诊的主要手段**。结合食管吞钡造影、CT 等检查。

4. 心理 - 社会状况评估。

5. 处理原则　早、中期食管癌首选手术疗法，辅以放射治疗、化学治疗、中医中药及免疫治疗等。晚期食管癌可选择放射疗法、化学疗法以减轻症状。

（三）常见护理诊断 / 问题

1. 营养失调：低于机体需要量。
2. 清理呼吸道无效。
3. 疼痛。
4. 焦虑 / 恐惧。
5. 潜在并发症：出血、肺不张、肺感染、吻合口瘘、乳糜胸等。

（四）护理措施

1. 术前护理

（1）改善营养状况：指导病人进食高热量、高蛋白、高维生素的流质或半流质饮食，避免刺激性饮食。对仅能进流食营养状况较差者，可遵医嘱补充液体、电解质或提供肠内、肠外营养。

（2）术前准备：除术前常规准备外，重点是：①呼吸道准备：对吸烟者，术前 2 周应劝其严格戒烟；指导病人进行有效咳嗽和腹式深呼吸训练；必要时使用抗生素控制呼吸道感染。②胃肠道准备：保持口腔卫生；术前 3 天改流质饮食，术前 12 小时禁食，8 小时禁饮；拟行结肠代食管手术者，术前 3 天进少渣饮食，并口服抗生素，如甲硝唑、庆大霉素等；术前晚行清洁灌肠或全肠道灌洗后禁饮禁食。对进食后有滞留或反流者，经胃管冲洗食管及胃，减少术中污染，防止吻合口瘘。术日晨常规**留置胃管，行胃肠减压，通过梗阻部位困难时，不能强行置入，以免戳穿食管**，可将胃管置于梗阻食管上方，待手术中调整。

（3）心理护理。

2. 术后护理

（1）病情观察：术后2~3小时内，严密监测病人的心率、血压、呼吸、血氧饱和度的变化，稳定后改为30分钟至1小时测量一次。

（2）呼吸道护理。

（3）胃肠道护理

1）**术后胃肠减压的护理**：①术后3~4日内持续胃肠减压，妥善固定胃管，防止脱出。②严密观察引流液的量、颜色、性状、气味并准确记录。若引流出大量鲜血或血性液，病人出现烦躁、血压下降、脉搏增快、尿量减少等，应考虑吻合口出血，需立即通知医师并配合处理。③经常挤压胃管，防止堵塞。若胃管不通畅，可用少量生理盐水冲洗并及时回抽。④**胃管脱出后应立即通知医师，密切观察病情，不应盲目插入，以免戳穿吻合口部位，造成吻合口瘘**。

2）结肠代食管术后护理：①保持结肠袢内的减压管通畅。②注意观察腹部体征。③若从减压管内吸出大量血性液或呕吐大量咖啡色液，并伴有全身中毒症状，应考虑代食管的结肠袢坏死，应立即通知医生并配合抢救。④结肠代食管后，因结肠逆蠕动，病人常嗅到大便气味，需向病人解释原因，指导其注意口腔卫生，一般半年后会逐步缓解。

（4）胸腔闭式引流护理：参见本章第一节气胸和血胸病人的护理。

（5）**饮食护理**：①术后早期吻合口处于充血水肿期，需禁饮禁食3~4日，禁食期间持续胃肠减压，同时经静脉补充营养。②术后第4~5日待肛门排气、胃肠减压引流量减少、引流液颜色正常后，停止胃肠减压。③停止胃肠减压24小时后（第5~6日），病人无呼吸困难、胸内剧痛、患侧呼吸音减弱及高热等吻合口瘘的症状，可开始进食。先试饮少量水，无特殊不适进全清流质饮食，以水为主，每次不超过100ml，每2小时一次，每日6次。④逐渐加入半流质饮食，以清淡、易消化的食物为主。⑤术后2周改为软食。⑥术后3周如无特殊不适可进普食，但仍应注意少食多餐。术后饮食原则是**循序渐进，由稀到干，少食多餐，避免进食生、冷、硬、刺激性食物**。

（6）并发症的观察与护理

1）出血、肺不张、肺感染。

2）吻合口瘘：是**食管癌术后极为严重的并发症**，多发生于术后5~10日，**死亡率高达**50%。①原因：食管无浆膜覆盖，且肌纤维呈纵形走向，容易发生撕裂；食管血液供应呈节段性，易造成吻合口缺血；吻合口张力太大；感染、营养不良、贫血、低蛋白血症等。②症状与体征：**剧烈胸痛、高热、脉快，呼吸困难，呼吸急促，积脓多者有胸闷、咳嗽、咳痰等症状，严重者可出现发绀和休克，胸腔引流液有食物残渣**。③护理措施：嘱病人立即**禁饮食**；协助医师行**胸腔闭式引流**；遵医嘱予以**抗感染**治疗，同时提供**静脉营养**支持；严密观察生命体征，出现休克，应积极抗休克治疗；需再次手术的，应积极配合医师完善术前准备。

3）乳糜胸：多因手术伤及胸导管或其小的分支，多发生于术后2~10日，少数病人可在2~3周出现。早期因禁食为淡黄色或浅血性，进食后呈乳白色，量较多。主要的护理措施为：①加强观察：注意病人有无胸闷、气促、心悸，甚至血压下降；②协助处理：若诊断成立，留置胸腔闭式引流管，使肺膨胀。可持续负压吸引，以利胸膜粘连；③嘱病人禁饮食，并给予肠外营养支持；④保守治疗无效者，手术结扎胸导管。

（7）心理护理。

3. 健康指导 ①**饮食指导**：解释术前术后禁食的目的，取得病人的配合。术后指导病人遵循饮食原则，逐渐恢复正常饮食。避免进食刺激性食物与碳酸饮料，避免进食过快、过热、过硬、过量，质硬的药片碾碎后服用，避免进食花生、豆类等，以免导致吻合口瘘。**嘱病人餐后2小时内勿平卧，以防食物反流**，反流症状严重者，睡眠时最好取半卧位，并服用减少胃酸分泌的药物。②活动指导：指导病人术后早期活动，逐渐增加活动量。③加强自我观察：告知病人术后进干、硬食物时可能会出现轻微哽噎症状，与吻合口扩张程度差有关，若术后3~4周再次出现吞咽困难，而且进半流食仍有咽下困难可能为吻合口狭窄，应来院复诊。④定期复查，坚持后续治疗。

四、心脏疾病病人的护理

（一）二尖瓣狭窄病人的护理

1. 概要 二尖瓣狭窄指二尖瓣瓣膜受损、瓣膜结构和功能异常所导致的瓣口狭窄，导致左心房血流受阻。

2. 护理评估

（1）健康史：了解青少年时期是否常患感冒、咽喉炎及发热等，是否出现过多发性关节炎、关节痛、皮下结节等风湿热的主要症状，居住地条件是否拥挤、潮湿等。

（2）身体状况：与二尖瓣口狭窄的程度有关。轻度狭窄无明显症状；**中度狭窄时，病人劳累后出现气促、咳嗽、咯血、发绀等症状**，严重者咳白色泡沫样痰，还常有心悸、心前区闷痛、乏力等症状；重度狭窄时，活**动明显受限，由劳力性呼吸困难发展为夜间阵发性呼吸困难或端坐呼吸，痰中带血，严重时为粉红色泡沫样痰**。病程较长者将引起右心功能衰竭，出现上腹部饱胀感、食欲缺乏、恶心、呕吐、夜尿增多、肝大、腹水等症状。

（3）辅助检查：心电图、胸部X线和超声心动图。

（4）心理-社会状况评估。

（5）处理原则：对于无症状或心功能Ⅰ级的病人，采用非手术治疗：①避免剧烈体力活动，注意休息，控制钠盐摄入，预防感染，定期（6~12个月）复查；②呼吸困难者口服利尿剂；③避免和控制诱发急性肺水肿的因素。对于有症状且心功能Ⅱ级以上的病人，常采用手术治疗。

3. 常见护理诊断/问题 ①活动无耐力；②气体交换受损；③低效性呼吸型态；④焦虑/恐惧；⑤潜在并发症：出血、动脉栓塞等。

4. 护理措施

（1）术前护理：①**限制活动量**：注意休息，避免情绪激动。②**改善循环功能**：注意观察心率和血压的变化；吸氧，改善缺氧情况；限制液体摄入；遵医嘱应用强心、利尿、补钾药物。③**加强营养**：指导病人进食高热量、高蛋白、丰富维生素饮食，以增强机体抵抗力，增强对手术的耐受力，限制钠盐摄入。低蛋白血症和贫血者，遵嘱给予白蛋白、新鲜血的输入。④**预防感染**：指导病人戒烟；保持口腔和皮肤卫生，避免皮肤和黏膜损伤；注意保暖，预防呼吸道和肺部感染；积极治疗感染灶。⑤**心理护理**。

（2）术后护理

1）加强呼吸道管理：对带有气管插管的病人，要注意观察气管插管的位置，防止脱出，及时吸痰和湿化气道；气管插管拔除后定时协助病人翻身、拍背、咳痰，保持呼吸道通畅。

2）改善心功能和维持有效循环血量：①加强血流动力学监测：包括血压、中心静脉压等，根据血流动力学指标，补充血容量。②遵医嘱应用强心、利尿、补钾和血管活性药物，并**严格控制输液的速度和量，以免加重心脏负担**；观察药物疗效及副作用。③观察尿量，严格记录每小时尿量和24小时出入量，**术后24小时出入量基本呈负平衡**。④观察心率和心律的变化，警惕出现心律失常。⑤观察体温、皮温和色泽，了解外周血管充盈情况，应注意保暖。

（3）抗凝治疗：**施行瓣膜置换术的病人，术后24~48小时，即应开始口服华法林抗凝治疗**，使凝血酶原时间活动度国际标准比值（INR）保持在2.0~2.5为宜，并定期复查INR，调整华法林的用量。**凡置换机械瓣者，须终生抗凝治疗；置换生物瓣者，一般抗凝治疗3~6个月**。

（4）并发症的预防与护理：①出血：观察并记录引流液的颜色、性质和量，若有活动性出血，应及时通知医师，在输血、补液的同时做好开胸止血的准备。**在服用华法林抗凝期间，应密切观察病人有无出血征象**。②动脉栓塞：**警惕病人有无突发晕厥、偏瘫或下肢厥冷、皮肤苍白、疼痛等血栓形成或肢体栓塞的表现**。

（5）心理护理。

（6）健康指导。

（二）冠状动脉粥样硬化性心脏病病人的护理

1. 概要　冠状动脉粥样硬化性心脏病简称冠心病，是由于冠状动脉粥样硬化使管腔狭窄或阻塞，引起冠状动脉供血不足，导致心肌缺血、缺氧或坏死的一种心脏病。

2. 护理评估

（1）健康史：评估病人有无高脂血症、高血压、吸烟、糖尿病、肥胖等危险因素，了解有无心绞痛发作、心肌梗死等。

（2）身体状况：心绞痛**典型表现为心前区疼痛、胸闷、胸骨后压榨样疼痛，向上、向左放射至左肩、左臂、左肘甚至小指和无名指**。停止活动，原地休息或含服硝酸甘油，疼痛可于数分钟后缓解。**发生心肌梗死时，心绞痛剧烈，有濒死感，持续时间长，休息和含服硝酸甘油不能缓解**，可伴有恶心、呕吐、大汗淋漓、发热、心律失常、发绀、血压下降、休克、心力衰竭等，甚至猝死。

（3）辅助检查：常用心电图、实验室检查、超声心动图和冠状动脉造影术等。

（4）心理-社会状况评估。

（5）处理原则：非手术治疗包括药物治疗和介入治疗。冠状动脉旁路移植术常用的自体血管主要有乳内动脉、桡动脉、大隐静脉、小隐静脉及胃网膜右动脉等。

3. 常见护理诊断/问题　①活动无耐力；②低效性呼吸型态；③心排血量减少；④焦虑/恐惧；⑤潜在并发症：出血、肾衰竭等。

4. 护理措施

（1）术前护理

1）**减轻心脏负担**：①**适当的活动与休息**：与病人一起制订每日活动内容与活动量，保证睡眠充足，避免劳累和情绪激动。②**进食高维生素、多纤维素和低脂食物，防止便秘发生**。③**吸氧**：间断或持续给氧。④**戒烟**，有呼吸道感染者积极治疗。⑤**镇静**：术日可遵医嘱给予少量镇静药物，减少由于紧张引起的心肌耗氧增加。

2）用药护理：**术前3~5日停服抗凝剂、利尿剂、洋地黄、奎尼丁等药物**，以防止术中出血不止、洋地黄毒性反应等。应用药物改善心功能，常规给予硝酸甘油、氯化钾等药物。

3）术前指导：指导病人深呼吸、有效咳嗽，床上肢体功能锻炼等。

4）心理护理。

（2）术后护理

1）病情观察：①密切监测生命体征，尤其是血压、心率、心律的变化，警惕心律失常和心肌梗死的发生。②观察外周血管充盈情况，监测血氧饱和度和血气分析，防止低氧血症的发生。③观察体温变化，术后早期积极复温，注意保暖。④**观察术侧肢体动脉搏动情况和末梢温度、肤色、水肿情况**。

2）加强呼吸道管理：遵医嘱吸氧，观察病人的呼吸频率、幅度和双侧呼吸音；协助和鼓励病人有效咳嗽、排痰，痰液黏稠时予超声雾化吸入，保持呼吸道通畅。

3）**低心排血量综合征的护理**：若病人出现**血压下降，脉压变小，心率增快，脉搏细弱，中心静脉压上升，末梢循环差，四肢发冷苍白或发绀，尿量减少等**，应警惕**低心排血量综合征**。护理措施：①监测心排血量（CO）、心排指数（CI）、体循环阻力（SVR）、肺循环阻力（PVR）等数值的变化，及早发现低心排血量。②重视血容量的补充，水、电解质及酸碱平衡紊乱和低氧血症的纠正。③及时、合理、有效地使用正性肌力药物，以恢复心脏和其他重要器官的供血、供氧，并注意观察效果。④当药物治疗效果不佳或反复发作室性心律失常等情况下，可经皮主动脉球囊反搏（IABP）。

4）**术后功能锻炼：术后 2 小时，可进行术侧下肢、脚掌和趾的被动锻炼**，以促进侧支循环的建立；**休息时，注意抬高患肢，以减轻肿胀，避免足下垂**；术后 24 小时根据病情鼓励其下床活动，站立时持续时间不宜过久；根据病人耐受程度，逐渐进行肌肉被动和主动训练。

5）并发症的预防与护理：①**出血**：在抗凝治疗时，应密切观察病人有无局部和全身出血的症状，观察手术切口及下肢取血管处伤口渗血情况；观察并记录引流液的颜色、性质和量；判断有无心包压塞的征象；监测凝血酶原时间。②**肾衰竭**：密切观察尿量、尿比重、血钾、尿素氮和血清肌酐等指标的变化；疑为肾衰竭者，限制水和钠的摄入，控制高钾食物摄入；若证实为急性肾衰竭，遵医嘱予透析治疗。

6）心理护理。

7）健康指导。

【测试题】

（一）选择题

A1 型题

1. 胸部损伤中最常见的是

A. 肋骨骨折　　B. 开放性气胸　　C. 闭合性气胸
D. 张力性气胸　　E. 血胸

2. 肋骨骨折最常发生于

A. 1~3 肋　　B. 4~7 肋　　C. 8~9 肋
D. 9~10 肋　　E. 10~11 肋

3. 反常呼吸常发生于

A. 单根单处肋骨骨折　　B. 开放性气胸　　C. 闭合性气胸
D. 张力性气胸　　E. 多根多处肋骨骨折

4. 关于肋骨骨折的诊断，方法最可靠的是

A. 外伤史　B. 局部疼痛　C. 胸部X线检查
D. 伤处有压痛、肿胀　E. 有皮下气肿

5. 相邻多根多处肋骨骨折时,可出现反常呼吸运动,是指胸壁出现
A. 呼气时外突,吸气时正常　B. 吸气和呼气均外突
C. 吸气时外突,呼气时内陷　D. 吸气时内陷,呼气时外突
E. 吸气和呼气时均内陷

6. 开放性气胸的急救要点是
A. 剖胸探查　B. 立即封闭伤口　C. 抽气减压
D. 清创缝合　E. 胸腔穿刺

7. 张力性气胸的首要处理措施是
A. 剖胸探查　B. 封闭伤口　C. 立即穿刺排气
D. 吸氧　E. 抗休克

8. 成人中量血胸是指失血量
A. 500ml以下　B. 500~1000ml　C. 1000ml以上
D. 1200ml以上　E. 1500ml以上

9. 开放性气胸的病理生理改变,描述**不正确**的是
A. 胸膜腔内压几乎等于大气压　B. 易出现纵隔扑动
C. 可出现呼吸循环障碍　D. 形成皮下气肿
E. 伤侧肺萎陷

10. 张力性气胸穿刺排气的部位是
A. 伤侧腋前线第2肋间　B. 伤侧腋前线第3~4肋间
C. 伤侧锁骨中线第2肋间　D. 伤侧腋后线第3~4肋间
E. 伤侧锁骨中线第4肋间

11. 进行性血胸病人的处理措施是
A. 剖胸探查　B. 固定胸壁　C. 穿刺排气减压
D. 立即封闭胸壁伤口　E. 抗感染治疗

12. 胸腔闭式引流管置于引流瓶中的长管应没入水中
A. 1~2cm　B. 3~4cm　C. 5~6cm
D. 7~8cm　E. 9~10cm

13. 胸腔闭式引流瓶位置应低于胸壁引流口平面
A. 10~20cm　B. 20~40cm　C. 40~60cm
D. 60~100cm　E. 100cm以上

14. 以引流气体为目的的胸腔闭式引流管放置于
A. 锁骨中线第2肋间　B. 锁骨中线第3肋间
C. 锁骨中线第4~5肋间　D. 腋中线和腋后线第6或第7肋间
E. 腋前线第6~8肋间

15. 以引流液体为目的的胸腔闭式引流管放置于
A. 锁骨中线第2肋间　B. 锁骨中线第3肋间
C. 锁骨中线第4~5肋间　D. 腋中线和腋后线第6或第7肋间
E. 腋前线第6~8肋间

16. 拔除胸腔闭式引流管时，应当嘱病人

A. 深吸气后屏气　B. 深呼气后屏气　C. 浅呼气后屏气

D. 浅吸气后屏气　E. 正常呼吸

17. 胸腔闭式引流的目的，<u>不包括</u>

A. 引流胸腔内积血、积液和积气　B. 恢复和保持胸膜腔内负压

C. 保持纵隔正常位置　D. 保持引流通畅

E. 促使患侧肺迅速膨胀，防止感染

18. 胸部损伤后呼吸道管理，<u>不包括</u>

A. 指导病人做深呼吸运动，促进肺扩张　B. 协助病人咳嗽排痰

C. 痰液黏稠者，予超声雾化吸入　D. 咳痰无力者给予支气管镜吸痰

E. 常规应用抗生素

19. 胸部闭合性损伤后出现严重皮下气肿和极度呼吸困难，首先应考虑

A. 肋骨骨折　B. 肺挫伤　C. 创伤性窒息

D. 张力性气胸　E. 血胸

20. 检查胸腔闭式引流是否通畅，最简单的方法是观察

A. 引流管有无受压　B. 引流管是否过长

C. 引流管有无扭曲　D. 引流管是否滑脱

E. 水封瓶内长管的水柱有无波动

21. 胸腔闭式引流的护理措施，<u>不包括</u>

A. 保持胸腔闭式引流系统的密闭　B. 严格无菌操作，防止逆行感染

C. 保持引流管通畅　D. 观察和记录引流液的量、颜色、性质

E. 严禁挤压引流管，以防止逆行感染

22. 关于胸腔闭式引流的拔管指征，下列说法正确的是

A. 24 小时引流液少于 50ml

B. 病人咳嗽时，引流管内无气体逸出

C. 病人无呼吸困难

D. 肺部听诊呼吸音恢复

E. 24 小时引流液少于 50ml，或脓液少于 10ml，无气体逸出，病人无呼吸困难，听诊呼吸音恢复，胸部 X 线显示肺膨胀良好

23. 穿透性心脏损伤致心脏压塞时，<u>不正确</u>的是

A. 静脉压升高，大于 10cmH_2O　B. 颈静脉怒张

C. 心搏微弱，心音遥远　D. 脉压小，动脉压降低

E. 可闻及心脏杂音

24. 对胸部损伤病人的健康指导，首要的是

A. 愉快的心情　B. 深呼吸和有效咳痰　C. 适当加强营养

D. 防止便秘　E. 劳逸结合

25. 可出现 Beck 三联症的是

A. 血气胸　B. 闭合性气胸　C. 开放性气胸

D. 张力性气胸　E. 心脏压塞

26. Beck 三联症的表现<u>不正确</u>的是

A. 静脉压升高，> 15cmH_2O
B. 颈静脉怒张
C. 心音遥远
D. 脉压大，动脉压降低
E. 心搏微弱

27. 心脏损伤的护理措施**不包括**
A. 严格观察病情，持续心电监护
B. 补充血容量，速度宜快
C. 观察病人有无心脏压塞的表现
D. 有效镇痛
E. 预防感染

28. 下列属于肺癌重要危险因素的是
A. 吸烟
B. 石棉、无机砷化物等化学物质
C. 空气污染
D. 肺部慢性感染
E. 长期、大剂量电离辐射

29. 肺癌最常见的早期症状是
A. 刺激性咳嗽
B. 血痰
C. 脓痰
D. 胸背疼痛
E. 胸闷

30. 关于肺癌的晚期症状，**不正确**的是
A. 食欲缺乏、体重减轻
B. 侵犯喉返神经时，出现声带麻痹、声音嘶哑
C. 侵犯胸膜时，常出现血性胸膜腔积液
D. 刺激性咳嗽
E. 侵入纵隔，压迫食管，可引起吞咽困难

31. 诊断肺癌最可靠的依据是
A. 痰中找到癌细胞
B. 胸片有阴影
C. 大量胸腔积液
D. 造影示支气管狭窄
E. 刺激性咳嗽

32. 诊断中心型肺癌阳性率较高的辅助检查是
A. 痰细胞学检查
B. 胸部 X 线检查
C. 转移灶活组织检查
D. 支气管镜检查
E. 经胸壁穿刺活组织检查

33. 早期非小细胞肺癌的首选治疗方法是
A. 放射治疗
B. 手术治疗
C. 中医中药、免疫疗法
D. 非手术综合疗法
E. 化学药物治疗

34. 肺癌手术前的护理措施，**不正确**的是
A. 术前戒烟 2 周
B. 指导进行腹式呼吸和有效咳嗽训练
C. 常规应用抗生素
D. 改善营养状况
E. 做好心理护理

35. 为防止肺癌术后病人出现术侧肩关节僵硬及失用性萎陷，护士应指导其
A. 翻身
B. 抬头、低头
C. 做术侧手臂及肩关节的运动
D. 将手举过头顶
E. 双手交替握紧、松开

36. 全肺切除术后胸腔闭式引流的护理**不包括**
A. 胸腔引流管一般呈钳闭状态
B. 每次放液量不宜超过 100ml

C. 每次放液速度宜快
D. 观察病人的气管是否居中
E. 气管明显向健侧移位,排除肺不张后,可放出适量气体或液体

37. 食管癌的主要转移途径是
A. 血行转移 B. 淋巴转移 C. 种植转移
D. 直接蔓延 E. 沿食管壁上下扩散

38. 食管癌的好发部位是
A. 颈段 B. 胸上段 C. 胸中段
D. 胸下段 E. 腹段

39. 关于早期食管癌的描述,<u>不正确</u>的是
A. 咽部不适感 B. 食物停滞感
C. 进行性吞咽困难 D. 进食哽噎感
E. X 线钡餐显示食管黏膜紊乱

40. 中晚期食管癌的典型症状是
A. 进行性消瘦 B. 进行性吞咽困难 C. 进食不畅伴呕吐
D. 间歇性胸痛 E. 低热及贫血

41. 食管癌诊断最有价值的辅助检查是
A. 细胞学检查 B. 纤维食管镜检查 C. CT
D. 食管吞钡造影 E. 超声检查

42. 食管癌病人常见的护理问题,<u>不包括</u>
A. 营养失调:低于机体需要量 B. 清理呼吸道无效
C. 心排血量减少 D. 疼痛
E. 焦虑 / 恐惧

43. 食管癌术后胃肠减压的护理,<u>不正确</u>的是
A. 术后 3~4 日内持续胃肠减压
B. 严密观察引流液的量、颜色、性状、气味并准确记录
C. 经常挤压胃管,防止堵塞
D. 若胃管不通畅,可用少量生理盐水冲洗并及时回抽
E. 胃管脱出后应立即插入,以保证持续的胃肠减压

44. 食管癌术后最严重的并发症是
A. 乳糜胸 B. 脓胸 C. 血胸
D. 出血 E. 吻合口瘘

45. 食管癌病人术后出现吻合口瘘的症状与体征<u>不包括</u>
A. 极度呼吸困难 B. 高热、寒战 C. 剧烈的胸痛
D. 胸闷、咳嗽 E. 剧烈的腹痛

46. 二尖瓣狭窄的症状,<u>错误</u>的是
A. 轻度狭窄时,静息时多无症状
B. 中度狭窄时,劳累后出现气促、咳嗽、咯血、发绀
C. 中度狭窄时,常有心悸、心前区闷痛、乏力
D. 中度狭窄时,可有胸骨后压榨样疼痛,并向上、向左放射至左肩、左臂

E. 重度狭窄时，出现夜间阵发性呼吸困难或端坐呼吸

47. 对于无症状或心功能Ⅰ级的二尖瓣狭窄病人，治疗原则<u>不包括</u>

A. 避免剧烈体力活动，注意休息　　B. 控制钠盐摄入
C. 手术治疗　　D. 预防感染
E. 控制液体入量

48. 施行瓣膜置换术的病人，开始口服华法林抗凝治疗的时间

A. 术后12小时之内　　B. 术后12~24小时
C. 术后24~48小时　　D. 术后48~72小时
E. 置换生物瓣者，不用抗凝治疗

49. 关于瓣膜置换术后的病人饮食指导，<u>不正确</u>的是

A. 进食高蛋白、丰富维生素、低脂肪饮食
B. 少食多餐，避免进食过量加重心脏负担
C. 进清淡、易消化饮食，鼓励病人进食稀饭和汤类
D. 心功能较差的病人应限制饮水量
E. 少吃维生素K含量高的食物

50. 冠心病的主要危险因素，<u>不包括</u>

A. 高脂血症　　B. 高血压　　C. 感染
D. 吸烟　　E. 糖尿病

51. 关于冠心病的症状，<u>不正确</u>的是

A. 在体力劳动、情绪激动或饱餐时，可发生心绞痛
B. 严重者在静息状态，也可发生心绞痛
C. 表现为胸闷、胸骨后压榨样疼痛，向上、向左放射至左肩、左臂等
D. 发生心绞痛时，嘱病人休息或含服硝酸甘油
E. 发生心肌梗死时，出现严重而持久心绞痛，休息和含服硝酸甘油后缓解

52. 冠状动脉旁路移植术后，常见的护理问题<u>不包括</u>

A. 活动无耐力　　B. 低效性呼吸型态
C. 营养失调：低于机体需要量　　D. 焦虑/恐惧
E. 心排血量减少

53. 冠心病病人的术前护理措施，<u>不包括</u>

A. 适当的活动与休息，避免劳累
B. 进食高维生素、多纤维素和低脂食物，防止便秘发生
C. 术前1日停服抗凝剂、利尿剂、洋地黄、奎尼丁等药物
D. 应用药物改善心功能，常规给予硝酸甘油、氯化钾等药物
E. 指导病人深呼吸、有效咳嗽

54. 冠心病病人的健康指导，<u>不包括</u>

A. 进食高蛋白、高纤维素、低盐、低胆固醇饮食
B. 少食多餐
C. 定期检查血压、血糖、血脂
D. 术后半年内，每个月定期复查凝血酶原时间（PT）和国际标准比值（INR）
E. 恢复期间可穿弹力护袜，床上休息时，应脱去护袜，抬高下肢

A2 型题

55. 石某,男,20 岁。左胸外伤后发生肋骨骨折入院,极度呼吸困难、发绀,左胸壁可见反常呼吸运动,首要的急救措施是

A. 气管插管　B. 止痛　C. 胸壁加压包扎
D. 开胸探查　E. 应用抗生素

56. 韦某,女,30 岁。右侧胸部撞击伤后 2 小时,呼吸困难伴发绀、端坐呼吸及烦躁不安。查体:右胸饱满、肋间隙增宽,呼吸幅度减弱,右侧可触及骨擦音,叩诊鼓音,听诊呼吸音消失。胸腔穿刺抽气后症状好转,后又加重。初步考虑病人是

A. 张力性气胸　B. 肋骨骨折合并张力性气胸
C. 血气胸　D. 闭合性气胸
E. 肋骨骨折合并开放性气胸

57. 李某,女,40 岁。车祸致右胸部损伤,极度呼吸困难、发绀、呼吸音消失,并有严重的皮下气肿,诊断为张力性气胸。急救应立即

A. 胸壁加压包扎　B. 快速静脉输液　C. 心电监测
D. 胸膜腔穿刺排气　E. 应用抗生素

58. 杨某,男,28 岁。胸部外伤后,呼吸困难,脉快,查体见胸壁有一 2cm 的伤口,呼吸时伤口发出嘶嘶声,患侧呼吸音消失,叩诊呈鼓音。可考虑

A. 肋骨骨折　B. 开放性气胸　C. 张力性气胸
D. 闭合性气胸　E. 血胸

59. 吕某,女,46 岁。外伤致右侧肋骨骨折,病人皮下气肿,呼吸困难,痰中带血,X 线检查可见气液平面,诊断为闭合性血气胸,医生为病人行胸腔闭式引流术,鼓励病人咳嗽和深呼吸,目的是

A. 增加供氧　B. 防止液体回流
C. 保持引流通畅　D. 促进液体、气体排出及肺复张
E. 呼吸功能锻炼

60. 侯某,男,40 岁。胸部闭合性损伤导致左侧血气胸,经胸腔闭式引流后病情平稳,拔管的指标是

A. 胸腔闭式引流量连续两天少于 50ml
B. 胸腔闭式引流长管内水柱波动停止
C. 胸腔闭式引流瓶内无气体逸出
D. 胸腔闭式引流管内水柱波动小于 1cm
E. 水封瓶内无气体逸出,24 小时引流量少于 50ml,X 线证实患侧肺完全膨胀

61. 朱某,男,22 岁。左胸部刀刺伤后 1 小时,主诉心前区闷胀疼痛,呼吸困难,烦躁不安,胸壁左侧第 4 肋间可见一长约 2cm 伤口,出血已止,听诊心搏微弱,心音遥远,可闻及心脏杂音。该病人可能发生了

A. 休克　B. 感染　C. 心脏压塞
D. 血胸　E. 血气胸

62. 林某,男,42 岁。在建筑工地干活时,不慎由高空坠落,诉胸闷、气短、腹痛,胸部可听到胃、肠蠕动音,腹部平坦、压痛、肌紧张。急诊诊断为“胸部闭合性损伤,膈肌损伤”,护士采取了以下护理措施,<u>不正确</u>的是

A. 吸氧　　B. 嘱病人进清淡、易消化饮食
C. 留置胃管行胃肠减压　　D. 建立静脉通路
E. 做好术前准备

63. 丁某，男，58 岁。吸烟 30 年，咳嗽少痰 4 个月，无发热，近半个月来出现声音嘶哑。X 线检查提示左肺门病变，但未明确诊断，为了进一步确诊，采取以下检查<u>不正确</u>的是
A. 痰细胞学检查　　B. 胸部 CT　　C. 经胸壁穿刺活检
D. 胸部 MRI　　E. 支气管镜检查

64. 廖某，男，66 岁。因肺叶切除术后行胸腔闭式引流，翻身时胸腔引流管不慎脱出，首要的护理措施是
A. 立即插入引流管　　B. 呼叫医生
C. 立即去取敷料，将伤口封闭　　D. 用手指捏紧引流管口处皮肤
E. 协助医生重新留置引流管

65. 徐某，男，60 岁。左肺下叶切除术后第 2 天，预防呼吸道感染的最佳护理措施是
A. 协助病人有效咳嗽排痰　　B. 超声雾化吸入
C. 吸痰　　D. 应用祛痰药物
E. 应用抗生素

66. 余某，男，58 岁。进行性吞咽困难 3 个月，X 线钡餐检查显示食管中段 5cm 长不规则充盈缺损，轻度狭窄。胸部 CT 显示肿瘤位于食管肌层内。双侧锁骨上窝无肿大淋巴结，肝内无转移病灶，最佳的治疗方案是
A. 化学疗法　　B. 手术疗法　　C. 放射疗法
D. 先化疗再手术　　E. 中医疗法

67. 何某，男，61 岁。入院诊断“中段食管癌”，拟行手术治疗，术前准备<u>不包括</u>
A. 劝其严格戒烟
B. 指导病人进行腹式深呼吸和有效咳嗽训练
C. 保持口腔卫生
D. 术前晚行清洁灌肠
E. 术前 3 天每晚清洁灌肠

68. 朱某，男，56 岁。食管癌切除、食管胃吻合术后第 5 天，突然出现高热、寒战、呼吸困难、胸痛，白细胞明显增高，高度怀疑发生了
A. 肺炎、肺不张　　B. 吻合口瘘　　C. 吻合口狭窄
D. 出血　　E. 乳糜胸

69. 林某，男，45 岁。主诉活动后心悸、气短 3 年，入院诊断“风湿性心脏瓣膜病，二尖瓣狭窄”。拟行手术治疗，术前采取以下护理措施，<u>不正确</u>的是
A. 注意休息，限制活动量　　B. 吸氧，改善缺氧情况
C. 限制液体摄入　　D. 限制钠盐摄入
E. 应用抗生素预防感染

70. 杨某，女，42 岁。行瓣膜置换术后 2 个月，现口服华法林抗凝治疗，护士指导病人有以下情况应及时就诊，<u>除哪项外</u>
A. 牙龈出血、鼻出血不易止　　B. 皮肤青紫、瘀斑
C. 血尿　　D. 尿量增多

E. 下肢厥冷、疼痛、皮肤苍白

71. 刘某，女，45 岁。生物瓣膜置换术后，护士应告知病人抗凝治疗的时间为术后

A. 3~6 个月 B. 6~9 个月 C. 9~12 个月

D. 2 年 E. 终生

72. 方某，女，66 岁。高血压病史 18 年，服药不规律，无明显症状时，常自行停药，晚餐后，出现胸闷、胸骨后压榨样疼痛，并向上、向左放射至左肩、左臂，休息后缓解。病人可能发生了

A. 心肌梗死 B. 心绞痛 C. 感染

D. 糖尿病 E. 二尖瓣狭窄

73. 韦某，男，62 岁。心绞痛发作史 14 年，冠状动脉造影示“冠状动脉供血呈右优势型，冠状动脉双支血管病变，累及左前降支、左回旋支”，拟行冠状动脉旁路移植术。术前采取以下护理措施，**不正确**的是

A. 适当活动，避免劳累 B. 术前 10 日停服抗凝剂

C. 戒烟 D. 指导病人深呼吸、有效咳嗽

E. 训练床上大小便，床上腿部肌肉锻炼

74. 王某，女，66 岁。冠状动脉旁路移植术后第 2 天，护理措施**不正确**的是

A. 密切监测生命体征，尤其是血压、心率、心律的变化

B. 监测血氧饱和度和血气分析

C. 观察外周血管充盈情况

D. 口服华法林抗凝

E. 观察取静脉的手术肢体足背动脉搏动情况

A3/A4 型题

（75~76 题共用题干）

陈某，男，35 岁。胸部刀刺伤后半小时，出现呼吸困难、烦躁、出冷汗，入急诊科。查体：T37.8℃，P110 次 /min，呼吸 32 次 /min，BP80/55mmHg，口唇发绀，气管向左侧移位，右侧胸部有一伤口，呼吸时可闻及气体进出伤口的声音，右胸叩诊鼓音，呼吸音减弱。于局麻下行清创术及胸腔闭式引流术。

75. 现场急救首先应

A. 胸腔穿刺抽气 B. 立即封闭伤口 C. 建立静脉通路

D. 清创缝合 E. 剖胸探查

76. 护士准备胸腔闭式引流装置，**不正确**的是

A. 水封瓶内放入无菌生理盐水 B. 水封瓶长管插入液面下 4cm

C. 胸腔引流管与水封瓶短管相连接 D. 水封瓶低于胸壁切口 60cm

E. 引流管连接处用胶布紧密固定

（77~79 题共用题干）

伍某，男，59 岁。因刺激性咳嗽、咳痰，痰中带血 1 个月入院，胸部 CT 示“右肺占位性病变”，纤维支气管镜检查示“右肺下叶支气管可见新生物突入管腔，呈菜花状”，病理报告为“高分化鳞癌”，医疗诊断“右肺中心型肺癌”，于全麻下行右全肺切除术。

77. 术后最主要的护理问题是

A. 气体交换受损 B. 营养失调：低于机体需要量 C. 疼痛

D. 焦虑 / 恐惧 E. 肺感染

78. 护士采取了以下护理措施，不正确的是

A. 病人咳嗽时，协助固定伤口
B. 体位取 1/4 侧卧位
C. 随时观察病人的气管是否居中
D. 输液速度 40~60 滴 / 分
E. 严格记录出、入液量，维持体液平衡

79. 护士应积极预防和及时发现并发症，护理措施不正确的是

A. 胸腔闭式引流管夹闭，无需开放
B. 早期协助病人深呼吸、有效咳嗽排痰
C. 补液时严格控制输液的量和速度
D. 严密心电监测，如有异常，立即通知医师
E. 遵医嘱应用抗心律失常药，密切观察心率、心律

（80~83 题共用题干）

韦某，男，55 岁。因进食哽噎感 2 个月，近 2 周加重，现进半流食也觉哽噎，纤维食管镜检查示“食管距门齿 30~35cm，可见不规则隆起，质脆易出血，长约 5cm”，病理报告为“高分化鳞癌”，医疗诊断“中段食管癌”，完善相关检查后，行手术治疗。

80. 中晚期食管癌最典型的症状是

A. 进食哽噎感
B. 进食时胸骨后烧灼样疼痛
C. 食物通过缓慢
D. 进食时停滞或异物感
E. 进行性吞咽困难

81. 病人行食管癌根治术后，关于饮食护理，错误的是

A. 术后 3~4 日禁饮食
B. 禁食期间持续胃肠减压
C. 禁食期间，给予静脉营养
D. 术后 2 周进普食
E. 饮食原则是循序渐进，由稀到干，少食多餐

82. 术后第 7 天，病人出现呼吸困难、剧烈胸痛、高热、白细胞计数明显升高。护士应首先考虑出现的并发症是

A. 吻合口狭窄
B. 吻合口瘘
C. 肺不张
D. 乳糜胸
E. 出血

83. 出现该并发症，护士应采取以下护理措施，不包括

A. 嘱病人立即禁饮食
B. 协助医师行胸腔闭式引流
C. 遵医嘱予以抗感染治疗
D. 给予静脉营养
E. 立即做好手术准备

（84~87 题共用题干）

王某，女，46 岁。主诉活动后心悸、气短 3 年，加重伴双下肢水肿 1 个月入院，面颊和口唇轻度发绀，既往有风湿性关节炎病史，入院诊断“风湿性心脏瓣膜病，二尖瓣狭窄”。

84. 该病人目前最主要的护理诊断是

A. 活动无耐力
B. 清理呼吸道无效
C. 疼痛
D. 焦虑 / 恐惧
E. 潜在并发症：出血、动脉栓塞

85. 病人拟行手术治疗，术前护理措施不包括

A. 限制活动量
B. 改善循环功能
C. 加强营养
D. 预防感染
E. 常规应用抗生素

86. 病人在全麻体外循环直视下行二尖瓣置换术，关于术后护理，不正确的是

A. 严格记录每小时尿量

B. 记录24小时液体出入量

C. 术后24小时出入量基本平衡

D. 对应用洋地黄类的病人，注意观察有无洋地黄中毒

E. 遵医嘱应用强心、利尿、补钾药物

87. 病人出院时，进行出院指导，不正确的是

A. 注意保暖，预防呼吸道感染

B. 严格遵医嘱服用强心、利尿、补钾及抗凝药物

C. 术后休息3~6个月，避免劳累

D. 术后半年复查凝血酶原时间（PT）和国际标准比值（INR）

E. 若出现心悸、胸闷、呼吸困难、皮下出血等不适，应及时就诊

（二）填空题

1. 胸部损伤按胸壁结构的完整性与否，分为________和________两类。

2. 根据胸膜腔内压力情况，气胸可分为________、________、________。

3. 根据胸膜腔内积血的量，血胸可分为________、________、________。

4. 张力性气胸抢救的要点是胸膜腔排气减压，可用粗针头在________穿刺。

5. 心脏损伤分为________和________。

6. 肺癌的分布，________多于________，上叶多于下叶。

7. 根据癌肿发生的部位，肺癌可分为________和________；根据细胞分化程度和形态特征，临床常见的肺癌可分为非小细胞肺癌和小细胞肺癌，非小细胞癌主要包括________、________、________。

8. 在各类型肺癌中，________对放疗敏感性高，________次之，________最差。

9. 全肺切除术后应控制钠盐摄入量，24小时补液量不超过________，速度以________滴/分为宜。

10. 肺癌常见的手术方式有________、楔形切除术、肺段切除术和________。

11. 食管癌的好发部位________，食管癌主要经________转移，血行转移发生较晚。

12. 中晚期食管癌的典型症状是________。

13. ________是食管癌术后极为严重的并发症，多发生于术后5~10日，死亡率高达50%。

（三）名词解释

1. 肋骨骨折

2. 反常呼吸

3. 连枷胸

4. 中心型肺癌

5. 周围型肺癌

（四）简答题

1. 简述肋骨骨折病人的健康指导。

2. 简述胸腔闭式引流的护理。

3. 简述穿透性心脏损伤，导致心脏压塞时Beck三联症。

4. 简述肺癌术后的呼吸道管理。

5. 简述食管癌术后胃肠减压的护理。

6. 简述食管癌术后的饮食护理。

7. 简述二尖瓣狭窄的术前护理。

8. 简述冠脉旁路移植术后低心排血量综合征的护理。

（五）病例分析

石某，男，65岁。2个月前出现进食哽噎感，症状时轻时重，近日来喝稀饭也感吞咽困难，纤维食管镜检查示“食管中段5cm长管腔狭窄，黏膜中断”，病理报告为“高分化鳞癌”，医疗诊断为“中段食管癌”，拟行手术治疗。

请问：

（1）手术前应协助病人做好哪些准备？

（2）病人术后可能的护理诊断有哪些？

（3）术后应如何做好胃肠减压的护理？

（王建荣）

第十四章 乳房疾病病人的护理

【重点与难点】

一、急性乳腺炎病人的护理

（一）概要

急性乳腺炎是乳房的急性化脓性感染，常发生在**产后 3~4 周**的哺乳期妇女，尤以**初产妇多见**。急性乳腺炎的**主要病因是乳汁淤积和细菌入侵**。产妇产后抵抗力下降亦是病因之一。金黄色葡萄球菌或链球菌是主要致病菌。

（二）护理评估

1. 健康史　了解病人是否为初产妇、有无乳腺炎病史、既往乳房发育情况等。

2. 身体状况　①**局部症状**：初期为乳房胀痛，乳房浅部脓肿局部表面皮肤可有红肿、发热，如未及时切开引流，脓肿可自行破溃；部位较深的脓肿表面皮肤红肿不明显，但乳房肿胀明显，有深压痛。②**全身中毒症状**：严重病例可有寒战、高热、脉率加快等全身中毒症状。③**局部改变**：患乳可触及痛性肿块，局部**波动感试验阳性**提示乳房浅部脓肿形成。④**同侧腋窝淋巴结肿大、压痛**。

3. 处理原则　**非手术治疗：适用于尚未形成脓肿的病人。①患乳停止哺乳，排空乳汁。②乳腺炎症早期热敷，促进炎症消散。③抗生素控制感染。手术治疗**：适用于已形成脓肿的病人，脓肿形成应及时切开引流。**严重感染者、脓肿引流术后乳瘘者应口服己烯雌酚等药物终止乳汁分泌（断乳）**。

（三）常见护理诊断 / 问题

1. 体温过高。
2. 急性疼痛。
3. 焦虑 / 恐惧。
4. 知识缺乏：缺乏正确哺乳方法和预防乳腺炎的知识。

（四）护理措施

1. 非手术治疗病人的护理

（1）产妇生活护理：保持室内清洁，注意空气流通，讲究个人卫生，让病人充分休息，观察病人产后恢复情况。

（2）缓解疼痛：①**疏通积乳**：指导病人患乳暂停哺乳，协助病人**使用吸乳器排空乳汁**。②托起患乳：用宽松胸罩托起患乳，可减轻疼痛与肿胀。③炎症早期热敷，避免患乳被触碰而加重疼痛。

（3）控制感染和高热。

（4）健侧乳房允许哺乳，但应注意保持乳头清洁，观察乳汁颜色，必要时检测乳汁内是否存在细菌，以避免婴儿患胃肠炎。

2. 脓肿引流术后病人的护理　保持引流通畅，注意观察引流液的量、色泽、气味变化及有无乳瘘形成，纱布浸湿及时更换。

3. **健康指导**　包括正确哺乳、排空乳汁、注意卫生、积极预防。

二、乳房良性肿瘤与乳腺囊性增生病病人的护理

（一）乳房良性肿瘤病人的护理

1. 概要　乳房良性肿瘤中以纤维腺瘤最多见，其次为乳管内乳头状瘤。乳房纤维腺瘤**发生于卵巢功能期**。乳管内乳头状瘤**主要发生在大乳管近乳头的壶腹部，易出血**。

2. 护理评估

（1）**身体状况：乳房纤维腺瘤好发于20~25岁妇女**，常无自觉症状，多为偶然发现**乳房外上象限无痛性肿块**，单发圆形或卵圆形肿块，少数为多发；肿块表面光滑、质地较硬，与周围组织无粘连，易于推动。**乳管内乳头状瘤多见于40~50岁的经产妇**，主要是**乳头溢液**，**溢液多为血性**，挤压肿块时乳头可有血性溢液。

（2）辅助检查：**乳腺钼靶X线摄片**、**活组织病理学检查**等有助于乳房纤维腺瘤的诊断与鉴别。乳管内乳头状瘤可行**乳管内镜检查**；或行乳腺导管造影明确乳管内肿瘤的大小和部位。

（3）处理原则：**乳房纤维腺瘤**癌变可能性很小，但有**肉瘤变可能，应尽早手术切除**。**乳管内乳头状瘤恶变率为6%~8%，明确诊断者应手术治疗**。

3. 护理措施　术后保持切口敷料干燥、清洁。

（二）乳腺囊性增生病病人的护理

1. 概要　乳腺囊性增生病是乳腺组织的良性增生，也称为慢性囊性乳腺病（简称乳腺病），常见于**中年妇女**。其病因**与内分泌失调有关**。**乳房周期性胀痛是其主要症状**。体检可发现一侧或双侧**乳腺弥漫性增厚**，可局限于乳腺的一部分，也可分散于整个乳腺，**肿块呈圆形结节或片状，大小不一，质地韧而不硬，增厚区与周围组织界线不清**。**乳腺钼靶X线摄片、B超或活组织病理学检查等有助于本病的诊断与鉴别**。通常采用**非手术治疗，应每隔2~3个月到医院复查**。对疑有恶变可能者，应取病变组织进行病理学检查，证实有不典型上皮增生者，应采取手术治疗。

2. **护理措施**　①托起乳房：使用宽松胸罩托起乳房，可减轻疼痛。②心理护理：告知病人乳房周期性胀痛的原因，消除病人的担忧情绪。③指导病人遵医嘱服药。

三、乳腺癌病人的护理

（一）概要

乳腺癌是**女性最常见的恶性肿瘤之一**，好发于更年期和绝经期前后的女性。乳腺癌**病因尚不完全清楚**。较易发生乳腺癌的**高危女性群体**：①未生育、晚生育或未哺乳者。②月经初潮早于12岁。绝经晚于52岁者。③一侧乳房曾患乳腺癌者。④脂肪超量摄入与乳腺癌有明显关系，尤其是绝经后肥胖的女性。⑤家族有乳腺癌倾向者。乳腺癌多数起源于乳腺管上皮。**浸润性非特殊癌约占**80%，分化低，预后较差。**淋巴转移是乳腺癌最常见转移途径**，常经胸外侧淋巴管转移至同侧腋下、锁骨下淋巴结。**晚期可经血液转移至肺、骨、肝，出现相应症状**。

（二）护理评估

1. 健康史 询问月经史、婚育史、家族史、既往乳腺疾病史、长期应用雌激素史、生活环境及生活史。

2. **身体状况**

（1）症状：**无痛性单发乳房肿块是最常见的症状**。

（2）体征：①**乳房肿块**：多位于**乳房外上象限**，肿块表面不光滑，质硬且与周围组织分界不清楚，活动度差。②乳房外形改变：癌肿较大时局部凸起；**癌肿侵及 Cooper 韧带，表面皮肤凹陷，呈"酒窝征"**；癌肿表面皮肤因皮内和皮下淋巴管被癌细胞阻塞，导致淋巴回流受阻，出现真皮水肿，**皮肤呈现"橘皮样"改变**；邻近乳头或乳晕的癌肿侵及乳管使之缩短，把乳头牵向癌肿一侧，可使**乳头移位（乳头扁平、回缩、凹陷、偏移等）**；晚期癌肿处皮肤破溃呈菜花状，有恶臭味，易出血。**炎性乳癌**的特征为乳房明显增大，类似急性炎症改变，但无明显肿块；**乳头湿疹样乳腺癌**在乳头和乳晕区呈现湿疹样改变，病变继续发展，可扪及肿块。③淋巴结肿大：最初多见于同侧腋窝，早期为散在、质硬、无痛、活动的结节，后期相互粘连、融合，不易推动。

3. 辅助检查 ①**钼靶 X 线摄片：是早期发现乳腺癌的最有效方法**。② B 超：**可鉴别囊性或实性病灶**。③活组织病理学检查：**是确定肿块良性或恶性的最有效方法**。

4. 处理原则 **乳腺癌治疗是以手术为主，辅以化学药物、内分泌、放射、生物等疗法的综合性治疗**。①手术是治疗病灶局限于局部及区域淋巴结病人的**首选方法**。②术后化疗可提高生存率，**乳腺癌是实体瘤中应用化疗最有效的恶性肿瘤之一**。早期联合化疗效果优于单药化疗。可采用 CMF、CAF 或 TAC 方案，一般用 2~3 疗程。③雌激素受体（ER）孕激素受体（PgR）检测阳性的病人应用雌激素拮抗剂**他莫昔芬**（tamoxifen）可降低乳腺癌术后复发及转移。**用量为每日 20mg，一般服用 5 年，至少服用 3 年**。④Ⅱ期以上的病例手术后辅助放射疗法，以减少局部复发。

（三）常见护理诊断 / 问题

1. 有组织完整性受损的危险。

2. 自我形象紊乱。

3. 焦虑 / 恐惧。

4. 知识缺乏：缺乏有关乳腺癌术后患肢功能锻炼的知识。

5. **潜在并发症：气胸、皮下积液、皮瓣坏死和患侧上肢水肿等**。

（四）护理措施

1. **术前护理** ①妊娠与哺乳：应**立即终止妊娠和停止哺乳**。②控制感染：注意保持病灶局部清洁，应用抗生素控制感染。③皮肤准备：做好备皮，需植皮的病人，同时做好供皮区的准备。④心理护理：有针对性地进行心理护理，解除病人和家属对切除乳房后的忧虑，增强病人的信心。

2. **术后护理**

（1）体位：术后麻醉清醒、生命体征平稳后取半卧位，以利呼吸和引流。

（2）病情观察：注意观察血压、心率变化，防止休克发生。胸骨旁淋巴结清除的病人，观察呼吸变化，发现病人有胸闷、呼吸困难等情况，应及时报告医生并配合处理。

（3）伤口护理：①妥善包扎，**松紧度以能容纳一手指、呼吸无压迫感为宜**。②更换敷料时注意观察皮瓣是否红润、是否紧贴胸壁，皮瓣下有无积液积气等。③**观察术侧上肢远端血液循环**：若出现皮肤青紫、皮温降低、脉搏不能扪及，提示腋部血管受压，应及时调整胸带或绷带的松紧度。④保护伤口：创面愈合后，可轻柔清洗局部，以柔软毛巾轻轻吸干皮肤上的水分，用护肤软膏轻轻涂于皮肤表面，促进血液循环，防止干燥脱屑。

（4）引流管护理：①妥善固定。②通畅引流：**保持持续性负压吸引**，防止引流管受压扭曲堵塞；③观察记录引流情况：**术后 1~2 日引流血性液体每日** 50~200ml，引流液颜色逐渐变淡、量减少；注意观察记录引流情况，发现异常应及时报告医生。④适时**拔管：术后 4~5 日，引流液量少于每日** 10~15ml，无感染征象，无皮下积液，皮瓣生长良好，可考虑拔管。

（5）**术侧上肢功能锻炼**：①**目的**：松解和预防肩关节粘连、增强肌肉力量、最大限度地恢复肩关节活动范围。②**锻炼时间及内容：手术后 24 小时内**：鼓励病人做**手指和腕部**的屈曲和伸展运动。**术后 1~3 日**：进行上肢肌肉等长收缩训练，可用健侧上肢或他人协助患侧上肢进行屈肘、伸臂等锻炼，逐渐扩大到肩关节小范围前屈（小于 30°）后伸（小于 15°）活动。**术后 4~7 日**：鼓励病人用术侧上肢进行自我照顾，如刷牙、洗脸等。**术后 1~2 周**：术后 1 周皮瓣基本愈合后可开始**活动肩关节**，以肩部为中心，前后摆臂；**术后 10 日左右**，皮瓣与胸壁黏附已较牢固，可**循序渐进地进行上臂各关节的活动锻炼**，如手指爬墙、梳头、转绳运动或滑绳运动等。③**锻炼次数**：每日 3~4 次、每次 20~30 分钟为宜，循序渐进地增加锻炼范围。**注意事项**：术侧肩关节**术后 7 日内不上举、10 日内不外展；不得以术侧上肢支撑身体，需他人扶持时不要扶持术侧**，以防皮瓣移位影响愈合。

（6）并发症防治与护理：①**皮下积液**：乳腺癌术后皮下积液较为常见，发生率在 10%~20%，除手术因素外，术后要特别注意保持引流通畅，包扎胸带松紧度适宜，**避免过早外展术侧上肢**。发现积液要及时引流。②**皮瓣坏死**：乳腺癌切除术后皮瓣坏死率 10%~30%。**皮瓣缝合张力大是坏死的主要原因**。术后注意观察胸部勿加压包扎过紧，及时处理皮瓣下积液。③**患侧上肢水肿**：主要原因是患侧腋窝淋巴结清除、腋部感染或积液等导致上肢淋巴回流不畅或静脉回流障碍。**护理：避免损伤：禁止在术侧上肢静脉穿刺、测量血压**；及时处理皮瓣下积液。**保护术侧上肢**：平卧时将术侧上肢垫枕抬高 10°~15°，肘关节轻度屈曲；半卧位时屈肘 90° 置于胸腹部；**促进肿胀消退**：可采用按摩术侧上肢、进行握拳及屈伸肘运动促进淋巴回流；肿胀严重者可借助弹力绷带或戴弹力袖促进回流；也可采取腋区及上肢热敷等措施。

（7）乳房外观矫正与护理：选择与健侧乳房大小相似的义乳，固定在内衣上。当乳癌复发几率很小时，可实施乳房重建术。

（8）综合治疗与护理：①放射治疗病人的护理：放射治疗病人局部护理要求**照射野保持清洁干燥**，局部**忌用肥皂擦洗和粗毛巾搓擦**。穿着柔软的内衣，不要戴胸罩，忌摩擦、搔抓。②化学药物治疗病人的护理：化学药物治疗时常发生恶心、呕吐、食欲缺乏，以及脱发、白细胞和血小板计数降低等，对这些药物副作用应进行对症治疗及采取预防措施。

3. 健康指导　①定期乳房自我检查：**绝经前的妇女最好选在月经周期的第 7~10 日或月经结束后 2~3 日进行检查为宜，每 1 个月自我检查乳房 1 次；绝经期妇女每月固定时间检查**。示指、中指、无名指并拢，用**指腹**在对侧乳房进行环形触摸（**不可抓捏**），从乳房外上象限开始，依次检查**外上、外下、内下、内上象限**，最后扪及乳晕区；再用拇指及示指轻轻挤捏乳头是否有分泌物流出；最后检查腋窝有无淋巴结肿大；同法检查对侧。②钼靶 X 线摄片：乳腺癌术后病人（或 45 岁以上女性），应**每年定期行钼靶 X 线摄片**。③鼓励坚持放疗或化疗。④康复训练：坚持术侧上肢的康复训练。⑤术后 5 **年内避免妊娠**，以防乳腺癌复发。

【测试题】

（一）选择题

A1 型题

1. 急性乳腺炎最重要的病因是

A. 乳汁淤积　B. 卵巢内分泌功能失调　C. 雌激素分泌增加
D. 性激素的改变与紊乱　E. 雄激素的分泌增加

2. 乳房脓肿的确诊依据是

A. 搏动性疼痛　B. 穿刺抽得脓液　C. 寒战、高热
D. 有波动感　E. 白细胞计数升高

3. 急性乳腺炎脓肿形成后，主要的治疗措施是

A. 局部热敷　B. 吸尽乳汁　C. 使用抗生素
D. 切开引流　E. 中药治疗

4. 急性乳腺炎早期治疗护理，<u>错误</u>的是

A. 积极排出乳汁　B. 应用抗生素　C. 切开引流
D. 局部热敷　E. 局部理疗

5. 预防急性乳腺炎时，<u>不妥</u>的是

A. 每次授乳时乳汁不要全部排空
B. 乳头内陷时应于分娩前 3 个月开始做矫正
C. 产前经常用温水清洗乳头
D. 哺乳前后应清洗乳头
E. 避免乳头损伤

6. 乳房肿块和疼痛症状具有周期性特点的乳房疾病是

A. 急性乳腺炎　B. 乳房纤维腺瘤　C. 乳腺囊性增生病
D. 乳腺导管内乳头状瘤　E. 炎性乳癌

7. 乳房纤维腺瘤的主要临床表现是

A. 乳房胀痛　B. 乳头溢液　C. 乳头凹陷
D. 乳房肿块　E. 双侧乳房不对称

8. 乳腺癌的早期体征是

A. 无痛性肿块　B. 酒窝征　C. 乳头内陷
D. 乳头溢液　E. 橘皮样改变

9. 下列与乳腺癌<u>无关</u>的因素是

A. 性激素改变　B. 遗传因素　C. 饮食习惯
D. 乳房感染　E. 乳腺癌前病变

10. 乳房外侧的乳腺癌发生转移，易转移的淋巴结为

A. 锁骨下淋巴结　B. 腋窝淋巴结　C. 锁骨上淋巴结
D. 胸骨旁淋巴结　E. 肺部淋巴结

11. 乳腺癌病人的乳房“橘皮样”皮肤改变是由于

A. 淋巴管堵塞　B. 静脉堵塞　C. 动脉堵塞

D. 乳管堵塞 E. Cooper 韧带受侵

12. 乳腺癌病人乳头内陷或乳头偏移是由于
A. 动脉堵塞 B. 乳管受侵 C. 淋巴管堵塞
D. 静脉堵塞 E. Cooper 韧带受侵

13. 下面叙述的炎性乳腺癌表现,**错误**的是
A. 多见于年轻女性 B. 好发于哺乳期及妊娠期
C. 发展快,转移早 D. 乳房肿大,红肿热痛
E. 乳房内肿块极易查到

14. 关于乳头湿疹样乳癌的描述,**错误**的是
A. 恶性程度高 B. 乳头瘙痒、灼痛
C. 湿疹样改变 D. 乳头、乳晕粗糙、糜烂
E. 可形成溃疡

15. 以下属于晚期乳腺癌特征的是
A. 乳头溢液 B. 酒窝征 C. 腋窝淋巴结融合固定
D. 乳头回缩、凹陷 E. 橘皮样改变

16. 乳腺癌病人出现酒窝征的原因是
A. 癌肿侵及胸大肌 B. 癌肿侵及皮肤 C. 癌细胞阻塞淋巴管
D. 癌肿侵及乳管 E. 癌肿侵及 Cooper 韧带

17. 乳腺癌根治术备皮范围,**错误**的是
A. 上起锁骨上窝 B. 下至肋缘
C. 患侧至腋后线 D. 对侧至锁骨中线
E. 包括患侧肩、上臂及腋部,剃除腋毛

18. 乳腺癌根治术后,为预防皮下积液及皮瓣坏死的主要措施是
A. 半卧位 B. 引流管持续负压吸引 C. 加压包扎伤口
D. 抬高患侧上肢 E. 局部沙袋压迫

19. 乳腺癌根治术后护理,有利于伤口愈合的是
A. 加强换药 B. 术后 3 天帮助病人活动患肢
C. 加压包扎伤口 D. 半卧位利于引流
E. 保持皮瓣下负压吸引通畅

20. 乳腺癌根治术后内分泌治疗的常用药物是
A. 促肾上腺皮质激素 B. 绒毛膜促性腺激素 C. 他莫昔芬
D. 己烯雌酚 E. 黄体酮

21. 妇女自我检查乳房的方法**不正确**的是
A. 观察乳房大小及外形 B. 轻轻挤压乳头观察有无溢液
C. 月经后一周检查效果最佳 D. 仰卧,用手掌轻按乳房检查
E. 月经前一周检查效果最佳

22. 年轻乳腺癌病人,出院前健康指导中对预防复发最重要的是
A. 加强营养 B. 参加体育活动增强体质
C. 5 年内避免妊娠 D. 经常自查乳房
E. 早期来院检查

A2 型题

23. 马某，女，25 岁。产后 2 周，为了预防急性乳腺炎的发生，其采取措施<u>不妥</u>的是

A. 每次哺乳前后清洁乳头　　B. 矫正乳头内陷
C. 每次哺乳排尽乳汁　　D. 避免乳头破损
E. 预防性口服抗生素

24. 刘某，女，40 岁。近 2 个月来间断出现左侧乳头血性溢液。局部乳房无明显红、肿、热、痛，挤捏乳头时血性溢液增多，乳房内未扪及肿块。首先考虑的疾病是

A. 乳房纤维腺瘤　　B. 乳腺囊性增生病　　C. 乳管内乳头状瘤
D. 乳腺癌　　E. 急性乳腺炎

25. 莫某，女，25 岁。左乳房无痛性肿块 3 年。体格检查左乳房外上象限肿块约 2cm×2cm×2cm，可推动，质地中等，边界清楚，考虑可能的疾病为

A. 乳腺癌　　B. 乳房结核　　C. 乳腺囊性增生病
D. 乳管内乳头状瘤　　E. 乳房纤维腺瘤

26. 葛某，女，30 岁。经前乳房胀痛及出现肿块，月经后自行消退，应考虑为

A. 乳腺癌　　B. 乳房纤维腺瘤　　C. 乳腺肉瘤
D. 乳腺囊性增生病　　E. 乳管内乳头状瘤

27. 朱某，女，20 岁。乳房肿块，边缘清晰，活动度大，生长缓慢。最常见的是

A. 乳管内乳头状瘤　　B. 乳房结核　　C. 乳房纤维腺瘤
D. 乳腺炎性肿块　　E. 乳腺囊性增生病

28. 刘某，女，23 岁。一周前无意中发现左乳有一无痛性肿块，查体发现肿块位于左乳内上象限，光滑，活动度大，质韧，双侧腋窝未扪及肿大淋巴结，该病人应采取的治疗措施是

A. 长期口服他莫昔芬　　B. 局部热敷　　C. 肿块切除，手术中病理检查
D. 乳腺腺叶切除　　E. 乳房切除

29. 陈某，女，35 岁。近 1 年来右侧乳房经常出现胀痛，于月经前疼痛加重，月经来潮后减轻。体检：右侧乳房可扪及多个大小不一的结节状和片状肿块，质韧而不硬，与周围乳腺组织分界不明显，并随月经周期而变化。首先考虑的疾病是

A. 乳腺癌　　B. 乳房纤维腺瘤　　C. 急性乳腺炎
D. 乳管内乳头状瘤　　E. 乳腺囊性增生病

30. 韦某，女，50 岁。右乳腺癌根治术后上肢活动受限。护士指导其患侧肢体康复锻炼，应达到的目的是

A. 手能摸到同侧耳朵　　B. 肩能平举　　C. 肘能屈伸
D. 手摸到对侧肩部　　E. 手经头摸到对侧耳朵

31. 胡某，女，45 岁。患乳腺癌。入院后接受乳腺癌改良根治术。术后患侧皮肤出现青紫，温度降低，脉搏不能扪及，提示

A. 伤口内出血　　B. 伤口感染　　C. 胸带包扎过紧
D. 引流管阻塞　　E. 皮瓣坏死

32. 朱某，女，35 岁。患乳腺癌。入院后行右侧乳腺癌根治术，术后第 2 天，护士对其进行指导后，病人的讲述正确的是

A. “这种病不会遗传”　　B. “2 年内不能怀孕”
C. “能在右侧胳膊量血压”　　D. “我要坚持右侧上肢的功能锻炼”

E. “下床时用吊带托扶右上肢”

A3/A4 型题

（33~35 题共用题干）

黄某，女，27 岁。产后 30 日出现右侧乳房胀痛，全身畏寒、发热。体检：右侧乳房皮肤红肿明显，局部可扪及一压痛性硬块，同侧腋窝淋巴结肿大。

33. 首先考虑的疾病是

A. 炎性乳癌　　B. 乳房纤维腺瘤　　C. 急性淋巴结炎

D. 急性乳腺炎　　E. 乳腺囊性增生病

34. 主要致病菌是

A. 链球菌　　B. 金黄色葡萄球菌　　C. 破伤风杆菌

D. 厌氧菌　　E. 大肠埃希菌

35. 预防该病的关键在于

A. 防止乳房皮肤破损　　B. 保持乳房皮肤清洁　　C. 避免乳汁淤积

D. 预防性使用抗生素　　E. 尽量采用人工喂养

（36~38 题共用题干）

李某，女，60 岁。右乳房外上方发现无痛性肿块 2 天。查体：右乳外上象限触及一肿物，约 2.5cm × 3.0cm × 2.5cm，质坚硬，表面不光滑，活动度小，界限不清，右腋下触及 3 个孤立的淋巴结，质硬。

36. 初步诊断是

A. 乳腺癌　　B. 乳管内乳头状瘤　　C. 乳腺囊性增生病

D. 乳房纤维腺瘤　　E. 炎性乳癌

37. 为进一步确诊，进行的下列检查中<u>不妥</u>的是

A. X 线检查　　B. 超声波检查　　C. 红外线扫描

D. 乳头溢液涂片　　E. 血清甲胎蛋白

38. 病人目前是手术后 3 小时，病情平稳，应采取的卧位是

A. 平卧位　　B. 侧卧位　　C. 半卧位

D. 中凹卧位　　E. 俯卧位

（39~40 题共用题干）

全某，女，47 岁。发生右侧乳房内无痛性肿块 2 个月，体检：右侧乳房外上象限可扪及直径约 4cm 的肿块，边界不清，质地硬，局部乳房皮肤出现“橘皮样”改变。经活组织病理学检查证实乳腺癌。行乳腺癌改良根治术。

39. 该病人乳房皮肤出现“橘皮样”改变，是由于

A. 癌细胞堵塞皮下淋巴管　　B. 癌肿侵犯乳房

C. 癌肿与胸肌粘连　　D. 癌肿与皮肤粘连

E. 癌肿侵犯乳管

40. 术后第 2 天，对病人采取的护理措施中<u>不正确</u>的是

A. 患侧垫枕以抬高患肢　　B. 保持伤口引流管通畅

C. 观察患侧肢端的血液循环　　D. 指导患侧肩关节的活动

E. 禁止在患侧手臂测血压、输液

（二）填空题

1. 乳腺癌的最早症状是________多发生于乳房的________。

2. 乳腺癌根治术后常见的并发症有________、________、________。

3. 乳腺癌根治术后护理应注意，术侧肩关节术后________天内不上举、________天内不外展；不得以术侧上肢________，需他人扶持时不要________，以防皮瓣移位影响愈合。

（三）名词解释

1. 急性乳腺炎
2. 酒窝征
3. 炎性乳癌

（四）简答题

1. 急性乳腺炎的护理诊断有哪些？
2. 如何指导乳腺癌根治术后病人进行术侧上肢功能锻炼？
3. 乳腺癌病人术后，如何预防患侧上肢肿胀？

（五）病例分析

马某，女，53岁。因右乳房无痛性肿块1周入院。诊断“右乳腺癌Ⅱ期”。2天前在全麻下行右乳腺癌根治术。

请问：

（1）该病人术后主要常见护理诊断/问题是什么？

（2）术后如何做好皮瓣下引流管的护理？

（薛　雄）

第十五章 腹外疝病人的护理

【重点与难点】

一、概述

腹外疝是由腹腔内的脏器或组织连同腹膜壁层,**经腹壁薄弱点或孔隙**,向体表突出所形成。常见的有腹股沟疝、股疝、脐疝、切口疝等。病因:**腹壁强度降低、腹内压力增高**。病理解剖:典型的腹外疝由**疝环、疝囊、疝内容物和疝外被盖**等组成。临床分型:腹外疝有**易复性、难复性、嵌顿性、绞窄性**等类型。

二、腹股沟疝病人的护理

(一)概要

腹股沟疝男性多见,男女发病率之比约为15:1。右侧比左侧多见。腹股沟疝可分为斜疝和直疝两种。疝囊经过腹壁下动脉外侧的腹股沟管深环(内环)突出,向内、向下、向前斜行**经过腹股沟管**,再穿出腹股沟管浅环(皮下环),并可进入阴囊,称为腹股沟斜疝。疝囊经腹壁下动脉内侧的**直疝三角区**直接由后向前突出,不经过内环,也不进入阴囊,为腹股沟直疝,**以腹股沟斜疝最多见**。病因:腹股沟斜疝(先天性解剖异常、后天性腹壁薄弱或缺损);腹股沟直疝(直疝三角的外侧边是腹壁下动脉,内侧边为腹直肌外侧缘,底边为腹股沟韧带)。

(二)护理评估

1. 健康史 了解病人有无慢性咳嗽、便秘、排尿困难、腹水等病史,有无手术、外伤、切口感染等病史,了解其营养发育及平时身体素质情况。

2. 身体健康 ①腹股沟斜疝:主要的临床表现是**腹股沟区有一突出的肿块,可进入阴囊**,疝环处仅有轻度坠胀感。②腹股沟直疝:主要表现在**腹股沟内侧端、耻骨结节上外方出现一半球形肿块,不进入阴囊**,极少发生嵌顿,不伴疼痛或其他症状。**疝内容物常为小肠或大网膜**。

斜疝和直疝的临床特点区别

	斜疝	直疝
发病年龄	多见于儿童及青壮年	多见于老年
突出途径	经腹股沟管突出,可进阴囊	由直疝三角突出,不进阴囊
疝块外形	椭圆或梨形,上部呈蒂柄状	半球形,基底较宽

续表

	斜疝	直疝
回纳疝块后压住深环	疝块不再突出	疝块仍可突出
精索与疝囊的关系	精索在疝囊后方	精索在疝囊前外方
疝囊颈与腹壁下动脉的关系	疝囊颈在腹壁下动脉外侧	疝囊颈在腹壁下动脉内侧
嵌顿机会	较多	极少

3. 心理 - 社会状况评估。

4. 处理原则 一般均应尽早施行手术治疗。单纯疝囊高位结扎术、疝修补术（无张力疝修补术、经腹腔镜疝修补术）。

（三）常见护理诊断 / 问题

1. 焦虑 / 恐惧。

2. 疼痛。

3. 知识缺乏：缺乏腹外疝成因、预防腹内压升高及术后康复知识。

4. 潜在并发症：术后阴囊水肿、切口感染。

（四）护理措施

1. 术前护理 ①一般护理：卧床休息。②病情观察：应警惕嵌顿疝发生的可能，立即报告医生，并配合紧急处理。③**消除引起腹内压升高的因素**：指导病人注意保暖，预防呼吸道感染；多饮水、多吃蔬菜等粗纤维食物，保持排便通畅。吸烟者应在术前两周戒烟。④术前训练：加强腹壁肌肉锻炼，练习卧床排便、使用便器等。⑤术前准备：术前备皮至关重要，既要剃净又要防止损伤皮肤，便秘者，术前晚灌肠，清除肠内积粪，防止术后腹胀及排便困难。手术前，嘱其排尿，以防术中误伤膀胱。**嵌顿性疝及绞窄性疝病人多需急诊手术**。

2. 术后护理

（1）一般护理：①休息与活动：取平卧位，膝下垫一软枕，使髋关节微屈，次日可改为半卧位。术后 1~2 日卧床期间鼓励床上翻身及两上肢活动，**术后 3~5 天**可考虑离床活动。②饮食：术后 6~12 小时，病人进流食，逐步改为半流、软食及普食。

（2）病情观察：注意体温和脉搏的变化，**观察切口有无红、肿、疼痛，阴囊部有无出血、血肿**。

（3）伤口护理：适当加压，保持切口敷料清洁，预防切口感染。

（4）防止腹内压升高的因素：注意保暖，防止咳嗽；指导病人咳嗽时用手掌保护切口，稍加压于切口。保持排便通畅，避免用力排便。尿潴留予以导尿。

（5）预防并发症：**抬高阴囊，预防阴囊水肿**。切口感染是引起疝复发的主要原因之一，术后须应用抗生素，及时更换污染或脱落的敷料，一旦发现切口感染征象，应尽早处理。

（6）心理护理。

3. 健康指导 ①**3 个月内应避免重体力劳动或提举重物等**。②注意避免增加腹内压的动作。③调整饮食习惯，保持排便通畅。

【测试题】

（一）选择题

A1 型题

1. 腹外疝发病原因中最主要的是
   A. 腹壁薄弱　B. 慢性便秘　C. 慢性咳嗽
   D. 排尿困难　E. 腹水
2. 腹外疝最常见的疝内容物是
   A. 大网膜　B. 小肠　C. 结肠
   D. 膀胱　E. 阑尾
3. 最易发生嵌顿的腹外疝是
   A. 腹股沟斜疝　B. 腹股沟直疝　C. 脐疝
   D. 股疝　E. 切口疝
4. 绞窄性疝是指
   A. 疝内容与疝囊有粘连　B. 疝内容物脱出后不易回纳
   C. 疝嵌顿后内容物血液循环障碍　D. 疝内容由腹壁瘢痕突出
   E. 压迫内环后疝内容不再突出
5. 嵌顿性疝与绞窄性疝的区别是
   A. 疝囊有无压痛　B. 疝内容物能不能回纳
   C. 疝内容物有无血运障碍　D. 是否有休克
   E. 是否有机械性肠梗阻的表现
6. 疝内容物与疝囊发生粘连而不能完全回纳入囊腔的疝是指
   A. 易复性疝　B. 滑动性疝　C. 难复性疝
   D. 嵌顿性疝　E. 绞窄性疝
7. 最常见的腹外疝是
   A. 脐疝　B. 股疝　C. 切口疝
   D. 腹股沟斜疝　E. 腹股沟直疝
8. 关于腹股沟直疝的叙述**不正确**的是
   A. 容易嵌顿　B. 多见于老年男，常双侧发生
   C. 疝块呈半球形　D. 绝大多数为后天性
   E. 疝囊从腹壁下动脉内侧腹股沟三角区突出
9. 腹股沟斜疝发生嵌顿的最主要原因是
   A. 疝环小，疝内容物有粘连　B. 疝环小，腹内压骤然增高
   C. 疝环大，疝内容物脱出过多　D. 腹壁肌紧张内环收缩
   E. 腹壁肌紧张外环收缩
10. 关于股疝的叙述**不正确**的是
   A. 多见于中年以上的妇女　B. 易发生嵌顿和绞窄
   C. 透光试验不透光　D. 易发生嵌顿不宜紧急手术
   E. 腹腔内脏经股环、股管，从卵圆窝突出

11. 斜疝修补术后，预防阴囊血肿的措施是
A. 膝下垫枕
B. 保持敷料清洁、干燥
C. 术后平卧3天
D. 注意保暖、避免咳嗽
E. 用丁字带托起阴囊

12. 护理疝修补术后病人时，**错误**的是
A. 及时处理大便秘结
B. 切口部位压沙袋
C. 咳嗽时注意保护切口
D. 术后3月内避免重体力劳动
E. 鼓励病人早期下床活动

13. 腹外疝术后要求病人
A. 24小时后下床活动
B. 2天后户外活动
C. 不从事体力劳动
D. 半月后可恢复原工作
E. 3个月内不宜参加重体力劳动

14. 斜疝修补术后早期，最适宜的卧位是
A. 半卧位
B. 仰卧位膝下垫枕
C. 俯卧位
D. 斜坡卧位
E. 平卧位

A2型题

15. 李某，男，50岁。右侧腹股沟区可复性包块5年余，肿块有时进入阴囊。体检：右腹股沟区肿块，平卧位还纳，外环口容纳2指，压住内环后，肿块不再突出。鉴别该病人腹股沟斜疝与直疝，最有意义的是
A. 发病年龄
B. 突出途径
C. 疝块外形
D. 疝内容物是否进入阴囊
E. 还纳内容物，压住深环后，疝块是否再突出

16. 小儿，男，4岁。确诊为右侧腹股沟斜疝，首选的术式为
A. 单纯疝囊高位结扎术
B. Ferguson法
C. McVay法
D. Bassini法
E. 疝成形术

17. 孙某，男，6小时前负重物时，右侧斜疝被嵌顿，下列临床表现中说明疝内容物已发生缺血坏死，应做好急诊手术前准备的是
A. 疝块增大，不能回纳
B. 局部有剧烈疼痛
C. 疝块紧张发硬，有触痛
D. 阵发性腹痛伴呕吐
E. 全腹有压痛，肌紧张

A3/A4型题

（18~19题共用题干）

韦某，男，35岁。患腹外疝1年，站立或咳嗽时右侧腹股沟区出现疝块，可进入阴囊，平卧或用手推送，疝块可回纳腹腔而消失。

18. 该病人的疝环是
A. 股环
B. 卵圆窝
C. 脐环
D. 腹股沟管深环
E. 腹股沟三角

19. 为病人回纳疝块时，可闻及肠鸣音，疝内容物最可能是
A. 乙状结肠
B. 小肠
C. 膀胱
D. 大网膜
E. 直肠

（20~24 题共用题干）

王某，男，35 岁。两年前发现右腹股沟肿块，约 3cm × 3cm 大小，站立或咳嗽时出现，平卧后消失，2 年来肿块逐渐增大至 5~10cm 大小，突出时感下腹坠胀，隐痛。查体：右腹股沟触及一大小 10cm × 5cm 肿块，质软，无压痛，坠入阴囊，回纳后压迫内环，不再出现。

20. 该病人最可能的诊断是
    A. 右腹股沟脓肿　B. 右腹股沟直疝　C. 右股疝
    D. 右腹股沟斜疝　E. 右腹股沟淋巴结核

21. 若诊断为腹外疝应采取
    A. 疝高位结扎加修补　B. 疝修补术　C. 疝形成术
    D. 可暂不手术　E. 还纳后用疝带压迫

22. 术前最主要的护理措施是
    A. 注意局部症状　B. 心理护理　C. 术前排尿和灌肠
    D. 术前备皮　E. 解除腹内压增高因素

23. 手术后应给予的体位是
    A. 生命体征平稳后取半卧位　B. 去枕平卧
    C. 平卧位膝下垫软枕　D. 侧卧位
    E. 以上体位都可以

24. 所给予的康复指导中重点是
    A. 适当休息　B. 预防感冒
    C. 逐渐增加活动量　D. 保持大便通畅
    E. 3 个月内不宜参加重体力劳动

（二）填空题

1. 典型的腹外疝由________、________、________和________等组织组成。
2. 腹外疝类型有________、________、________、________四种。
3. 嵌顿性疝及绞窄性疝病人处理方式是________。
4. 腹外疝手术后________个月内应避免重体力劳动。
5. 腹股沟斜疝________突出，疝囊经________为腹股沟直疝。

（三）名词解释

1. 腹外疝
2. 嵌顿性疝

（四）简答题

1. 简述腹股沟斜疝与直疝的鉴别点。
2. 简述腹外疝围术期护理要点。
3. 腹外疝术后病人的健康指导内容有哪些？

（五）病例分析

马某，女，47 岁。因右下腹痛并自扪及包块 6 小时而急诊入院，伴有腹胀、呕吐不适，既往无类似发病史。体检：T37.8℃，P101 次 /min，R20 次 /min，BP110/70mmHg，腹部查体：腹软，未见胃肠型蠕动波，肝脾肋下未及，于右侧腹股沟区可扪及一圆形肿块，约 4cm × 4cm 大小，有压痛、界欠清，且肿块位于腹股沟韧带外下方。实验室检查：WBC 5.0×10^9/L，N 78%，尿常规正常。医疗诊断：右侧腹股沟嵌顿性疝治疗。立即手术。

请问：

（1）诊断有哪些依据？

（2）对此病人应从哪些方面进行病情观察？

（3）如何配合医生进行妥善治疗？

（赵慧华）

第十六章 急性化脓性腹膜炎与腹部损伤病人的护理

【重点与难点】

一、急性化脓性腹膜炎病人的护理

（一）概要

急性化脓性腹膜炎是指由化脓性细菌包括需氧菌和厌氧菌或两者混合引起的腹膜的急性炎症。急性化脓性腹膜炎累及整个腹膜腔，称为急性弥漫性腹膜炎，若仅局限于病灶局部称为局限性腹膜炎，并可形成脓肿。根据发病机制分为**原发性腹膜炎**（primary peritonitis）**和继发性腹膜炎**（secondary peritonitis）。腹膜腔内无原发病灶，细菌**经血行、泌尿道、女性生殖道等途径播散**至腹膜腔，引起腹膜炎，称为原发性腹膜炎，占2%，病原菌**多为溶血性链球菌、肺炎双球菌或大肠埃希菌**。多见于儿童，病人常伴有营养不良或抵抗力低下。**临床所称急性腹膜炎**（acute peritonitis）**多指继发性的化脓性腹膜炎**，是急性化脓性腹膜炎中最常见的一种，占98%，病原菌以**大肠埃希菌**最多见，其次为厌氧拟杆菌和链球菌，也是一种常见的外科急腹症。

（二）护理评估

1. 健康史　了解既往病史中有无胃、十二指肠溃疡病史、慢性阑尾炎发作史、其他腹内脏器疾病和手术史；近期有无腹部外伤史。儿童应注意近期有无呼吸道、泌尿道感染病史、营养不良或其他导致抵抗力下降的情况。

2. 身体健康　**腹痛**是最主要的症状，为持续性、剧烈腹痛，以原发病灶处最显著。其他伴有恶心、呕吐，**早期为反射性**。体温升高、脉搏快等感染中毒症状。腹部压痛、反跳痛、腹肌紧张，是腹膜炎的标志性体征，称为**腹膜刺激征**。

3. 辅助检查　血常规、X线、B超、CT；腹腔穿刺或腹腔灌洗，根据抽出液性状、气味、混浊度，作细菌培养、涂片，以及淀粉酶测定等帮助判断病因。

4. 心理 - 社会状况评估。

5. 处理原则　积极处理原发病灶，消除引起腹膜炎的病因，清理或引流腹腔，促使脓性渗液局限，控制及消除炎症。

（三）常见护理诊断 / 问题

1. 疼痛。
2. 体温过高。
3. 体液不足。
4. 焦虑 / 恐惧。
5. 潜在并发症：腹腔脓肿、切口感染。

（四）护理措施

1. 非手术治疗病人的护理

（1）一般护理：①病情观察：定时测量生命体征等指标，记录液体出入量。观察病人腹部症状和体征的变化，注意治疗前后对比、动态观察。②体位：一般取**半卧位**，休克病人取平卧位或头、躯干和下肢均抬高 20°。③禁食、胃肠减压：禁食期间，做好口腔护理 2 次 / 日。妥善固定胃管，观察引流物的量、颜色、性状。

（2）静脉输液及营养支持：遵医嘱补液，纠正水、电解质及酸碱失衡，病人尿量保持 30ml/h 以上。

（3）控制感染：继发性腹膜炎多为混合性感染，根据细菌培养及药敏结果选用抗生素。

（4）对症及加强基础护理：高热病人，给予物理降温。已确诊的病人，可用哌替啶类止痛剂，减轻病人的痛苦与恐惧。**诊断不明或病情观察期间，暂不用止痛药物，以免掩盖病情**。

2. 手术后病人的护理

（1）一般护理：①病情观察：术后密切监测生命体征的变化，定时监测生命体征。②体位：病人清醒，血压、脉搏应取半卧位。便于引流，利于局限感染、预防腹腔脓肿、减轻中毒症状。并鼓励病人翻身、床上活动，预防肠粘连。③禁食、胃肠减压和营养支持：术后继续禁食、胃肠减压，待肠蠕动恢复，拔除胃管后，逐步恢复经口饮食。

（2）静脉输液：根据医嘱合理补充液体、电解质和维生素，必要时输新鲜血、血浆，维持水、电解质、酸碱平衡。

（3）控制感染：继续应用有效抗生素，进一步控制腹腔内感染。

（4）切口护理：观察切口敷料是否干燥，有渗血、渗液时及时更换敷料；观察切口愈合情况，及早发现切口感染的征象。

（5）引流管护理：观察腹腔引流情况，对负压引流者及时调整负压，维持有效引流。妥善固定引流管，防止脱出或受压；记录引流液的量、颜色、性状，经常挤捏引流管以防血块或脓痂堵塞，保持腹腔引流通畅，预防腹腔内残余感染。当引流量减少、引流液颜色澄清、病人体温及白细胞计数恢复正常，可考虑拔管。

（6）心理护理、健康指导。

二、腹部损伤病人的护理

【重点与难点】

（一）概要

腹部损伤根据腹壁有无伤口可**分为开放性和闭合性两大类**。其中，开放性损伤根据腹壁伤口是否穿破腹膜分为穿透伤（多伴内脏损伤）和非穿透伤（偶伴内脏损伤）。穿透伤又可分为致伤物既有入口又有出口的贯通伤和仅有入口的盲管伤。闭合性损伤可能仅局限于腹壁，也可同时兼有内脏损伤。无论开放性或闭合性，都可导致腹部内脏损伤。**开放性损伤中受损部位以肝、小肠、胃、结肠、大血管多见，闭合性损伤以脾、小肠、肝、肠系膜受损居多**。

（二）护理评估

1. 健康史　了解受伤史。

2. 身体健康　腹痛、**腹腔内出血（实质脏器）**、**腹膜炎（空腔脏器）**、休克等表现。

3. 辅助检查　实验室检查；**X线立位腹部平片见膈下新月状阴影，提示胃肠道破裂**；B超；CT；选择性血管造影或数字减影；**诊断性腹腔穿刺术（抽出不凝血，提示实质脏器损伤）**或灌洗术（穿刺点多在脐和髂前上棘连线的中、外1/3交界处）。

4. 心理-社会状况评估。

5. 处理原则　腹壁闭合性损伤和非穿透伤与其他软组织损伤的处理原则是一致的。对于不能确定有无腹腔内脏器损伤或已明确腹内脏器损伤轻微，且病人生命体征平稳，无腹膜刺激征者，可暂予非手术治疗，严密观察病情变化，必要时及时改为手术治疗，手术方法主要为剖腹探查术。**内脏损伤的病人易发生休克，故防治休克是治疗中的重要环节，在抗休克治疗的同时，积极手术处理**。

（三）常见护理诊断/问题

1. 体液不足。

2. 急性疼痛。

3. 有感染的危险。

4. 焦虑/恐惧。

5. 潜在并发症：损伤器官再出血、腹腔脓肿、休克。

（四）护理措施

1. 现场急救　腹部损伤常合并多发性损伤，急救时应分清轻重缓急。**首先抢救致命伤**，检查呼吸情况，保持呼吸道通畅；包扎伤口，控制外出血，将伤肢妥善外固定；有休克表现者应尽快建立静脉通路，快速输液。开放性腹部损伤者，妥善处理，**伴有脏器脱出者，可用消毒碗覆盖保护，勿予强行回纳**。

2. 非手术治疗病人的护理

（1）严密观察病情：**有下列情况之一者，考虑有腹内脏器损伤**：①受伤后短时间内即出现明显的失血性休克表现；②腹部持续性剧痛且进行性加重伴恶心、呕吐者；③腹部压痛、反跳痛、肌紧张明显且有加重的趋势者；④肝浊音界缩小或消失，有气腹表现者；⑤腹部出现移动性浊音者；⑥有便血、呕血或尿血者；⑦直肠指检盆腔触痛明显、波动感阳性，或指套染血者。观察期间应做到**"四禁"：①禁饮食；②禁用吗啡等止痛剂；③禁灌肠；④禁用泻药**。

（2）一般护理：①绝对卧床休息，若病情稳定，可取半卧位。②禁食，防止加重腹腔污染。怀疑空腔脏器破裂或腹胀明显者应进行胃肠减压。

（3）用药护理：遵医嘱应用广谱抗生素防治腹腔感染，注射破伤风抗毒素。必要时，进行肠外营养支持。

（4）术前准备。

3. 手术治疗病人的护理　包括监测生命体征、观察病情变化、禁食、胃肠减压，口腔护理。遵医嘱静脉补液、应用抗生素和进行营养支持，保持腹腔引流的通畅，积极防治并发症。

4. 心理护理、健康指导。

【测试题】

（一）选择题

A1型题

1. 原发性腹膜炎的病因是

A. 手术时腹腔被污染
B. 病原菌经血液侵入腹腔
C. 腹腔炎症扩散
D. 胃肠道穿孔
E. 急性胃肠炎

2. 继发性腹膜炎的病因<u>不包括</u>
A. 急性阑尾炎
B. 胃穿孔
C. 急性胆囊炎
D. 胃肠吻合口瘘
E. 肝硬化腹水

3. 引起继发性腹膜炎最常见的致菌病是
A. 肺炎球菌
B. 变形杆菌
C. 大肠埃希菌
D. 厌氧类杆菌
E. 链球菌

4. 急性化脓性腹膜炎的最主要症状是
A. 腹痛
B. 发热
C. 恶心、呕吐
D. 心慌
E. 疲乏无力

5. 腹膜炎的标志性体征是
A. 腹式呼吸减弱或消失
B. 压痛、反跳痛、腹肌紧张
C. 肠鸣音消失
D. 移动性浊音阳性
E. 明显腹胀

6. 继发性腹膜炎的腹痛特点是
A. 阵发性绞痛
B. 逐渐加重的腹痛
C. 疼痛与体位无关
D. 先发热后腹痛
E. 持续性剧烈腹痛,以原发病灶部位为显著

7. 急性化脓性腹膜炎早期呕吐原因为
A. 胃肠痉挛
B. 肠梗阻
C. 肠麻痹
D. 反射性呕吐
E. 神经性呕吐

8. 急性腹膜炎时,提示病情恶化的征象是
A. 脉搏快,体温反而下降
B. 体温升高
C. 恶心、呕吐
D. 脉搏加快
E. 腹痛加重

9. 下列急性腹膜炎的临床表现最有诊断价值的是
A. 持续性腹痛
B. 肠鸣音减弱
C. 移动性浊音
D. 腹膜刺激征
E. 腹胀、呕吐

10. 急性腹膜炎诊断未明确时<u>不应</u>给予的处理为
A. 禁食
B. 严密观察病情
C. 使用止痛剂减轻疼痛
D. 补液维持水、电解质平衡
E. 应用抗生素

11. 急性化脓性腹膜炎的手术指征中,<u>错误</u>的是
A. 继发性腹膜炎无局限趋势
B. 观察 12 小时后症状体征加重
C. 中毒症状明显,有休克表现
D. 急性坏死性胰腺炎所致腹膜炎
E. 原发性腹膜炎

12. 急性腹膜炎已明确诊断,决定手术治疗,术前处理<u>不妥</u>的是
A. 禁食、输液
B. 备皮、备血
C. 应用胃肠减压

D. 禁用镇静止痛剂　　E. 给麻醉前用药

13. 急性腹膜炎治疗后最常见的残余脓肿为
A. 膈下脓肿　　B. 盆腔脓肿　　C. 肠间隙脓肿
D. 脾周围脓肿　　E. 肝脓肿

14. 左膈下脓肿最常见的原因是
A. 急性阑尾炎穿孔　　B. 脾切除术后　　C. 结肠癌术后
D. 溃疡病穿孔　　E. 结肠穿孔

15. 腹腔手术后预防膈下脓肿的有效护理措施是
A. 腹腔引流　　B. 胃肠减压　　C. 早期活动
D. 半坐卧位　　E. 应用抗生素

16. 胃肠减压期间的护理**错误**的是
A. 病人应禁食及停口服药物　　B. 随时观察吸引是否有效
C. 注意口腔护理　　D. 及时更换收集瓶
E. 若发现胃管有鲜红血液吸出,继续持续吸引

17. 安置胃肠减压的病人拔管的指征是
A. 腹痛消失　　B. 体温正常　　C. 肠鸣音消失
D. 腹胀减轻　　E. 肛门排气

18. 提示炎症累及壁腹膜的是
A. 腹部压痛　　B. 腹部膨隆　　C. 腹部反跳痛
D. 腹部叩击痛　　E. 腹部隐痛

19. 原发性腹膜炎与继发性腹膜炎的主要区别在于
A. 腹胀程度　　B. 有无腹膜刺激征　　C. 腹腔内有无原发病变
D. 腹痛性质不同　　E. 有无全身感染

20. 急性化脓性腹膜炎的体位最常采用的是
A. 平卧位　　B. 侧卧位　　C. 半卧位
D. 头低足高位　　E. 去枕平卧位

21. 腹部闭合性损伤时,最常见的实质性脏器损伤为
A. 肝　　B. 脾　　C. 肾
D. 胰　　E. 膈

22. 开放性腹部损伤有肠管脱出时,原则上应
A. 立即向腹腔还纳　　B. 及早行清创术　　C. 止痛处理
D. 抗感染　　E. 暂不向腹腔回纳

23. 腹腔内实质性脏器损伤最可靠的依据是
A. 腹式呼吸消失　　B. 腹肌紧张　　C. 肝浊音界缩小
D. 移动性浊音阳性　　E. 腹腔抽出不凝固血液

24. 对疑有腹腔内脏损伤和生命体征不稳定的病人,观察期间下列措施**不妥**的是
A. 禁食禁水　　B. 观察病情　　C. 用吗啡暂时止痛
D. 不随意搬动病人　　E. 积极做好手术准备

25. 下列腹部闭合性损伤的手术探查指征中,**错误**的是
A. 全身病情恶化　　B. 血压有下降趋势

C. X 线检查发现膈下有游离气体　　D. 肠鸣音消失及腹胀
E. 腹部透视，发现胃泡明显扩大

26. 腹腔内脏损伤检查时腹膜刺激征**不明显**的是
A. 肝破裂　　B. 脾破裂　　C. 胰破裂
D. 肠穿孔　　E. 胃穿孔

27. 救治严重腹部损伤病人的首要措施是
A. 禁食、输液　　B. 应用抗生素　　C. 预防休克
D. 禁用吗啡类止痛剂　　E. 应用破伤风抗毒素

28. 腹腔实质性脏器破裂伴有失血性休克，处理原则是
A. 补充液体　　B. 待休克纠正后再手术　　C. 抗休克同时进行手术
D. 用血管活性药　　E. 镇静、镇痛

29. 腹部损伤有合并以下问题时应优先处理
A. 窒息　　B. 气胸　　C. 昏迷
D. 出血　　E. 休克

30. 有关脾破裂腹腔内出血，紧急处理合适的是
A. 建立两条以上静脉通路，快速补液，抗休克
B. 备血、快速输血
C. 紧急行术前准备，做急诊脾切除术
D. 急诊术前准备，同时抗休克，后行急诊手术
E. 观察生命体征变化，评估出血量

31. 肝破裂合并开放性气胸的处理原则是首选
A. 补液　　B. 输血　　C. 应用抗生素
D. 剖腹探查止血　　E. 处理气胸

A2 型题

32. 黄某，女，45 岁。有溃疡病史 10 年，突然发生上腹部剧痛并波及全腹。查体：P100 次/分，BP 90/75mmHg，全腹压痛、反跳痛、肌紧张，以上腹为重，在急诊护理措施中**错误**的是
A. 取半卧位　　B. 胃肠减压　　C. 输液输血
D. 禁食　　E. 使用抗生素

33. 陈某，男，30 岁。急性腹膜炎手术后第 6 天，T39.6℃，每日稀便 7~8 次，混有黏液，查切口无红肿，应考虑
A. 切口深部感染　　B. 急性肠炎　　C. 脓血症
D. 盆腔脓肿　　E. 膈下脓肿

34. 胡某，男，36 岁。外伤性肠破裂。手术后第 6 天出现高热、寒战，右上腹疼痛，伴有呃逆，首先考虑
A. 膈下脓肿　　B. 盆腔脓肿　　C. 肠间脓肿
D. 血栓性静脉炎　　E. 胸腔感染

35. 温某，男，32 岁。急性腹膜炎手术后 1 周，体温升高至 38℃，伴腹泻、里急后重。下列检查最有意义的是
A. 内镜检查　　B. 腹部 X 线平片　　C. 大便常规化验
D. 腹腔穿刺术　　E. 直肠指检

36. 钱某，男，58岁。急性化脓性腹膜炎术后第一天，对应用胃肠减压的作用不理解，护士解释<u>不妥</u>的是

A. 可以预防胃出血　　B. 有利于胃肠功能的恢复
C. 可以减轻腹胀　　D. 避免胃肠内液体漏入腹腔
E. 有利于胃肠吻合口的愈合

37. 韦某，男，20岁。因车祸致腹部开放性损伤，伴部分肠管脱出，其紧急处理措施是

A. 迅速将肠管还纳于腹腔
B. 用消毒棉垫加压包扎
C. 用大块等渗盐水纱布覆盖，并妥加保护
D. 用凡士林纱布覆盖，腹带包扎
E. 敞开伤口，送手术室处理

38. 李某，男，30岁。5天前被汽车撞伤左上腹，当时腹痛伴局部压痛。今日上厕所时突然昏倒，面色苍白，脉细速。可能是

A. 肝破裂　　B. 脾破裂　　C. 胆囊穿孔
D. 肾破裂　　E. 肠穿孔

A3/A4 型题

（39~40 题共用题干）

刘某，男，50岁。胃穿孔修补术后一周，突发寒战高热上腹疼痛，呃逆，季肋部压痛明显，经保守治疗未见好转。

39. 此病人最可能的临床诊断是

A. 盆腔脓肿　　B. 肠间脓肿　　C. 骨盆直肠间隙脓肿
D. 膈下脓肿　　E. 阑尾周围脓肿

40. 首选的治疗方案为

A. 中药保留灌肠　　B. 热水坐浴　　C. 理疗
D. 补液　　E. 手术

（41~44 题共用题干）

顾某，男，25岁。因转移性右下腹痛20小时伴发热、恶心、呕吐，以“急性阑尾炎”收住入院。入院时病人呈急性病容，扶入病房。查体：T38.9℃，腹部检查腹肌紧张、压痛、反跳痛，以右下腹为著，肠鸣音消失。

41. 属于主观资料的是

A. 转移性右下腹痛　　B. 恶心、呕吐
C. T38.9℃　　D. 右下腹压痛、反跳痛
E. 急性病容

42. 该病人可能的诊断是

A. 急性胃肠炎　　B. 急性阑尾炎合并弥漫性腹膜炎
C. 胆囊炎　　D. 胆道蛔虫症
E. 溃疡穿孔合并弥漫性腹膜炎

43. 对于该病人，正确的护理诊断是

A. 急性阑尾炎　　B. 疼痛，炎症引起
C. 恶心、呕吐　　D. 因为呕吐致组织灌注量不足

E. 体温过高　与炎症有关

44. 如果腹胀明显，腹部移动性浊音可疑，腹腔穿刺可能抽出的液体为

A. 黄绿色无臭味浑浊液　　B. 稀薄略带臭味的脓液
C. 腥臭的血性液体　　D. 无臭味的稀薄脓液
E. 草绿色透明液体

（45~47 题共用题干）

45. 陈某，男，25 岁。因车祸撞伤腹部，病人诉腹痛难忍，伴恶心、呕吐，X 线腹透，见膈下游离气体，拟诊为胃肠道外伤性穿孔。以下有确定性诊断意义的是

A. 腹膜刺激征　　B. 肠鸣音消失
C. 腹腔穿刺抽出混浊液体　　D. 白细胞计数增高
E. 高热、脉快、口渴等

46. 其处理**不正确**的是

A. 禁食、输液　　B. 使用胃肠减压　　C. 应用大剂量抗生素
D. 给予吗啡止痛　　E. 尽早施行手术

47. 下列体位可减少腹腔毒素吸收的是

A. 平卧位　　B. 侧卧位　　C. 俯卧位
D. 半卧位　　E. 头低足高位

（48~50 题共用题干）

陆某，男，25 岁。1 小时前因车祸致肝破裂。P120 次 /min，BP80/60mmHg，神志尚清，面色苍白，四肢湿冷。腹部压痛，有肌紧张，留置导尿管后尿量减少。

48. 目前考虑病人的情况主要是

A. 失血性休克　　B. 创伤性休克　　C. 神经源性休克
D. 感染性休克　　E. 心源性休克

49. 为迅速扩容，接诊病人后应立即静脉输给

A. 血浆　　B. 全血　　C. 右旋糖酐
D. 0.9%氯化钠溶液　　E. 10%葡萄糖溶液

50. 病人经手术修补肝裂伤，腹腔吸出血液约 1500ml。术后 10 小时发生呼吸困难，进行性加重，发绀，经吸氧不见好转。P110 次 /min，BP92/70mmHg，此时应考虑

A. 肺不张　　B. 肺部感染　　C. 急性呼吸窘迫综合征
D. 肺水肿　　E. 急性心力衰竭

（二）填空题

1. 原发性腹膜炎细菌进入腹腔的途径包括________、________和________。
2. 急性腹膜炎最常见的并发症是________。
3. 原发性腹膜炎致病菌为________、________和________。急性化脓性腹膜炎中最常见致病菌为________。
4. 膈下脓肿和盆腔脓肿常用的治疗方法分别为________和________。
5. 腹部损伤时最常见受损脏器在开放性损伤时为________，在闭合性损伤时为________。
6. X 线立位腹部平片见膈下新月状阴影提示________。
7. 诊断性腹腔穿刺术抽出不凝血提示________。
8. 腹部损伤观察期间应做到“四禁”，分别是________、________、________、________。

（三）名词解释

1. 腹膜刺激征
2. 腹腔脓肿

（四）简答题

1. 简述腹膜炎的临床表现。
2. 简述腹膜炎的术后护理要点。
3. 腹部损伤非手术治疗期间病情观察的要求是什么？
4. 简述腹部损伤病人术后护理要点。
5. 如何进行腹部损伤病人的护理评估？

（五）病例分析

1. 韦某，男，43 岁。有胃溃疡史 5 年。突发上腹部剧烈疼痛并迅速扩散至全腹 7 小时入院。腹痛呈持续性，伴腹胀、恶心、发热。体格检查：T38.8℃，P106 次 /min，R22 次 /min，BP90/60mmHg，表情痛苦，全腹肌紧张、压痛、反跳痛，肠鸣音消失。血常规：WBC 16×10^9/L，N 0.86%，腹部立位 X 线透视见膈下游离气体。

请问：

（1）此时，该病人首要的治疗措施是什么？

（2）经积极非手术治疗，症状及体征不见好转，呈加重趋势，此时，应采取何措施？

2. 李某，男，42 岁。高山滑雪时身体失去平衡，摔至雪道两旁木护栏上，出现昏迷。入院后检查：BP70/30mmHg，P102 次 /min，颜面苍白，四肢湿冷，神志模糊。腹腔穿刺抽到不凝血。医疗诊断：腹腔内出血，失血性休克。治疗：抗休克，立即手术。

请问：

（1）诊断有哪些依据？

（2）对腹部损伤病人应从哪些方面进行病情观察？

（3）如何配合医生进行抢救？

（赵慧华）

第十七章 胃十二指肠疾病病人的护理

【重点与难点】

一、胃十二指肠溃疡病人的护理

（一）概要

胃十二指肠溃疡是指胃、十二指肠局限性圆形或椭圆形的全层黏膜缺损，也称消化性溃疡。外科治疗的主要指征包括**急性穿孔、出血、瘢痕性幽门梗阻、药物治疗无效的顽固溃疡以及胃溃疡恶性变**等情况。**十二指肠溃疡穿孔好发于十二指肠球部前壁，而胃溃疡穿孔好发于胃小弯**。**胃十二指肠溃疡出血是上消化道出血中最常见的原因**。**胃溃疡大出血好发于胃小弯，十二指肠溃疡大出血好发于球部后壁**。溃疡引起幽门梗阻的原因有痉挛、炎症水肿及瘢痕三种。前两种梗阻是暂时的、可逆性，在炎症消退、痉挛缓解后梗阻解除。**瘢痕性幽门梗阻则是永久性，必须手术治疗**。

（二）护理评估

1. 健康史　了解病人发病过程、治疗及用药情况；了解病人既往是否有溃疡病史及胃手术病史等。

2. 身体健康　**胃十二指肠溃疡急性穿孔：上腹部刀割样剧痛**，腹式呼吸减弱或消失；全腹压痛、反跳痛，肌紧张呈“板样”强直；叩诊肝浊音界缩小或消失，有移动性浊音；听诊肠鸣音减弱或消失，伴有发热、脉快等感染性休克等表现。**胃十二指肠溃疡大出血**：为呕血和解柏油样黑便，若短时间内**失血量超过800ml**，可出现休克症状。腹部体征不明显，应注意伴发穿孔。**胃十二指肠溃疡瘢痕性幽门梗阻：呕吐宿食**与腹部胀痛是幽门梗阻的主要表现，一次可达1000~2000ml，呕吐物含大量宿食有腐败酸臭味，但不含胆汁；水、电解质及酸碱平衡紊乱及营养不良等慢性消耗表现以及合并有**脱水、低钾低氯性碱中毒**。

3. 辅助检查　**胃十二指肠溃疡急性穿孔**：①血常规；②**腹部X线检查**80%**见膈下游离气体**；③**诊断性腹腔穿刺可抽出草绿色混浊液体，或含食物残渣**。**胃十二指肠溃疡大出血**：①血常规；②**急诊胃镜**24小时内，阳性率可达80%。**胃十二指肠溃疡瘢痕性幽门梗阻**：①盐水负荷试验：空腹情况下置胃管，注入0.9%氯化钠溶液700ml，30分钟后经胃管回吸，若回吸液体超过350ml，提示幽门梗阻；②纤维胃镜；③X线钡餐检查，如6小时胃内尚有1/4钡剂存留者，提示胃潴留，24小时仍有钡剂存留者可诊断瘢痕性幽门梗阻。

4. 心理-社会状况评估。

5. 处理原则

（1）胃十二指肠溃疡急性穿孔：治疗方法包括非手术治疗和手术治疗。非手术治疗：①**禁食、持续胃肠减压**；②输液以维持水、电解质平衡并给予营养支持；③全身应用抗生素控制感染；④经静脉给予 H_2 受体阻断剂或质子拮抗剂等制酸药物。**若治疗 6~8 小时后病情仍继续加重，应立即行手术治疗**。手术治疗：单纯穿孔缝合、胃大部切除术、穿孔缝合术加高选择性迷走神经切断或选择性迷走神经切断术加胃窦切除术。

（2）胃十二指肠溃疡大出血：**考虑紧急手术止血的指征包括**：①迅猛出血，短期内发生休克；② 60 岁以上的老年病人伴有动脉硬化症，难以自行止血，对再出血耐受性差，应及早手术；③近期出现过类似大出血或合并穿孔或幽门梗阻；④药物治疗过程中，发生大出血；⑤纤维胃镜检查发现动脉波动性出血，或溃疡底部血管显露再出血危险很大。急诊手术应争取在出血 48 小时内进行，反复止血无效，拖延时间可增加危险性。**手术方法**：①包括溃疡在内的胃大部切除术。②贯穿缝扎术。③在贯穿缝扎处理溃疡出血后，可行迷走神经干切断加胃窦切除或幽门成形术。

（3）胃十二指肠溃疡瘢痕性幽门梗阻：瘢痕性幽门梗阻是手术治疗绝对适应证。术前需要充分准备，主要包括：①**禁食、胃肠减压以温生理盐水洗胃**，直至洗出液澄清。②纠正贫血与低蛋白血症，改善营养状况。③**维持水、电解质平衡，纠正脱水、低钾低氯性碱中毒**。术式以胃大部切除为主，也可行迷走神经干切断术加胃窦部切除术。对于老年人、全身状况差或合并其他严重内科疾病者可行胃空肠吻合加迷走神经切断术。

（三）常见护理诊断 / 问题

1. 急性疼痛。
2. 体液不足。
3. 营养失调：低于机体需要量。
4. 恐惧 / 焦虑。
5. 潜在并发症：出血、感染、吻合口破裂或瘘、术后梗阻、倾倒综合征等。

（四）护理措施

1. 术前护理

（1）一般护理：病人饮食应少量多餐，给予高蛋白、高热量、富含维生素、易消化、无刺激的食物。

（2）用药护理：按时应用减少胃酸分泌、解痉及抗酸的药物，并观察药物疗效。

（3）急性穿孔病人的护理：禁食、水，胃肠减压；监测生命体征、腹痛、腹膜刺激征等变化。病人应平卧，根据医嘱及时补充液体和应用抗生素，维持水、电解质平衡和抗感染治疗；做好急症手术前的准备工作。

（4）溃疡大出血病人的护理：记录出血量；监测生命体征变化；病人取平卧位；禁食、水；给予镇静剂；遵医嘱，及时输血、补液、应用止血药物，同时，做好急症手术前的准备工作。

（5）幽门梗阻病人的护理：完全性梗阻病人禁食、水，不完全性梗阻者给予无渣半流质。遵医嘱输血补液，改善营养状况，纠正低氯、低钾性碱中毒。做好术前准备，**术前 3 天，每晚用 300~500ml 温生理盐水洗胃，以减轻胃壁水肿和炎症，以利于术后吻合口愈合**。

2. 术后护理

（1）术后取平卧位，血压平稳后取低半卧位。

（2）病人禁食期间，应维持水、电解质平衡；及时应用抗生素；准确记录 24 小时出入水量，以便保证合理补液。

（3）病人拔除胃管当日可饮少量水或米汤；第2日进半量流质饮食，第3日进全量流质，第4日可进半流质饮食，第10~14日可进软食。进食应少量多餐，循序渐进，每日5~6餐，逐渐过渡为正常饮食。

（4）病情观察：监测生命体征，每30分钟1次，病情平稳后延长间隔时间。

（5）引流管的护理：妥善固定胃肠减压管和引流管，保持通畅，尤其是胃管应保持负压状态。观察并记录胃管和引流管引流液体的颜色、性质和量。

（6）**早期并发症的观察和护理：①术后胃出血：**术后胃管不断吸出新鲜血液，**24小时后仍不停止，则为术后出血**。多行非手术疗法止血（禁食、应用止血药物和输新鲜血）。当非手术疗法不能止血或出血量大时，应行手术止血。②**胃排空障碍：**胃切除术后，病人出现上腹持续性饱胀、钝痛、伴呕吐，呕吐物含有食物和胆汁的胃液。X线上消化道造影检查显示：残胃扩张，无张力，蠕动波少而弱，胃肠吻合口通过欠佳。多数病人经保守治疗（禁食、胃肠减压，肠外营养，纠正低蛋白，维持水、电解质和酸碱平衡，应用促胃动力药物等）而好转，经保守治疗症状不改善，应考虑可能合并机械性梗阻。③**吻合口破裂或瘘：常发生于术后1周左右**。贫血、水肿、低蛋白血症的病人更易发生。如病人出现高热、脉速、腹痛及弥漫性腹膜炎的表现，应及时通知医生。④**十二指肠残端破裂：是毕Ⅱ式胃切除术后早期最严重的并发症**。临床表现为突发上腹部剧痛，发热、腹膜刺激征及白细胞计数增加，腹腔穿刺可有胆汁样液体。一旦诊断，应立即手术治疗。⑤**术后梗阻：**包括吻合口梗阻和输入袢梗阻、输出袢梗阻，后两者见于毕Ⅱ式胃切除术后。

（7）**远期并发症的观察和护理：①倾倒综合征：早期倾倒综合征：**多于**进食后30分钟内**，病人出现心悸、心动过速、出汗、无力、面色苍白等表现，伴有恶心、呕吐、腹部绞痛、腹泻等消化道症状。多数病人经调整饮食后，症状能减轻或消失。**处理方法：**少量多餐，避免过甜、过咸、过浓流质食物，宜进食低碳水化合物、高蛋白饮食。进餐时限制饮水。**进餐后平卧10~20分钟**。饮食调整后症状不缓解，应用生长抑素治疗。**晚期倾倒综合征：**又称低血糖综合征。病人表现为**餐后2~4小时**出现头晕、心慌、无力、出冷汗、脉细弱甚至晕厥，也可导致虚脱。**处理方法：**饮食调整、食物中加入果胶延缓碳水化合物吸收等措施，症状即可缓解。症状严重者，可应用生长抑素奥曲肽0.1mg皮下注射，每日3次，能改善症状。②**碱性反流性胃炎：**上腹或胸骨后烧灼痛、呕吐胆汁样液体及体重减轻。抑酸剂治疗无效，较顽固。一般应用胃黏膜保护剂、胃动力药及胆汁酸结合药物。症状严重者，应考虑手术治疗。③**溃疡复发：**病人再次出现溃疡病症状、腹痛、出血等症状。可采取保守治疗，无效者可再次手术。④营养性并发症：病人表现为体重减轻、营养不良、贫血等症状。病人应调节饮食，给予高蛋白、低脂饮食，补充铁剂和丰富的维生素。饮食调整结合药物治疗，营养状况可改善。⑤**残胃癌：**胃十二指肠溃疡病人行**胃大部切除术后5年以上，残留胃发生的原发癌**，好发于术后20~25年。病人表现为上腹部疼痛不适、进食后饱胀、消瘦、贫血等症状，纤维胃镜可明确诊断。

二、胃癌病人的护理

（一）概要

胃癌在我国各种恶性肿瘤中居首位。年平均死亡率为25.53/10万，好发年龄在50岁以上，男女发病率之比为2∶1。目前认为**幽门螺杆菌感染**是引发胃癌的主要因素之一。**癌前病变**是指容易发生癌变的胃黏膜病理组织学改变，并未达到恶性病变，是从良性上皮组织转变成癌过程中的交界性病理变化。大体分型：**早期胃癌：**是指癌组织仅限于黏膜和黏膜下层。早期胃癌多发生于胃的中下部,贲门部较少见。**进展期胃癌**:癌组织超过黏膜下层侵入胃壁肌层,为中期胃癌;病灶达浆膜下层或超过浆膜向外浸润至邻近脏器或有转移,为晚期胃癌。中、晚期胃癌统称为进展期胃癌。**国际按 Borrmann 分型法分为四型**:Ⅰ型(结节型);Ⅱ型(溃疡局限型);Ⅲ型(溃疡浸润型);Ⅳ型(弥漫浸润型)。若全胃受累胃腔缩窄、胃壁僵硬如革囊状,称为**皮革胃**,此型恶性程度最高,转移较早,预后最差。胃癌的扩散与转移:①直接浸润;②**淋巴转移**是胃癌的主要转移途径;③血行转移常发生于晚期胃癌,以肝转移最常见。④腹腔种植。

(二)护理评估

1. 健康史　了解病人发病过程、治疗及用药等情况。了解病人既往是否有溃疡病史及胃手术病史等。

2. 身体健康　早期胃癌多无明显症状,有类似溃疡病的上消化道症状,无特异性。进展期胃癌最常见的临床症状是疼痛和体重减轻,常有明显的上消化道症状。晚期胃癌病人常有恶病质等表现。贲门胃底癌可有胸骨后疼痛和进行性吞咽困难;幽门附近的胃癌有幽门梗阻表现;肿瘤破坏血管后可有呕血、黑便等上消化道出血症状。远处淋巴结转移常见于左锁骨上淋巴结。

3. 辅助检查　实验室检查;**X 线钡餐检查**;**纤维胃镜检查**。

4. 心理 - 社会状况评估。

5. 处理原则　以手术为主的综合治疗。

(三)常见护理诊断 / 问题

1. 疼痛。

2. 营养失调。

3. 恐惧 / 焦虑。

4. 潜在并发症:出血、感染、吻合口破裂或瘘、术后梗阻、倾倒综合征等。

(四)护理措施

1. 术前护理　①一般护理:病人应少量多餐,进食高蛋白、高热量、富含维生素、易消化的食物。术前一日进流质饮食。②协助病人做好术前各种检查及手术前常规准备。

2. 术后护理　①体位与活动:血压平稳后取低半卧位,鼓励病人早期活动。②禁食与营养:遵医嘱静脉补充液体,维持水、电解质平衡并提高必要营养素;准确记录 24 小时出入水量,拔除胃管后由试验饮水或米汤,逐渐过渡到半量流质饮食、全量流质饮食、半流质饮食、软食至正常饮食。③病情观察:监测生命体征,每 30 分钟一次。④胃管与引流管的护理。⑤疼痛护理:适当应用止痛药物。⑥并发症的观察和护理:出血;胃排空障碍;吻合口破裂或瘘;十二指肠残端破裂;术后梗阻。⑦心理护理、健康指导。

【测试题】

(一)选择题

A1 型题

1. 可诱发胃、十二指肠溃疡大出血的药物是

A. 抗生素　　B. 化疗药物　　C. 抗酸药
D. 阿司匹林　　E. 降压药

2. 下列与胃、十二指肠溃疡发病<u>无关</u>的是

A. 幽门螺杆菌感染 B. 胃酸分泌过多 C. 遗传
D. 高糖饮食 E. 使用非甾体类抗炎药

3. 十二指肠溃疡疼痛的特点是
A. 上腹部刀割样绞痛 B. 阵发性腹部绞痛 C. 餐后痛
D. 饥饿痛 E. 饱胀痛

4. 以下诊断胃、十二指肠溃疡急性穿孔的最有意义的依据是
A. 上腹部明显压痛 B. 板状腹 C. 腹式呼吸减弱
D. 移动性浊音阳性 E. X线检查时膈下有游离气体

5. 胃穿孔时腹腔穿刺抽出液的性质是
A. 脓液稀薄有臭味 B. 黄色、混浊无臭味 C. 不凝固血液
D. 血性脓液有臭味 E. 血性渗出液

6. 胃、十二指肠溃疡急性大出血的主要症状是
A. 腹部轻度膨隆 B. 上腹部有轻度压痛 C. 大量呕血或黑便
D. 肠鸣音活跃 E. 血细胞容积降低

7. 胃、十二指肠病人大出血超过多少时会出现休克症状
A. 400ml B. 500ml C. 700ml
D. 800ml E. 300ml

8. 胃、十二指肠溃疡并发幽门梗阻时，最突出的症状是
A. 上腹部胀满 B. 上腹部疼痛 C. 呕吐
D. 不能进食 E. 停止排气排便

9. 诊断胃、十二指肠溃疡的首选检查是
A. X线钡餐 B. 粪便潜血试验 C. 胃镜检查
D. 胃酸测定 E. B型超声波

10. 下列不是外科治疗胃、十二指肠溃疡适应证的是
A. 并发急性穿孔 B. 并发急性大出血 C. 胃溃疡恶变
D. 慢性萎缩性胃炎 E. 并发瘢痕性幽门梗阻

11. 以下不是胃、十二指肠溃疡术后并发症的是
A. 胃出血 B. 十二指肠残端破裂 C. 吻合口梗阻
D. 电解质紊乱 E. 倾倒综合征

12. 对胃、十二指肠溃疡急性大出血的非手术治疗护理，下列措施不妥的是
A. 定时观察脉搏、血压 B. 记录呕血或便血量
C. 快速输血，使血压高于正常值 D. 卧床休息
E. 暂禁食

13. 胃溃疡合并幽门梗阻病人的术前准备，下列可减轻胃黏膜水肿的是
A. 术前数日每晚用温等渗盐水洗胃 B. 纠正脱水
C. 纠正碱中毒 D. 术前给予流质饮食
E. 术前晚灌肠

14. 幽门梗阻病人术前3天洗胃应用
A. 高渗盐水 B. 等渗盐水 C. 温开水
D. 5%葡萄糖溶液 E. 5%碳酸氢钠

15. 下列属于早期胃癌的是
   A. 病变局限于胃窦内　B. 病变局限于黏膜或黏膜下层
   C. 癌肿直径小于 2cm　D. 无淋巴结转移
   E. 有种植转移
16. 早期胃癌诊断的最有效方法是
   A. B 超　B. CT　C. X 线钡餐造影
   D. 胃液分析　E. 纤维胃镜
17. 提高胃癌治愈率的关键是
   A. 扩大手术范围　B. 早期诊断　C. 放疗
   D. 化疗　E. 综合治疗
18. 胃大部切除后第 1 天应注意观察的并发症是
   A. 吻合口破裂　B. 吻合口出血　C. 吻合口梗阻
   D. 十二指肠残端瘘　E. 倾倒综合征
19. 胃大部切除术后一般病人，其饮食护理是
   A. 第 1 日进流质，第 4 日进半流质　B. 第 2 日进流质，第 4 日进半流质
   C. 第 3 日进流质，第 5 日进半流质　D. 第 3 日进流质，1 周进半流质
   E. 第 4 日进流质，2 周进半流质
20. 关于倾倒综合征病人的饮食指导，**错误**的是
   A. 少食多餐　B. 餐后散步　C. 高蛋白饮食
   D. 餐时限制饮水　E. 避免过甜、过咸食物

A2 型题

21. 李某，男，45 岁。行胃大部切除手术后 5 小时，正在输液，从胃管内流出大量血液。测 P120 次 /min，BP11.3/8.7kPa（85/65mmHg）。应首先做出的处理是
   A. 静脉注射止血药　B. 平卧，加快输液速度
   C. 经胃管注入去甲肾上腺素　D. 通知医生，并准备输血
   E. 做好再次手术准备
22. 张某，行胃大部毕Ⅱ式手术后 5 日，突发右上腹痛，伴有腹膜刺激征，应考虑
   A. 十二指肠残端破裂　B. 术中胃出血　C. 吻合口梗阻
   D. 空肠输入段梗阻　E. 倾倒综合征
23. 胡某，女，50 岁。胃大部切除术后 2 周。病人进食 20 分钟后出现上腹饱胀、恶心、呕吐、头晕、心悸、出汗、腹泻等。首先应考虑
   A. 吻合口破裂　B. 吻合口梗阻　C. 倾倒综合征
   D. 术后胃出血　E. 代谢性酸中毒
24. 李某，男，35 岁。毕Ⅱ式胃大部切除术后 6 天，进食后上腹饱胀，吐出胆汁样液体，不含食物，吐后症状消失，可能为
   A. 吻合口梗阻　B. 输入段完全梗阻　C. 输入段不完全梗阻
   D. 输出段梗阻　E. 倾倒综合征

A3/A4 型题

（25~27 题共用题干）

季某，男，42 岁。因十二指肠溃疡并发瘢痕性幽门梗阻，反复呕吐宿食，消瘦，皮肤干燥，

弹性消失,入院后经充分术前准备,在硬脊膜外麻醉下行胃大部切除术。

25. 该病人入院时的护理诊断是

A. 心排血量减少　B. 体液不足　C. 组织灌注量改变
D. 活动无耐力　E. 知识缺乏

26. 术前护理中特殊准备是

A. 心理护理　B. 皮肤准备　C. 每晚洗胃
D. 备血、皮试　E. 术前用药

27. 术后若发生胃肠吻合出血,最早出现的临床表现是

A. 脉搏细速,血压下降　B. 烦躁不安,面色苍白　C. 尿量减少,四肢湿冷
D. 头晕、心悸、出冷汗　E. 胃管内吸出大量血液

(28~30 题共用题干)

王某,男,50 岁。因胃溃疡穿孔,在全麻下行毕Ⅰ式胃大部切除、腹腔引流术。术后返回病室,病人已清醒,生命体征稳定,切口敷料干燥,胃肠减压吸出暗红色血性液体 50ml。

28. 全麻已完全清醒的依据是

A. 睫毛反射恢复　B. 呼之能睁眼看人　C. 能正确回答问题
D. 四肢有自主动活动　E. 针刺有痛苦表情

29. 该病人术后拔除胃管的指征是

A. 术后 2~3 天　B. 生命体征平稳　C. 无腹胀
D. 肛门排气　E. 有饥饿感

30. 该病人术后容易发生的并发症是

A. 胃肠吻合口出血　B. 十二指肠残端瘘　C. 输入段肠袢梗阻
D. 输出段肠袢梗阻　E. 倾倒综合征

(31~34 题共用题干)

方某,女,35 岁。胃、十二指肠溃疡病史 8 年。近 2 周出现餐后加重的上腹部饱胀、疼痛,大量呕吐宿食。体检:上腹部膨隆、可见胃型,X 线钡餐示胃高度扩张。

31. 该病人最可能患的疾病是

A. 十二指肠球部溃疡　B. 胃溃疡　C. 溃疡急性穿孔
D. 瘢痕性幽门梗阻　E. 癌变

32. 该病人入院时的主要护理诊断是

A. 心排血量减少　B. 体液不足　C. 组织灌注量不足
D. 活动无耐力　E. 知识缺乏

33. 该病人最可能发生的体液失衡是

A. 低钠、高钾性酸中毒　B. 低钠、低钾性碱中毒　C. 低钠、高钾性碱中毒
D. 低氯、低钾性碱中毒　E. 低氯、高钾性酸中毒

34. 该病人最佳的治疗方案是

A. 非手术治疗　B. 毕Ⅰ式胃大部切除术　C. 毕Ⅱ式胃大部切除术
D. 全胃切除术　E. 肠切除术

(二)填空题

1. ________或________是胃十二指肠溃疡最常用的检查手段。

2. 胃溃疡急性穿孔多见于________,十二指肠急性穿孔多见于________。

3. 上消化道出血最常见的原因是________。

4. 胃十二指肠溃疡大出血的临床表现取决于________和________。

5. 十二指肠溃疡大出血通常位于________，出血来源________或________及其分支。胃溃疡大出血多数发生在________，出血来源________及其分支。

6. 按国际上采用的 Borrmann 分型法胃癌分四型：Ⅰ型即________，Ⅱ型即________，Ⅲ型即________，Ⅳ型即________。

7. 目前认为________是引发胃癌的主要因素之一。

（三）名词解释

1. 早期胃癌

2. 进展期胃癌

3. 残胃癌

（四）简答题

1. 胃十二指肠溃疡外科治疗的主要指征是什么？

2. 胃手术后病人如何进行饮食护理？

3. 倾倒综合征的临床表现、处理方法是什么？

4. 胃大部切除术后有哪些并发症，如何处理？

5. 胃癌的病因及病理类型有哪些？

（五）病例分析

刘某，女，38 岁。近 8 年上腹部烧灼痛，近来自觉症状加重，药物治疗无效，饮食差，伴消瘦、乏力明显，经胃镜检查提示：胃窦部见一凹陷性溃疡，周围黏膜不规则，质脆易出血。医疗诊断：胃癌。治疗：限期手术。

请问：

（1）该病人的主要护理问题有哪些？

（2）对该病人应从哪些方面进行病情观察？

（3）如何配合医生进行全面治疗？

（赵慧华）

第十八章 肠疾病病人的护理

【重点与难点】

一、急性阑尾炎病人的护理

(一)概要

急性阑尾炎是外科最多见的急腹症之一。**最主要的原因是:①阑尾管腔阻塞**;②细菌入侵。常见的**病理类型**包括:**①急性单纯性阑尾炎;②急性化脓性阑尾炎;③坏疽性及穿孔性阑尾炎;④阑尾周围脓肿**。急性阑尾炎的转归有:①炎症消退;②炎症局限化;③炎症扩散。

(二)护理评估

1. 健康史　了解有无与急性阑尾炎鉴别的其他脏器病变,了解病人发病前是否有剧烈活动、不洁饮食等诱因。

2. 身体状况　**主要症状是转移性右下腹痛**。早期可伴有胃肠道症状。感染严重时出现中毒症状。**右下腹固定压痛是最常见的重要体征。压痛点常位于麦氏点**,可随阑尾位置的变异而有改变。其他体征有:**结肠充气试验、腰大肌试验、闭孔内肌试验及直肠指检**等,可作为辅助诊断依据。几种特殊类型阑尾炎:①小儿急性阑尾炎:病情重,右下腹体征不明显,易穿孔。②老年人急性阑尾炎:表现不明显,临床表现轻而病理改变重;老年人常伴各种器质性疾病,病情复杂。③妊娠期急性阑尾炎:阑尾炎的压痛部位上移,阑尾穿孔后感染不易局限,易致流产或早产。

3. 辅助检查　**血常规检查有白细胞计数和中性粒细胞比例的增高**,腹部X线平片可见盲肠扩张和液气平面。B超检查有时可发现肿大的阑尾或脓肿。

4. 心理-社会状况评估。

5. 处理原则　绝大多数急性阑尾炎一经确诊,应早期施行阑尾切除术。如阑尾穿孔已被包裹,**阑尾周围脓肿形成,病情较稳定者,可保守治疗,3个月后再行阑尾切除术**。

(三)常见护理诊断/问题

1. 急性疼痛。
2. 体温过高。
3. 潜在并发症:腹腔脓肿、内外瘘形成、门静脉炎、术后出血、切口感染、粘连性肠梗阻等。

(四)护理措施

1. 术前护理　①病情观察:病人体温一般38℃左右,高热则提示阑尾穿孔;若病人腹痛加剧,出现腹膜刺激征,应及时通知医师。②对症处理:禁食;输液;应用抗生素控制感染;取半卧位;**禁服泻药及灌肠;诊断未明确之前禁用止痛剂如吗啡等,以免掩盖病情**。③做好术前准备。

2. 术后护理

（1）一般护理：①体位与活动：麻醉反应消失后取半卧位，利于呼吸和引流。**鼓励病人早期活动，防止肠粘连**。②饮食护理：病人手术当日禁食，经静脉补液。待肠蠕动恢复后，逐步恢复经口饮食。③病情观察：注意观察有无粘连性肠梗阻、腹腔感染或脓肿等术后并发症。

（2）切口和引流管的护理：保持切口敷料清洁、干燥；观察切口愈合情况，及时发现出血及切口感染的征象。对于放置腹腔引流的病人，应妥善固定引流管；保持通畅；观察并记录引流液的量、颜色、性状等；一般术后 48~72 小时可考虑拔管。

（3）用药护理：遵医嘱术后应用有效抗生素，控制感染，防止并发症发生。

（4）并发症的预防和护理：①**切口感染**：表现为术后 2~3 日体温升高，切口胀痛或跳痛，局部红肿、压痛等，必要时拆除缝线，排出脓液，放置引流，定期换药。手术中加强切口保护、彻底止血，消灭无效腔等措施可预防切口感染。②**粘连性肠梗阻**：较常见的并发症，术后病人早期离床活动可适当预防此并发症。

二、肠梗阻病人的护理

（一）概要

肠内容物不能正常运行、顺利通过肠道，称为肠梗阻，是外科常见的急腹症。根据肠梗阻发生的原因可以分为：**①机械性肠梗阻**：肠腔内堵塞、肠管外受压、肠壁病变；**②动力性肠梗阻**：麻痹性肠梗阻和痉挛性肠梗阻；**③血运性肠梗阻**。根据肠壁有无血运障碍可分为：单纯性肠梗阻与绞窄性肠梗阻。其他分类：高位（如空肠上段）和低位（如回肠末段和结肠）两种；完全性和不完全性肠梗阻；急性和慢性肠梗阻。各种类型肠梗阻的病理变化不全一致。肠管局部的变化表现为：肠蠕动增强；肠腔积气、积液、扩张；肠壁充血水肿、血运障碍。全身性改变表现为：水、电解质、酸碱失衡；感染和中毒；休克和多器官功能障碍。

（二）护理评估

1. 健康史　了解有无感染、饮食不当、过度劳累等诱因，尤其注意腹部疾病史、手术史、外伤史。

2. 身体状况

（1）腹痛：阵发性剧烈腹痛是机械性肠梗阻的特点，绞窄性肠梗阻表现为持续性剧烈腹痛伴阵发性加重，麻痹性肠梗阻呈持续性胀痛。

（2）呕吐：高位肠梗阻时呕吐出现早且频繁，呕吐物主要为胃及十二指肠内容物；低位肠梗阻时呕吐迟而少，呕吐物为粪样；麻痹性肠梗阻时呕吐呈溢出性；若呕吐物呈棕褐色或血性，表明肠管有血运障碍。

（3）腹胀：高位肠梗阻腹胀不明显；低位肠梗阻腹胀明显；麻痹性肠梗阻为均匀性全腹胀；腹胀不对称为绞窄性肠梗阻的特征。

（4）停止排便排气：见于急性完全性肠梗阻。不完全性肠梗阻可有多次少量的排气、排便；绞窄性肠梗阻，可排出血性黏液样便。

单纯性肠梗阻可见肠型和蠕动波；绞窄性肠梗阻时腹腔内有渗液，可有移动性浊音；机械性肠梗阻时，可闻及肠鸣音亢进，有气过水声或金属音；麻痹性肠梗阻时则肠鸣音减弱或消失。

（5）几种常见肠梗阻：①**粘连性肠梗阻**：最为常见，因肠管粘连成角或腹腔内粘连带压迫肠管所致。多由于腹部手术、炎症、创伤、出血、异物等引起。②**肠扭转**：一段肠袢沿其系膜长轴旋转所形成的闭袢型肠梗阻,称为肠扭转。常见小肠扭转和乙状结肠扭转。前者多见于青壮年,常有**饱食后剧烈活动**等诱因;后者多与老年人便秘有关,**X 线钡灌肠呈"鸟嘴样"改变**。③肠套叠:一段肠管套入其相连的肠腔内,称为肠套叠。是小儿肠梗阻的常见病因,以**腹部绞痛、腹部腊肠样肿块、果酱样血便三大症状为特征,X 线钡灌肠呈"杯口状"改变**。**早期空气或钡剂灌肠疗效可达 90% 以上**。④蛔虫性肠梗阻:指蛔虫聚集成团引起的肠道阻塞。多为单纯性不完全性肠梗阻。表现为脐周阵发性腹痛,伴呕吐,腹胀较轻,腹部柔软,扪及变形、变位的条索状包块,无明显压痛。腹部 X 线检查可见成团的蛔虫阴影。

3. 辅助检查 **X 线检查立位或侧卧位腹部平片可见多个阶梯状排列的气液平面**。绞窄性肠梗阻可见孤立、突出胀大的肠袢。

4. 心理 - 社会状况评估。

5. 治疗原则 纠正肠梗阻引起全身紊乱和解除梗阻。

(1)非手术治疗:包括禁食,胃肠减压,纠正水、电解质、酸碱失衡,应用抗生素防治腹腔内感染,必要时给予输血浆、全血。对起病急伴缺水者应留置尿管观察尿量。禁用强导泻剂,禁用强镇痛剂,防止延误病情。可给予解痉剂、低压灌肠、针灸等非手术治疗措施,并密切观察病情变化。

(2)手术治疗:①去除病因:解除梗阻,排尽梗阻近侧肠道内的积气积液,减少毒物吸收。②肠段切除肠吻合术。③短路手术。④肠造口或肠外置术。

(三)常见护理诊断 / 问题

1. 急性疼痛。

2. 体液不足。

3. 知识缺乏:缺乏术前、术后相关配合知识。

4. 潜在并发症:肠坏死、腹腔感染、感染性休克、肠瘘。

(四)护理措施

1. 非手术治疗病人的护理

(1)一般护理:①休息和体位:生命体征稳定者给予半卧位,以减轻腹胀对呼吸循环系统的影响,促进舒适。②禁食、胃肠减压,观察记录胃液的性质和量。

(2)病情观察:注意观察病人意识状态、生命体征、呕吐、排气、排便、腹痛、腹胀、腹膜刺激征及肠蠕动情况,观察期间慎用或禁用止痛药,以免掩盖病情。出现下列情况应考虑绞窄性梗阻,及时报告医师:①病情发展迅速,早期出现休克,抗休克治疗后改善不显著。②腹痛发作急骤,起始即为持续性剧烈疼痛,或在阵发性加重之间仍有持续性疼痛。肠鸣音可不亢进。呕吐出现早、剧烈而频繁。③有明显腹膜刺激征,体温上升、脉率增快、白细胞计数增高。④腹胀不均匀,腹部局部隆起或触及有压痛的肿块(胀大的肠袢)。⑤呕吐物、胃肠减压抽出液、肛门排出物为血性,或腹腔穿刺抽出血性液体。⑥经积极的非手术治疗而症状体征无明显改善。⑦腹部 X 线见孤立、突出胀大的肠袢,不因时间而改变位置,或有假肿瘤状阴影;或肠间隙增宽,提示有腹腔积液。

(3)维持体液平衡。

(4)遵医嘱应用抗生素:防治感染,减少毒素产生。

(5)心理护理:做好解释安慰工作,稳定病人的情绪,减轻其焦虑。

2. 手术后病人的护理

(1)一般护理:①体位:手术后病人取平卧位,全麻病人头偏向一侧,保持呼吸道通畅。麻醉清醒、生命体征平稳后取半卧位。②禁食与胃肠减压：观察和记录引流液的颜色、性状及量。③饮食护理：胃管拔除、肠蠕动恢复后逐步进食。④活动：**鼓励病人早期下床活动，促进肠蠕动恢复，防止粘连性肠梗阻发生**。

（2）病情观察：注意观察神志、生命体征，准确记录 24 小时出入量。观察腹部情况，做好腹腔引流管的护理。

（3）并发症的观察与护理：注意腹腔内感染、切口感染及肠瘘的可能，应及时报告医师，并协助处理。

（4）心理护理：解释术后恢复过程，安放各种引流管的意义，以及积极配合治疗和护理对康复的意义。

三、结直肠癌病人的护理

（一）概要

结肠癌和直肠癌是消化道常见的恶性肿瘤。结肠癌好发年龄 41~65 岁。直肠癌是乙状结肠直肠交界处至齿状线之间的恶性肿瘤，我国发病年龄以 45 岁左右为中位数，青年人发病率有上升趋势。结、直肠癌的病因尚不清楚，可能与摄入过多动物性食物，缺少新鲜蔬菜和膳食纤维的食物；遗传；癌前病变，如溃疡性结肠炎、克罗恩病、结直肠腺瘤及结肠血吸虫病肉芽肿等有较密切的关系。**大体形态可分为：隆起型、浸润型、溃疡型**。组织学分类较常见的是：①腺癌；②黏液腺癌；③未分化癌。结、直肠癌的转移主要包括：①直接浸润；②**淋巴转移，是结直肠癌主要的转移途径**；③血行转移；④腹腔种植。

（二）护理评估

1. 健康史　了解病人年龄、性别、饮食习惯，既往是否患过结直肠慢性炎性疾病、结直肠腺瘤、手术治疗史、有无家族性结肠息肉病、家族中有无患大肠癌或其他恶性肿瘤者。

2. 身体状况

（1）结肠癌：早期多无明显症状，随着病程的发展可出现一系列症状：**①排便习惯与粪便性状的改变：最早出现的症状**。多表现为排便次数增多、腹泻、便秘、便中带血、脓或黏液。②腹痛；③腹部肿块；④肠梗阻；⑤全身症状：贫血、消瘦、乏力、低热等，晚期可出现恶病质。**一般右侧结肠癌以全身症状、贫血、腹部肿块为主要表现；左侧结肠癌则以肠梗阻、腹泻、便秘、便血等症状为显著**。

（2）直肠癌：早期多无明显症状，**①直肠刺激症状**。②肠腔狭窄症状：大便变形、变细，或表现不完全性肠梗阻症状。③黏液血便。④转移症状：癌肿侵犯前列腺、膀胱、骶前神经，可出现相应症状；晚期出现肝转移时，可出现腹水、肝大、黄疸、贫血、消瘦、水肿、恶病质等症状。

3. 辅助检查　直肠指检是诊断直肠癌最重要的方法。大便潜血试验可作为大规模普查或初筛手段；血清癌胚抗原（CEA）、CA19-9 测定，对判断病人预后、疗效和复发起一定作用。X 线钡剂灌肠或气钡双重对比造影检查，用于排除结、直肠多发癌和息肉病。B 超和 CT 可显示腹部肿块、腹腔内肿大淋巴结及有无肝转移等。**内镜检查可在直视下取活组织做病理学检查，是诊断结、直肠癌的最有效、可靠的方法**。

4. 心理 - 社会状况评估。

5. 处理原则　结、直肠癌治疗原则是以**手术切除为主的综合治疗**。手术治疗：①结肠癌根治性手术：术式是相应结肠切除加区域淋巴结清扫；②直肠癌根治性手术：**腹会阴联合直肠癌根治术（Miles 手术），主要适用于腹膜返折以下，癌肿下缘距肛缘 5cm 以内的直肠癌；经腹**

直肠癌切除术(Dixon手术),适用于癌肿下缘距肛缘5cm以上的直肠癌;经腹直肠癌切除、近端造口、远端封闭手术(Hartmann手术),适用于全身情况差,无法耐受miles手术或因急性肠梗阻不宜行Dixon手术的病人。③姑息性手术。非手术治疗有:①化学治疗;②放射治疗;③局部治疗;④其他治疗:如中医药治疗、基因治疗、靶向治疗、免疫治疗等。

(三)常见护理诊断/问题

1. 焦虑/恐惧。
2. 知识缺乏:缺乏有关手术前准备、术后自我护理知识。
3. 营养失调:低于机体需要量。
4. 自我形象紊乱。
5. 潜在并发症:出血、感染、吻合口瘘、造口缺血坏死、造口狭窄及造口周围皮炎等并发症。

(四)护理措施

1. 术前护理 **重点是肠道准备**,避免术中污染、术后腹胀和切口感染等。

(1)**控制饮食**:①**传统饮食准备**:术前3日进少渣半流质饮食,术前2日起进无渣流质饮食。术前3日番泻叶6g泡茶饮用或术前2日口服泻剂硫酸镁15~20g或蓖麻油30ml,每日上午服用。②新饮食准备:术前3日口服全营养制剂,每日4~6次,至术前12小时。

(2)**肠道清洁**:一般于术前1日进行。①**等渗性导泻**:病人手术前12~24小时口服复方聚乙二醇电解质散2000~3000ml,造成容量性腹泻,以达到清洁肠道目的,全过程需3~4小时。开始口服速度宜快,有排便后,可适当减慢速度。②**高渗性导泻**:病人术前1日午餐后口服20%的甘露醇250ml,15分钟后在1小时内服完5%葡萄糖盐水2500~3000ml。高渗性甘露醇可吸收肠壁水分,促进肠蠕动,起到有效腹泻而达到清洁肠道的效果。由于甘露醇在肠道内被细菌酵解产生气体,若术中使用电刀易引起爆炸。对于年老体弱、心、肾功能不全者和肠梗阻者不宜选用导泻法。③**灌肠法**:若病人年老体弱、心、肾功能不全者,可采用清洁灌肠。直肠癌肠腔狭窄者,选用适宜管径的肛管,轻柔通过肠腔狭窄部位,切忌动作粗暴。避免高压灌肠,以防癌细胞扩散。

(3)**药物使用**:口服抗生素,抑制肠道细菌,如新霉素、甲硝唑等。因控制饮食及服用肠道杀菌剂,使维生素K的合成及吸收减少,故病人术前应补充维生素K。

2. 术后护理

(1)一般护理:病情平稳者取半卧位,以利呼吸和腹腔引流。病人术后禁食、胃肠减压,肛门排气或造口开放后即可拔除胃管,饮水无不良反应应进流质饮食,1周后改进少渣半流质饮食,2周左右可进普食。**食物应以高热量、高蛋白、丰富维生素、低渣为主**。

(2)病情观察:观察腹部及会阴部切口敷料,若渗血较多,应通知医生给予处理。

(3)引流管的护理:**骶前引流管一般保持5~7日**,引流液量减少、色变淡,方考虑拔除。

(4)肠造口的护理:肠造口又称人工肛门。①造口观察:观察肠黏膜颜色有无变暗、发紫、发黑等异常,有无肠段回缩、出血、坏死等现象。②正确使用造口袋:一般于手术当日或术后2~3日开放造口后即佩戴造口袋,选择一件式或两件式造口袋。造口袋内充满1/3排泄物时,应更换造口袋。取下造口袋,清洁造口及周围皮肤,测量造口大小,裁剪底盘开口,粘贴底盘,戴好造口袋。③造口周围皮肤护理:保持造口周围皮肤清洁、干燥,及时用中性皂液或0.5%氯己定(洗必泰)溶液清洁造口周围皮肤,再涂上氧化锌软膏;观察造口周围皮肤有无红、肿、破溃等现象。④饮食指导:必须注意饮食卫生,防止腹泻;避免进食胀气性、刺激性气味、辛辣刺激及高膳食纤维食物。⑤造口并发症的观察与护理：**造口出血**，压迫止血或缝扎止血；**造口坏死**，造口处出现暗红色、紫色、黑色，失去应有的光泽等及时通知医生；**造口狭窄**，造口处拆线愈合后，每日扩肛 1 次。⑥帮助病人接受造口现实，提高病人自我护理的能力。

（5）并发症的预防和护理：①切口感染：监测体温变化及局部切口情况；及时应用抗生素；保持切口周围清洁、干燥；会阴部切口可于术后 4~7 日用 1:5000 高锰酸钾温水坐浴，每日 2 次。②吻合口瘘：观察有无吻合口瘘的表现；术后 7~10 日内不能灌肠，以免影响吻合口的愈合；一旦发生吻合口瘘，应行盆腔持续灌洗、负压吸引，同时病人禁食、胃肠减压，给予肠外营养支持。

3. **健康指导**

（1）造口护理指导：①介绍造口护理方法和护理用品。②指导病人进行结肠灌洗，养成定时排便的习惯。③若出现造口狭窄，排便困难，及时就诊。

（2）饮食指导：病人出院后维持均衡的饮食，宜进新鲜蔬菜、水果，多饮水，避免高脂肪及辛辣、刺激性食物；**肠造口病人还需避免进食富含膳食纤维的食物，如芹菜、玉米等，避免进食易致胀气的食物，如洋葱、豆类、啤酒等**。

（3）复查指导：出院后，每 3~6 个月复查一次。行化疗、放疗者，定期检查血常规。

【测试题】

（一）选择题

A1 型题

1. 急性阑尾炎腹痛起始于脐周或上腹的原因是
   A. 阑尾管壁痉挛　　B. 内脏神经反射　　C. 胃肠功能紊乱
   D. 躯体神经反射　　E. 阑尾位置不固定
2. 急性阑尾炎病人，最重要的体征是
   A. 闭孔内肌试验阳性　　B. 腹肌紧张　　C. 腰大肌试验阳性
   D. 结肠充气试验阳性　　E. 右下腹固定压痛
3. 急性阑尾炎术后给予半卧位的主要目的<u>不正确</u>的是
   A. 腹腔渗液积聚于盆腔　　B. 利于呼吸　　C. 预防肠粘连
   D. 减轻切口张力　　E. 利于腹腔引流
4. 阑尾切除术后病人，24 小时内应注意观察的并发症是
   A. 内出血　　B. 切口感染　　C. 盆腔脓肿
   D. 肠粘连　　E. 门静脉炎
5. 麦氏点是指
   A. 右髂前上棘与脐连线中外 2/3 交界处　　B. 右髂前上棘与脐连线中外 1/3 交界处
   C. 左髂前上棘与脐连线中外 1/3 交界处　　D. 左髂前上棘与脐连线中内 1/3 交界处
   E. 右髂前上棘与脐连线中内 1/3 交界处
6. 急性阑尾炎病人的典型症状是
   A. 右下腹固定性压痛性包块　　B. 右下腹痛
   C. 右下腹痛并伴有轻度胃肠功能紊乱　　D. 腹膜刺激征
   E. 转移性右下腹疼痛

7. 急性阑尾炎时可发生的并发症是
A. 脾脓肿 B. 小肠脓肿 C. 胰腺脓肿
D. 结肠脓肿 E. 门静脉炎
8. 急性阑尾炎病人的体征<u>不包括</u>
A. 闭孔内肌试验阳性 B. 结肠充气试验阳性 C. 腰大肌试验阳性
D. 麦氏点压痛 E. 墨菲征阳性
9. 急性阑尾炎最常见的病因是
A. 阑尾管腔阻塞 B. 经常进食高脂肪食物 C. 细菌入侵
D. 急性肠炎 E. 血吸虫病
10. 高位小肠梗阻的特征表现是
A. 呕吐频繁 B. 腹部包块 C. 腹胀明显
D. 停止排便排气 E. 叩诊呈鼓音
11. 下列属于机械性肠梗阻原因的是
A. 由于急性弥漫性腹膜炎而引起的肠梗阻
B. 由于肠系膜血管栓塞引起的肠梗阻
C. 腹部术后肠粘连引起的肠梗阻
D. 由于慢性铅中毒肠痉挛引起的肠梗阻
E. 肠道功能紊乱引起的肠梗阻
12. 高位小肠梗阻以呕吐为主,其呕吐物的特点是
A. 多为蛔虫引起的梗阻 B. 呈粪样
C. 呈溢出性 D. 出现较晚,呈粪便样
E. 出现较早,以胃液、胆汁、胰液为主
13. 肠梗阻的主要临床表现是
A. 肛门停止排便、排气 B. 呕吐
C. 腹胀 D. 腹痛
E. 以上都是
14. 鉴别单纯性肠梗阻与绞窄性肠梗阻的要点为
A. 有无并发症 B. 梗阻的病因 C. 梗阻的时间
D. 肠壁有无血运障碍 E. 梗阻的严重程度
15. 单纯性机械性肠梗阻最早的表现是
A. 阵发性腹痛伴肠鸣音亢进 B. 腹胀明显,肛门停止排气
C. 持续性绞痛,频繁呕吐 D. 持续性剧痛,腹胀不对称
E. 持续性胀痛,肠鸣音消失
16. 急性肠梗阻病人,最重要非手术治疗措施为
A. 高压灌肠 B. 胃肠减压 C. 去枕平卧位
D. 及早进食 E. 吗啡镇痛
17. 结肠癌病人手术前准备正确的是
A. 全身应用抗生素 B. 术前补充维生素 K
C. 术前晚肥皂水灌肠 D. 术前应禁食 3 日
E. 无论是否合并肠梗阻均需清洁灌肠

18. 右半结肠癌的临床特点是
A. 早期可有腹胀、腹痛等肠梗阻症状
B. 右腹肿块及消瘦、低热、乏力等全身症状为主
C. 以便秘、便血等症状为主
D. 晚期有排便习惯改变
E. 腹泻,腹泻以进食后加重,排便后减轻

19. 诊断直肠癌最重要且简便易行的方法是
A. 血清癌胚抗原(CEA)测定　B. CT 检查
C. 直肠指检　D. 纤维结肠镜检查
E. 大便潜血试验

20. 关于大肠癌病人术前行全肠道灌洗术,正确的是
A. 温度约为 25℃　B. 灌洗速度先慢后快
C. 量约 3000ml　D. 灌洗全过程应控制在 2 小时内
E. 年迈体弱,心肾等脏器功能障碍以及肠梗阻者,不宜使用

21. 以下检查可作为大肠癌高危人群初筛方法的是
A. CEA 测定　B. X 线钡剂灌肠　C. 内镜检查
D. 直肠指检　E. 粪便潜血试验

22. 结肠癌最早出现的临床表现多为
A. 排便习惯及粪便性状改变　B. 腹痛
C. 腹部肿块　D. 肠梗阻症状
E. 贫血

23. 直肠癌最常见的临床表现是
A. 直肠刺激症状　B. 黏液血便　C. 肠梗阻症状
D. 会阴部持续性剧痛　E. 贫血

24. 直肠癌病人,当癌肿距齿状线 5cm 以上时,宜采取的手术方式为
A. 经腹会阴联合直肠癌根治术　B. 短路手术
C. 结肠造瘘术　D. 经腹直肠癌根治术
E. 肿瘤切除、乙状结肠造瘘、不保留肛门

25. 肠造口的护理方法正确的是
A. 禁忌扩张造口
B. 定时结肠灌洗,训练排便习惯
C. 肛袋内排泄物超过 3/4 时应更换造口袋
D. 肛袋宜长期持续使用,少更换
E. 根据病人体型、体重选择造口袋大小

26. 肠造口病人出院后可以进食的蔬菜是
A. 芹菜　B. 韭菜　C. 辣椒
D. 洋葱　E. 菜花

A2 型题

27. 李某,女,40 岁。因急性阑尾炎入院,入院后腹痛曾有短暂的缓解,以后又呈持续性加剧,应考虑

A. 阑尾周围脓肿　　B. 单纯性阑尾炎　　C. 化脓性阑尾炎
D. 阑尾炎穿孔　　E. 坏疽性阑尾炎

28. 赵某，女，35岁。诊断为“阑尾周围脓肿”，病人行阑尾切除的时间应在体温正常
A. 5个月后　　B. 4个月后　　C. 3个月后
D. 2个月后　　E. 1个月后

29. 郑某，女，50岁。患急性阑尾炎穿孔致腹膜炎，术后第6日体温高达39℃，伴大便次数增多，里急后重，黏液便，伤口不痛，无咳嗽。可能性最大的是
A. 肺炎、肺不张　　B. 切口感染　　C. 盆腔脓肿
D. 菌痢　　E. 肠炎

30. 刘某，女，53岁。患急性化脓性阑尾炎行阑尾切除术后1日。护士要求病人下床活动，其最主要目的是
A. 预防压疮　　B. 预防肺不张　　C. 预防血栓性静脉炎
D. 防止肠粘连　　E. 有利于伤口愈合

31. 张某，男，30岁。饱餐后剧烈运动突发脐周持续性剧痛，伴阵发性加剧，腹胀不明显，早期即出现休克症状，应考虑为
A. 肠系膜动脉栓塞　　B. 粘连性肠梗阻　　C. 小肠扭转
D. 麻痹性肠梗阻　　E. 肠套叠

32. 王某，女，42岁。因半年前行阑尾手术，现出现肠梗阻，对该病人进行基础治疗时**错误**的做法是
A. 禁食　　B. 胃肠减压　　C. 应用抗生素
D. 保持水电解质平衡　　E. 立即手术治疗

33. 刘某，男，40岁。饱餐后剧烈运动发病，诊断为绞窄性肠梗阻，与其临床特点**不相符**的是
A. 腹腔穿刺抽出血性液　　B. 持续性剧烈腹痛
C. 早期出现休克　　D. 肠鸣音活跃
E. 腹膜刺激征

34. 王某，男，35岁。晚餐后出现上腹阵发性疼痛，并伴有腹胀，恶心、呕吐，肛门停止排气排便，有阑尾手术史。体检：腹部膨隆，可见肠型，腹软，轻度压痛，肠鸣音亢进。诊断为粘连性肠梗阻，下列诊断中最**不可能**的是
A. 机械性肠梗阻　　B. 急性肠梗阻　　C. 绞窄性肠梗阻
D. 完全性肠梗阻　　E. 单纯性肠梗阻

35. 小儿，男，1岁半。阵发性哭闹半日，1小时前排果酱样大便1次，分诊护士考虑该患儿可能的诊断为
A. 肠道畸形　　B. 急性阑尾炎　　C. 肠套叠
D. 肠蛔虫症　　E. 肠扭转

36. 小儿，男，6个月。因阵发性哭闹6小时，排果酱样大便1次。查体：右上腹触及腊肠样包块，右髂窝空虚，怀疑为肠套叠，该患儿首选的检查治疗是
A. 钡剂灌肠　　B. 空气灌肠　　C. 结肠镜检
D. 直肠活检　　E. 腹部CT

37. 曾某，男，36岁。胃溃疡穿孔行胃大部切除术。术后4日，诉腹痛、腹胀、恶心，肛门停

止排气排便。查体：全腹膨隆，未见肠型，全腹压痛，以中上腹最为显著，轻度肌紧张，肠鸣音消失。T37.8℃，P90 次 /min，BP112/78mmHg，血常规：白细胞 11.6×10^9/L，中性粒细胞比例 0.85；腹部 X 线平片可见肠腔积气及液气平面。以下护理措施**错误**的是

A. 应用抗生素预防感染　　B. 可适当用 654-2 止痛

C. 禁食、胃肠减压　　D. 协助病人取低半坐位

E. 及时、准确记录出入水量

38. 洪某，女，52 岁。因绞窄性肠梗阻行“回肠部分切除术”，术后 4 日病人出现腹痛，以脐周最为明显，腹腔引流管间断引出血性液每日约 200ml。体检：T38.5℃，R22 次 /min，P95 次 / 分，BP135/76mmHg。腹胀，脐周中度压痛，未扪及肿块，肠鸣音弱。血常规：白细胞 13.5×10^9/L，中性粒细胞比例 0.83。关于该病人的护理，**错误**的是

A. 如行腹腔灌洗，用等渗盐水　　B. 取低半坐卧位

C. 予全胃肠外营养　　D. 若引流管堵塞，应高压冲洗

E. 充分负压引流

39. 王某，男，70 岁。有长期便秘史，突然腹痛、腹胀 2 日，未吐，少量黏液便 1 次，查体可见全腹部膨胀，左下腹有轻度压痛、反跳痛，肠鸣音亢进。为明确诊断，应做的是

A. CT　　B. B 超　　C. 纤维结肠镜检查

D. 腹部立位 X 线平片　　E. 直肠指检

40. 刘某，男，70 岁。经常便秘，1 日前，出现腹胀、肛门停止排气排便，诊断为肠梗阻，这种肠梗阻属于

A. 慢性、低位、机械性肠梗阻　　B. 急性、高位、机械性肠梗阻

C. 慢性、高位、麻痹性肠梗阻　　D. 慢性、高位、血运行肠梗阻

E. 急性、低位、绞窄性肠梗阻

41. 张某，女，35 岁。饱餐后出现上腹阵发性疼痛，并伴有腹胀，恶心、呕吐，停止肛门排气，6 个月前曾做阑尾切除术。体检：腹胀，见肠型，腹软，轻度压痛，肠鸣音亢进。护理措施**错误**的是

A. 防治感染和中毒　　B. 取半卧位　　C. 胃肠减压

D. 可给吗啡止痛　　E. 禁饮食

42. 曾某，女，68 岁。有长期便秘史，突然腹痛腹胀 1 日，未吐，排少量黏液血便 1 次。查体可见腹周膨胀，左下腹可扪及囊性包块，有压痛及反跳痛，肠鸣音亢进。诊断可为乙状结肠扭转。在护理该病人时，最重要的观察内容是

A. 排便　　B. 腹痛　　C. 腹胀

D. 肠绞窄征象　　E. 呕吐

43. 张某，男，42 岁。阵发性脐周痛，恶心，伴呕吐，明显口渴，尿少。轻度腹胀，可见肠型，右侧腹部轻压痛，肠鸣音亢进。上半年行阑尾切除术，诊断为粘连性肠梗阻，针对病人的处理措施**不正确**的是

A. 补液　　B. 禁食　　C. 胃肠减压

D. 应用抗生素　　E. 高压灌肠

44. 林某，男，38 岁。半年前行阑尾切除术，现出现腹痛，呕吐、腹胀、肛门停止排气排便，X 线检查见肠管扩张、积气及多个液平面，诊断肠梗阻的主要依据是

A. 排便排气停止

B. 腹痛

C. 腹胀

D. X 线检查见肠管扩张、积气及多个液平面

E. 呕吐

45. 刘某，男，63 岁。反复发生黏液稀便、腹泻、便秘 4 个月，脐周及下腹部隐痛不适，腹平软，无压痛及肿块，粪便潜血试验（+）。发病以来，体重下降 5kg。该病人最应该考虑的诊断是

A. 左半结肠癌　　B. 右半结肠癌　　C. 肠息肉

D. 肠结核　　E. 直肠癌

46. 李某，男，45 岁。近 3 个月来排便次数增多，每日 3~4 次，黏液脓血便，有里急后重感，首选的有助于确诊的检查方法是

A. X 线钡剂灌肠　　B. B 超　　C. 直肠指检

D. 直肠镜　　E. 血清癌胚抗原

47. 王某，女，56 岁。直肠肿块占据肠腔 4/5，距肛门 3cm，经病理检查报告病理类型为腺癌，应选择的手术方式是

A. 经肛门肿块切除术　　B. Dixon 术　　C. Miles 术

D. 左半结肠切除术　　E. 姑息乙状结肠造瘘术

48. 张某，男，38 岁。半年来时有腹泻，3 个月来腹部有隐痛，伴大便次数增多，近 2 日便血，直肠指检未扪及肿块，但指套上有血迹，X 线钡剂灌肠示降结肠壁僵硬，可见充盈缺损，可能为

A. 乙状结肠癌　　B. 直肠癌　　C. 降结肠癌

D. 溃疡性结肠炎　　E. 结肠结核

A3/A4 型题

（49~50 题共用题干）

刘某，女，58 岁。有冠心病病史，主诉上腹部疼痛，伴恶心、呕吐 5 小时。体检：T37.2℃，P110 次 /min，BP155/90mmHg；右下腹压痛，肌紧张，无反跳痛，肠鸣音减弱；WBC 0.8×10^9/L，中性粒细胞比例 0.75；B 超可见阑尾肿大。

49. 首先应考虑

A. 心绞痛发作　　B. 急性胃炎　　C. 急性阑尾炎

D. 急性肠炎　　E. 急性胰腺炎

50. 急诊行手术治疗后，在给该病人补液治疗时，最重要的护理措施是

A. 记录呕吐量　　B. 选择上肢静脉　　C. 控制输液速度

D. 给予半坐卧位　　E. 观察尿量

（51~53 题共用题干）

许某，男，21 岁。因急性阑尾炎伴穿孔。行急诊手术治疗，术后第 5 日病人体温为 38.9℃，切口红肿、压痛，触之有波动感。

51. 该病人发生了

A. 腹腔脓肿　　B. 切口感染　　C. 腹腔内出血

D. 腹腔感染　　E. 盆腔感染

52. 在伤口波动感最明显处，穿刺抽到脓液，其最佳的处理是

A. 无需特殊处理　　B. 用雷夫奴尔纱布换药

C. 全身应用抗生素 D. 拆去缝线，伤口敞开引流
E. 局部理疗

53. 脓液黏稠成灰白色，其致病菌是
A. 大肠埃希菌 B. 无芽胞性厌氧菌 C. 金黄色葡萄球菌
D. 溶血性链球菌 E. 铜绿色假单胞菌

（54~56 题共用题干）

张某，女，25 岁。主诉右下腹剧烈疼痛，腹痛开始于脐周，然后转移至右下腹。体检示：T39.3℃，P115 次 /min，BP120/85mmHg；右下腹压痛，肌紧张，有反跳痛，肠鸣音减弱；腰大肌试验阳性。实验室检查：WBC 14.5×10^9/L，中性粒细胞比例 0.83。

54. B 超检查可见
A. 阑尾破裂 B. 阑尾缩小 C. 阑尾形态正常
D. 阑尾肿大 E. 阑尾扭曲

55. 根据该病人的临床表现，下列最**不可能**发生的情况是
A. 炎性渗出 B. 阑尾穿孔 C. 阑尾坏疽
D. 阑尾化脓 E. 炎症局限于黏膜下层

56. 下列最**不合适**的治疗措施是
A. 非手术治疗 B. 阑尾切除及放置腹腔引流管 C. 手术切除阑尾
D. 腹腔镜阑尾切除 E. 阑尾切除及胶片引流

（57~58 题共用题干）

韦某，男，39 岁。出现腹痛、呕吐、腹胀、肛门停止排气排便，X 线检查见肠管扩张、积气及多个液平面，诊断为粘连性不完全性肠梗阻。

57. 该病人的治疗应
A. 以非手术治疗为主 B. 以解痉治疗为主 C. 以手术治疗为主
D. 以抗感染治疗为主 E. 维持体液平衡

58. 在观察病人病情时，下列提示并发绞窄性肠梗阻的是
A. 肠鸣音亢进 B. 持续性绞痛伴腹膜刺激征
C. 阵发性腹痛 D. 肛门不排气
E. 腹胀明显

（59~62 题共用题干）

蔡某，男，36 岁。1 小时前午餐后打篮球时出现腹部剧烈疼痛，呈持续性，腹胀，呕吐食物，含少量血性液体，口渴，烦躁不安，中腹部可扪及压痛包块，移动性浊音阳性，肠鸣音减弱，血常规：WBC 12.4×10^9/L，发病以来未排便排气。

59. 根据病情，应考虑
A. 肠结核 B. 急性单纯水肿性胰腺炎
C. 输尿管结石 D. 胆囊结石
E. 肠扭转

60. 最合适的治疗措施是
A. 抗休克 B. 禁食、胃肠减压 C. 口服液体石蜡油
D. 手术探查 E. 低压灌肠

61. 该病人主要的护理诊断是

A. 活动无耐力　B. 体液不足　C. 排便困难
D. 皮肤完整性受损　E. 个人应对无效

62. 以下不是肠梗阻病人围术期常见并发症的是
A. 肠粘连　B. 吸入性肺炎　C. 腹腔感染
D. 肠瘘　E. 倾倒综合征

（63~66 题共用题干）

刘某，女，38 岁。阑尾切除术后发生粘连性肠梗阻，脐周阵发性疼痛 2 日，伴恶心、呕吐较频繁，尿少，口渴明显。查体：P92 次 /min，BP106/76mmHg，腹胀不明显，偶见肠型，右下腹轻压痛，肠鸣音亢进。采用禁食、胃肠减压、输液及应用抗生素等非手术治疗。

63. 非手术治疗最重要的护理措施是
A. 输液、应用抗生素　B. 密切观察病情　C. 保持有效的胃肠减压
D. 采用解痉药　E. 详细记录出入液量

64. 停止胃肠减压拔除胃管最主要的指征是
A. 未见肠型　B. 腹痛减轻　C. 腹胀解除
D. 肛门排气　E. 呕吐停止

65. 纠正脱水首先输入的液体是
A. 10% 葡萄糖溶液　B. 5% 葡萄糖溶液　C. 平衡盐溶液
D. 0.9% 氯化钠溶液　E. 右旋糖酐

66. 给予的体位是
A. 左侧卧位　B. 半卧位　C. 平卧位
D. 去枕平卧位　E. 右侧卧位

（67~72 题共用题干）

文某，女，45 岁。6 个月前无明显诱因出现粪便表面有时带血及黏液，伴大便次数增多，每日 3~4 次，时有排便不尽感，但无腹痛。曾于当地医院按“慢性细菌性痢疾”治疗无效。发病以来体重下降 3kg。

67. 该病人可能的诊断是
A. 左半结肠癌　B. 直肠癌　C. 结肠炎
D. 慢性小肠炎　E. 直肠息肉

68. 经直肠指诊，距肛缘约 10cm 触及一肿块。应考虑采取
A. Miles 手术　B. 直肠息肉摘除术　C. Dixon 手术
D. 乙状结肠造口术　E. 左半结肠切除术

69. 对该病人术前行肠道准备的方法中，错误的是
A. 术前 3 日进少渣半流质饮食　B. 口服肠道抗生素
C. 术前 12~24 小时开始口服灌洗液　D. 口服灌洗液的速度应先慢后快
E. 直至排出的粪便呈无渣、清水样为止

70. 术后 5 日，病人仍无排便，措施错误的是
A. 口服缓泻剂　B. 鼓励病人多饮水
C. 轻轻顺时针按摩腹部　D. 低压灌肠
E. 增加饮食中的膳食纤维含量

71. 若病人术后 7 日出现下腹痛，体温升高达 38.9℃，下腹部中度压痛、反跳痛，应高度怀

疑术后出现了

A. 切口感染　　B. 吻合口瘘　　C. 吻合口狭窄

D. 尿潴留　　E. 肠粘连

72. 该病人出院前的饮食指导，<u>错误</u>的是

A. 高纤维　　B. 高蛋白　　C. 高热量

D. 高维生素　　E. 低脂

（二）填空题

1. 急性阑尾炎的主要病因包括________和________。
2. 急性阑尾炎的病理类型有________、________、________和________。
3. 急性阑尾炎的主要症状是________；主要体征是________。
4. 根据肠梗阻发生的原因可以分为：________、________和________。
5. 高位小肠梗阻以________为主，低位小肠梗阻以________为主。
6. 肠梗阻的主要症状是________、________、________和________。
7. 结肠癌最好发于________，其次为________和________，再次为________和________。
8. 结肠癌的治疗原则是________。
9. 直肠癌的好发部位是________，腹膜反折以下，距肛门较近。

（三）名词解释

1. 麦氏点
2. 转移性右下腹疼痛
3. 绞窄性肠梗阻
4. 肠套叠
5. 肠扭转

（四）简答题

1. 简述急性阑尾炎的手术后护理措施。
2. 说出常见的机械性肠梗阻。
3. 简述肠梗阻的非手术治疗的护理措施。
4. 结肠癌病人术前如何进行肠道准备？
5. 如何指导肠造口术后病人的饮食？

（五）病例分析

1. 张某，女，25 岁。主诉上腹部疼痛，伴恶心、呕吐 6 小时，查体：T38℃，心肺（-），腹软，右下腹麦氏点有压痛，无反跳痛。查白细胞 12×10^9/L，中性粒细胞 0.88。

请问：

（1）该病人患何种疾病，请列出其护理诊断？

（2）该病人的术前护理要点有哪些？

2. 刘某，男，62 岁。因阵发性腹痛、腹胀、肛门无排气排便 4 日住院。10 年前因消化性溃疡穿孔手术。T38.6℃，P116 次 /min，BP108/76mmHg；腹膨隆，可见肠型及蠕动波，腹部压痛及反跳痛，移动性浊音（-），肠鸣音亢进，可闻及气过水声及金属音；腹部 X 线检查示：中下腹处见小肠有数个气液平面，盲肠胀气。诊断：急性低位性完全性机械性肠梗阻。

请问：

（1）导致该病人肠梗阻的可能病因有哪些？

（2）此时最佳的治疗方案是什么？

（3）对该病人的术前病情观察的重点内容有哪些？

3. 王某，男，58岁。黏液血便3个月，每日排便3~5次，伴肛门坠胀，偶感下腹胀，排气或排便后可缓解，体重减轻约5kg。体检：外观消瘦、贫血，腹稍胀，无明显压痛，未扪及包块；肛门指检：肛门口较松弛，距肛缘3cm处触及高低不平硬块，肠腔狭窄，指套染血迹。

请问：

（1）尚需做哪些检查以协助诊断？

（2）若需手术治疗，何种手术方式最适宜，术前肠道准备措施有哪些？

（3）如何对病人进行出院指导？

（钱立晶）

第十九章 肛管疾病病人的护理

【重点与难点】

一、痔病人的护理

（一）概要

痔是直肠下段黏膜下或（和）肛管皮肤下静脉丛淤血、扩张和迂曲所形成的静脉团。按痔发生部位分内痔、外痔和混合痔。①内痔：位于**齿状线以上**，是直肠上静脉丛扩张、迂曲所致，表面为直肠黏膜覆盖。分四度：**Ⅰ度：排便时出血，痔块不脱出**肛门；**Ⅱ度：**常有便血，排便时**痔块脱出**，排便后**可自行还纳**；**Ⅲ度：**偶有**便血**，排便、久站等使**痔块脱出**，**需用手辅助方可还纳**；**Ⅳ度：**偶有便血，**痔块脱出不能还纳或还纳后又脱出**。②外痔：位于**齿状线以下**，是直肠下静脉丛扩张、迂曲所致，表面为肛管皮肤覆盖。③混合痔：位于**齿状线上、下**，由直肠上下静脉丛相互吻合、扩张、迂曲形成，表面为直肠黏膜和肛管皮肤覆盖。

（二）护理评估

1. 健康史　了解有无肛窦炎、肛腺炎等病史；长期饮酒、好食辛辣等刺激性食物等生活习惯；长期导致腹内压增高的病史或职业史。

2. 身体状况　**无痛性间歇性便血**，是内痔或混合痔早期常见的症状；Ⅱ、Ⅲ、Ⅳ度内痔和混合痔可出现**痔块脱出**。当**内痔或混合痔合并血栓形成、嵌顿、感染时可出现疼痛；外痔血栓形成时，疼痛剧烈**。黏液分泌物刺激肛门周围皮肤引起瘙痒或湿疹。

3. 辅助检查　肛门直肠检查可以明确诊断。

4. 心理 - 社会状况评估。

5. 处理原则　**非手术治疗效果良好**：①一般治疗：**改变不良排便习惯，保持大便通畅**；坐浴；肛管内用药等。②注射疗法。③红外线凝固疗法。④胶圈套扎疗法。手术只限于非手术治疗失败者，方法：①单纯性痔切除术。②痔环形切除术：适应于严重的环形痔。③血栓性外痔剥离术。

（三）常见护理诊断 / 问题

1. 急性疼痛。
2. 便秘。
3. 知识缺乏：缺少痔的治疗护理和术后预防复发的康复知识。
4. 潜在并发症：贫血、尿潴留、术后出血、切口感染、肛门狭窄等。

（四）护理措施

1. **增加饮水，多进食新鲜蔬菜、水果、粗纤维性食物**。

2. 观察病人便血情况。

3. 缓解疼痛。

4. **坐浴**。

5. 术后保持局部清洁，保持大便通畅，每次排便后应先清洗后坐浴，再换药。

6. 术后并发症的观察和护理：尿潴留；术后出血；切口感染；肛门狭窄。

二、肛裂病人的护理

（一）概要

肛裂是齿状线以下肛管皮肤全层裂伤后形成的小溃疡。长期便秘，粪便干结，排便时机械性创伤是肛裂形成的直接原因。典型临床表现为**疼痛、便秘和出血**。肛查可见**肛裂、"前哨痔"、肥大乳头常同时存在，称肛裂"三联症"**。发现肛裂"三联症"，即可明确诊断。直肠指诊或肛门镜检查常引起疼痛，应慎用或在局麻下进行。肛裂的治疗包括：非手术治疗：①保持大便通畅。**②坐浴**：③扩肛疗法。手术疗法：①肛裂切除术。②肛管内括约肌切断术。

（二）护理措施

1. 保持大便通畅。

2. 坐浴。

3. 止痛。

4. 手术治疗的护理　术前肠道准备；术后观察无出血、血肿、脓肿、尿潴留和肛门失禁等并发症发生。

5. 健康指导　保持大便通畅；术后扩肛治疗防止肛门狭窄；肛门收缩舒张运动。

三、直肠肛管周围脓肿病人的护理

（一）概要

直肠肛管周围脓肿是指直肠肛管周围软组织内或其周围间隙发生的急性化脓性感染，并形成脓肿。多见于青壮年。**多由肛窦、肛腺感染引起**。**肛门周围脓肿**：最常见。主要症状为肛周持续性跳动性疼痛；肛周皮肤红肿，发硬，压痛明显，边界不清；脓肿形成后出现波动感，穿刺可抽出脓液。全身感染症状不明显。**坐骨肛管间隙脓肿**（坐骨肛门窝脓肿）：较常见，发病时患侧肛周持续性胀痛，可有排尿困难和里急后重，全身感染中毒症状明显。早期局部症状不明显，后期出现患侧肛周红肿，双臀部不对称；局部触诊或肛门指诊患侧有深压痛，局限性隆起；脓肿形成后有波动感，并向下穿出形成肛瘘。**骨盆直肠间隙脓肿**（骨盆直肠窝脓肿）：早期即有明显全身中毒症状，如发热、寒战等；局部症状不明显，直肠指诊在直肠上部可触及隆起肿块，明显压痛，脓肿形成后有波动感，穿刺可抽出脓液。**治疗原则**：包括：①抗感染治疗；②坐浴；③局部理疗；④保持大便通畅，减轻排便时疼痛；⑤**一旦明确脓肿形成，即应切开引流**。

（二）护理措施

协助病人采取舒适体位，急性炎症期应卧床休息。告知病人忌食辛辣食物，多食蔬菜、水果、蜂蜜等。应用抗生素控制感染。保持大便通畅。注意观察病情。加强肛周护理：有脓液形成时，及时切开引流。渗出较多时及时更换敷料。放置引流管者应观察引流液性质、量，可予以甲硝唑或中成药定时冲洗脓腔。避免皮肤早期愈合形成肛瘘。

四、肛瘘病人的护理

（一）概要

肛瘘是肛管或直肠下部与肛周皮肤相通的肉芽肿性管道，由内口、瘘管、外口三部分组成。肛瘘多为直肠肛管周围脓肿的后遗症。按瘘管位置高低分为**低位肛瘘和高位肛瘘**；按瘘管多少分为**单纯性瘘和复杂性瘘**。**身体状况：**表现为反复自外口溢出少量脓性、血性、黏液性分泌物，污染内裤；肛周皮肤可见单个或多个外口，**直肠指检时可触及条索状瘘管**。肛门镜检查可发现内口。**经外口注入碘剂造影，可以明确瘘管走向**。肛瘘不能自愈，只有手术切开或切除；手术方式：①肛瘘切开术，②肛瘘切除术，③挂线疗法。

（二）护理措施

保持大便通畅；应用抗生素防治感染；坐浴；术后由于创面容易渗血或结扎线脱落造成出血，注意观察敷料渗湿及出血情况。**每2~3日检查一次结扎线松紧度，如有松弛时应进行紧缩**。术后疼痛者适当应用止痛剂。及时处理尿潴留。轻度肛门失禁者，手术3日后做肛门收缩舒张运动；严重失禁者，行肛门成形术。

【测试题】

（一）选择题

A1 型题

1. 肛周脓肿自行破溃后形成
   A. 肛裂　　B. 肛瘘　　C. 前哨痔
   D. 肛窦炎　　E. 外痔
2. 直肠肛管周围脓肿最多见的是
   A. 肛门周围脓肿　　B. 坐骨肛管间隙脓肿　　C. 直肠后间隙脓肿
   D. 骨盆直肠间隙脓肿　　E. 直肠黏膜下脓肿
3. 关于肛门周围脓肿的叙述正确的是
   A. 肛周疼痛不剧烈　　B. 是慢性化脓性感染
   C. 常自行破溃，可形成低位肛瘘　　D. 在直肠肛管周围脓肿中较少见
   E. 多有高热、寒战、全身疲乏不适
4. 关于肛瘘的叙述中，不正确的是
   A. 肛瘘属自限性疾病，可以自愈
   B. 肛瘘主要侵犯肛管，很少累及直肠
   C. 内口位于齿状线附近，外口位于肛周皮肤上
   D. 肛管括约肌间型是最常见的一种肛瘘
   E. 高位肛瘘是指瘘管在外括约肌深部以上
5. 内痔好发于膀胱截石位的
   A. 3点　　B. 3点、7点　　C. 11点
   D. 3点、7点、11点　　E. 7点、11点
6. 下列肛瘘中属于复杂高位瘘的是
   A. 瘘管位于外括约肌以下，一个开口在肛管内，一个外口在肛周皮肤上

B. 瘘管位于外括约肌深部以上,两个开口均在肛管内
C. 瘘管位于外括约肌深部以下,两个开口均在肛管内
D. 瘘管位于外括约肌深部以上,一个开口在肛管内,两个在肛周皮肤上
E. 瘘管位于外括约肌深部以下,一个开口在肛管内,两个在肛周皮肤上

7. 容易发生痔疮的危险人群<u>不包括</u>
A. 长期饮酒者　　B. 习惯性便秘者
C. 经常体育锻炼者　　D. 80 岁的老人伴有营养不良
E. 门脉高压症病人

8. 肛瘘治疗的最常用方法是
A. 1∶5000 高锰酸钾温水坐浴　　B. 挂线疗法
C. 局部换药治疗　　D. 瘘管切除
E. 使用抗生素

9. 肛裂病人肛门疼痛的特点正确的是
A. 疼痛多为隐痛
B. 排便前出现括约肌挛缩痛
C. 排便后出现肛门隐痛可延续数小时
D. 排便时与排便后疼痛之间有间歇期
E. 疼痛无规律

10. 肛裂“三联症”是指
A. 疼痛、便秘和出血
B. 肛裂、出血、前哨痔
C. 疼痛、出血、前哨痔
D. 便秘、出血、前哨痔
E. 肛裂、前哨痔、齿状线上相应的乳头肥大

11. 混合痔是指
A. 痔与瘘同时存在　　B. 两个以上内痔
C. 直肠上下静脉丛相互吻合　　D. 内痔与外痔分别在不同位置存在
E. 内痔多发,遍置一周

12. 肛裂病人排便后出现第 2 次持续疼痛的主要原因是
A. 接受了扩肛治疗　　B. 未进行肛门坐浴
C. 神经末梢受刺激　　D. 皮下静脉血栓形成
E. 肛管括约肌痉挛性收缩

13. 关于 III 度的内痔描述正确的是
A. 痔块不能还纳　　B. 排便时痔块脱出,便后自行还纳
C. 痔块不脱出肛门外　　D. 痔块长期在肛门外
E. 需用手还纳痔块

14. 内痔的早期症状是
A. 痔块脱出　　B. 无痛性便血　　C. 便秘
D. 便后疼痛　　E. 分泌黏液

15. 成年人排便次数增加且大便为黏液血便,应考虑可能为

A. I度内痔　　B. 血栓性外痔　　C. 肛裂
D. 直肠癌　　E. 肛瘘

A2 型题

16. 刘某，男，24 岁。1 周前肛门周围持续性跳痛，皮肤红肿，并有局部压痛及波动感，可能出现了

A. 肛裂　　B. 内痔　　C. 外痔
D. 直肠脱垂　　E. 肛门周围脓肿

17. 孙某，男，42 岁。用力排便后出现肛门剧痛，无便血，检查见肛管皮下暗紫色肿块，有触痛，首先考虑的是

A. 嵌顿性内痔　　B. 血栓性外痔　　C. 肛裂
D. 肛门周围脓肿　　E. 直肠息肉

A3/A4 型题

（18~19 题共用题干）

赵某，男，30 岁。肛门周围不断有少量脓性分泌物溢出，甚至有稀粪水和气体排出数周，肛周皮肤瘙痒，肛门检查：肛门周围皮肤有一乳头状隆起的开口，挤压可见少量脓性分泌物。

18. 根据病人上述症状，你考虑为

A. 肛瘘　　B. 肛门周围脓肿　　C. 肛裂
D. 内痔　　E. 外痔

19. 下列可以确诊的检查是

A. 直肠指诊　　B. 从皮肤开口行碘剂瘘管造影
C. 肛门镜检查　　D. X 线钡剂灌肠
E. 局部穿刺

（二）填空题

1. 常见的直肠肛管周围脓肿包括________、________、________。
2. 肛裂“三联症”是指________、________、________同时存在。
3. 痔根据所在部位分为________、________、________。

（三）名词解释

1. 肛裂
2. 肛裂三联症
3. 直肠肛管周围脓肿
4. 肛瘘
5. 痔

（四）简答题

简述坐浴的目的。

（五）病例分析

刘某，男，40 岁。7 年前始出现大便带血，鲜红色，量少，覆盖于粪便表面，曾于当地医院就诊，考虑“内痔”并作治疗，具体不详。近一年来，病人自觉排便后肛门口有肿物脱出，有时能自行回纳，但有时需用手回纳，并伴不适、肛周皮肤瘙痒等。数日前感肛门肿物增大，无法用手回纳，且疼痛剧烈难忍。肛门检查：肛周皮肤红肿，肛门口见一 4cm × 5cm × 5cm 大小痔团脱出，明显充血水肿，无法回纳，触痛明显。诊断“混合痔并嵌顿”。

请问：

（1）病人入院后应做哪些处理？

（2）病人经以上处理后症状缓解，若拒绝进一步治疗，护理人员应给予哪些出院指导？

（3）若病人行手术治疗，术后应如何管理排便？

（钱立晶）

第二十章　肝胆疾病病人的护理

【重点与难点】

一、原发性肝癌病人的护理

（一）概要

原发性肝癌是我国常见的恶性肿瘤之一，以原发性肝细胞癌（又称肝癌）最常见，40~50 岁男性较为多见。原发性肝癌的病因和发病机制尚未阐明。一般认为**病毒性肝炎、肝硬化是其主要原因**，临床上肝癌病人常有急性肝炎→慢性肝炎→肝硬化→肝癌的病史；其他有黄曲霉素、亚硝胺类致癌物、水土等因素。原发性肝癌大体病理类型可分为三类：①结节型；②巨块型；③弥漫型。组织学类型可分为肝细胞癌、胆管细胞癌和混合型肝癌三类；我国以肝细胞癌为主常见的转移途径：①直接蔓延；②血运转移；③淋巴转移；④种植转移。

（二）护理评估

1. 健康史　了解有无肝炎、肝硬化、其他部位肿瘤病史，有无经常进食被黄曲霉素污染或亚硝胺类食物史。

2. 身体状况　早期缺乏典型症状和体征，多在普查或体检时被发现。晚期可出现：**①肝区疼痛**：多呈持续性钝痛、刺痛或胀痛，当癌结节破裂时，表现为突发性右上腹剧痛和腹膜刺激征等急腹症表现。**②消化道症状**：主要表现为食欲缺乏，部分病人出现腹胀、恶心、呕吐或腹泻等。**③全身症状**：持续性低热或不规则发热；晚期体重呈进行性下降，可伴有贫血、黄疸、腹水、出血、水肿等恶病质表现。**④肝大与肿块**；⑤黄疸与腹水；⑥合并肝硬化者，常有肝硬化门静脉高压症表现；⑦晚期肝癌还可出现肝性脑病、上消化道出血、癌肿破裂出血及继发性感染等并发症。

3. 辅助检查　**AFP 持续阳性或定量**≥ 400μg/L，并排除妊娠、活动性肝病、生殖腺胚胎性肿瘤等，应高度怀疑为肝细胞癌。B 超是诊断肝癌的首选检查方法，适用于普查。CT 和 MRI 能显示肿瘤的位置、大小、数目及与周围脏器和重要血管的关系。腹腔镜探查适用于经各种检查未能确诊而临床又高度怀疑肝癌者。肝穿刺活组织检查具有确诊意义。

4. 心理 - 社会状况评估。

5. 处理原则　手术是目前治疗肝癌最有效的方法。

（三）常见护理诊断 / 问题

1. 焦虑 / 恐惧。

2. 疼痛。

3. 营养失调：低于机体需要量。

4. 潜在并发症：肝性脑病、上消化道出血、肿瘤破裂出血、感染等。

（四）护理措施

1. 术前护理 ①改善营养状况：以富含蛋白、热量、维生素和纤维膳食为原则，必要时提供肠内、外营养支持或补充蛋白等。②疼痛护理。③预防肿瘤破裂出血。

2. 术后护理 ①一般护理：**为防止术后肝断面出血，一般不鼓励病人早期活动**。术后24小时内应卧床休息，避免剧烈咳嗽。②病情观察：密切观察病人的心、肺、肾、肝等重要脏器的功能变化，生命体征和血清学指标的变化。③维持体液平衡：静脉输液，补充水、电解质。④引流管的护理：肝叶和肝脏局部切除术后常放置双腔引流管。应妥善固定，保持引流通畅；严格遵守无菌原则，定期更换引流袋；准确记录引流液的量、色、质。⑤预防感染：遵医嘱合理应用抗生素。⑥肝性脑病的预防和护理：术后应加强生命体征和意识状态的观察，若出现性格行为变化，如欣快感、表情淡漠等前驱症状时，应及时通知医师。

3. 肝动脉插管化疗的护理 ①向病人解释肝动脉插管化疗的目的及注意事项。②做好导管护理：妥善固定和维护导管；严格遵守无菌原则；为防止导管堵塞。③拔管后，协助病人取平卧位，穿刺处沙袋压迫1小时，穿刺肢体制动6小时。注意观察穿刺侧肢体皮肤的色泽、温度及足背动脉搏动情况。

二、门静脉高压病人的护理

（一）概要

当门静脉血流受阻、血液淤滞、造成门静脉及其分支压力增高，持续超过24cmH_2O时，临床表现出现脾大伴脾功能亢进、食管胃底静脉曲张破裂大出血、腹水等，称**门静脉高压症**。在我国主要是肝炎后肝硬化，部分南方血吸虫流行地区，以血吸虫病性肝硬化为主。门静脉高压症主要有以下病理改变：①脾大、脾功能亢进。②交通支扩张：最重要的是食管下段及胃底交通支，其他有肛管及直肠下段交通支、前腹壁交通支、腹膜后交通支。③腹水。

（二）护理评估

1. 健康史 注意询问病人有无病毒性肝炎、肝硬化、酗酒、血吸虫病病史。

2. 身体状况 **①脾大、脾功能亢进**。**②呕血和黑便**：食管胃底曲张静脉破裂出血，是门静脉高压症最危险的并发症，表现为呕血或便血，休克，易诱发肝性脑病。**③腹水**。④其他：肝大、黄疸、蜘蛛痣、腹壁静脉曲张、痔、肝掌等。

3. 辅助检查

（1）实验室检查：①血常规：全血细胞计数减少。②肝功能：白蛋白降低，A/G比倒置，凝血酶原时间延长；血清转氨酶和血胆红素增高

（2）影像学检查：①B超：可了解肝脏和脾脏的形态、大小、有无腹水及门静脉扩张。②食管吞钡X线检查：可见食管黏膜呈虫蚀状改变。③内镜可见黏膜下曲张静脉或血管团，既可明确诊断，又可用于急诊止血治疗。④腹腔动脉（静脉相）或肝静脉造影：可明确门静脉受阻部位及其侧支回流情况，为选择手术方式提供参考。

4. 心理-社会状况评估。

5. 处理原则 ①食管胃底静脉曲张、破裂出血的治疗：非手术治疗：绝对卧床休息；补充血容量；维持呼吸道通畅。药物止血。内镜治疗。三腔二囊管压迫止血。经颈静脉肝内门体分流术（TIPS）。手术治疗：有分流术和断流术两种手术方法。②腹水的外科治疗：有效的治

疗方法是肝移植，其他疗法包括 TIPS 和腹腔 - 静脉转流术。③肝移植：标准术式有：原位肝移植和背驮式肝移植等。

（三）常见护理诊断 / 问题

1. 体液不足。

2. 体液过多（腹水）。

3. 营养失调：低于机体需要量。

4. 潜在并发症：上消化道大出血、术后出血、肝性脑病、静脉血栓形成。

5. 知识缺乏：缺乏预防上消化道出血、肝脏疾病的有关知识。

（四）护理措施

1. **非手术治疗的护理**　①一般护理：绝对卧床休息；口腔护理：及时清理血迹和呕吐物，保持口腔清洁。②恢复血容量：迅速建立有效静脉通道，输液、输血，恢复血容量。③**止血：**用冰盐水或冰盐水加血管收缩剂，如肾上腺素，做胃内灌洗。药物止血。三腔二囊管压迫止血。④病情观察。⑤**三腔二囊管压迫止血的护理：置管后护理：**病人半卧位或头偏向一侧，及时清除口腔、鼻咽腔分泌物，防止吸入性肺炎；保持鼻腔黏膜湿润，观察调整牵引绳松紧度，三腔二囊管压迫期间应每 12 小时放气 10~20 分钟；观察、记录胃肠减压引流液的量、颜色。若气囊压迫 48 小时后，胃管内仍有新鲜血液抽出，表明压迫止血无效，应紧急手术止血；床旁备剪刀，若气囊上移阻塞呼吸道，可引起呼吸困难甚至窒息，应立即剪断三腔二囊管；三腔二囊管放置时间不宜超过 3~5 日，以免食管、胃底黏膜长时间受压而缺血、坏死。气囊压迫 24 小时如出血停止，可考虑拔管。放松牵引后，先抽空食管气囊、再抽空胃气囊，继续观察 12~24 小时，若无出血，让病人口服液体石蜡 30~50ml，缓慢拔出三腔二囊管；若再次出血，可继续行三腔二囊管压迫止血或手术。⑥**预防肝性脑病：**可服用新霉素或链霉素等肠道非吸收抗生素、用缓泻剂或生理盐水灌肠刺激排泄，以减少肠道细菌数量，避免胃肠道残血被分解产生氨，诱发肝性脑病。

2. **手术治疗的护理**

（1）术前准备：除常规护理措施外，术前 2~3 日口服肠道不吸收的抗生素，以预防术后肝性脑病；术前 1 日晚用中性或弱酸性液体做清洁灌肠；脾 - 肾静脉分流术前应明确肾功能是否正常；术前一周应用维生素 K；纠正低蛋白血症等。术前一般不留置胃管。

（2）术后护理

1）一般护理：①卧位与活动：分流术后 48 小时内，病人取平卧位或 15° 低坡卧位，2~3 日后改半卧位；一般需卧床 1 周，以防血管吻合口破裂出血；②**饮食：**指导病人从流质开始逐步过渡到正常饮食，保证热量供给。**分流术后病人应限制蛋白质和肉类摄入，忌食粗糙和过热食物；禁烟、酒。**

2）病情观察：密切观察病人神志，严密监测病人生命体征等变化。

3）引流管的护理：若腹腔引流管引流出新鲜血液量较多，应考虑是否发生出血；若腹腔引流量较多且清晰，应考虑低蛋白血症。

4）保护肝脏：术后应予吸氧，保肝治疗，禁用或慎用对肝脏有损害的药物，如吗啡、巴比妥类、盐酸氯丙嗪等。

5）**并发症的观察和预防：**①肝性脑病：若发现病人出现神志淡漠、嗜睡、谵妄应立即通知医师；遵医嘱测定血氨浓度，应用谷氨酸制剂降低血氨水平；限制蛋白质的摄入，减少血氨的产生；给予导泻，弱酸性溶液灌肠，减少氨的吸收。②静脉血栓形成：脾切除术后血小板迅速增高，有诱发静脉血栓形成的危险；术后勿用维生素 K 和其他止血药物，以防促使血栓形成。术后2周内每日或隔日复查一次血小板，若血小板超过$600 \times 10^9/L$应立即通知医师，协助抗凝治疗。注意应用抗凝药物前后凝血时间变化。

三、胆道疾病病人的护理

（一）胆道感染病人的护理

1. 概要 胆道感染是指胆囊壁和（或）胆管壁受到细菌的侵袭而发生的炎症反应。按发病部位分为胆囊炎和胆管炎。胆道感染和胆石病互为因果关系。①胆囊炎是细菌性感染或化学性刺激引起的胆囊炎性病变。引起急性胆囊炎常见病因是胆囊结石阻塞胆囊管，约95%以上病人有胆囊结石，称结石性胆囊炎；约5%的病人无胆囊结石，称非结石性胆囊炎。急性胆囊炎的发病过程分为急性单纯性胆囊炎、急性化脓性胆囊炎、急性坏疽性胆囊炎，坏疽性胆囊炎常并发胆囊穿孔。②慢性胆囊炎是胆囊持续的、反复发作的炎症过程，超过90%的病人有胆囊结石。③**急性梗阻性化脓性胆管炎（AOSC），又称急性重症胆管炎**。其发病基础是胆道梗阻及细菌感染。最常见的梗阻原因是胆管结石，其次是蛔虫和胆管狭窄。

2. 护理评估

（1）健康史：了解病人的年龄、性别、职业、饮食习惯，既往有无类似疾病发作史。

（2）身体状况：**急性胆囊炎**：①**胆绞痛**：突发性右上腹剧烈绞痛，阵发性加重，向右肩背部放射。常于饱餐、进油腻食物后，或在夜间发作。②恶心、呕吐。③畏寒、发热，少见。④右上腹部压痛和肌紧张，**Murphy征阳性**。**慢性胆囊炎**：临床表现常不典型，多数病人有典型胆绞痛史。表现为腹胀不适、厌食油腻、嗳气等消化不良症状及右上腹和肩背部隐痛。急性梗阻性化脓性胆管炎：病人多有胆道疾病史或胆道手术史。起病急骤，病情进展快。临床表现除具有一般胆道感染的**夏柯（Charcot）三联症（腹痛、寒战高热、黄疸）**外，还可出现**休克、中枢神经系统抑制**的表现，**称雷诺（Reynolds）五联症**。

（3）辅助检查：①**急性胆囊炎**：B超检查显示胆囊增大、壁厚，大部分可探及胆囊内有结石光团。②**慢性胆囊炎**：B超检查显示胆囊壁增厚，胆囊缩小或萎缩，排空功能减退或消失，常伴有胆囊结石。③**急性梗阻性化脓性胆管炎**：实验室检查：白细胞计数升高，可超过$20 \times 10^9/L$，中性粒细胞比例明显升高。肝功能出现不同程度损害，凝血酶原时间延长。B超检查显示肝和胆囊增大，肝内、外胆管扩张，胆管内有结石光团。

（4）心理-社会状况评估。

（5）处理原则

1）**急性胆囊炎**：①非手术治疗：包括禁食和（或）肠减压、补液、解痉止痛、应用抗生素控制感染。②手术治疗：首选腹腔镜胆囊切除术。

2）**慢性胆囊炎**：胆囊切除术。

3）**急性梗阻性化脓性胆管炎：抗休克的同时进行紧急手术，解除胆道梗阻并减压。非手术治疗**：既是治疗的手段，又是术前准备措施。①联合应用足量有效的广谱抗生素。②纠正水、电解质、酸碱紊乱。③补充血容量，纠正休克；应用肾上腺糖皮质激素、血管活性剂，改善通气功能。④对症给予解痉、止痛剂，应用维生素K等处理。**手术治疗**：首要目的在于抢救病人生命，手术应力求简单有效。常采用胆总管切开减压、取石、T形管引流。**非手术方法胆管减压引流**：常用方法有PTCD，经内镜鼻胆管引流术（ENAD），当胆囊肿大时，亦可行胆囊穿刺置管引流。

3. 常见护理诊断/问题 ①急性疼痛；②体液不足；③体温过高；④营养失调：低于机体

需要量；⑤潜在并发症：胆囊穿孔、胆道出血、胆瘘、多器官功能障碍或衰竭等。

4. 护理措施

（1）术前护理：①病情观察。②缓解疼痛：对诊断明确且疼痛剧烈者，遵医嘱给予解痉、镇静和止痛，常用盐酸哌替啶50mg、阿托品0.5mg肌内注射，但要注意**不要使用吗啡，以免造成Oddi括约肌收缩，增加胆道压力**。③维持体液平衡。④降低体温：采用温水擦浴、冰敷等物理降温或药物降温。遵医嘱应用抗生素控制感染。⑤维持营养状态。⑥心理护理。

（2）术后护理

1）病情观察。

2）饮食护理。

3）**T形管护理：主要目的是：①引流胆汁；②引流残余结石；③支撑胆道。**

妥善固定，保持有效引流：引流管不可高于腹部切口平面，改变体位时应特别注意，以防胆汁逆流引起感染。T形管不可受压、扭曲、折叠，经常予以挤捏，保持引流通畅。

观察并记录引流液的色、质、量：正常成人每日分泌800~1200ml胆汁，呈黄绿色或深绿色，清亮无沉渣，有一定黏性。术后24小时内引流量为300~500ml，恢复饮食后，可增至每日600~700ml，以后逐渐减少至每日200ml左右。术后1~2日胆汁呈混浊的淡黄色，以后逐渐加深、清亮，呈黄色。若胆汁突然减少甚至无胆汁流出，则可能T管受压、扭曲、折叠、阻塞或脱出，应立即检查。若引流量多，提示胆道下端有梗阻的可能。

预防感染：严格无菌操作，定期冲洗，定期更换无菌引流袋，引流管周围皮肤以无菌纱布覆盖，防止胆汁侵蚀皮肤引起红肿、糜烂。

拔管：T形管一般放置10~14天。病人黄疸消退，无腹痛、发热，大便颜色正常：胆汁引流量逐渐减少，颜色呈透明深绿色，无脓液、结石，无沉渣或絮状物，便可考虑拔管。拔管前夹管1~2日，如无不适，可在X线下行经T形管胆道造影，造影后开放引流管24小时以上，使造影剂完全排出后可予拔管。拔除后残留窦道用凡士林纱布填塞，1~2日可自行闭合。如造影发现结石残留，则需保留T形管6周以上，再作取石或其他处理。

4）并发症的处理及护理：出血、胆瘘等。

5）心理护理。

（3）健康指导：①合理作息。②禁忌油腻食物，避免暴饮暴食，宜少量多餐。③定期复查。④带T形管出院病人健康指导。

（二）胆石症病人的护理

1. 概要　胆石症是胆囊结石、肝外胆管结石、肝内胆管结石的总称。胆石形成的原因十分复杂，是多因素综合作用的结果，主要与胆道感染和代谢异常等因素有关。胆结石分胆固醇结石、胆色素结石、混合性结石。

2. 护理评估

（1）健康史：了解病人既往有无类似疾病发作史，有无发热和黄疸。

（2）身体状况

1）胆囊结石：单纯性胆囊结石、无梗阻和感染时，常无临床症状或仅有轻微的消化系统症状。当结石嵌顿时，可出现下列症状和体征。①**胆绞痛：**是胆囊结石的典型症状，表现为突发性右上腹阵发性疼痛，或持续性疼痛阵发性加剧，常向右肩背部放射。常于饱餐、进油腻食物后胆囊收缩，或在睡眠改变体位时致结石移位并嵌顿于胆囊颈部，使胆汁排出受阻，胆囊强烈痉挛所致。②伴恶心、呕吐、食欲缺乏、腹胀、腹部不适等。③右上腹压痛，有时可触及肿大的胆囊。④黄疸：多见于 Mirizzi 综合征病人。⑤胆囊积液：胆囊结石长期嵌顿使胆囊管完全梗阻但未合并感染时，胆汁中的胆红素被胆囊黏膜吸收，胆囊黏膜分泌的黏液积存在胆囊内，而致胆囊积液。积液呈无色透明，称为**“白胆汁”**。

2）肝外胆管结石：当结石阻塞胆管并继发感染时可出现典型的**夏柯三联症，即腹痛、寒战高热、黄疸**。腹痛：位于剑突下或上腹部，呈阵发性、刀割样绞痛，或持续性疼痛阵发性加剧，向右肩背部放射。

3）肝内胆管结石：可无症状或有肝区和患侧胸背部持续性胀痛不适，合并感染时可出现夏柯三联症或引起急性梗阻性化脓性胆管炎，可引起肝脓肿、肝硬化、肝胆管癌等。

（3）辅助检查：B 超可发现结石并明确其大小和部位，作为首选检查项目。

（4）心理 - 社会状况评估。

（5）处理原则：**胆囊结石：胆囊切除是治疗胆囊结石的首选方法**。手术方式包括腹腔镜胆囊切除术（LC）、开腹胆囊切除术（OC）、小切口胆囊切除术（OM），首选 LC。**肝外胆管结石**：肝外胆管结石目前以手术治疗为主。常用手术方法有：①胆总管切开取石、T 形管引流术；②胆肠吻合术；③ Oddi 括约肌成形术；④经内镜括约肌切开取石术。**肝内胆管结石**：是常见而难治的胆道疾病，主要采取手术治疗。手术方法有：①胆管切开取石；②胆肠吻合术；③肝叶切除术等。

3. 常见护理诊断 / 问题　①急性疼痛；②体温过高；③营养失调：低于机体需要量；④有皮肤完整性受损的危险；⑤潜在并发症：出血、胆瘘、感染。

4. 护理措施

（1）术前护理

1）病情观察。

2）缓解疼痛：观察疼痛的部位、性质、发作时间、诱因及缓解因素，评估疼痛的程度，对诊断明确且疼痛剧烈者，遵医嘱给予消炎利胆、解痉镇痛药物，**禁用吗啡，以免造成 Oddi 括约肌痉挛**。

3）降低体温：根据病人的体温情况，采用物理或（和）药物降温；遵医嘱应用足量有效的抗生素。

4）维持营养状态。

5）维持皮肤完整性：黄疸病人由于胆盐刺激可引起皮肤瘙痒，指导病人不可抓挠皮肤；保持皮肤清洁，用温水擦浴，穿棉质衣裤；瘙痒剧烈者，外用炉甘石洗剂止痒。

6）特殊的术前准备：①肌内注射维生素 $K_1$10mg，每日 2 次，预防术后出血。②拟行胆肠吻合术者，术前 3 日口服卡那霉素、甲硝唑等，术前 1 日晚行清洁灌肠。③ LC 手术前特殊准备。

7）心理护理。

（2）术后护理

1）病情观察。

2）营养支持。

3）T 形管护理：参见本章“胆道感染病人的护理”。

4）LC 手术后护理：①体位：LC 手术多采取全身麻醉，病人手术后回病房先取平卧位，血压平稳后改半卧位。6 小时后即可起床活动。②饮食：术后禁食 6 小时。24 小时内饮食以无脂流质、半流质，逐渐过渡至低脂饮食。③高碳酸血症的护理：人工气腹高压 CO_2 容易弥散入血引起高碳酸血症，表现为呼吸浅慢、$PaCO_2$ 升高。为避免高碳酸血症发生，LC 术后常规低流量吸氧，鼓励病人深呼吸、有效咳嗽，促进体内 CO_2 排出。④肩背部酸痛不适的护理：CO_2 刺激膈肌及胆囊创面可引起肩背部酸痛不适，一般无需特殊处理，可自行缓解。

5）并发症的观察及护理：参见本章“胆道感染病人的护理”。

6）心理护理：参见本章“胆道感染病人的护理”。

（3）健康指导：①做到“四忌”：忌食高胆固醇类食物、忌高脂肪性食物、忌暴饮暴食、忌烟酒咖啡。②养成良好生活规律，避免劳累及精神高度紧张。③非手术治疗的病人，应遵医嘱坚持治疗，按时服药，定期复查。

（三）胆道蛔虫病病人的护理

1. 概要　胆道蛔虫病是指肠道蛔虫上行钻入胆道后所引起的一系列临床症状。典型症状为突然发生在剑突右下方的**阵发性“钻顶样”绞痛**，常伴有呕吐，有时呕出蛔虫。疼痛可突然缓解，间歇期宛如正常人。其体征轻微，腹软，仅在剑突右下方深部可有轻度压痛。**剧烈的腹部绞痛与轻微的腹部体征不相称是本病的特点**。以非手术治疗为主，仅在非手术治疗无效或出现严重并发症时才考虑手术治疗。

2. 护理措施　健康指导：①**养成良好的饮食及卫生习惯**：不喝生水，蔬菜要洗净煮熟，水果应洗净削皮后吃，饭前便后要洗手。②**正确使用驱虫药：驱虫药应于清晨空腹或晚上临睡前服用**，用药后注意观察大便中是否有蛔虫排出。

【测试题】

（一）选择题

A1 型题

1. 与原发性肝癌的发生关系最密切的疾病是
   A. 甲型肝炎　　B. 乙型肝炎　　C. 肝脓肿
   D. 中毒性肝炎　　E. 肝棘球蚴病
2. 肝癌病人最常见和最主要的症状是
   A. 肝区疼痛　　B. 低热　　C. 腹胀、乏力
   D. 食欲缺乏　　E. 消瘦
3. 肝性脑病病人禁用的治疗是
   A. 硫酸镁导泻　　B. 食醋灌肠　　C. 温水灌肠
   D. 肥皂水灌肠　　E. 生理盐水灌肠
4. 在我国引起肝硬化的主要病因是
   A. 病毒性肝炎　　B. 酒精中毒　　C. 胆汁淤积
   D. 遗传和代谢性疾病　　E. 化学毒物或药物
5. 原发性肝癌最常见的转移方式是
   A. 淋巴转移　　B. 肝外血行转移
   C. 直接转移　　D. 经门静脉分支形成肝内播散
   E. 种植转移
6. 肝癌行肝叶切除术后，下列<u>不妥</u>的是
   A. 继续保肝治疗　　B. 鼓励早期下床活动

C. 术后取半卧位
D. 常规吸氧
E. 观察腹腔引流液的量和性质

7. 对诊断原发性肝癌具有较高特异性的检查是
A. 放射性核素肝扫描
B. B 型超声
C. CT
D. 选择性肝动脉造影术
E. 血清甲胎蛋白测定

8. 治疗早期原发性肝癌,最有效的方法是
A. 手术切除
B. 肝动脉插管化疗
C. 肝动脉栓塞治疗
D. 放射治疗
E. 局部注射酒精疗法

9. 肝癌介入治疗术后穿刺侧肢体应制动的时间为
A. 1 小时
B. 2 小时
C. 4 小时
D. 6 小时
E. 1 天

10. 肝脏手术后最严重的并发症是
A. 内出血
B. 肺部感染
C. 腹腔感染
D. 胆汁性腹膜炎
E. 腹水

11. 按组织学分类,在我国原发性肝癌,最常见的类型是
A. 肝细胞型
B. 肝管细胞型
C. 混合型
D. 弥漫性
E. 巨块型

12. 肝叶切除术后避免过早活动的目的是
A. 保存体力
B. 减少能量消耗
C. 利于肝细胞再生
D. 利于有效引流
E. 避免肝断面出血

13. 原发性肝癌肝区疼痛特点是
A. 间歇性隐痛
B. 持续性钝痛
C. 阵发性绞痛
D. 刀割样疼痛
E. 烧灼样疼痛

14. 门静脉高压症食管胃底静脉破裂出血造成病人死亡的主要原因是
A. 失血性休克
B. 腹水
C. 感染
D. 肝功能衰竭
E. 多器官功能衰竭

15. 门静脉高压症并发上消化道出血,首选有效地止血措施为
A. 三腔二囊管压迫
B. 分流术
C. 断流术
D. 脾切除术
E. 输血

16. 门静脉高压症最危急的并发症为
A. 脾肿大
B. 肝性脑病
C. 呕血
D. 腹水
E. 脾功能亢进

17. 属于门静脉高压症表现特征的是
A. 蜘蛛痣
B. 黄疸
C. 肢体水肿
D. 肝掌
E. 食管胃底静脉曲张

18. 肝硬化并食管静脉曲张,手术前<u>不妥</u>的护理是
A. 卧床休息,控制咳嗽
B. 避免粗硬食物
C. 饮食温度不过热
D. 口服药片事先研成粉状
E. 术前常规放置胃管,动作轻柔

19. 关于门静脉高压症分流术后护理,**不正确**的是
   A. 早期下床活动　B. 低蛋白饮食　C. 使用抗生素
   D. 忌食过烫食物　E. 术后平卧 48 小时
20. 肝硬化病人进食时应细嚼慢咽,必要时药物应研成粉末服用,其目的是
   A. 易消化
   B. 以免引起食管胃底静脉曲张破裂出血
   C. 以防耗氧增加,诱发肝性脑病
   D. 以免加重腹水
   E. 便于下咽
21. 胆汁的排放方式为
   A. 持续性　B. 定时　C. 间断性
   D. 夜间　E. 空腹
22. 普查和诊断胆道疾病的首选检查方法是
   A. X 线平片　B. B 超　C. CT
   D. MRI　E. ERCP
23. ERCP 检查后应特别注意监测
   A. 肝功能　B. 肾功能　C. 凝血酶原时间
   D. 凝血因子　E. 血、尿淀粉酶
24. 形成胆红素结石的主要原因是
   A. 代谢异常　B. 反复胆道感染　C. 胆囊功能异常
   D. 致石基因　E. 环境因素
25. 胆道手术后,T 形管一般留置的时间是
   A. 5 天　B. 7 天　C. 14 天
   D. 20 天　E. 30 天
26. 胆道术后病人在 T 管拔管前,下列护理措施必不可少的是
   A. 无菌盐水冲洗　B. B 超检查　C. 用抗生素
   D. 试验性夹管 1~2 天　E. 检查血胆红素
27. Charcot 三联症表现是
   A. 腹痛、畏寒发热、呕吐　B. 腹痛、黄疸、胆囊肿大
   C. 腹痛、寒战高热、黄疸　D. 腹痛、寒战高热、低血压
   E. 腹痛、黄疸、休克
28. “白胆汁”见于
   A. 急性单纯性胆囊炎　B. 化脓性胆囊炎
   C. 坏疽性胆囊炎　D. 胆囊穿孔
   E. 胆囊积液
29. 急性胆囊炎引起的腹痛常见于
   A. 睡眠时　B. 剧烈运动时　C. 空腹时
   D. 油腻餐后　E. 紧张工作后
30. 急性胆囊炎在非手术治疗期间若出现胆囊穿孔,最主要的护理措施是
   A. 做好紧急手术的准备　B. 药物止痛　C. 非药物止痛

D. 物理降温 E. 药物降温

31. AOSC 的临床表现为
A. Charcot 三联症 B. Reynolds 五联症 C. MODS
D. Murphy 征 E. Mirizzi 综合征

32. 胆总管引流术后,T 形管引流胆汁过多常提示
A. 肝细胞分泌亢进 B. 胆管分泌胆汁过多
C. 胆囊浓缩功能减退 D. 胆道下端梗阻
E. 十二指肠反流

33. 胆道蛔虫病腹痛的特点
A. 阵发性腹部绞痛 B. 持续性腹部绞痛
C. 持续性绞痛伴阵发性加重 D. 阵发性钻顶样绞痛
E. 刀割性腹痛

34. 急性梗阻性化脓性胆管炎最关键的治疗是
A. 输液输血 B. 静滴大量抗生素 C. 纠正酸中毒
D. 营养支持 E. 胆道减压手术

35. 急性肠梗阻化脓性胆管炎的主要原因是
A. 胆道肿瘤 B. 胆道损伤 C. 胆道结石
D. 胆道炎症 E. 胆道蛔虫病

36. 胆绞痛病人禁用
A. 阿托品 B. 硝酸甘油 C. 33% 硫酸镁溶液
D. 吗啡 E. 亚硝酸异戊酯

37. Charcot 三联症是诊断哪个疾病的重要依据
A. 急性胆囊炎 B. 慢性胆囊炎 C. 肝外胆管结石
D. 胆囊结石 E. 肝内胆管结石

38. T 形管引流的护理措施不正确的是
A. 妥善固定 T 管 B. 保持引流通畅
C. 保持清洁 D. 每日观察胆汁的量和性质
E. 一般应在第 2 日拔除 T 管

39. 胆道 T 管拔除前,夹管观察的内容是
A. 体温、血压、意识 B. 腹痛、血压、体温 C. 腹痛、呕吐、体温
D. 黄疸、血压、意识 E. 腹痛、体温、黄疸

40. Reynold 五联症是指
A. 胆绞痛、高热、黄疸、休克、神志不清
B. 胆绞痛、高热、黄疸、呕吐、腹泻
C. 高热、黄疸、呕吐、腹泻、寒战
D. 休克、神志不清、黄疸、呕吐、发热
E. 胆绞痛、高热、呕吐、腹泻、昏迷

41. 黄疸合并皮肤瘙痒者,可外用
A. 3% 硼酸溶液 B. 40% 硫酸镁溶液 C. 70% 乙醇
D. 樟脑洗剂 E. 炉甘石洗剂

A2 型题

42. 凌某，男，55 岁。肝区隐痛半年，有肝炎后肝硬化 6 年，为明确诊断，首先要检查

A. X 线检查　　B. 血沉检查

C. 碱性磷酸酶测定　　D. Y- 谷氨转肽酶测定

E. 甲胎蛋白检查

43. 韦某，男，60 岁。因肝癌行肝叶切除术后第一天，病人感腹痛，心慌，气促，出冷汗，血压 80/60mmHg，首先应考虑为

A. 胆汁性腹膜炎　　B. 肠梗阻　　C. 肝断面出血

D. 膈下脓肿　　E. 阑尾炎

44. 丁某，男，66 岁。诊断为原发性肝癌，行肝叶切除术后第三天，出现嗜睡、烦躁不安、黄疸，少尿等，应考虑

A. 胆汁性腹膜炎　　B. 膈下脓肿　　C. 肝性脑病

D. 内出血　　E. 休克

45. 黄某，男，45 岁。B 超检查发现肝脏表面有一直径 2~3cm 结节，为进一步明确诊断，又做了 MRI 检查，确诊为早期肝癌，**不正确**的术前护理措施有

A. 适量输血、血浆或白蛋白　　B. 高蛋白、高脂肪、高维生素饮食

C. 配血宜鲜血与库存血各半　　D. 术前晚、术晨清洁灌肠

E. 术前三天口服肠道抗生素

46. 李某，男，36 岁。B 超发现肝右叶约 3cm 实性占位变，AFP500ng/L，肝功正常，有 10 年肝炎病史，最佳处理方法为

A. 肝叶切除术　　B. 肝移植　　C. 化疗

D. 肝动脉栓塞治疗　　E. 放射治疗

47. 胡某，男，45 岁。已确诊为原发性肝癌晚期，无明显诱因突发右上腹痛，面色苍白，大汗。应首先考虑

A. 胃溃疡穿孔　　B. 十二指肠穿孔　　C. 肝癌破裂

D. 胆绞痛　　E. 肾绞痛

48. 江某，男，65 岁。原有肝炎病史 20 余年，经检查诊断为巨块型肝癌行非手术治疗，为预防肿瘤破裂**不正确**的护理措施为

A. 给予多纤维素饮食，防止便秘

B. 避免剧烈活动

C. 咳嗽、咳痰时，给予化痰止咳剂，避免剧烈咳嗽

D. 避免腹压突然增加因素

E. 预防性给予止血剂

49. 温某，男，54 岁。肝硬化病史 7 年。近 1 个月出现肝脏进行性肿大及持续性肝区疼痛，腹水呈血性。该病人最可能的并发症为

A. 上消化道出血　　B. 感染　　C. 活动性肝炎

D. 原发性肝癌　　E. 肝脓肿

50. 杨某，女，60 岁。近 2 个月来右上腹部不适，经检查诊断为肝癌，行肝动脉插管化疗，为防止导管堵塞应

A. 持续性滴注化疗药

B. 化疗后给予生理盐水维持

C. 全身性抗凝

D. 注药后应用肝素液 2~3ml 冲管，防止堵塞

E. 没有必要行特殊处理

51. 全某，女，68 岁。有肝硬化病史 6 年，曾做食管吞钡检查示蚯蚓样或串珠状负影，近期排便时出现无痛性便血，色鲜红，其原因是

A. 食管胃底静脉曲张破裂
B. 直肠下端肛管静脉曲张并发内痔
C. 肝功能异常
D. 脾功能亢进致凝血功能异常
E. 直肠息肉

52. 何某，男，48 岁。因门静脉高压症行分流术后一天，需控制蛋白质摄入的主要理由是

A. 影响胶体渗透压
B. 减少血氨形成
C. 预防过敏反应
D. 预防消化不良
E. 防止加重肝脏负担

53. 张某，男，45 岁。肝硬化致门静脉高压症，其饮食护理**错误**的是

A. 分流术后高蛋白饮食
B. 有食管静脉曲张，无渣半流质饮食
C. 高糖低脂饮食
D. 有腹水、控制入水量
E. 大出血，禁食

54. 朱某，女，45 岁。肝硬化致门静脉高压症，分流手术前的护理措施正确的是

A. 鼓励体育锻炼
B. 高蛋白、低脂饮食
C. 注射维生素 K
D. 术晨放置胃管
E. 术前用肥皂液灌肠

55. 韦某，男，65 岁。有肝硬化病史 6 年，因上消化道大出血，伴休克入院，急性门腔静脉分流术。术后一天应注意观察的并发症是

A. 血管吻合口破裂出血
B. 肝性脑病
C. 血小板过于增高
D. 肠系膜血管栓塞
E. 腹腔感染

56. 曹某，女，44 岁。右上腹阵发性钻顶样剧烈绞痛 6h，伴恶心、呕吐。体格检查：体温 36.5℃，巩膜轻度黄染，腹平软，右上腹有轻度压痛，无反跳痛，无肌紧张，血白细胞 6.4×10^9/L，中性粒细胞 0.70，嗜酸性粒细胞 0.08，最可能的诊断是

A. 急性胆囊炎
B. 急性胰腺炎
C. 急性胆管炎
D. 胆道蛔虫病
E. 急性胃炎

57. 钱某，男，36 岁。因“胆总管结石”行“胆囊切除、胆总管切开取石、T 形管引流术”。在 T 形管引流期间，提示胆道远端通畅的指征是

A. 黄疸减轻，大便黄褐色，引流量减少
B. 黄疸减轻，大便陶土色，引流量增多
C. 黄疸减轻，腹痛减轻，大便陶土色
D. 黄疸减轻，腹痛减轻，引流量增多
E. 黄疸加深，大便陶土色，引流量减少

58. 王某，女，60 岁。患胆石症多年，2 天前突然腹痛、寒战高热、黄疸。在门诊给予抗生素治疗效果不佳，今来住院治疗，查体发现神志不清，血压 80/50mmHg。应考虑

A. 急性黄疸性胆囊炎
B. 胆总管结石
C. 急性重症胆管炎
D. 胆囊穿孔伴急性腹膜炎

E. 急性化脓性胆囊炎

59. 何某，女，36 岁。右上腹持续性胀痛、阵发性加重，伴发热、呕吐近三小时，查体：神清，痛苦面容，右上腹压痛、反跳痛、肌紧张，Murphy 征阳性，为进一步明确诊断，首选的检查方法是

A. B 超　　B. OCG　　C. PTC
D. ERCP　　E. MRCP

60. 石某，女，50 岁。因“右上腹持续性胀痛，伴发热、黄疸 10 小时”，收住院，诊断为急性胆管炎、胆总管结石。结石对胆道最基本的损害是

A. 胆道狭窄　　B. 肝脓肿　　C. 胆道出血
D. 胆道梗阻和感染　　E. 急性胰腺炎

61. 韦某，女，52 岁。右上腹持续性胀痛，阵发性加重 3 小时，疼痛向右肩背部放射，伴发热、黄疸，既往有“肝内胆管结石”病史。查体：体温 38.6℃，呼吸 18 次 /min，脉搏 90 次 /min，血压 110/80mmHg，神清，巩膜黄染，右上腹有腹膜刺激征，应诊断为

A. 急性胆囊炎　　B. 急性胆管炎
C. 慢性胆管炎　　D. 慢性胆囊炎
E. 急性梗阻性化脓性胆管炎

62. 全某，男，62 岁。右上腹持续性胀痛，阵发性加重 10 小时，疼痛向右肩背部放射，伴发热、黄疸，既往有“肝内胆管结石”病史，查体：体温 38.8℃。呼吸 22 次 /min，脉搏 110 次 /min，血压 60/40mmHg，昏迷巩膜深度黄然，B 超提示胆总管明显扩张，应诊断为

A. 急性梗阻性化脓性胆管炎　　B. 急性胆管炎
C. 慢性胆管炎　　D. 慢性胆囊炎
E. 急性胆囊炎

63. 方某，女，45 岁。因餐后出现右上腹疼痛而入院，诊断为胆囊结石，建议其平时应忌食

A. 高蛋白食物　　B. 粗纤维食物　　C. 流质食物
D. 冷饮　　E. 油腻食物

64. 陈某，男，42 岁。因“急性梗阻性化脓性胆管炎”急诊入院，病人寒战、高热，体温高达 41℃，脉搏 112 次 /min，血压 86/65mmHg，其休克类型是

A. 感染性休克　　B. 低血容量性休克　　C. 心源性休克
D. 神经性休克　　E. 过敏性休克

65. 刘某，男，36 岁。行胆总管切开取石、T 形管引流术。术后第 3 天，护士查房时发现 T 管无胆汁流出，病人诉腹部胀痛。首先应

A. 用无菌生理盐水冲洗 T 形管　　B. 检查 T 管是否受压扭曲
C. 用注射器抽出　　D. 准备 T 形管造影
E. 继续观察，暂不处理

A3/A4 型题

（66~68 题共用题干）

黄某，女，38 岁。新闻记者，入院后当得知自己患有早期肝癌，表现为紧张、抑郁，脉快、精力不集中、失眠、不思饮食和暗自流泪，与其交谈时病人说：“想得很多，但也说不清楚，担心治疗效果，孩子没人照顾，调换工作岗位”。

66. 现存最主要的护理问题是

A. 绝望　　B. 自我形象紊乱　　C. 恐惧
D. 焦虑　　E. 睡眠形态紊乱

67. 根据病情,应首选的治疗方法是
A. 手术治疗　　B. 化学治疗　　C. 放射治疗
D. 免疫治疗　　E. 冷冻治疗

68. 病人入院后行肝癌根治术,术后护理**错误**的是
A. 专人护理　　B. 常规吸氧
C. 鼓励早期下床活动　　D. 血压平稳取半卧位
E. 观察腹腔引流情况

(69~71 题共用题干)

杨某,男,69 岁。乙型肝炎病史 21 年,肝区隐痛、厌食、消瘦、乏力 3 个月余,查体无特殊发现,化验甲胎蛋白阳性,拟诊为“原发性肝癌”。

69. 根据病史该病人诊断“原发性肝癌”的主要依据是
A. 乙型肝炎病史　　B. 甲胎蛋白阳性　　C. 肝区隐痛
D. 厌食　　E. 消瘦、乏力

70. 为了进一步明确诊断,下列应首选的检查是
A. 放射性核素扫描　　B. 选择性肝动脉造影
C. B 超检查　　D. CT 检查
E. MRI 检查

71. 病人入院后第三天,因过度活动,突发晕倒,血压 80/50mmHg,最可能为
A. 虚脱　　B. 猝死　　C. 肝癌破裂出血
D. 心肌梗死　　E. 过度劳累

(72~74 题共用题干)

石某,男,52 岁。两周来感觉有上腹隐痛,呈持续性,否认呕吐及发热史,B 超提示肝脏有一个 7cm × 6.4cm 低回声区,回声不均,边界不清,收住院。

72. 进一步的首要检查是
A. 腹部平片　　B. 肝功能　　C. 血 AKP
D. 血 AFP　　E. 肝放射性核素扫描

73. 如血 AFP 阳性,首选哪项检查明确肿瘤的部位
A. 放射性核素肝扫描　　B. B 超检查
C. CT 检查　　D. MRI
E. 选择性肝动脉造影

74. 如癌细胞发生远处转移,通常最早转移至
A. 脑　　B. 肺　　C. 骨骼
D. 肾　　E. 肠

(75~78 题共用题干)

王某,男,70 岁。患慢性肝炎肝硬化 7 年,突然发生呕血,黑便一天入院,呕吐暗红色液体三次,量约 800ml,解黑便两次,量约 500g。查体:体温 37.5℃,脉搏 120 次 /min,呼吸 20 次 /min,血压 85/60mmHg,精神萎靡,面色苍白,四肢湿冷,遵医嘱给予输血 800ml。

75. 该病人出血最可能的原因为

A. 胃癌
B. 急性糜烂性出血性胃炎
C. 十二指肠球部溃疡
D. 胃溃疡
E. 食管胃底静脉曲张破裂

76. 为明确诊断,首选检查是
A. 腹部 B 超
B. X 线食管吞钡检查
C. 腹腔动脉造影
D. 肝静脉造影
E. AFP

77. 该病人在手术前不放置胃管,主要原因是
A. 影响病人休息
B. 容易丢失消化液
C. 容易引起呕吐
D. 易损伤食管曲张静脉
E. 影响胃肠功能

78. 目前病人最有可能出现的并发症为
A. 肝坏死
B. 肝性脑病
C. 急性肾衰竭
D. 水、电解质、酸碱失衡
E. 肝肺综合征

(79~80 题共用题干)

黄某,女 46 岁。肝炎肝硬化 8 年,突然发生呕血、黑便一天入院,查体:体温 35.4℃,脉搏 110 次 /min,呼吸 24 次 /min,血压 80/60mmHg,肝肋下未触及,脾肋下 1cm,余无阳性发现,初步诊断:门静脉高压症合并失血性休克。

79. 该病人应首先给予的护理措施是
A. 安置平卧位
B. 输液
C. 输血
D. 测生命体征
E. 吸氧

80. 给予的治疗措施中**错误**的是
A. 抗休克
B. 使用止血药
C. 保肝药
D. 急诊手术
E. 三腔二囊管压迫

(81~84 题共用题干)

刘某,女,48 岁。诊断为急性梗阻性化脓性胆管炎,肝内胆管结石,胆总管结石,急诊行"胆总管切开取石术 +T 形管引流术,术后病人生命体征平稳,未发现重要器官功能不全及其他严重并发症

81. 该病人术后第三天。T 形管引流胆汁量少于 300ml,表明
A. 肝功能衰竭
B. T 形管阻塞
C. 胆管下端梗阻
D. 胆管上端梗阻
E. 胆汁流量正常

82. 发生 T 形管阻塞,应
A. 生理盐水加压冲洗 T 形管
B. 钳闭 T 形管
C. 生理盐水低压冲洗 T 形管
D. 拔出 T 形管
E. 无需特殊处理

83. 该病人术后第八天,T 形管引流胆汁量达 1000ml,表明
A. 肝功能衰竭
B. T 形管阻塞
C. 胆总管上端梗阻
D. 胆总管下端梗阻
E. 胆汁流量正常

84. 该病人虽经手术,但肝内胆管仍残留多量结石,可考虑
A. 择期再次手术,去除残留结石
B. 应用中药,易溶石、排石

C. 长期保留 T 形管，带管回家　　D. 禁食高脂食物
E. 拔除 T 形管，但保留其原窦道

（85~87 题共用题干）

韦某，女，31 岁。行胆总管切开取石、T 形管引流术，目前为术后第 10 天，T 形管引流液每天 200ml 左右。无腹胀、腹痛，手术切口已拆线。体检示：皮肤及巩膜黄疸逐渐消退，体温 36.5℃，脉搏 80 次 /min 钟，血压 105/60mmHg。

85. 根据病人术后时间及病情，可考虑
A. 拔除 T 形管　　B. 带 T 形管出院
C. 继续保留 T 形管 1 周　　D. 继续保留 T 形管 2 周
E. 继续保留 T 形管 6 周

86. 拔出 T 形管后应重点观察有无下列哪项并发症
A. 肠瘘　　B. 胰瘘
C. 胆瘘　　D. 胃瘘
E. 腹腔脓肿

87. 对该病人的健康教育重点为
A. 定期随访　　B. 活动量指导
C. 休息时间安排　　D. 饮食指导
E. 注意腹壁切口的愈合

（88~91 题共用题干）

覃某，男，21 岁。因突发剑突下钻顶样剧烈疼痛而入院，自述疼痛呈间歇性，发作时疼痛剧烈，辗转不安，大汗淋漓，可突然自行缓解，缓解期无任何症状。体检示剑突下有轻度深压痛。WBC10.5 × 10^9/L。

88. 根据病人的临床表现，应考虑为
A. 急性胆囊炎　　B. 急性胆管炎　　C. 胆囊穿孔
D. 胆道蛔虫病　　E. 慢性胆囊炎

89. 为明确诊断，应首选的检查是
A. X 线腹部平片　　B. CT　　C. B 超
D. MRI　　E. PTC

90. 血常规检查可见
A. 嗜碱性粒细胞比例升高　　B. 嗜酸性粒细胞比例升高
C. 中性粒细胞比例升高　　D. 淋巴细胞升高
E. 血小板升高

91. 应采取的处理方案是
A. 急诊手术　　B. 择期手术　　C. ERCP 术
D. 中药治疗　　E. 非手术治疗

（92~94 题共用题干）

谭某，女，56 岁。小学文化，诊断为胆囊结石，拟在腹腔镜下行胆囊切除术，当病人得知手术方式后，反复向病友和医务人员打听腹腔镜手术的相关情况。经过积极的术前准备，顺利地完成了手术，术后出现腰背部、肩部疼痛。

92. 病人术前主要的护理诊断 / 问题是

A. 疼痛　　B 体温过高　　C. 焦虑
D. 恐惧　　E. 知识缺乏

93. 术后腰背及肩部疼痛的原因是
A. 手术体位不良所致　　B. 腹腔镜损伤
C. 麻醉后反应　　D. CO_2 产生的碳酸刺激
E. 组织缺氧

94. 腰背及肩部疼痛的处理措施是
A. 解痉　　B. 止痛　　C. 消炎利胆
D. 微波治疗　　E. 无需特殊处理

（95~98 题共用题干）

何某，女，41 岁。胆囊结石病史 2 年，主诉晚餐后突然出现右腹阵痛发性剧烈疼痛，向右肩、背部放射，伴有腹胀、恶心、呕吐等症状。体检示：体温 38.9℃，脉搏 112 次 /min 钟，血压 106/85mmHg。右腹部有压痛、肌紧张、反跳痛。实验室检查：WBC10.5 × 10^9/L，中性粒细胞 0.79。

95. 导致该病人突然腹痛的原因是
A. 胆囊收缩，结石排入十二指肠
B. 结石阻塞胆管下端、引起急性胰腺炎
C. 结石损伤胆囊黏膜
D. 结石损伤十二指肠
E. 结石嵌顿于胆囊颈制胆囊强烈收缩

96. 该病人的体格检查可出现
A. Charcot 三联症　　B. Murphy 征阳性　　C. Reynolds 五联症
D. MODS　　E. MOF

97. 下列护理措施最为关键的是
A. 介绍病房环境　　B. 介绍作息时间　　C. 介绍饮食
D. 介绍疾病知识　　E. 做好手术准备

98. 在非手术治疗期间，减轻疼痛的护理措施<u>不包括</u>
A. 卧床休息　　B. 胃肠减压　　C. 消炎利胆
D. 注射吗啡　　E. 注射 654-2

（99~104 题共用题干）

林某，男，41 岁。反复上腹疼痛 10 余年；因症状加重伴皮肤、巩膜黄染、畏寒、发热 2 天入院。体检示：神志淡漠，体温 39.5℃，脉搏 125 次 /min 钟，血压 80/50mmHg。上腹压痛，肌紧张。实验室检查：WBC25 × 10^9/L，中性粒细胞 0.95. 血清总胆红素 209μmol/L，谷丙转氨酶 310U/L。B 超提示肝外胆管扩张，内有强光团伴声影。

99. 对该病人首先应考虑
A. 感染性休克　　B. 肝性脑病　　C. 胰腺炎
D. 重症肝炎　　E. 脑血管意外

100. 处理原则是
A. 密切观察病情变化　　B. 择期手术
C. 非手术治疗　　D. 中药治疗

E. 紧急手术解除胆道梗阻并引流

101. 该病人目前最重要的护理诊断/问题是

A. 组织灌注量改变　B. 体温过高　C. 营养失调

D. 知识缺乏　E. 活动无耐力

102. 若对该病人拟行手术治疗，术前护理措施的关键在于

A. 观察病情　B. 有效止痛　C. 肠道准备

D. 抗休克治疗　E. 皮肤准备

103. 引起该病人感染的最可能的病原菌为

A. 金黄色葡萄球菌　B. 链球菌　C. 肠道病毒

D. 胆管病毒　E. 大肠杆菌

104. 该病人发病的病理基础为

A. 胆道畸形　B. 胆道扩张　C. 胆道梗阻

D. 胆囊梗阻　E. 胆囊功能失调

（二）填空题

1. 原发性肝癌的辅助检查方法有________、________、________和________。
2. 原发性肝癌的主要症状是________，主要体征是________。
3. 原发性肝癌的最佳治疗方法是________。
4. 门静脉主干由________和________组成。
5. 门静脉与腔静脉之间的交通支包括________、________、________和________。
6. 门静脉高压症的主要临床表现有________、________和________。
7. 夏柯（Charcot）三联症指________、________、________。
8. 雷诺（Reynolds）五联症指________、________、________、________、________。

（三）名词解释

1. 原发性肝癌
2. 门静脉高压
3. 急性胆囊炎
4. 胆石症

（四）简答题

1. 简述原发性肝癌的病理类型和转移途径。
2. 简述门静脉高压症病人并发上消化道出血的非手术治疗的护理措施。
3. 简述T形引流管的主要目的。

（五）病例分析

1. 刘某，女，50岁。有慢性肝炎史20年，肝区隐痛3个月，食欲缺乏，消瘦乏力。体检：贫血貌，肝右肋下缘可触及，质硬，轻度压痛。实验室检查：AFP（+），B超和CT检查发现肝右叶5cm×4cm占位性病变，肝肾功能基本正常。

请问：

（1）该病人存在哪些主要护理问题？

（2）应给予哪些护理措施？

2. 张某，女，53岁。反复呕血3年，1天前进食油炸食物后突然又呕血800ml。病人精神紧张。体检示：贫血貌，T36.8℃，P96次/min，BP82.5/60mmHg，心肺无特殊、腹软，蛙状腹，

脾肋下 3cm，移动性浊音（+）。实验室检查：肝功能：SGPT 为 120U（赖氏法），A/G 比值为 0.82∶1；总胆红素：35μmmol/L。纤维胃镜检查：食管曲张静脉出血。

请问：

（1）此时病人存在哪些主要常见护理诊断 / 问题？

（2）应给予哪些护理措施？

3. 韦某，男，41 岁。于晚餐后突然出现右上腹阵发性剧烈疼痛，向右肩、背部放射并伴有腹胀、恶心、呕吐等症状。体检示：T 38.3℃，P 118 次 /min，BP 112/88mmHg。右上腹部有压痛、肌紧张、反跳痛，Murphy 征阳性。实验室检查：白细胞 12×10^9L，中性粒细胞 0.85。B 超检查示：胆囊肿大，囊壁增厚，胆囊内可见强光团伴声影。临床诊断：胆结石伴急性胆囊炎。

请问：

（1）该病人主要的护理问题有哪些？

（2）应采取哪些针对性护理措施？

（史蓓蓓）

第二十一章 胰腺疾病病人的护理

【重点与难点】

一、急性胰腺炎病人的护理

（一）概要

急性胰腺炎是指胰腺分泌的消化酶被异常激活，对自身器官产生消化所引起的炎症性疾病。病变程度轻重不等，轻者以胰腺水肿为主，预后良好，临床多见；重者胰腺出血坏死，病情进展迅速，常并发休克，甚至多器官功能衰竭，死亡率高，称为重症急性胰腺炎（SAP）。急性胰腺炎有多种致病危险因素，**最常见的是胆道疾病和酗酒**。**大量饮酒和暴饮暴食可导致胰腺过度分泌**，并刺激 Oddi 括约肌引起痉挛，十二指肠乳头水肿，使胰液排出受阻。急性胰腺炎按病理改变分**水肿性和出血坏死性**，其基本的病理改变是胰腺不同程度的充血、水肿、出血和坏死。

（二）护理评估

1. 健康史　评估病人的饮食习惯，有无嗜好油腻饮食和经常大量饮酒，发病前有无暴饮暴食；既往有无胆道疾病史，近期有无腹部手术、外伤、感染、用药等诱发因素。

2. 身体状况　①腹痛：**腹痛是急性胰腺炎的主要和首发症状**，疼痛剧烈，呈持续性并有阵发性加重，**疼痛位于上腹正中或偏左，炎症累及全胰腺时呈束带状向两侧腰背部放射，以左侧为主**。②恶心、呕吐：发生早而频繁，**呕吐后腹痛不缓解为其特点**。③发热：轻症可不发热或轻度发热。**急性重症胰腺炎胰腺坏死伴感染，可有持续性高热**，体温常超过 39℃。④黄疸：结石嵌顿或胰头肿大压迫胆总管可引起黄疸，程度一般较轻。⑤水、电解质及酸碱平衡紊乱：**呕吐频繁可有代谢性碱中毒，出血坏死型胰腺炎常有脱水和代谢性酸中毒**。⑥休克：重症急性胰腺炎可出现休克和脏器功能障碍。早期以低血容量性休克为主，后期合并感染性休克。有的病人以突发休克为主要表现，称为暴发性急性胰腺炎。⑦多器官功能衰竭：为重症急性胰腺炎**主要死亡原因之一**。最常见的是肺功能衰竭，其次是肾功能衰竭、肝功能衰竭、心功能衰竭、消化道出血、DIC 与脑损害等。⑧体征：**腹膜炎体征、腹胀**是重症胰腺炎的重**要体征之一**。少数出血坏死性胰腺炎病人可在**腰部出现青紫色斑（Grey-Turner 征）或脐周围蓝色改变（Cullen 征），主要系外溢的胰液穿过组织间隙渗至皮下，溶解皮下脂肪使毛细血管破裂出血所致**。

3. 辅助检查

（1）实验室检查：①血、尿淀粉酶测定：**是胰腺炎早期最有价值的实验室诊断**。血清淀粉酶在发病 2 小时后开始升高，24 **小时达高峰，持续** 4~5 天；尿淀粉酶在发病 24 小时后开始升高，48 **小时达高峰，持续** 1~2 周。一般认为血、尿淀粉酶升高超过正常上限的 3 倍才有诊断意义。②血钙测定：若血钙低于 2.0mmol/L，常预示病情严重。③ C 反应蛋白（CRP）：CRP 是组织损伤和炎症的非特异标志物，在**胰腺坏死时 CRP 明显升高**。④其他：白细胞计数增多、血尿素氮或肌酐增高、肝功能异常、血气分析指标异常、血糖升高等。**诊断性腹腔穿刺若抽出血性混浊液体**，所含**淀粉酶明显高于血清淀粉酶有诊断意义**。

（2）影像学检查：B 超、CT 和 MRI 是急性胰腺炎重要的诊断方法。

4. 心理 - 社会状况评估。

5. 处理原则

（1）非手术治疗：是急性胰腺炎的基础治疗，目的是**减轻腹痛、减少胰液分泌、防治并发症**。包括：①禁食、胃肠减压；②补液、防治休克；③解痉、镇痛；④抑制胰腺分泌和胰酶活性；⑤营养支持；⑥预防和控制感染；⑦中药治疗；⑧血液滤过治疗。

（2）手术治疗：**适用于出血坏死性胰腺炎、胆源性胰腺炎、急性胰腺炎非手术治疗无效者**。最常用的是坏死的胰腺及周围组织清除加引流术。

（三）常见护理诊断 / 问题

1. 急性疼痛。
2. 有体液不足的危险。
3. 营养失调：低于机体需要量。
4. 体温过高。
5. 潜在并发症：休克、多器官功能衰竭、感染、出血、胰瘘、肠瘘、胆瘘。

（四）护理措施

1. 疼痛的护理　①**禁食禁水、胃肠减压**，以减少胰液的分泌，减少对胰腺的刺激；②嘱病人**绝对卧床休息**，协助病人取弯腰屈膝、侧卧位，**以减轻疼痛**；③遵医嘱给予阿托品、盐酸哌替啶**解痉镇痛**，必要时 4~8 小时重复使用。**禁用吗啡**，以免引起 Oddi 括约肌痉挛。

2. 维持水、电解质及酸碱平衡。

3. 营养支持。

4. 恢复体温。

5. MODS 的预防及护理　最常见的有急性呼吸窘迫综合征和急性肾功能衰竭。

6. 心理护理。

7. 手术后病人的护理

（1）**管道的护理**：重症胰腺炎病人手术后可能同时置有胃肠减压管、腹腔双套管、胰周引流管、胃造瘘管、空肠造瘘管、胆道引流管、导尿管、血液通路（血液滤过）深静脉置管或经外周静脉置管（输液）等。应在每根管道上标注管道的名称、放置时间，分清各管道放置的部位和作用，与相应装置正确连接、妥善固定、严密观察。

（2）**腹腔双套管灌洗引流护理**：①妥善固定。②持续灌洗：常用生理盐水加抗生素，以 20~30 滴 / 分的滴速持续灌洗，灌洗液现配现用，灌洗过程中要严格避免空气进入导管以免造成引流管漂浮。③保持通畅。④观察及记录引流液的颜色、性状和量。⑤维持出入液量平衡。⑥拔管护理：病人体温正常并稳定 10 日左右，血白细胞计数正常，**引流液少于 5ml/ 日，引流液淀粉酶值正常，可考虑拔管**。拔管后注意拔管处伤口有无渗液，若有渗液应及时更换敷料。

（3）并发症的观察及护理：常见并发症有术后出血、胰瘘、胆瘘、肠瘘等。

（4）心理护理。

（5）健康指导：①生活指导：养成规律饮食习惯，逐渐恢复正常饮食，**避免刺激性强、产气**

多、高脂肪、高蛋白食物。告知胰腺炎易复发的特性，向病人及家属介绍本病的主要诱发因素，指导病人积极治疗胆道疾病，**避免暴饮暴食，戒除烟酒**。②出院指导：手术出院后 4~6 **周避免过度劳累和提举重物**，定期复查。

二、胰腺癌病人的护理

（一）概要

胰腺癌包括胰头癌、胰体尾部癌，**胰头癌占胰腺癌的** 70%~80%。胰腺癌确切病因尚不清楚；近年来的研究证明，胰腺癌存在染色体异常。其发生与下列因素有关：①**吸烟**是发生胰腺癌的**主要危险因素**；②高蛋白和高脂肪饮食可增加胰腺对致癌物质的敏感性；③糖尿病、慢性胰腺炎和胃大部切除术后 20 年的病人，发生本病的危险性高于一般人群。

（二）护理评估

1. 健康史　了解病人有无吸烟、饮酒嗜好，家族中有无胰腺肿瘤或其他肿瘤病人等。

2. 身体状况　①**腹痛：是最常见的首发症状**。表现为进行性加重的上腹部闷胀不适、隐痛、钝痛、胀痛，向肩背部或腰胁部放射。②**黄疸：是主要的症状，以胰头癌病人最常见，黄疸呈进行性加重**。③食欲减退、腹胀、腹泻和便秘，厌食油腻食物，部分病人出现恶心、呕吐。④消瘦和乏力。

3. 辅助检查　①实验室检查：血、尿淀粉酶检查。癌胚抗原（CEA）、胰胚抗原（POA）、糖类抗原 19-9（CA19-9）等可升高。② B **超是首选的检查方法**；CT、MRI 也是诊断胰腺癌的重要手段。③细胞学检查。

4. 心理 - 社会状况评估。

5. 处理原则　**手术切除是治疗胰腺癌最主要的方法**。不能切除者行姑息性手术，辅以放疗或化疗。①根治性手术：胰头十二指肠切除术、保留幽门的胰头十二指肠切除术、胰体尾部切除术。②姑息性手术：胆肠内引流术、胃空肠吻合术。③辅助治疗：化疗、介入治疗、放射治疗、基因治疗和免疫治疗等。

（三）常见护理诊断 / 问题

1. 急性疼痛。
2. 营养失调：低于机体需要量。
3. 焦虑 / 恐惧。
4. 潜在并发症：出血、感染、胰瘘、胆瘘、血糖异常等。

（四）护理措施

1. 疼痛护理　对于疼痛剧烈的胰腺癌病人，及时给予有效的镇痛治疗。

2. 改善营养状况　进食高热量、高蛋白、高维生素、低脂肪饮食；有黄疸者，静脉补充维生素 K，改善凝血功能。

3. 血糖异常的护理。

4. 术前肠道准备　术前 3 天开始口服抗生素抑制肠道细菌，预防术后感染；术前 2 日流质饮食；术前晚清洁灌肠，以减少术后腹胀及并发症的发生。

5. 并发症的观察和护理　术后并发症主要包括出血、感染、胰瘘、胆瘘、血糖异常等。

6. 心理护理。

7. 健康指导　指导病人戒烟酒，少食多餐，均衡饮食。劳逸结合，保持良好的心情。坚持放疗化疗，定期复查。

【测试题】

(一)选择题

A1 型题

1. 预防急性胰腺炎有重要意义的措施是
   A. 注意饮食卫生　B. 控制糖尿病
   C. 防治胆道疾病　D. 经常服用消化酶类药物
   E. 经常应用抗生素预防感染
2. 急性胰腺炎时,血淀粉酶
   A. 增高最早　B. 增高最晚　C. 增高稍晚
   D. 持续增高　E. 不增高
3. 急性水肿性胰腺炎的临床表现中,下列一般不会发生的是
   A. 腹痛　B. 恶心、呕吐　C. 休克
   D. 腹胀　E. 腹膜炎体征
4. 引起急性胰腺炎的主要病理机制为
   A. 组织细胞破坏　B. 消化酶生成过多　C. 消化酶缺乏
   D. 胰腺的自身消化　E. 细胞自溶
5. 在我国,引起急性胰腺炎的最常见原因是
   A. 胆道梗阻因素　B. 暴饮暴食　C. 创伤因素
   D. 高脂血症　E. 感染因素
6. 急性胰腺炎出现休克,腹水呈血性,应考虑为
   A. 水肿性胰腺炎　B. 出血性胰腺炎
   C. 出血坏死性胰腺炎　D. 胰腺炎合并腹腔感染
   E. 胰腺炎合并腹腔内脏器官破裂
7. 腹腔双套管护理错误的是
   A. 灌洗液滴入过程中避免空气进入　B. 引流液开始为暗红色混浊液体
   C. 引流管堵塞可用无菌生理盐水冲洗　D. 保护引流管周围皮肤
   E. 引流量减少即可拔管
8. 胰腺癌常见的部位是
   A. 胰腺头部　B. 胰腺颈部　C. 胰腺体部
   D. 胰腺尾部　E. 胰腺头尾部
9. 胰头癌典型的表现是
   A. 上腹痛和饱胀不适　B. 消化道梗阻和出血
   C. 消化不良腹泻　D. 进行性加重的黄疸
   E. 发热、乏力、消瘦
10. 急性胰腺炎病人禁用的药物是
    A. 阿托品　B. 654-2　C. 哌替啶
    D. 吗啡　E. 施他宁

11. 急性胰腺炎的首发症状是

A. 恶心　B. 发热　C. 腹痛

D. 休克　E. 呕吐

12. 出血坏死性胰腺炎最常见的并发症是

A. 化脓性感染　B. MODS　C. 胰腺脓肿

D. 胰腺组织纤维化　E. 休克

13. 急性胰腺炎病人禁食、胃肠减压的主要目的是

A. 防止感染扩散　B. 减少胃酸分泌　C. 减少胰液分泌

D. 避免胃扩张　E. 减轻腹痛

A2 型题

14. 赵某，男，50 岁。患胆石症多年，1 天前突发右上腹剧烈疼痛，疼痛向右肩背放射，伴高热、轻度黄疸，经门诊化验检查血清淀粉高达 530U（索氏法），尿淀粉酶 1000U（索氏法），应考虑

A. 急性坏疽性胆囊炎　B. 胆囊穿孔腹膜炎　C. 胆总管结石

D. 胆道蛔虫伴感染　E. 急性胰腺炎

15. 杨某，男，28 岁。上腹部疼痛 2 天，进食后疼痛加剧，疑为急性胰腺炎，饮食应为

A. 禁食　B. 低糖流质　C. 流质

D. 半流质　E. 普食

16. 梁某，男，42 岁。饱餐后出现上腹持续性疼痛并向左肩、腰背部放射，伴有恶心、呕吐，诊断为急性出血坏死性胰腺炎。入院后行手术治疗，术后腹腔内放置双套管灌洗引流。以下护理措施<u>不正确</u>的是

A. 妥善固定，保持引流通畅

B. 若管腔堵塞，可用肝素液缓慢冲洗

C. 观察记录引流液量、性状

D. 保护引流管周围皮肤

E. 维持引流管内一定负压

17. 刘某，女，46 岁。胆源性胰腺炎发作数次，预防其胰腺炎再次发作最有效的措施是

A. 注意饮食卫生　B. 服用抗菌药　C. 经常服用消化酶

D. 治疗胆道疾病　E. 控制血糖

18. 罗某，男，60 岁。进行性黄疸 2 个月。诊断为胰头癌，行胰十二指肠切除术，术后 5 天突然出现上腹疼痛，腹腔穿刺抽出含胆汁的液体少许。病人可能出现了

A. 膈下脓肿　B. 术后急性腹膜炎　C. 嵌顿性疝

D. 胆囊穿孔　E. 胰、空肠吻合口瘘

19. 赵某，女，50 岁。因饱餐后突发上腹痛，伴恶心、呕吐 4 小时住院，经检查后被诊断为急性水肿性胰腺炎，处理措施<u>错误</u>的是

A. 禁食、胃肠减压　B. 应用抗生素

C. 解痉、止痛　D. 输液，维持水、电解质酸碱平衡

E. 手术引流胰周渗出液

20. 韦某，女，43 岁。中午饱餐后出现上腹部绞痛，同时向腰背部呈带状放射，已持续 6h。怀疑为急性胰腺炎，此时最具诊断意义的实验室检查为

A. 白细胞计数　　B. 血清淀粉酶测定
C. 尿液淀粉酶测定　　D. 血清脂肪酶测定
E. 血清谷丙转氨酶

21. 粟某，男，68 岁。行胰头十二指肠切除术。术后 4 小时，病人变换卧位 5 分钟内，腹腔引流管引流出大量红色血性液体。正确的措施是

A. 保持原卧位　　B. 持续吸引负压，促进引流
C. 加快输液输血速度　　D. 密切观察生命体征，报告医生
E. 夹闭引流管，暂停引流

A3/A4 型题

（22~25 题共用题干）

柳某，女，50 岁。10 小时前出现上腹部绞痛，呈持续性，向腰背部放射，恶心、呕吐，呕吐后症状不缓解。体格检查：T38.9℃，P26 次 /min，BP70/50mmHg；巩膜黄染，腹部膨隆，全腹肌紧张、压痛、反跳痛，移动性浊音阳性，肠鸣音减弱。实验室检查：血白细胞计数 19×10^9/L，中性粒细胞 0.85；血清淀粉酶 120U（索氏法），血钙 1.3mmol/L，血糖 16mmol/L，尿胆红素（++）。一年前曾因胆总管结石住院治疗。

22. 首先考虑的诊断为

A. 胆道蛔虫症　　B. 急性重症胰腺炎　　C. 急性消化道穿孔
D. 水肿性胰腺炎　　E. 急性重症胆管炎

23. 首选的检查是

A. 腹部 B 超　　B. 腹部 CT　　C. 腹部 X 线
D. 细菌学检查　　E. 放射性核素扫描

24. 一旦确诊，最恰当的处理是

A. 禁食、补液　　B. 解痉、止痛
C. 抗休克　　D. 非手术治疗
E. 积极抗休克治疗，急诊或早期手术

25. 该病人早期最常见的并发症是

A. 胰周围脓肿　　B. 呼吸功能障碍　　C. 急性肾衰竭
D. 化脓性腹膜炎　　E. 败血症

（26~28 题共用题干）

赵某，男，40 岁。于饱餐、饮酒后突然发生中上腹持久剧烈疼痛，伴有反复恶心，呕吐出胆汁。体检：上腹部压痛，腹壁轻度紧张。测血清淀粉酶明显增高。

26. 对赵先生的首选处理措施是

A. 禁食、胃肠减压　　B. 适当补钾、补钙　　C. 外科手术准备
D. 屈膝侧卧位　　E. 应用抗生素

27. 若考虑为水肿型胰腺炎<u>不应有</u>的表现是

A. 腹痛　　B. 腹胀　　C. 休克
D. 呕吐　　E. 发热

28. 经治疗后，腹痛、呕吐基本缓解，赵先生的饮食宜

A. 高脂、高糖　　B. 高脂、低糖　　C. 低脂、高糖
D. 低脂、低蛋白　　E. 低脂、高纤维素

（29~32 题共用题干）

赵某，男，40 岁。饮酒后右上腹疼痛 1 天、加剧并向腰背部呈束带状放射 2 小时就诊。病人神志清醒，急性痛苦面容，皮肤巩膜无黄染。T38.5℃，P90 次 /min，BP110/65mmHg。腹稍膨隆，右侧腰部有瘀斑，上腹部有明显压痛、反跳痛及肌紧张。Murphy 征阴性，移动性浊音阳性。腹腔穿刺抽出血性浑浊液体。

29. 为进一步明确诊断，首选的检查是

A. 腹部 B 超　　B. 腹部 CT　　C. 腹部 X 线
D. 细菌学检查　　E. 放射性核素扫描

30. 病人住院治疗，下列护理措施最为关键的是

A. 介绍病房环境　　B. 介绍作息时间　　C. 介绍饮食
D. 介绍疾病知识　　E. 做好手术准备

31. 在非手术治疗期间，为减轻疼痛，护理措施**不正确**的是

A. 卧床休息　　B. 胃肠减压　　C. 消炎利胆
D. 注射吗啡　　E. 注射 654-2

32. 病人确诊为急性重症胰腺炎，最恰当的处理是

A. 禁食、补液　　B. 解痉、止痛　　C. 抗休克
D. 非手术治疗　　E. 争取急诊或早期手术

（33~34 题共用题干）

伍某，男，50 岁。急性胰腺炎住院，医嘱：立即插胃管进行胃肠减压。

33. 护士携物品到床边后，该病人拒绝插胃管，护士首先应

A. 接受该病人的拒绝
B. 把病人的拒绝转告医生
C. 告诉护士长并请护士长做病人的思想工作
D. 告诉家属并请家属做病人思想工作
E. 给该病人耐心解释插胃管的目的，并教他如何配合

34. 如果在插管过程中，该病人出现恶心呕吐，护士首先应

A. 立即拔出胃管以减轻反应　　B. 嘱病人头向后仰
C. 加快插管速度以减轻反应　　D. 暂停插管并嘱病人深呼吸
E. 继续插管并嘱病人做吞咽动作

（二）填空题

血清淀粉酶在急性胰腺炎发病________小时后开始升高，________小时达高峰，持续 4~5 天；尿淀粉酶在急性胰腺炎发病________小时后开始升高，________小时达高峰，持续 1~2 周。

（三）名词解释

急性胰腺炎

（四）简答题

对急性胰腺炎病人应该进行哪些健康指导？

（五）病例分析

陈某，男，40 岁。饮酒后右上腹疼痛 1 日，加剧并向腰背部呈束带状放射 2 小时就诊。病人神志清醒，急性痛苦面容，皮肤巩膜无黄染。体温 38.5℃，P 脉搏 90 次 /min，血压 110/65mmHg。腹稍膨隆，右下腹和右侧腰部有瘀斑，上腹部有明显压痛、反跳痛及肌紧张。

Murphy 征阴性，移动性浊音阳性。腹腔穿刺抽出血性浑浊液体。

请问：

（1）为明确诊断应采取哪些辅助检查？

（2）目前病人的常见护理诊断/问题有哪些？

（3）目前应采取哪些护理措施？

（薛　雄）

第二十二章 急腹症病人的护理

【重点与难点】

（一）概要

急腹症是一类以急性腹痛为主要表现，需要早期诊断和及时处理的腹部疾病。常见的病因有感染性疾病、出血性疾病、空腔脏器梗阻、空腔脏器破裂、缺血性疾病。**内脏痛的特点：①疼痛定位不精确；**②疼痛感觉特殊，对来自外界的机械刺激，如切、割、灼等反应迟钝，但对压力和张力性刺激敏感，如过度牵拉、膨胀、痉挛和内脏缺血所致的疼痛则极为敏感。③常伴有消化道症状。**牵涉痛又称放射痛，**指在急腹症发生内脏痛的同时，体表的某一部位也出现疼痛感觉。**躯体痛的特点为感觉敏锐，定位准确。**

（二）护理评估

1. 健康史　了解病人以往疾病史及手术史有助于急腹症的诊断；了解月经史及腹痛的病因与诱因。

2. 身体状况　**腹痛：是最突出而重要的症状。**引起急腹症的原发疾病不同，腹痛的诱因、腹痛的部位、腹痛发生的缓急、腹痛的性质和程度各有特点。**外科腹痛共同的特点是一般先有腹痛，后出现发热等伴随症状，常伴有腹膜刺激征。**伴随症状：恶心、呕吐，排便排气改变等。**腹部体征：**各种原因引起的急腹症，除产生与原发疾病相关的全身反应外，**最主要**的是引起相应的腹部体征。

急腹症的鉴别要点如下：

（1）**外科急腹症的特点：**①一般**先有腹痛，后出现发热**等伴随症状。②**腹痛或压痛部位较固定、程度重。③常出现腹膜刺激征，甚至休克。④可发现腹部肿块或其他外科特征性体征及辅助检查表现。**

（2）**内科急腹症的特点：**①一般先发热或呕吐，后才腹痛，或呕吐腹痛同时发生；②腹痛或压痛部位不固定，程度轻，无明显腹肌紧张；③查体或检验、X 线、心电图等检查可明确诊断。

（3）**妇科急腹症的特点：**①以下腹部或盆腔内疼痛为主；②常伴有白带增多、阴道出血或有停经史等；③妇科检查可明确诊断。

3. 辅助检查

（1）实验室检查：**血红蛋白和红细胞计数降低常提示腹腔内出血；白细胞及中性粒细胞计数升高提示腹腔内感染。尿液中有红细胞常提示泌尿系损伤或结石；尿胆红素阳性表示存在阻塞性黄疸。粪便潜血试验阳性多为消化道出血。血、尿淀粉酶升高多为急性胰腺炎。**

（2）影像学检查：① X 线检查：**膈下游离气体是消化道穿孔或破裂的依据；**机械性肠梗阻

时可见多个**气液平面**;麻痹性肠梗阻时可见肠管普遍扩张;乙状肠扭转和肠套叠时钡剂或空气灌肠X线检查可见典型的“**鸟嘴征**”和“**杯口征**”。②B超、CT、MRI检查:主要用于诊断实质性脏器损伤、破裂和占位性病变。③诊断性腹腔穿刺:若抽出**不凝固**血性液体,多提示腹腔内脏器出血;若是混浊液体或脓液,多为腹腔内感染或消化道穿孔;若系胆汁性液体,常是胆囊穿孔;若疑为急性胰腺炎,可将穿刺液作淀粉酶测定。

4. 心理-社会状况评估。

5. 处理原则　急腹症发病急、进展快、病情危重,应采取及时、准确和有效的治疗措施。

(1)非手术治疗:①严密观察生命体征和腹部体征。②禁饮食、胃肠减压、静脉补液等。③给予解痉和抗感染药物治疗。④观察辅助检查的动态变化,及时判断病情是否恶化。⑤出现休克时,给予及时的抗休克治疗,同时做好紧急手术的准备。

(2)手术治疗:①对诊断明确,如腹部外伤、溃疡穿孔致弥漫性腹膜炎、化脓性或坏疽性胆囊炎、急性梗阻性化脓性胆管炎、急性阑尾炎、完全性肠梗阻、异位妊娠破裂等需立即手术治疗。②对诊断不明,但腹痛和腹膜炎体征加剧,且全身中毒症状严重者,应在非手术治疗的同时,积极完善术前准备,及早手术治疗。

(三)常见护理诊断/问题

1. 急性疼痛。
2. 体温过高。
3. 有体液不足的危险。
4. 潜在并发症:休克、腹腔脓肿等。

(四)护理措施

1. 术前护理　①严密观察生命体征、腹部症状体征,动态观察实验室检查结果。②严格执行**“四禁四抗”,即禁饮食、禁用止痛剂、禁服泻药、禁止灌肠**。**急腹症病人在没有明确诊断之前禁用止痛剂**,以免掩盖病情;同时做好**抗感染、抗休克、抗水电解质紊乱和酸碱失衡、抗腹胀**的护理。③减轻或有效缓解疼痛:**无休克者取半卧位**,有助减轻腹壁张力,减轻疼痛;**禁饮食和胃肠减压是治疗急腹症的重要措施之一**。④维持体液平衡:迅速建立静脉通路,及时、正确补液,维持充足血容量。

2. 术后护理　①观察生命体征,观察切口敷料、引流液,观察腹部症状和体征。②做好术后**腹腔引流管护理**。③加强营养支持。④并发症的观察及护理:常见并发症有出血、腹腔内残余脓肿和瘘。⑤心理护理。

3. 健康指导　①形成良好的饮食和卫生习惯。②保持清洁和易消化的均衡膳食。③积极控制诱发急腹症的各类诱因,如有胃十二指肠溃疡者,应按医嘱定时服药;胆道疾病和慢性胰腺炎者需适当控制油腻饮食;反复发生粘连性肠梗阻者,避免暴饮暴食及饱食后剧烈运动。④急腹症行手术治疗者,术后应早期开始活动,以预防粘连性肠梗阻。

【测试题】

(一)选择题

A1型题

1. 内脏痛的特点是
   A. 疼痛的传导速度快　　　　B. 对压力和张力性刺激极为敏感

C. 与躯体痛同时出现　D. 感觉敏锐,定位准确
E. 感觉迟钝,定位准确

2. 外科急腹症的基本特点是
A. 腹痛和发热同时出现　B. 先有发热后有腹痛
C. 先有腹痛后有发热　D. 仅表现为腹痛
E. 先有腹痛后有呕吐

3. 急性腹膜炎伴有休克病人宜采用的体位是
A. 头低脚高位　B. 头抬高 20°~30°,脚抬高 15°~20°
C. 半卧位　D. 平卧位
E. 侧卧位

4. 以下**不属于**急腹症病人术前评估内容的是
A. 腹痛的发生时间　B. 腹痛的性质和程度　C. 腹痛的部位
D. 腹痛与饮食的关系　E. 有无腹痛的家族史

5. 急腹症诊断未明确前,下述治疗措施**不正确**的是
A. 慎用吗啡类止痛剂
B. 严密观察生命体征的变化
C. 定时检查腹部体征的发展
D. 灌肠通便,观察大便的性质
E. 非手术治疗期间病情未见好转,甚或加剧者,需剖腹探查

6. 给予消化道穿孔的急腹症病人禁食、胃肠减压的主要目的是
A. 减轻腹胀　B. 减轻腹痛
C. 减轻腹胀和腹痛　D. 有利于穿孔闭合
E. 避免消化液和食物残渣继续流入腹腔

7. 对诊断腹腔内实质性器官损伤最有价值的辅助检查是
A. B 超　B. 腹部 X 线摄片　C. CT/MRI
D. 腹腔穿刺　E. 血、尿淀粉酶

8. 下列有关急腹症病人并发症的预防和护理措施**错误**的是
A. 遵医嘱应用抗菌药　B. 保持腹腔引流通畅
C. 注意观察引流液的量和性状　D. 预防性应用抗真菌药
E. 血压正常的外科急腹症病人取斜坡卧位

9. 急性腹膜炎病人腹痛的特点是
A. 阵发性绞痛　B. 持续性疼痛　C. 持续性疼痛伴阵发性加重
D. 腹痛向肩背部放射　E. 钻顶样绞痛

10. 对诊断尚未明确的急腹症病人,可以采取的措施是
A. 用吗啡止痛　B. 用阿托品解痉　C. 给病人灌肠
D. 使用腹泻药　E. 用热水袋热敷

11. 急腹症最突出的表现为
A. 腹痛　B. 败血症　C. 休克
D. 恶心、呕吐　E. 腹泻

12. 急腹症观察时最重要的局部体征是

A. 肠鸣音变化　B. 腹膜刺激征的产生　C. 腹式呼吸运动的大小
D. 腹壁静脉的曲张　E. 腹腔移动性浊音

13. 腹部叩及移动性浊音，表示有腹腔积液
A. 100ml 以上　B. 200ml 以上　C. 500ml 以上
D. 300~400ml　E. 300ml

14. 有利于腹膜炎渗液流至盆腔，减少毒素吸收的护理措施是
A. 禁食、禁饮、输液　B. 胃肠减压　C. 应用抗生素
D. 安置半卧位　E. 保持腹腔引流通畅

15. 对诊断不明的急腹症病人禁用泻药的主要原因是
A. 易致感染扩散　B. 减少肠道蠕动　C. 易致血压下降
D. 影响肠道消化吸收　E. 易致水电解质失衡

16. 老年急腹症病人的临床特点**不包括**
A. 症状不典型　B. 体征较轻
C. 体温改变不明显　D. 白细胞计数显著提高
E. 易伴发其他疾病

A2 型题

17. 赵某，女，50 岁。左上腹撞伤伴腹痛 4 小时。伤后曾呕吐 1 次，为少量胃内容物，无血液。体检：神志清，血压 100/76mmHg，脉搏 88 次 /min，上腹部有压痛、反跳痛及肌紧张，移动性浊音（–），腹腔穿刺（–）。腹部平片示：两侧膈下有游离气体。考虑最可能为
A. 腹壁挫伤　B. 脾包膜下血肿
C. 胰腺损伤　D. 肝破裂
E. 腹腔内空腔器官破裂

18. 钟某，男，45 岁。因突发性中上腹剧痛 12 小时来院急诊。体检发现板状腹，腹部立位平片示膈下有游离气体，生命体征尚平稳。既往有消化性溃疡病和不规则服药史。对该病人目前首先应采取的必要措施为
A. 高浓度吸氧　B. 使用镇痛药　C. 立即输血
D. 禁食并胃肠减压　E. 立即使用抗生素

19. 王某，男，30 岁。因反复上腹痛 1 年半加重 3 日入院。护士夜间巡视时，病人诉上腹痛加剧，大汗淋漓，此时护士应采取的最有意义的措施是
A. 取半卧位
B. 遵医嘱使用止痛剂
C. 针灸或热敷
D. 检查腹肌紧张度，是否有压痛及反跳痛
E. 多饮水以减少体液流失

A3/A4 型题

（20~24 题共用题干）

杨某，男，36 岁。饱餐后突感上腹部剧痛，迅速波及全腹，伴恶心、呕吐，呕吐后腹痛无减轻，发病 2 小时后来院急诊。体检：痛苦面容，血压 85/50mmHg，脉搏 124 次 /min，全腹肌紧张，压痛、反跳痛，肠鸣音消失，白细胞 16×10^9/L，中性粒细胞比例 90%，既往身体健康，无消化性溃疡史、有胆石症病史。

20. 考虑最可能为
   A. 急性胰腺炎　B. 急性胆管炎　C. 急性阑尾炎
   D. 十二指肠溃疡穿孔　E. 急性肠梗阻
21. 为协助明确诊断，首选的检查为
   A. 静脉胆道造影　B. 腹部 CT 检查　C. 血、尿淀粉酶检测
   D. 腹腔穿刺　E. 腹部 B 超
22. 该病人导致上述疾病的主要诱因为
   A. 急性外伤　B. 不洁饮食　C. 暴饮暴食和胆石症
   D. 胆石症　E. 大量酗酒
23. 若诊断明确，最先采取的措施是
   A. 密切观察病情变化
   B. 积极抗感染治疗
   C. 积极抗休克治疗，暂不宜手术
   D. 解痉镇痛治疗
   E. 禁食、胃肠减压、抗休克同时完善各项术前准备
24. 该病人目前主要的护理诊断**不包括**
   A. 体液过多　B. 体液不足　C. 急性疼痛
   D. 个人应对无效　E. 焦虑、恐惧

（25~28 题共用题干）

杨某，女，56 岁。有慢性胃病史多年，伴消化不良，10 年前曾行胆囊切除术。入院前 2 日有寒战、高热、右上腹持续性疼痛，伴巩膜轻度黄染。入院时病人神志淡漠，体温 39.1℃，脉搏 98 次 /min，呼吸 24 次 /min，血压 80/50mmHg，右上腹轻压痛。血常规示白细胞 16×10^9/L，中性粒细胞比例 85%，B 超示胆总管结石。

25. 该病人应考虑为
   A. 急性梗阻性化脓性胆管炎　B. 胃溃疡穿孔
   C. 急性阑尾炎　D. 右侧输尿管结石
   E. 急性肠扭转
26. 目前最主要的处理应为
   A. 纠正水、电解质紊乱　B. 使用足量有效的广谱抗生素
   C. 恢复血容量　D. 改善和维持主要器官的功能
   E. 抗休克治疗的同时，紧急手术
27. 该病的常见梗阻原因是
   A. 胆道先天性畸形　B. 胆道炎性狭窄　C. 胰头癌
   D. 胆道结石　E. 胆管癌
28. 有关胆道疾病的护理叙述，**错误**的是
   A. 饮食应以低脂及富含蛋白质和维生素为主
   B. 阻塞性黄疸病人应注意有无出血倾向
   C. 对肝功能明显受损的病人忌用吗啡、巴比妥类药物
   D. 对静脉胆道造影的病人需做碘过敏试验
   E. 病人若短期内腹痛缓解，即可出院休养，无需进一步检查和治疗

（二）填空题

1. 内脏痛的特点为________、________、________。

2. 躯体痛的特点为________、________。

3. 外科急腹症严格执行“四禁”，即________、________、________、________。

（三）名词解释

牵涉痛

（四）简答题

外科急腹症具有哪些特点？

（五）病例分析

1. 刘某，男，28 岁。突发性上腹部疼痛，蔓延至全腹 6 小时，腹痛呈持续性。体检：腹部呈板样，全腹有明显压痛及反跳痛，肝浊音界缩小，移动性浊音（±），肠鸣音消失，血常规示：白细胞 18×10^9/L，中性粒细胞比例 90%。既往史：十二指肠球部溃疡。

请问：

（1）该病人可能患有何种疾病？

（2）对该病人应如何做好术前护理评估？

（3）若该病人行手术治疗，请简述术后的主要并发症及护理措施。

（4）针对该病人如何进行健康教育？

2. 林某，男，42 岁。中午饮酒后突然出现上腹中部剧烈疼痛，疼痛向腰背部呈束带状放射。继而出现恶心呕吐，呕吐物为胃内容物和胆汁，伴高热，随急来医院就诊。查体：急性痛苦病容，全腹压痛反跳痛明显，腹肌紧张。

请问：

（1）根据现有资料，该病人最可能的诊断是什么？

（2）为进一步明确诊断还需做什么检查，首选检查是什么？

3. 杨某，男，15 岁。玩耍时不慎从高约 4 米处跌落，自觉左上腹疼痛，伤后恶心呕吐 1 次，呕吐物为胃内容物。入院后腹部行诊断性穿刺未见异常。次日病人上厕所时突然晕倒，面色苍白，血压 60/40mmHg，全腹出现压痛、反跳痛和腹肌紧张；腹腔诊断性穿刺顺利抽出不凝固血液约 15ml。

请问：

（1）该病人最可能发生了什么？

（2）根据目前病人情况应采取什么护理措施？

（薛　雄）

第二十三章 周围血管疾病病人的护理

【重点与难点】

一、下肢静脉曲张病人的护理

（一）概要

下肢静脉曲张可分为**原发性和继发性**。主要表现：在小腿部**浅静脉隆起、曲张，重者呈团块状，直立时更明显**；久站或长时间行走后，常感下肢沉重、发胀、酸痛、易疲劳。**处理原则**：静脉曲张较轻症状不明显、妊娠期静脉曲张、年老体弱或重要脏器功能不良不能耐受手术者采用支持疗法；曲张静脉轻而局限、深浅静脉瓣膜功能良好者术后残留的曲张静脉或术后复发者采用**硬化疗法**；严重者采用手术治疗，常用的手术方法为**浅静脉高位结扎加曲张静脉分段剥脱术**。近年来开展的微创手术有静脉腔内激光治疗、内镜筋膜下交通静脉结扎术、旋切刀治疗等。对合并小腿慢性溃疡者，应在控制局部急性感染后及时手术。

（二）护理措施

1. 非手术治疗的护理　①**促进下肢静脉回流，改善活动能力**。②小腿慢性溃疡和湿疹病人**平卧时抬高患肢**；保持创面清洁，全身应用抗生素。③血栓性静脉炎病人局部热敷、理疗，抗凝治疗及应用抗生素；**禁止局部按摩**。④出血病人应立即**抬高患肢**，加压包扎，必要时手术止血。⑤心理护理。

2. 手术治疗的护理

（1）术前护理：①患肢水肿者术前数日抬高患肢，减轻水肿，利于术后切口愈合。②并发小腿慢性溃疡者，加强换药，术前2~3天用70%乙醇擦拭周围皮肤，每日1~2次。③皮肤准备，注意清洗肛门、会阴部。备皮范围包括腹股沟部、会阴部和整个下肢，若需要植皮时，应作好供皮区的皮肤准备。

（2）术后护理：①卧床时抬高患肢30°，指导病人做足背伸屈运动，以促进静脉血回流。弹性绷带术后一般需维持1~3个月，注意保持其适宜的松紧度。无异常情况，术后24~48小时，即应鼓励病人下床活动。②观察并发症，保护患肢，及时发现、及时报告医生并妥善处理。

3. 健康指导　①**避免长时间站立，坐时尽量双膝不要交叉**，休息时患肢抬高。②保持大小便通畅，维持标准体重。③注意加强体育锻炼。④手术后应继续用弹性绷带或弹力袜1~3个月。⑤活动时注意保护患肢。

二、血栓闭塞性脉管炎病人的护理

（一）概要

血栓闭塞性脉管炎简称脉管炎，又称 Buerger 病。根据病程可分为三期：①**局部缺血期：典型表现为间歇性跛行**。患肢足背、胫后动脉搏动明显减弱。②**营养障碍期**：常表现为**休息痛（静止痛）**。患肢足背、胫后动脉搏动消失。③**坏疽期**：肢体自远端逐渐向上发生**干性坏疽**，坏死组织可自行脱落，**形成经久不愈的溃疡**。**处理原则**：解除血管痉挛，促进侧支循环建立及防治局部感染，尽可能地保全肢体，减少伤残程度。

（二）护理措施

1. **一般护理** 保护患肢：①防止外伤，注意保暖，但不能局部加温。②保持足部清洁、干燥，有足癣者要及时治疗。③已发生坏疽的部位，应保持干燥，每天用 70% 乙醇消毒包扎，同时应用抗生素防治感染。已发生感染的创面，可选用有效抗生素湿敷。

2. **疼痛护理** ①早期可用血管扩张药物，中医中药等治疗。②中、晚期常需应用麻醉性镇痛药物，必要时可用连续硬膜外阻滞止痛。

3. 术前准备 做好手术前的皮肤准备，如需植皮，注意供皮区的皮肤准备。

4. **术后护理** ①**静脉手术后抬高患肢 30°，并制动 1 周。动脉手术后平放患肢，并制动 2 周**；对卧床制动者，应鼓励病人做足背伸屈活动，以利静脉血回流。②做好病情观察，包括生命体征、切口渗血等情况；患肢远端的皮肤温度、色泽、感觉及脉搏强度，定时测量皮肤温度，两侧对照，作好记录，以观察疗效。③防治感染。

5. 心理护理 促进身心健康，争取病人密切配合治疗和护理。

6. 健康指导 ①绝对戒烟，以消除烟碱对血管的毒性作用。②指导病人进行 Buerger 运动，促进侧支循环的建立。③保护肢体，切勿赤足行走，避免外伤，注意患肢保暖等。④饮食指导，以低糖、低胆固醇、低脂饮食、高维生素饮食为主。⑤用药指导。⑥定期复查。

【测试题】

（一）选择题

A1 型题

1. 原发性下肢静脉曲张的原因是
   A. 静脉瓣膜缺陷，静脉内压增高　B. 深静脉内血栓形成
   C. 盆腔肿瘤压迫　D. 妊娠子宫压迫
   E. 静脉壁损坏
2. 对下肢静脉曲张病人伴小腿溃疡者处理方法是
   A. 积极换药待溃疡愈合后手术　B. 先手术后治疗溃疡
   C. 溃疡面植皮　D. 结扎大隐静脉同时植皮
   E. 先局部换药，结扎静脉后再植皮
3. 下肢静脉曲张，做 Perthes 试验是为了检查
   A. 大隐静脉瓣膜功能　B. 小隐静脉瓣膜功能　C. 下肢静脉瓣膜功能
   D. 大隐静脉有无阻塞　E. 深静脉有无阻塞
4. Trendelenburg 试验的第一步是为了检查

A. 下肢深静脉瓣膜功能
B. 大隐静脉瓣膜功能
C. 小隐静脉瓣膜功能
D. 交通支瓣膜功能
E. 下肢静脉有无阻塞

5. 下列与下肢静脉曲张的发病<u>无关</u>的是
A. 静脉壁薄弱
B. 长期静脉压力升高
C. 长期站立工作
D. 静脉瓣膜功能不全
E. 静脉管腔狭窄

6. 决定能否手术治疗下肢静脉曲张的试验是
A. Trendelenburg 试验第一步
B. Trendelenburg 试验第二步
C. Perthes 试验
D. 静脉测压
E. 皮肤温度

7. 下肢静脉曲张硬化疗法的适应证<u>错误</u>的是
A. 曲张静脉轻而局限
B. 术后残留的曲张静脉
C. 术后复发者
D. 下肢深浅静脉功能良好者
E. 各种下肢静脉曲张

8. 下肢静脉曲张非手术治疗适应证<u>错误</u>的是
A. 静脉曲张较轻而无症状者
B. 妊娠期妇女
C. 年老体弱
D. 不能耐受手术者
E. 继发慢性溃疡者

9. 下肢静脉曲张早期的主要症状是
A. 下肢沉重感
B. 溃疡形成
C. 曲张静脉破裂出血
D. 血栓性静脉炎
E. 静脉血栓形成

10. 下肢静脉曲张手术后
A. 术后第 1~2 天下床活动
B. 术后第 3 天下床活动
C. 术后第 4 天下床活动
D. 术后第 5 天下床活动
E. 术后第 6 天下床活动

11. 血栓闭塞性脉管炎晚期特有的表现是
A. 间歇性跛行
B. 休息痛
C. 足背动脉搏动消失
D. 营养性改变
E. 趾端坏疽

12. 血栓闭塞性脉管炎的患肢护理<u>不妥</u>的是
A. 保暖,避免受潮湿
B. 保持足部清洁
C. 定时热水袋外敷
D. 防止外伤后感染
E. 忌用刺激性外用药

13. 血栓闭塞性脉管炎的症状<u>错误</u>的是
A. 静息痛
B. 间歇性发作的突发性疼痛
C. 活动时有间歇痛
D. 对寒冷敏感性增加
E. 局部皮肤颜色变化

14. 血栓闭塞性脉管炎营养障碍期的主要临床表现是
A. 肢端发黑,干性坏疽
B. 间歇性跛行
C. 游走性静脉炎
D. 静息痛
E. 肢端经久不愈的溃疡

A2 型题

15. 何某,男,56 岁。诊断右下肢静脉曲张,行大隐静脉高位结扎,小腿静脉分段结扎术,术后第一天小腿处伤口突然出血不止,紧急处理应

A. 指压止血　　B. 用止血带

C. 钳夹结扎　　D. 就地包扎

E. 平卧,抬高患肢,加压包扎

16. 古某,男,50 岁。确诊下肢静脉曲张病人伴有皮炎及慢性溃疡 1 年,应行

A. 支持疗法　　B. 硬化疗法　　C. 手术治疗

D. 局部药物治疗　　E. 抗生素治疗

17. 韦某,男,48 岁。长期吸烟,右下肢反复发作静脉炎并伴有间歇性跛行,其可能的诊断为

A. 动脉栓塞　　B. 血栓闭塞性脉管炎

C. 动脉硬化性闭塞症　　D. 雷诺病

E. 大动脉炎

A3/A4 型题

(18~20 题共用题干)

李某,男,38 岁。吸烟史 20 年,患血栓闭塞性脉管炎,入院后完善术前检查,无手术禁忌证,行动脉重建术

18. 术后正确的体位是

A. 患肢平放,制动 1 周　　B. 患肢平放,制动 2 周

C. 抬高患肢 30° 制动 1 周　　D. 抬高患肢 30° 制动 2 周

E. 抬高患肢 30° 制动 3 周

19. 判断动脉重建后血管通畅度术后应观察

A. 患肢近端皮肤温度、色泽、感觉及脉搏强度

B. 患肢远端皮肤温度、色泽、感觉及脉搏强度

C. 血压、脉搏、呼吸、患肢运动情况

D. 血压、心律、脉搏、呼吸

E. 血压、心率、脉搏、呼吸

20. 术后护士指导病人进行

A. Baerger 运动　　B. Boergor 运动　　C. Bergoer 运动

D. Buerger 运动　　E. Buorger 运动

(21~24 题共用题干)

刘某,女,60 岁。患双下肢静脉曲张 20 年,住院行大隐静脉高位结扎,加小腿静脉分段结扎术。

21. 术后早期下床活动的时间是

A. 无异常情况,术后 24 小时以内　　B. 无异常情况,术后 24~48 小时

C. 无异常情况,术后 48~72 小时　　D. 无异常情况,术后 72~96 小时

E. 无异常情况,术后 4 天以后

22. 术后为促进下肢静脉血回流,应指导病人

A. 做足背伸屈运动　　B. 做足背弯曲运动

C. 做上肢伸展运动　　D. 做上肢弯曲运动
E. 做 Buerger 运动

23. 术后应用弹性绷带需维持
A. 5 天　　B. 1 周　　C. 2 周
D. 3 周　　E. 1~3 个月

24. 术后患肢应注意
A. 坐时双膝不要交叉,休息时患肢下垂　　B. 坐时双膝交叉,休息时患肢下垂
C. 坐时双膝不要交叉,休息时患肢抬高　　D. 坐时双膝交叉,休息时患肢抬高
E. 坐时肢体伸直,休息时患肢弯曲

(二)填空题

1. 血栓闭塞性脉管炎根据病程可分为三期:________期、________期、________期。

2. 血栓闭塞性脉管炎的病人行静脉血管重建术后,应卧床制动________周,动脉血管重建术后应卧床制动________周,对卧床制动者,应鼓励病人做________活动,以利静脉血回流。

3. 下肢静脉曲张手术治疗,术后需抬高________;术后弹性绷带一般需维持________个月,注意保持其适宜的________。

(三)名词解释

1. 硬化疗法
2. 间歇性跛行
3. 静息痛
4. 下肢静脉曲张
5. 血栓闭塞性脉管炎

(四)简答题

1. 简述血栓闭塞性脉管炎的分期及各期的主要临床表现。
2. 下肢静脉曲张病人非手术治疗的护理措施有哪些?
3. 如何指导血栓闭塞性脉管炎术后病人进行 Buerger 运动?
4. 简述血管重建术后病情观察要点。

(五)病例分析

王某,男,37 岁。诊断为右下肢血栓闭塞性脉管炎,在血管外科行右下肢动脉血管重建术,术后 6 天,病人自行下床,不配合卧床制动时间。你是该病人的责任护士。

请问:

(1)你如何向病人做好解释工作和健康指导?
(2)术后卧位有什么要求?患肢护理包括哪些内容?
(3)术后病情观察要注意哪些?术后病人潜在并发症有哪些?

(蔡 洁)

第二十四章 泌尿、男性生殖系疾病的主要症状和检查

【重点与难点】

一、泌尿、男性生殖系疾病的主要症状

（一）疼痛

为常见的重要症状。包括肾和输尿管痛、膀胱痛、前列腺痛、阴囊痛、阴茎痛。**肾绞痛的特点为突发绞痛，呈阵发性，剧烈难忍，辗转不安、大汗、伴恶心呕吐。**疼痛可沿输尿管行径放射至下腹、膀胱区、外阴或大腿内侧。

（二）膀胱刺激征

尿频、尿急、尿痛常同时存在，三者合称为**膀胱刺激征**。**正常人膀胱容量男性约 400ml，女性约 500ml。一般白天排尿 4~6 次，夜间 0~1 次。**

（三）梗阻症状

排尿困难、尿流中断、尿潴留。

（四）尿失禁

包括**真性尿失禁**（又称完全性尿失禁）、**充盈性尿失禁**、**压力性尿失禁**和**急迫性尿失禁**四种类型。

（五）尿液异常

1. 尿量　正常人 24 小时尿量为 1000~2000ml，**少于 400ml 为少尿，少于 100ml 为无尿，多于 2500ml 为多尿。**

2. **血尿**　可分为**肉眼血尿（初始血尿、终末血尿和全程血尿）**和**镜下血尿**。

3. **混浊尿**　常见的有脓尿、乳糜尿、晶体尿、磷酸盐尿。

（六）尿道分泌物

血性分泌物提示尿道癌。**大量黄色、黏稠脓性分泌物多系淋菌性尿道炎的典型症状。少量无色或白色稀薄分泌物多系支原体、衣原体所致的非淋菌性尿道炎。慢性前列腺炎**病人常在清晨排尿前或大便时**尿道口有少量白色黏稠分泌物**。

二、泌尿、男性生殖系疾病的检查及护理

（一）实验室检查

实验室检查包括尿液检查、肾功能检查、前列腺液检查、精液检查、血清前列腺特异性抗原（PSA）。

1. **尿液检查**　包括尿常规、尿沉渣、尿三杯试验、尿病原微生物检查、尿脱落细胞学检查、

膀胱肿瘤抗原。①尿沉渣：新鲜尿离心后，尿沉渣每高倍镜视野**红细胞＞3个为镜下血尿；白细胞＞5个为脓尿**。②尿三杯试验：以排尿**最初5~10ml为第一杯，排尿最后5~10ml为第三杯**，中间部分为第二杯。③尿病原微生物检查：清洁中段尿培养结果，若**菌落数＞10^5/ml**，提示为**尿路感染；有尿路感染症状**的病人，**致病菌菌落数＞10^2/ml就有意义**。④**尿细胞学检查：**可用于肿瘤的**筛选手段或肿瘤术后的随访**。⑤**膀胱肿瘤抗原：**可用于**初筛或随访**。

2. **肾功能检查**　包括尿比重、血肌酐和血尿素氮测定、内生肌酐清除率、酚红排泄试验。①**尿比重固定或接近于1.010，提示肾浓缩功能严重受损**。②**内生肌酐清除率正常值为**90~110ml/min。

3. 精液检查　检查前应禁欲至少3日，不超过7日，两次采样间隔应大于7日，采集后1小时内送检。

4. 血清前列腺特异性抗原　健康男性血清PSA＜4ng/ml，若＞10ng/ml应高度怀疑前列腺癌可能。PSA可用于前列腺癌的**筛选、早期诊断、分期、疗效评价和随访**。

（二）器械检查

包括导尿、尿道探条、膀胱尿道镜、输尿管镜和肾镜、尿动力学测定和前列腺细针穿刺活检。**护理：**①心理护理：术前须**做好解释工作，争取病人的配合**。②检查前准备：检查前应清洗病人会阴部，病人排空膀胱（导尿检查除外）。③**操作要求：操作时要仔细、轻柔，忌用暴力**。④**预防感染：**应**严格遵守无菌操作原则**，心要时遵医嘱预防性应用抗生素。⑤**多饮水：**金属尿道探条和内腔镜检查术后，应观察排尿情况，多饮水。⑥**并发症护理：严重的损伤、出血、尿道热者，应留院观察**、输液及应用抗生素。

（三）影像学检查

包括B超和尿路平片（KUB）、排泄性尿路造影（IVU）、逆行肾盂造影、顺行肾盂造影、膀胱造影、血管造影、淋巴造影、CT等X线检查，以及磁共振成像（MRI）和放射性核素检查。

1. **排泄性尿路造影护理：**①**肠道准备：**造影前日口服缓泻剂排空肠道。②**禁食禁饮：**检查前禁食、禁饮6~12小时，使尿液浓缩，提高显影效果；③**碘过敏试验：**检查前做碘过敏试验。禁用于妊娠，严重肝、肾、心血管疾病、甲状腺功能亢进者及造影剂过敏者。

2. **血管造影护理：**①造影前做碘过敏试验；②造影后穿刺点局部加压包扎，平卧24小时；③造影后注意观察足背动脉搏动、皮肤温度及颜色、感觉和运动情况；④造影后鼓励病人多饮水，必要时静脉输液500~1000ml以促进造影剂排泄。禁用于有出血倾向者及有排泄性尿路造影禁忌者。

【测试题】

（一）选择题

A1型题

1. 泌尿系病变所引起的尿液改变错误的是
   A. 全血尿　B. 初血尿　C. 终末血尿
   D. 血红蛋白尿　E. 镜下血尿

2. 前列腺增生引起尿潴留，膀胱过胀，尿液从尿道口溢出属
   A. 压力性尿失禁　B. 神经性尿失禁　C. 充盈性尿失禁
   D. 真性尿失禁　E. 尿瘘

3. 正常人24小时尿量正确的是
A. 500~1000ml　B. 1000~1500ml　C. 1000~2000ml
D. 1500~2000ml　E. 2000~2500ml

4. 少尿是指正常人24小时尿量少于
A. 100ml　B. 200ml　C. 300ml
D. 400ml　E. 500ml

5. 无尿是指正常人24小时尿量少于
A. 100ml　B. 200ml　C. 300ml
D. 400ml　E. 500ml

6. 正常人膀胱容量男性约
A. 350ml　B. 400ml　C. 450ml
D. 500ml　E. 550ml

7. 泌尿系统检查错误的做法是
A. 器械检查前应做好解释工作
B. 器械检查时应注意无菌操作
C. 器械检查后常规口服抗生素2~3日,预防感染
D. 血管造影前可不做碘过敏试验
E. 器械检查时要仔细、轻柔,忌用暴力

8. 静脉注射有机碘造影剂后,摄片时间错误的是
A. 5分钟　B. 10分钟　C. 15分钟
D. 30分钟　E. 45分钟

9. 膀胱镜检查术后护理措施错误的是
A. 常规留置导尿管3日　B. 可适当用止痛药　C. 若有血尿,增加饮水量
D. 卧床休息　E. 必要时用抗生素

10. 判断尿潴留依据正确的是
A. 24小时无尿　B. 膀胱区明显胀大隆起,有紧迫排尿感
C. 前列腺增生　D. 肾功能障碍
E. 病人昏迷

A2型题

11. 刘某,女,35岁。劝架时右腰部被误击一拳,由家属陪同前来就诊,病人应先进行的检查是
A. 血常规　B. 尿常规　C. 大便常规
D. 肝功能　E. 肾功能

12. 王某,男,86岁。脑出血后卧床半年多,病人有时神志恍惚,烦躁不安,经检查下腹部隆起,半球形囊性肿物,有少量尿液自尿道口溢出弄湿衣、裤等,应考虑是
A. 真性尿失禁　B. 充盈性尿失禁　C. 压力性尿失禁
D. 尿瘘　E. 尿频

A3/A4型题

(13~14题共用题干)

李某,男,32岁。近两月来腰部有隐痛,今天上午7时突然出现阵发性刀割样疼痛,病人

辗转不安，呻吟呼痛，面色苍白。

13. 除作全面体格检查之外，病人应先进行的实验室检查是

A. 血常规　　B. 尿常规　　C. 大便常规
D. 肝功能　　E. 肾功能

14. 应首选的影像学检查是

A. B超　　B. 排泄性尿路造影　　C. 逆行肾盂造影
D. CT　　E. MRI

（二）填空题

1. ________、________、________常同时存在，三者合称为膀胱刺激征。

2. 正常人24小时尿量为________ml，少于________ml为少尿，少于________ml为无尿，多于________ml为多尿。

3. 新鲜尿离心后，尿沉渣每高倍镜视野红细胞＞3个为镜下________；白细胞＞5个为________。

4. 尿比重固定或接近于________，提示肾浓缩功能严重受损。

（三）名词解释

1. 尿频
2. 尿急
3. 排尿困难

（四）简答题

1. 泌尿、男生殖器械检查应采取哪些护理措施？
2. 针对排泄性尿路造影检查病人采取哪些护理措施？
3. 针对血管造影检查的病人采取哪些措施？

（周武汉）

第二十五章 泌尿系统损伤疾病病人的护理

【重点与难点】

一、肾损伤病人的护理

（一）概要

肾损伤按病因分为**开放性损伤**、**闭合性损伤**和医源性损伤。闭合性肾损伤在临床上最为多见，分为**肾挫伤**、**肾部分裂伤**、**肾全层裂伤**、**肾蒂血管损伤等四种病理类型**。

（二）护理评估

1. 健康史　了解病人受伤史，伤后的病情变化和就诊前的处理情况。

2. 身体状况　严重肾损伤时常发生**休克**。**肾损伤病人大多有血尿**；肾包膜下血肿、肾周围软组织损伤、出血或尿外渗至肾周围均可引起患侧腰、腹部**疼痛**；**血肿**、**尿外渗可**继发感染。

3. 辅助检查　尿常规检查和影像学检查（B超、CT、排泄性尿路造影、动脉造影）有助于肾损伤诊断。

4. 心理-社会状况评估。

5. 处理原则　**肾挫伤**、**较轻肾裂伤可采取非手术治疗，绝对卧床休息2~4周**。**严重肾裂伤**、**肾碎裂**、**肾蒂血管损伤及肾开放性损伤，应尽早手术治疗**。

（三）常见护理诊断/问题

1. 焦虑/恐惧。
2. 疼痛。
3. 组织灌注量改变。
4. 潜在并发症：休克、感染。

（四）护理措施

1. 非手术治疗的护理

（1）卧床休息：**绝对卧床休息2~4周**。**肾挫裂伤通常于损伤后4~6周才趋于愈合，过早、过多离床活动，可能再度发生出血**。

（2）病情观察：①监测生命体征。②观察血尿情况：**每30分钟~2小时留取1份尿液于试管内**。③观察腰腹部肿块。④观察腹部情况。⑤监测血常规。⑥疼痛观察。

（3）维持体液平衡：遵医嘱及时输液、输血。

（4）对症处理：给予**止血**、**止痛**、**降温**等对症护理。

（5）心理护理：稳定病人情绪，减轻焦虑与恐惧。

2. 手术治疗的护理

（1）术前护理：①**病情观察**；②**防治休克**：保证休克病人输血、输液的通畅，补充血容量。③**术前准备**：积极进行各项术前准备。④心理护理。

（2）术后护理：①休息与饮食护理：**肾切除术后需卧床休息2~3日，肾损伤修补、肾周引流术后病人需卧床休息2~4周。注意24~48小时内生命体征的变化**。②预防感染：遵医嘱早期应用广谱抗生素。③伤口护理：保持手术切口清洁干燥，换药时注意无菌操作。④引流管的护理：**妥善固定、保持引流通畅**，注意**观察引流物的量、颜色、性状和气味，术后3~4日拔除**。⑤心理护理。

3. 健康指导 ①预防压疮和肌肉萎缩指导。②引流管护理指导。③活动指导，**伤后2~3个月**内不宜参加体力劳动或剧烈运动。④健肾保护指导：病人应注意**保护对侧肾脏，尽量不服用对肾脏有损害的药物**。

二、膀胱损伤病人的护理

（一）概要

根据原因为**开放性损伤、闭合性损伤**、医源性损伤、自发性膀胱破裂。膀胱闭合性损伤包括**膀胱挫伤**和**膀胱破裂**（分**腹膜内型**和**腹膜外型**）。**骨盆骨折**引起的膀胱损伤，常发生**休克**。**腹膜外破裂**时，可引起**下腹部疼痛**。**腹膜内破裂**时，可引起**腹部疼痛**。病人有**血尿**和**排尿困难**。**腹膜外破裂**时，下腹部可有**压痛及肌紧张，直肠指检可触及肿物和触痛**。**腹膜内破裂**时，可有**全腹压痛、反跳痛及肌紧张**，并有**移动性浊音**。导尿试验和X线检查有助于膀胱破裂的诊断。紧急处理措施是积极抗休克治疗，尽早应用抗生素预防感染。**膀胱挫伤症状轻微可采取非手术治疗**，留置导尿管引流尿液7~10日，使用抗生素预防感染。**病情严重，应尽早手术治疗**。

（二）护理措施

1. 非手术治疗的护理

（1）观察病情：密切观察生命体征，观察腹痛及腹膜刺激症状。

（2）预防感染：监测体温（**每日4次，至平稳3天为止**），遵医嘱予补液、应用抗生素、加强营养。

（3）导尿管护理：妥善固定、保持引流通畅、观察引流液情况、防逆行感染、适时拔管（**尿管留置7~10日后拔除**）。

（4）心理护理：稳定病人及家属情绪，减轻焦虑。

2. 手术治疗的护理

（1）术前准备：在抗休克的同时，紧急做好各项术前准备。

（2）预防感染：遵医嘱予补液，应用抗生素。

（3）病情观察：观测生命体征，及时发现出血、感染等并发症。

（4）**膀胱造瘘管的护理**：妥善固定、保持引流通畅、观察记录引流情况、防逆行感染、适时拔管（留置**10日左右拔除**），拔管前应夹管训练膀胱的排尿功能，拔管后用纱布覆盖造瘘口。

（5）心理护理：消除病人及家属的思想顾虑，以取得配合。

3. 健康指导 向病人说明：**留置导尿管、膀胱造瘘管**，以及保持通畅的意义；**多饮水和拔除膀胱造瘘管前夹管训练排尿的意义**。

三、尿道损伤病人的护理

（一）概要

尿道损伤多见于男性，**球部和膜部**的损伤多见。按受伤的原因分为**开放性损伤**和**闭合性损伤**，按受伤部位可分为：**前尿道损伤**（分为尿道挫伤、尿道裂伤和尿道断裂三种类型）和**后尿道损伤**。骨盆骨折所致后尿道损伤，可引起**创伤性、失血性休克**。另可有尿道出血、疼痛、排尿困难和尿外渗等症状。导尿和X线检查有助于尿道损伤的诊断。**尿道挫伤及轻度裂伤，无需特殊治疗**。**前尿道裂伤导尿失败或尿道断裂**，应立即**行经会阴尿道修补或断端吻合术**，并**留置导尿管2~3周**。**尿道裂伤严重、会阴或阴囊形成大血肿者可行膀胱造瘘术**。**骨盆骨折致后尿道损伤**，经抗休克治疗病情稳定后，可行耻骨上**高位膀胱造瘘**。

（二）护理措施

1. 密切观察病情　监测生命体征和腹部情况。

2. 防治休克　在抗休克的同时，遵医嘱做好各项术前准备。

3. 卧床休息　骨盆骨折病人，应睡硬板床，勿搬动，卧床期间防止压疮发生。

4. 预防感染　监测体温及白细胞变化、保持尿道口清洁（留置尿管者，**每日清洁尿道口周围2次**）、冲洗膀胱（无膀胱破裂及膀胱穿刺造瘘者，**每日冲洗膀胱1~2次**）、观察引流情况、保持切口清洁干燥、保证抗生素的准确及时输入。

5. **尿道扩张术的护理**　①**操作前评估**：操作前应了解狭窄部位、程度。②**操作要求**：扩张时不宜用过细或过粗的尿道探子，手法要**轻柔，切忌暴力**，以免造成假道或大出血。③**术后观察：有无尿外渗**，严密观察会阴、直肠、耻骨上区**有无疼痛及排尿困难**。观察病人**有无尿频、尿急、尿痛及灼烧感**。④**术后护理**：术后观察有无尿道口出血，损伤轻微出血不多时，**病人应多饮水，口服抗生素，留院观察2~3小时**。大出血时，**应遵医嘱及时给予处理，并应用止血剂**。

【测试题】

（一）选择题

A1型题

1. 膀胱破裂临床表现正确的是

A. 有尿意但不能排尿而膀胱空虚　　B. 尿潴留
C. 排尿突然中断　　D. 假性尿失禁
E. 导尿管不易插入

2. 留置导尿管病人的护理措施<u>错误</u>的是

A. 保持尿管通畅
B. 每日观察尿量、颜色、性质
C. 保持引流装置的无菌
D. 导尿管每日更换一次，以免细菌生长
E. 用带气囊尿管，以免尿管脱落

3. 泌尿外科各种引流导管的护理措施<u>错误</u>的是

A. 妥善固定
B. 三天更换引流瓶一次

C. 保持引流通畅
D. 引流瓶的水平低于导管出口的水平
E. 观察引流物的量、性状、色泽

4. 泌尿外科引流管护理**错误**的是
A. 注意术后引流量和性质
B. 记录尿量和颜色
C. 保持尿路通畅
D. 补充足够液体，注意出入量平衡
E. 引流管发生引流不畅，立即拔除

5. 肾损伤的疼痛多为
A. 胀痛　B. 绞痛　C. 钝痛
D. 刺痛　E. 刀割样痛

6. 尿道损伤术后，预防尿道狭窄的主要措施是
A. 预防感染　B. 留置导尿管 7~10 天
C. 注射抗生素　D. 后期应定期做尿道扩张
E. 局部理疗

7. **不会**引起排尿困难的是
A. 尿道结石　B. 婴幼儿的包茎　C. 糖尿病
D. 前列腺增生症　E. 尿道狭窄

8. 肾损伤非手术治疗护理**错误**的是
A. 定时观察生命体征　B. 注意血尿情况
C. 观察体温变化　D. 早期起床活动
E. 注意腹痛的变化

9. 骑跨所致尿道断裂部位多发生在
A. 海绵体部　B. 球部　C. 膜部
D. 前列腺部　E. 以上都不是

10. 下列属于肾损伤的主要表现的是
A. 腰部疼痛　B. 血尿　C. 尿外渗
D. 尿潴留　E. 腹部疼痛

11. 膀胱镜检查术护理措施**错误**的是
A. 常规留置导尿管 3 日　B. 可适当用止痛药
C. 若有血尿，增加饮水量　D. 卧床休息
E. 必要时用抗生素

12. 可采取非手术治疗的肾损伤正确的是
A. 肾挫伤　B. 严重肾部分裂伤
C. 肾蒂断裂　D. 合并有输尿管损伤
E. 肾破裂伴有出血性休克

13. 尿道损伤无法插入导尿管，膀胱胀满者应行
A. 尿道造口术　B. 尿道会师复位术
C. 尿道断端吻合术　D. 膀胱穿刺造口术

E. 膀胱切开造口术

14. 嘱泌尿外科病人多饮水的理由正确的是

A. 增多尿量以冲洗尿路，防止感染

B. 摄入足量液体，防止水、电解质紊乱

C. 保持正常尿量，防止急性肾衰竭

D. 稀释尿液，减轻疼痛疾病

E. 保证体液容量，避免发生休克

15. 判断膀胱破裂最简便方法的是

A. 下腹部叩诊　　B. 耻骨上膀胱穿刺

C. 膀胱造影　　D. 腹腔穿刺

E. 导尿及膀胱注水试验

16. 行导尿试验时，注入无菌生理盐水量正确的是

A. 50~100ml　　B. 100~200ml　　C. 200~300ml

D. 300~350ml　　E. 350ml 以上

17. 前尿道裂伤行经会阴尿道修补术后，导尿管留置时间正确的是

A. 1 周　　B. 2~3 周　　C. 4~5 周

D. 5~6 周　　E. 6 周以上

A2 型题

18. 温某，男，28 岁。因左腰被撞伤后左腰疼痛 3 小时入院，病人尿液呈洗肉水样，初步诊断为肾损伤，该病人肾损伤类型最可能的是

A. 肾挫伤　　B. 肾部分裂伤　　C. 肾全层裂伤

D. 肾蒂损伤　　E. 肾挫裂伤

19. 马某，男，38 岁。骨盆骨折并后尿道损伤术后 3 个月，现出现排尿困难，此时，应采取的处理措施是

A. 导尿　　B. 尿道探子扩张尿道

C. 少饮水　　D. 膀胱造口

E. 抗生素应用

20. 韦某，男，30 岁。因行走途中被摩托车撞倒后出现排尿困难而入院，X 线检查提示骨盆多处骨折，排尿困难的最可能的原因是

A. 后尿道损伤　　B. 尿道球部损伤

C. 腹膜内膀胱破裂　　D. 腹膜外膀胱破裂

E. 输尿管损伤

A3/A4 型题

（21~22 题共用题干）

陈某，女，35 岁。劝架时右腰部被误击一拳，诉右腰部胀痛 2 小时。查体：T37 ℃，BP110/75mmHg。

21. 除作全面体格检查之外，首先检查

A. 血常规　　B. 尿常规　　C. 大便常规

D. 肝功能　　E. 肾功能

22. 经检查诊断为肾挫伤，治疗时应特别强调

A. 绝对卧床休息　　B. 输液　　C. 止血

D. 应用抗生素　　E. 止痛

（23~24 题共用题干）

何某，女，36 岁。墙倒砸伤下腹部，腹痛渐加剧。检查：神志淡漠，BP 85/50mmHg，P 110 次 /min，腹部压痛，反跳痛，以下腹部明显，移动性浊音阳性，导尿仅流出少量血尿。

23. 此时应首先考虑的是

A. 膀胱破裂并腹膜炎　　B. 尿道损伤

C. 阴道损伤　　D. 卵巢损伤

E. 子宫损伤

24. 宜采取的处理方案是

A. 导尿管持续引流　　B. 手术探查　　C. 止血

D. 膀胱造口　　E. 应用抗生素

（25~26 题共用题干）

李某，男，32 岁。民工。右腰部被重物撞击 5 小时，送至医院急诊。检查：BP70/50mmHg，P132 次 /min，脉细弱，腹胀，腰部扪及包块。

25. 此时，首要的护理措施是

A. 输血、输液　　B. 留置导尿管引流

C. 止血　　D. 应用升压药

E. 抗感染治疗

26. 经处理后血压未见回升，腰部包块逐渐增大并出现血尿。此时，应采取的处理方案是

A. 继续观察生命体征　　B. 继续用升压药

C. 继续止血　　D. 继续使用抗生素

E. 继续抗休克，同时手术探查

（二）填空题

1. 闭合性肾损伤在临床上最为多见，根据损伤程度可分为以下类型：________、________、________、________。

2. 肾损伤非手术治疗病人应绝对卧床休息________周，待病情稳定、血尿消失后可离床活动。

3. 肾挫裂伤通常于损伤后________周才趋于愈合，过早、过多离床活动，均有可能再度发生________。

4. 肾损伤术后，麻醉作用消失后血压平稳者，为利于________和________，可取________位。

5. 肾切除术后，需卧床休息________日，肾损伤修补、肾周引流术后病人需卧床休息________周。严密观察病情，尤其注意________小时内生命体征的变化，注意有无________的发生。

6. 肾损伤后________个月内不宜参加体力劳动或剧烈运动。

7. 前尿道损伤可有三种病理类型：________、________、________。

（三）简答题

1. 膀胱造瘘管的护理措施有哪些？

2. 尿道扩张术应采取哪些护理措施？

（四）病例分析

李某，男，45岁。拆房子时，被倒塌的墙压伤下腹部，腹痛渐加剧。检查：神志淡漠，BP75/50mmHg，P120次/min，腹部压痛、反跳痛，以下腹部明显，移动性浊音阳性，导尿仅流出少量血尿。初步诊断：膀胱破裂。手术治疗。

请问：

（1）该病人的膀胱破裂应属哪种病理类型？

（2）该病人的常见护理诊断/问题有哪些？

（3）应对该病人进行哪些健康指导？

（周武汉）

第二十六章 尿石症病人的护理

【重点与难点】

一、上尿路结石病人的护理

（一）概要

上尿路结石包括**肾和输尿管结石**。身体代谢异常、尿路梗阻、感染、异物和药物的使用是结石形成的常见病因。肾及输尿管结石**可引起泌尿系统直接损伤、梗阻、感染或恶性变**。

（二）护理评估

1. 健康史　了解病人有无与结石发病相关的因素，了解病人的既往史及发病情况。

2. 身体状况　**活动后出现疼痛**和**血尿**是肾和输尿管结石的**典型表现**，结石活动和刺激引起输尿管平滑肌痉挛或输尿管完全性梗阻时，可出现**肾绞痛**。当结石合并感染或结石位于输尿管膀胱壁段时，可出现**膀胱刺激征**。结石继发急性肾盂肾炎或肾积脓时，可有**畏寒、发热**等全身症状。**双侧上尿路完全性梗阻时可导致无尿，出现尿毒症**。肾结石病人肾区可有叩击痛。

3. 辅助检查　尿常规、影像学（X线、B超、排泄性尿路造影、逆行肾盂造影）和输尿管肾镜等检查有助于临床诊断和治疗。

4. 心理-社会状况评估。

5. 处理原则　根据结石的大小、数目、位置、肾功能和全身情况制订治疗方案。治疗方法：**病因治疗、非手术治疗和手术治疗。非手术治疗：结石＜0.6cm，无尿路梗阻和感染者。体外冲击波碎石：适宜于＜2cm的结石。手术治疗：内镜取石或碎石术和开放手术。**

（三）常见护理诊断/问题

1. **疼痛**。

2. **知识缺乏**：缺乏预防尿石症的知识。

3. **潜在并发症**：感染、“石街”形成。

（四）护理措施

1. 非手术治疗的护理　①**观察尿液内是否有结石排出**。②遵医嘱使用抗生素防治感染。③遵医嘱立即应用药物止痛，并观察疼痛缓解情况。④鼓励病人多饮水，多活动，促进排石。⑤心理护理。

2. 体外冲击波碎石的护理

（1）术前护理：①术前准备：**术前3日忌进食易产气食物，术前1日服缓泻剂，术晨禁饮禁食。术晨行泌尿系统X线平片复查**了解结石位置，**复查后平车接送病人**。②心理护理：向病人说明该方法简单、安全有效，可重复治疗，**术中不能随意移动体位**。

（2）术后护理：①休息和饮食：**术后卧床休息 6 小时；鼓励病人多饮水，以增加尿量，促进结石排出**。②**采取有效体位**：鼓励病人适当运动、经常变换体位，以促进碎石排出。③病情观察：**严密观察和记录碎石后排尿及排石情况**。④**并发症的观察和护理**：注意观察**血尿、疼痛、发热和“石街”形成情况**，并做好护理。

3. 内镜碎石术的护理

（1）术前护理：①术前准备：掌握凝血功能情况；**术前指导病人进行俯卧位练习；术前 1 日备皮、配血，术前晚行肠道清洁**。②心理护理。

（2）术后护理：①观察病人的生命体征，尿液颜色和性状等。②遵医嘱应用抗生素防治感染。**多饮水，勤排尿**。③引流管护理：做好**肾造瘘管护理**和**双“J”管护理**。

4. 手术治疗的护理

（1）术前护理：做好术前准备和心理护理。

（2）术后护理：①**肾实质切开者，应卧床 2 周**。取侧卧位或半卧位。②输液并鼓励病人多饮水，**每日 3000~4000ml**。血压稳定者，**应用利尿剂，增加尿量**，以便冲洗尿路和改善肾功能。③严密观察和记录尿液颜色、量及患侧肾功能情况。④引流管的护理：妥善固定、通畅引流、观察记录引流情况、适时拔管（**术后 3~4 日拔除**）。⑤心理护理。

5. 健康指导　做好知识宣教、**饮食指导**、**用药指导**和复查指导。

二、下尿路结石病人的护理

（一）概要

膀胱结石典型症状为排尿突然中断。尿道结石典型症状为排尿困难，点滴状排尿，伴尿痛。X 线平片能显示绝大多数结石。B 超检查能显示结石声影。治疗原则：膀胱结石可经膀胱镜机械、液电效应、超声或弹道气压碎石。结石过大、过硬或有膀胱憩室时，宜采用耻骨上膀胱切开取石。前尿道结石可采取非手术治疗。后尿道结石，在麻醉下用尿道探条将结石轻轻推入膀胱，再按膀胱结石处理。

（二）护理措施

1. 非手术治疗的护理　①碎石术后严密观察和记录碎石后排尿及排石情况。膀胱和尿道机械性操作后，注意观察出血的量，尿的颜色、性状等；观察下腹部情况。②嘱病人**多饮水，勤排尿**，遵医嘱应用抗生素。

2. 耻骨上膀胱切开取石术后的护理　做好切口护理、预防感染、做好疼痛护理、膀胱造瘘管、尿管及膀胱侧间隙引流管护理。

【测试题】

（一）选择题

A1 型题

1. 肾、输尿管结石的主要表现是

A. 疼痛和血尿　　B. 尿末痛，尿流中断

C. 排尿痛，尿流细和滴尿　　D. 慢性膀胱刺激征，血尿和脓尿

E. 无痛性间歇性血尿

2. 上尿路结石是指
A. 肾结石　B. 输尿管结石　C. 膀胱结石
D. 肾和输尿管结石　E. 输尿管结石和膀胱结石

3. 下尿路结石是指
A. 肾结石　B. 输尿管结石　C. 膀胱结石
D. 肾和输尿管结石　E. 膀胱结石和尿道结石

4. 结石引起肾绞痛的首先处理措施是
A. 抗生素　B. 内服溶石药物　C. 热敷、针灸
D. 解痉止痛　E. 急症手术切开取石

5. 泌尿系平片可发现结石的百分比是
A. 75% 以上　B. 80% 以上　C. 85% 以上
D. 90% 以上　E. 95% 以上

6. 上尿路结石非手术治疗的指征是
A. 结石< 0.6cm，无尿路梗阻和感染者　B. 结石< 0.8cm，无尿路梗阻和感染者
C. 结石< 1.0cm，无尿路梗阻和感染者　D. 结石< 1.2cm，无尿路梗阻和感染者
E. 结石< 1.5cm，无尿路梗阻和感染者

7. 上尿路结石水化疗法的饮水量是
A. 1000~1500ml　B. 1500~2000ml　C. 2000~2500ml
D. 2500~3000ml　E. 3000ml 以上

8. 下列<u>不是</u>体外冲击波碎石术后并发症的是
A. 血尿　B. 蛋白尿　C. 疼痛
D. 发热　E. "石街"形成

9. 巨大肾结石行体外冲击波碎石术后取
A. 患侧卧位　B. 健侧卧位　C. 头高脚低位
D. 头低脚高位　E. 半卧位

10. 输尿管上段结石行体外冲击波碎石术后取
A. 患侧卧位　B. 健侧卧位　C. 头高脚低位
D. 头低脚高位　E. 半卧位

11. 经皮肾镜取石术后常规留置肾造瘘管
A. 1~2 日　B. 3~5 日　C. 6~7 日
D. 1 周以上　E. 2 周以上

12. 上尿路结石肾实质切开取石术后应卧床
A. 3~5 日　B. 1 周　C. 2 周
D. 3 周　E. 4 周

13. 上尿路结石开放性手术后留置肾周围引流管
A. 1~2 日　B. 3~4 日　C. 5~6 日
D. 1 周　E. 2 周

A2 型题

14. 韦某，男，32 岁。近两月来腰部有隐痛，今天上午 7 时突然出现阵发性刀割样疼痛，病人辗转不安，呻吟呼痛，面色苍白，镜下血尿，应考虑为

A. 肾肿瘤　　B. 肾结石，肾绞痛　　C. 阑尾炎

D. 肠扭转　　E. 胆囊炎

15. 刘某，女，35岁。因左肾结石行ESWL治疗，1周后排出2枚米粒大小结石，分析证实为磷酸钙结石，下列预防结石再发的措施中，**错误**的是

A. 控制尿路感染　　B. 多饮水　　C. 多运动

D. 酸化尿液　　E. 碱化尿液

16. 王某，女，28岁。突然发生右下腹疼痛，伴有恶心，无发热。近年来有同样发作史。体检：腹平软，右下腹深压痛，无反跳痛及肌紧张，右肋脊角叩痛，尿镜检红细胞10~15个/HP，血白细胞 $9.6 \times 10^9/L$，应考虑为

A. 急性阑尾炎　　B. 右侧肾输尿管结石　　C. 右输卵管炎

D. 膀胱结石　　E. 不完全性肠梗阻

17. 何某，男，40岁。体外碎石后有石头排出，经分析结石主要成分为尿酸盐结石，请问预防尿酸盐结石，应采取的治疗措施是

A. 口服维生素 B_6　　B. 酸化尿液　　C. 碱化尿液

D. 口服别嘌醇　　E. 口服黄体酮

A3/A4 型题

（18~19 题共用题干）

李某，男，28岁。下午打篮球的过程中，突然出现阵发性刀割样疼痛，病人辗转不安，痛苦呻吟，面色苍白，大汗淋漓。由他人送入院。

18. 该病人可能患的疾病是

A. 急性阑尾炎　　B. 肾和输尿管结石　　C. 膀胱结石

D. 黄体囊肿破裂　　E. 异位妊娠

19. 为明确诊断，应先进行的检查是

A. B超　　B. 排泄性尿路造影　　C. 逆行肾盂造影

D. CT　　E. MRI

（20~23 题共用题干）

王某，男，25岁。因运动后突然发生右下腹疼痛入院。查体：T37℃，BP 110/80mmHg。

20. 该病人可能患的疾病是

A. 急性阑尾炎　　B. 肾和输尿管结石　　C. 膀胱结石

D. 黄体囊肿破裂　　E. 异位妊娠

21. 为明确诊断，应先进行的实验室检查是

A. 血常规　　B. 大便常规　　C. 尿常规

D. 肾功能　　E. 电解质

22. B超发现右侧输尿管膀胱壁内段有绿豆大小结石，处理措施<u>不妥</u>的是

A. 口服抗生素防治感染　　B. 解痉止痛

C. 口服金钱草冲剂　　D. 手术治疗

E. 多饮水，勤排尿

23. 经分析结石主要成分为磷酸钙结石，预防磷酸钙结石应用

A. 维生素 B_6　　B. 酸化尿液　　C. 碱化尿液

D. 别嘌醇　　E. 黄体酮

（二）填空题

1. 引起泌尿系结石的流行病学因包括：年龄、性别、种族、职业、________、________、________、代谢和遗传等因素均可影响尿路结石的形成。

2. ________结石和________结石在酸性尿中形成，________结石和________结石在碱性尿中形成。

3. 引起泌尿系结石的泌尿系局部因素是：________、________、________。

4. 上尿路结石非手术治疗水化疗法的饮水量________ml，保持每日尿量在________ml以上。

（三）简答题

1. 简述肾绞痛的典型表现。

2. 双“J”管的护理措施包括哪些？

（四）病例分析

李某，女，26岁。近1个月来腰部有隐痛，今天早上晨练后突然出现阵发性刀割样疼痛，病人辗转不安，呻吟呼痛，面色苍白。初步诊断：右侧输尿管结石，治疗：非手术治疗。

请问：

（1）应协助医师采取哪些检查措施？

（2）该病人的常见护理诊断/问题有哪些？

（3）针对该病人采取哪些治疗措施和护理措施？

（周武汉）

第二十七章 泌尿、男性生殖系结核病人的护理

【重点与难点】

(一)概要

肾结核好发于20~40**岁的青壮年,男女之比为**2:1。**肾结核是全身结核病的一部分。结核杆菌经血行播散引起肾结核**。肾结核早期微小病变可以全部自行愈合,临床上常不出现症状,称为**病理肾结核**。出现临床症状及影像学改变,称为**临床肾结核**。**绝大多数为单侧病变**。含结核菌的脓液随尿液排出,引起输尿管结核、膀胱结核、尿道结核。

(二)护理评估

1. 健康史　了解病人的年龄、性别、发病时间,既往有无肺结核及骨关节结核病史。

2. 身体状况　①**尿频、尿急、尿痛:是肾结核的典型症状之一**。②血尿:**多为终末血尿**。③脓尿。④腰痛:肾结核一般无明显腰痛。⑤全身症状:常不明显。⑥较大肾积脓或对侧巨大肾积水时,可出现腰部肿块。

3. 辅助检查　**尿结核分枝杆菌培养对肾结核的诊断有决定性意义**。影像学检查(X线、排泄性尿路造影及逆行性肾盂造影、B超、CT和MRI)和膀胱镜检查有助于诊断。

4. 心理-社会状况评估。

5. 处理原则　**药物治疗**适用于早期肾结核。**凡药物治疗**6~9**个月无效**,肾破坏严重者,应在药物治疗的配合下行**手术治疗**。

(三)常见护理诊断/问题

1. **恐惧与焦虑**。

2. **排尿障碍**。

3. **潜在并发症**:出血、感染、尿瘘、肾衰竭、肝功能受损。

(四)护理措施

1. 术前护理　①饮食护理:**进食富含维生素、营养充分的饮食,改善并纠正全身营养状况**。**多饮水**。②用药护理:术前**按时、足量、足疗程服用抗结核药物,注意观察药物治疗效果**。③术前准备。④心理护理。

2. 术后护理

(1)休息与活动:肾切除病人血压平稳后,取半卧位,鼓励其早期活动。**行部分肾脏切除的手术病人,应卧床**1~2**周**,减少活动。

(2)饮食护理:待肛门排气后,开始进易消化、营养素完全的食物。

(3)病情观察:①观察有无术后出血:肾切除病人伤口内引流血性液体24**小时未减少**,

每小时**超过** 100ml,并**达** 300~500ml;**术后** 7~14 **日**出现虚脱、**血压下降**、脉搏加快等症状时。②观察健肾功能:**术后连续 3 日准确记录 24 小时尿量,若手术后 6 小时仍无排尿或 24 小时尿量较少**,应通知医师处理。

(4)**引流管的护理**:妥善固定、保持引流通畅、观察引流情况、适时拔管(**术后 3~4 日拔除**)。

(5)预防感染:术后须注意观察体温及血白细胞计数的变化,做好切口护理,正确使用抗生素。

3. 健康指导 康复指导、**用药指导**、治疗指导、复查指导。

【测试题】

(一)选择题

A1 型题

1. 下列病变可由肾脏蔓延至膀胱及生殖系出现相应症状的是
   A. 急性肾炎 B. 肾积水 C. 肾结石
   D. 肾结核 E. 肾损伤
2. 肾结核肾部分切除术后,护理措施<u>**不正确**</u>的是
   A. 观察出血及排尿情况 B. 卧床 3~5 日
   C. 每月复查尿常规 2 次 D. 每 3~6 月做泌尿系造影检查 1 次
   E. 术后仍坚持药物治疗
3. 肾结核病人术前应用抗结核药物治疗时间正确的是
   A. 1~3 个月 B. 3~6 个月 C. 6~9 个月
   D. 10~12 个月 E. 一年半以上
4. 肾结核的典型症状是
   A. 发热 B. 腰痛 C. 血尿
   D. 脓尿 E. 尿频、尿急、尿痛
5. 对肾结核的诊断有决定性意义的检查是
   A. 结核杆菌培养 B. 泌尿系统平片 C. 排泄性尿路造影
   D. 逆行性肾盂造影 E. B 超
6. 肾结核行部分肾脏切除的病人卧床时间正确的是
   A. 1~2 日 B. 3~5 日 C. 5~6 日
   D. 7~14 日 E. 2 周以上

A2 型题

7. 陈某,男,36 岁。反复尿频、尿急、尿痛 11 年,以往有盗汗、低热史,该病人最可能的原发病是
   A. 泌尿系结核 B. 泌尿系结石 C. 泌尿系损伤
   D. 泌尿系肿瘤 E. 前列腺增生症
8. 韦某,男,45 岁。尿频、尿痛、尿急 3 年余,间隙性血尿,多种抗生素治疗无明显效果,且有加重趋势,应怀疑
   A. 肾结石伴感染 B. 膀胱肿瘤 C. 肾结核

D. 膀胱结石　　E. 慢性肾盂肾炎

9. 王某，男，35岁。2年来出现膀胱刺激症状，渐加重，青霉素治疗无效，目前尿频严重，且有终末血尿、脓尿，应首先考虑

A. 前列腺增生　　B. 慢性前列腺炎　　C. 泌尿系结核

D. 膀胱结石　　E. 膀胱肿瘤

A3/A4 型题

（10~12题共用题干）

胡某，男，38岁。尿频、尿痛、尿急2年余，多种抗生素治疗无明显效果，既往有盗汗、低热史。

10. 为明确诊断，以下检查对该病人的诊断有决定性意义的是

A. 泌尿系统平片　　B. 结核杆菌培养　　C. 排泄性尿路造影

D. 逆行性肾盂造影　　E. B超

11. 手术治疗的一个重要前提是：凡药物治疗多少时间无效，肾破坏严重者

A. 1~3个月　　B. 3~6个月　　C. 6~9个月

D. 10~12个月　　E. 一年以上

12. 病人手术后为防结核复发，应继续抗结核治疗的时间是

A. 1个月以上　　B. 3个月以上　　C. 6个月以上

D. 9个月以上　　E. 12个月以上

（二）填空题

1. 肾结核好发于________岁的青壮年，男女之比为________。

2. ________、________、________是肾结核的典型症状。

（三）简答题

1. 肾结核术后出血有哪些表现？

2. 肾结核病人的用药指导包括哪些内容？

（四）病例分析

常某，41岁。反复尿频、尿急、尿痛7年，伴尿液浑浊2月余入院，既往有盗汗、低热史。查体：T37.5℃，R18次/min，BP110/70mmHg，HR75次/min，表情焦虑，消瘦。

请问：

（1）该病人可能患何种疾病？

（2）为明确诊断，应协助医师采取哪些检查措施？

（3）该病人手术治疗后，如何进行出血和肾功能的观察？

（周武汉）

第二十八章 泌尿、男性生殖系肿瘤病人的护理

【重点与难点】

一、肾癌病人的护理

（一）概要

肾癌多为单发肿瘤。肾透明细胞癌约占70%~80%。**常见症状：间歇性无痛性肉眼血尿**。可有发热、高血压、红细胞增多、血沉快、消瘦、贫血等肾外表现。X线平片、CT、排泄性尿路造影或逆行肾盂造影、B超、MRI、肾动脉造影等检查，均可帮助诊断。**根治性手术是首选的治疗方案**。

（二）护理措施

术后护理：①体位与活动：病人术后麻醉作用消失、血压平稳者，取半卧位。**肾癌根治术病人建议早期下床活动**。**行部分切除术病人**常需**卧床**3~7日，**避免过早下床活动引起手术部位出血**。②病情观察：严密观察生命体征，保证输血、输液通畅，**观察健肾功能**：术后连续3日准确记录24小时尿量，且观察第1次排尿的时间、尿量、颜色。若手术后6小时仍无排尿或24小时尿量较少，说明健肾功能可能有障碍，应通知医师处理。③并发症的护理：术中和术后出血是肾部分切除最主要的并发症，注意观察有无出血表现，发现出血征象时及时报告医师并协助处理。④引流管的护理：保持引流通畅，观察引流液的颜色、性质及量，若无引流物排出，2~3日拔除。

二、膀胱癌病人的护理

（一）概要

膀胱癌是**泌尿系统**中**最常见**的肿瘤。95%**以上为上皮性肿瘤**，其中多数为移行细胞乳头状。**身体状况**：①**间歇性无痛性肉眼血尿**是膀胱癌**最常见和最早**出现的症状，**终末可加重**。②膀胱刺激征：多为晚期表现。③排尿困难，因膀胱颈部肿瘤或肿瘤出血形成血块阻塞尿道内口引起，甚至尿潴留。④下腹部疼痛及肿块，见于较大的膀胱肿瘤。**辅助检查**：膀胱造影、排泄性尿路造影、B超、CT、膀胱镜检查等，可帮助诊断。其中，**膀胱镜检查为最重要的检查方法，并可取活组织做病理检查**。**治疗原则**：以**手术治疗**为主的综合治疗。

（二）护理措施

1. 术前护理　①注意休息。②**饮食护理**：给高蛋白、高热量、高维生素、易消化饮食，必要时输液、输血或静脉营养等，以改善营养状况。③**术前准备**：膀胱部分切除术，嘱病人手术日晨

勿排尿，以便术中识别膀胱；膀胱全切回肠代膀胱术，应常规进行肠道准备；膀胱全切双侧输尿管皮肤造口术，应做好腹部皮肤准备。

2. 术后护理　①观察生命体征、尿量及尿液颜色，如尿色较深，可用无菌生理盐水进行膀胱冲洗。②**经尿道膀胱肿瘤电切或膀胱部分切除术后，均应保持导尿管通畅，防止膀胱内出血过多时血块堵塞尿管**；膀胱全切回肠代膀胱术后，要分别记录左、右输尿管支架引流管及回肠代膀胱引流管引出的尿量，以了解双侧肾功能及回肠代膀胱的功能，还应做好胃肠减压的护理；膀胱全切输尿管皮肤造口术后，应观察成形皮肤乳头的血运情况，**如出现回缩、颜色变紫，说明血运障碍，应立即报告医生**。③饮食护理：胃肠道功能恢复前，给予液体疗法，肛门排气后可进食，**鼓励多饮水，每日 2000~3000ml，以起到内冲洗作用**。④观察有无切口感染、口腔感染、肺部感染和泌尿系感染等并发症，若有发生，给予及时处理。⑤**引流管的护理：包括输尿管支架管、代膀胱造瘘管、导尿管和盆腔引流管**。准确做好标识，妥善固定，保持通畅，观察记录引流液的颜色、性状、量，发现异常及时报告医师，并协助处理。⑥**膀胱灌注化疗的护理：化疗时间、化疗药物、化疗方案、灌注方法、注意事项**。⑦造口护理。⑧**新膀胱冲洗的护理：冲洗目的、冲洗时机和次数、冲洗方法**。⑨**并发症的护理**：出血、感染、膀胱穿孔、尿瘘、尿失禁。

3. 健康指导　①锻炼与自我保护。②**自我护理**。③**原位膀胱功能训练：贮尿功能、控尿功能、排尿功能和排尿姿势训练**。④定期复查：膀胱癌**保留膀胱**的术后病人，**每 3 个月进行 1 次膀胱镜检查，2 年无复发者，改为每半年 1 次**。

三、前列腺癌病人的护理

（一）概要

1. 症状　早期前列腺癌一般无症状。进展期病人出现排尿困难、刺激症状；骨转移病人可以出现骨痛、脊髓压迫症状、排便失禁等。

2. 体征　直肠指诊可触及前列腺结节。淋巴结转移时，病人可出现下肢水肿。脊髓受压可出现下肢痛、无力。

3. 辅助检查　PSA 可作为前列腺癌的**筛选检查**方法，正常男性的血清 PSA 浓度应＜ 4ng/ml；B 超检查能够对前列腺癌进行较可靠的分期，还可为穿刺活检定位；**前列腺穿刺活检**是确诊的主要手段。

（二）护理措施

1. 改善营养　告知病人保持丰富的膳食营养，尤其多食富含多种维生素的食物，多饮绿茶。必要时给予肠内外营养支持。

2. 心理护理　减轻病人焦虑和恐惧。

3. 并发症的预防及护理

（1）出血：根治手术后有继发出血的可能，若血压下降、脉搏增快、引流管内引出鲜血，立即凝固，每小时血量超过 100ml 以上，提示继发出血，应立即通知医师处理。

（2）预防感染：加强各项基础护理措施，保持切口清洁，敷料渗湿及时更换，保证引流管通畅且固定牢靠。应用广谱抗菌类药物预防感染。发现感染迹象时及时通知医师处理。

4. 健康指导　**定期检测 PSA 可作为判断预后的重要指标**。若有骨痛，应即查骨扫描，确定有骨转移者可加用放射治疗。

【测试题】

(一)选择题

A1 型题

1. 无痛性血尿最主要发生在
   A. 泌尿系感染　B. 泌尿系结核　C. 泌尿系肿瘤
   D. 泌尿系畸形　E. 泌尿系梗阻
2. 泌尿系统最常见的肿瘤是
   A. 肾癌　B. 膀胱癌　C. 阴茎癌
   D. 肾细胞癌　E. 前列腺癌
3. 泌尿外科疾病应鼓励病人多饮水,每日要达到
   A. 500~1000ml　B. 1000~1500ml　C. 1500~2000ml
   D. 2000~3000ml　E. 3000ml 以上
4. 肾癌最早出现的临床表现是
   A. 乏力　B. 腰痛　C. 尿频
   D. 发热　E. 血尿
5. 膀胱癌最常见和最早出现的症状是
   A. 膀胱刺激征　B. 排尿困难　C. 尿潴留
   D. 血尿　E. 低热
6. 膀胱癌最具意义的临床症状是
   A. 尿急、尿频、尿痛　B. 排尿困难　C. 活动后血尿
   D. 无痛性肉眼血尿　E. 贫血、水肿

A2 型题

7. 石某,男,58 岁。近期出现间歇性无痛性肉眼血尿,为了查清病情,首选
   A. 尿路平片　B. 静脉肾盂造影　C. CT
   D. 膀胱镜检查　E. MRI
8. 温某,男,41 岁。B 超、CT 均提示右肾癌,直径约 5cm,以下**不合适**的治疗方法是
   A. 支持治疗　B. 根治性肾切除　C. 放疗
   D. 生物学治疗　E. 免疫治疗
9. 邓某,男,55 岁。膀胱癌,行尿道膀胱肿瘤电切术后 3 日,**不正确**的护理措施是
   A. 心理护理　B. 导尿管护理　C. 饮食指导
   D. 鼓励病人用力排尿　E. 加强尿漏病人的护理
10. 韦某,男,78 岁。因腰痛就诊,X 线摄片证实腰椎有转移癌破坏,考虑最有可能来自前列腺癌,下列对前列腺癌诊断**无意义**的检查是
   A. B 超　B. 血清 PSA 测定　C. CT
   D. 癌胚抗原测定　E. 前列腺穿刺活检

A3/A4 型题

(11~13 题共用题干)

李某,男,53 岁。间歇性无痛性肉眼血尿 2 个月,近期常有尿频、尿急。询问病史得知病

人做油漆工 20 余年。

11. 该病人最有可能是

A. 肾癌　　B. 肾盂癌　　C. 肾母细胞瘤

D. 膀胱癌　　E. 前列腺癌

12. 为了确诊，最可靠的检查方法是

A. 实验室检查　　B. X 线尿路造影检查　　C. 膀胱镜检查

D. B 超　　E. CT

13. 目前健康指导时最重要的是

A. 注意休息　　B. 立即戒烟　　C. 注意劳动保护

D. 使用抗癌药　　E. 住院检查

（二）填空题

1. 泌尿系最常见的恶性肿瘤是________，其典型表现是________。主要依靠________确诊。

2. ________可作为前列腺癌的筛选检查方法；________是确诊的主要手段。

3. 行膀胱全切回肠代膀胱术的病人，术前________日给无渣饮食，术前________日每晚灌肠一次，手术当日早晨________灌肠。

（三）名词解释

1. 镜下血尿

2. 终末血尿

（四）简答题

简述膀胱癌手术治疗后病人的护理。

（五）病例分析

何某，女，76 岁。抽烟 48 年，20 支 / 日。发生间歇性无痛性肉眼全程血尿 10 天，尿中有血凝块，来院就诊。体查：全身情况好，无明显异常。

请问：

（1）该病人最可能的疾病是什么？

（2）要明确诊断应作何种检查？

（3）该病人健康史中与疾病相关的因素是什么？

（熊云新）

第二十九章 良性前列腺增生病人的护理

【重点与难点】

（一）概要

良性前列腺增生是老年男性常见病，一般男性自45岁以后，前列腺均有不同程度的增生，50岁以后出现临床症状。增生的前列腺可造成膀胱出口梗阻，引起排尿困难。长期排尿困难使膀胱高度扩张或膀胱内高压，可发生膀胱输尿管反流，最终引起肾积水和肾功能损害。膀胱内尿液潴留，可继发感染和结石。

（二）护理评估

1. 健康史　了解年龄、发病诱因，既往排尿困难情况及治疗经过，有无其他伴随疾病，如心脑血管疾病、肺气肿、糖尿病等。

2. 身体状况　①**尿频**：是**最常见的早期**症状，夜间较明显。②**进行性排尿困难**：是前列腺增生最重要的症状，**表现**是排尿迟缓、断续、尿流细而无力、射程短、终末滴沥、排尿时间延长。③尿潴留：梗阻严重者可发生尿潴留，并可出现充盈性尿失禁。可因**受凉**、**劳累**、**饮酒**等原因，引起急性尿潴留。④其他症状：可发生无痛血尿。若合并感染或结石，可有膀胱刺激症状。少数病人晚期可出现**肾积水和肾功能不全表现**。

3. 辅助检查　B超和尿动力学检查可明确前列腺增生程度及膀胱尿道功能。PSA测定以排除合并前列腺癌的可能性。

4. 处理原则　前列腺增生未引起梗阻者一般无需处理。梗阻较轻或难以耐受手术治疗者可采用非手术治疗或姑息性手术。导致以下并发症者：反复尿潴留（至少在一次拔管后不能排尿或两次尿潴留）；反复血尿，药物治疗无效；反复泌尿系感染，膀胱结石，继发性上尿路积水（伴或不伴肾功能损害）；建议手术治疗。经典的外科手术方法有经尿道前列腺电切术、经尿道前列腺切开术以及开放性前列腺摘除术。

（三）常见护理诊断/问题

1. 排尿障碍。

2. 疼痛。

3. 潜在并发症：TUR综合征、出血、尿失禁、尿道狭窄。

（四）护理措施

1. 非手术治疗的护理/术前护理

（1）饮食护理：嘱病人吃粗纤维、易消化食物；忌饮酒及辛辣食物；多饮水，勤排尿。

（2）**急性尿潴留的护理**：①预防：避免受凉、过度劳累、饮酒、便秘、久坐等急性尿潴留的诱发因素；指导病人适当限制饮水，夜间和社交活动前限水，每日的摄入不应少于1500ml；勤排尿、不憋尿，避免尿路感染；注意保暖。②护理：当发生尿潴留时，及时留置导尿管或膀胱造瘘管，并做好管道护理。

（3）**用药护理**：① α_1-受体阻滞剂：具有头晕、直立性低血压等副作用，用药后应卧床休息，改变体位时动作要慢，预防跌倒，同时与其他降压药分开服用。② 5α 还原酶抑制剂：具有勃起功能障碍、性欲低下、男性乳房女性化等副作用。起效缓慢，停药后症状易复发，告知病人应坚持长期服药。

（4）**安全护理**：应嘱夜尿次数较多的病人白天多饮水，睡前少饮水。夜间睡前在床边为病人准备便器。夜间起床如厕应有家属或护士陪护，以防跌倒。

（5）**术前准备**：①术前协助做好心、脑、肝、肺、肾等重要器官功能的检查，评估其对手术的耐受力。②慢性尿潴留病人应先留置尿管引流尿液，改善肾功能；尿路感染病人应用抗生素控制炎症。③术前指导病人有效咳嗽排痰的方法；术前晚灌肠，防止术后便秘。

（6）心理护理：帮助病人适应前列腺增生给生活带来的不便。消除病人的焦虑和恐惧心理，鼓励病人树立治疗的信心，争取病人的主动配合。

2. **术后护理**

（1）体位与饮食：平卧 2 日后改半卧位，**固定或牵拉气囊尿管，防止气囊移位而导致出血**。术后 6 小时，如无恶心、呕吐可进流质，鼓励多饮水，1~2 日后，如无腹胀可恢复正常饮食。

（2）病情观察：严密观察病人意识状态及生命体征情况。

（3）预防感染：注意观察体温及白细胞变化。早期应用抗生素，每日用消毒棉球擦拭尿道外口 2 次，防止感染。

（4）**膀胱冲洗的护理**：术后用生理盐水持续冲洗膀胱 3~5 日。**护理**：①冲洗液温度：在 25~30℃；②**保持冲洗通畅**：以免造成膀胱充盈或膀胱痉挛而加重出血；③**控制好冲洗速度：色深则快、色浅则慢**，有活动性出血，应及时通知医师处理；④**记录冲洗情况**：准确记录冲洗量和排出量，尿量 = 排出量 − 冲洗量，同时观察记录引流液的颜色和性状。

（5）**引流管的护理**：①妥善固定引流管；②保持引流管通畅；③保持会阴部清洁；④**适时拔管：耻骨后引流管术后 3~4 日**，引流量很少时可拔除；**耻骨上前列腺切除术后 7~10 日拔出导尿管；膀胱造瘘管通常留置术后 10~14 日拔除**，拔管后用凡士林油纱布填塞瘘口，排尿时用手指压迫瘘口敷料以防漏尿。

（6）并发症的护理：**膀胱痉挛、经尿道前列腺切除术综合征**、尿失禁、出血、尿道狭窄。

（7）心理护理。

3. **健康指导**　①预防尿潴留：非手术治疗者，应避免受凉、劳累、饮酒、便秘以防急性尿潴留。②饮食与活动：**术后加强营养**，进食含纤维多、易消化的食物，**保持大便通畅，预防便秘**。**术后 1~2 个月内**为防止继发性出血，避免久坐、提重物，避免剧烈活动，如跑步、骑自行车等。③康复指导：术后 3~6 个月，应多饮水，定期化验尿、复查尿流率及残余尿量。**告知病人**：术后若出现尿线逐渐变细，甚至出现排尿困难者，应及时到医院检查和处理。附睾炎常在术后 1~4 周出现，如病人出现阴囊肿大、疼痛、发热等症状应及时就诊。

【测试题】

（一）选择题

A1 型题

1. 良性前列腺增生的早期症状是

A. 排尿困难 B. 尿急 C. 尿频
D. 尿痛 E. 血尿

2. 因前列腺增生而发生急性尿潴留的病人，当病人膀胱高度膨胀而又极度虚弱，为其导尿时，首次放尿量**不应超过**

A. 500ml B. 800ml C. 1000ml
D. 1500ml E. 2000ml

3. 良性前列腺增生致急性尿潴留时，应首先采取的处理方法是

A. 嘱病人停止饮水 B. 实施导尿术 C. 膀胱穿刺排尿
D. 耻骨上膀胱造瘘术 E. 安慰病人

4. 良性前列腺增生最主要的症状是

A. 进行性排尿困难 B. 尿急 C. 尿痛
D. 血尿 E. 尿潴留

A2 型题

5. 李某，男，70 岁。排尿犹豫，夜尿增多，与家人饮烈性酒后，小便不能自解，体检发现膀胱区明显膨隆，最可能的诊断是

A. 尿道结石 B. 尿道狭窄 C. 膀胱结石
D. 肾衰竭 E. 前列腺增生

6. 韦某，男，70 岁。因前列腺增生造成排尿困难，尿潴留，已 10 小时未排尿。目前正确的护理措施是

A. 让病人坐起试排尿 B. 让病人听水声试排尿
C. 温水冲会阴部诱导排尿 D. 让病人放松自主排尿
E. 行导尿术排尿

7. 刘某，男，68 岁。既往有高血压、冠心病史，因前列腺增生行经尿道前列腺切除术，术后护理中发现病人血钠较低，其主要原因是

A. 术前病人服用过利尿剂 B. 病人手术中有失血
C. 术中冲洗液被吸收致血液稀释 D. 术前禁食
E. 术后伤口出血

8. 李某，男，65 岁。进行性排尿困难 5 年，夜尿 3~5 次，肛门指检前列腺 6.5cm × 5.5cm，中央沟消失，无压痛。病人有时夜间睡眠时有尿液从尿道流出，此应考虑为

A. 真性尿失禁 B. 充溢性尿失禁 C. 压力性尿失禁
D. 急迫性尿失禁 E. 尿瘘

A3/A4 型题

（9~10 题共用题干）

林某，男，62 岁。近 1 年来尿频，夜尿次数增加。

9. 该病人应首先考虑为

A. 膀胱炎 B. 肾盂肾炎 C. 前列腺增生
D. 肾结核 E. 尿道炎

10. 此疾病晚期最严重的病理损害是

A. 排尿困难 B. 肾积水及肾功能不全 C. 尿失禁
D. 尿潴留 E. 继发感染和结石

（11~13 题共用题干）

王某，男，65 岁。进行性排尿困难 3 年，夜尿 3~5 次，肛门指检前列腺 6cm × 5cm，中央沟消失，无压痛。

11. 可能的诊断是

A. 神经源性膀胱　　B. 尿道狭窄　　C. 膀胱肿瘤

D. 前列腺增生　　E. 膀胱结石

12. 若此病人发生急性尿潴留，最常用的解决方法是

A. 留置导尿管　　B. 耻骨上膀胱穿刺抽吸尿液

C. 诱导排尿　　D. 膀胱造口

E. 开放手术

13. 若该病人血 BUN 86mmol/L，CR1023mmol/L，考虑其可能并发

A. 感染　　B. 肾性肾衰竭　　C. 肾前性肾衰竭

D. 肾后性肾衰竭　　E. 肾中毒

（二）填空题

1. 前列腺增生的早期表现是________；典型表现是________。晚期还会出现________等表现。

2. 前列腺增生残余尿量________ml 时应行手术治疗。测定残余尿量可采用________和________两种方法。

3. 前列腺增生病人目前主要采用 TURP 手术，术后应行膀胱冲洗。应警惕________并发症，其表现是________。

（三）名词解释

1. 尿潴留

2. 压力性尿失禁

（四）简答题

1. 简述前列腺增生病人膀胱冲洗的护理。

2. 试述经尿道前列腺电切术后病人的护理。

（五）病例分析

韦某，男，65 岁。进行性尿频、排尿困难 2 年，饮酒后小便不能自解 5 小时急诊入院。主诉下腹胀痛，检查见下腹膨隆，叩诊呈浊音，直肠指检：前列腺增大，表面光滑，质地中等，中央沟消失。

请问：

（1）该病人小便不能自解的主要原因是什么？

（2）入院后首先应作何处理？

（熊云新）

第三十章 肾移植病人的护理

【重点与难点】

（一）护理评估

1. 术前评估　了解病人肾脏疾病的发生、发展、诊治情况及有无其他慢性疾病史；了解病人的症状、体征、有无其他部位的感染灶。了解病人有无水肿、贫血及营养不良等情况；了解病人肾移植术前的常规及特殊检查结果，心、肝、肾及呼吸功能，及尿、咽拭培养的结果。了解病人的心理特征，对肾移植相关知识的了解程度，对手术的期望程度。了解家属对肾移植的风险、术后并发症的认知程度及心理承受能力；家庭及社会支持系统对肾移植所需的昂贵费用的承受能力。

2. 术后评估　了解肾脏排泄情况和体液代谢变化，以及病人生命体征、消化道功能、营养及全身状况；了解病人及家属对有关肾移植术后健康指导内容的掌握程度和出院前的心理状态；根据病人的临床表现、实验室检查结果，评估肾移植的效果及并发症发生情况。

（二）护理措施

1. 术前护理　①**营养支持**：指导病人进行低钠、优质蛋白、高碳水化合物、高维生素饮食，必要时遵医嘱通过肠内、外途径补充营养，以改善病人的营养状况和纠正低蛋白血症，提高手术耐受性。②心理护理：向接受肾移植病人及家属耐心的介绍手术方案和将采取的治疗措施，使病人术前能保持良好的情绪，对手术后可能出现的不良情况或并发症有充分的思想准备。

2. 术后护理

（1）**严格消毒隔离**。

（2）病情观察：①**监测生命体征**：开始时每小时监测并记录1次，待平稳后逐渐减少测量的次数。对血压、体温异常者，仔细寻找原因。②**监测尿量**：保持尿管引流通畅、防止扭曲受压；监测并记录尿液的量、颜色、性状；术后3~4日内，**尿量维持在**200~500ml/h为宜，当**尿量**<100ml/h，应及时向医师报告，警惕移植肾发生急性肾小管坏死或急性排斥反应。③**观察伤口**：有无红肿、热、痛及分泌物，视伤口情况及时换药；观察并记录髂窝引流管引出液的量、颜色和性状，引出血性液体>100ml/h，提示有活动性出血；观察移植肾局部有无压痛。

（3）**合理补液**：①**静脉选择**：原则上**不在手术侧下肢和动静脉造瘘侧**的肢体建立静脉通道；术后早期应**建立两条静脉通道**。②**输液原则**：记录24小时出入水量，**遵循“量出为入”的原则**，多出多入，少出少入。根据尿量和中心静脉压（CVP）及时调整补液速度与量，保持出入量平衡；后1小时的补液量与速度依照前1小时排出的量而定。当血容量不足时需要加速扩容。③**输液种类**：一般以**糖和盐交替**或用0.45%**生理氯化钠溶液补液**，治疗用药除外。当**尿量**>

300ml/h时,应加强盐的补充,**盐与糖比例为2∶1**;术后需要重点维持水电解质及酸碱平衡,出现低钙血症时应适当补钙。

(4)**免疫抑制剂的应用与监测:常用的肾移植三联免疫抑制治疗方案**:环孢素A+吗替麦考酚酯/西罗莫司/硫唑嘌呤+激素;他克莫司+吗替麦考酚酯/西罗莫司/硫唑嘌呤+激素。**做好免疫抑制剂浓度监测**:定期测定血药浓度,**预防排斥反应或药物中毒**;监测血药浓度谷值在服药前30分钟,监测血药浓度峰值在服药后2小时,抽血剂量要准确。

(5)**饮食指导和营养支持**:术后第2日,病人胃肠功能恢复,肛门排气后可先进食少量流质,无不适可改为半流质,再逐渐加量并过渡到普食。**肾功能恢复较好者给予高蛋白、高热量、高维生素、低脂、易消化的饮食**,以提高机体免疫力;必要时可给予要素饮食或静脉高营养;要记录饮食和饮水量。

(6)并发症的护理

1)**出血**:常发生于术后72小时内。**护理**:①**观察**:监测病人神志、生命体征、外周循环、伤口和各引流管引流情况,记录24小时出入水量。②**预防血管吻合口破裂**:术后平卧24小时,与移植肾同侧的下肢髋膝关节水平屈曲15°~25°;**禁忌突然改变体位**;不宜过早活动下肢,可适度逐渐增大活动量;保持大便通畅,避免腹压增高。③**处理**:发现出血征象,遵医嘱及时加快补液速度、给予止血药、升压药或输血;协助医师做好手术探查止血的术前准备。

2)感染:是器官移植后**最常见的致命并发症**。**好发部位**为伤口、肺部、尿路、皮肤、口腔等。病人出现体温逐渐升高,无尿量减少、血肌酐上升等改变时,常提示存在感染。护理:**以预防为主**。①**遵医嘱合理预防性使用抗生素**,做好保护性隔离,监测体温,及时发现感染先兆。②**严格执行无菌操作**,确保病室符合器官移植病房的感染控制规范要求。③**做好各项基础护理**,鼓励病人床上活动,按时翻身叩背,预防肺部感染。④**预防交叉感染**。⑤**定期检查**血、尿、大便、痰、咽拭子、引流液的培养及药敏,以早期发现感染病灶。⑥**发现疑似感染症状,应及时报告医师**,遵医嘱应用敏感抗生素或抗病毒药物。

3)急性排斥反应:**表现**:体温突然升高且持续高热,伴有血压升高、尿量减少、血清肌酐上升、移植肾区闷胀感、压痛等。**护理**:①**病情观察**:观察病人生命体征、尿量、肾功能及肾移植区局部情况,及早发现排斥反应。②**用药护理**:发生排斥反应时,遵医嘱正确、及时执行抗排斥反应冲击治疗,如甲泼尼松龙(MP)、莫罗莫那CD_3(OKT_4)等,及时观察用药效果,警惕应激性消化性溃疡的发生。③**排斥逆转判断**:抗排斥治疗后,如果体温下降至正常,尿量增多,体重稳定,移植肾肿胀消退、质变软、无压痛,全身症状缓解或消失,血肌酐、尿素氮下降,提示逆转。

4)**泌尿系统并发症**:肾移植术后早期应注意观察有无尿瘘、移植肾输尿管梗阻、肾动脉血栓形成或栓塞和移植肾自发性破裂等并发症。发现异常应及时报告医师,协助进行超声检查,并做好再次手术前准备。

(7)心理护理:术后注意了解病人的心理状态,理解、关心和体贴病人,让病人认识到配合治疗和保持良好情绪的意义。

3. 健康指导

(1)**自我监测**:①每日晨起和午睡后测量体温并记录。②每日准确测量体重1次,最好在早饭前,大小便后。③每日记录日尿量、夜尿量及24小时总尿量,以便判断移植肾的浓缩功能。④指导病人掌握检查移植肾的方法,包括检查移植肾的大小、软硬度及触痛等。

(2)**预防感染**:①外出时戴口罩,尽量不到公共场所或人多嘈杂的环境。②防止着凉、感冒，气温下降时，及时添加衣服。③饭前、便后洗手，饭后漱口，早晚刷牙。④注意饮食卫生，生吃水果要洗净，饭菜要烧热，不吃变质食物。⑤勤换内衣裤，注意外阴清洁，保持被褥清洁干爽。

（3）**用药指导**：根据医嘱，指导病人掌握服用药物的方法和剂量、注意事项及不良反应的观察。告知病人不能随意增减服用药物的剂量，出现不良反应，及时就诊。

（4）**注意保护移植肾**：病人在外出活动乘车时，注意选择位置，不靠近座位扶手站立，以防在车辆急转弯或急刹车时铁扶手碰到腹部而挫伤移植肾。

（5）心理指导：引导病人正确认识疾病，告知病人要注意合理安排作息时间，保持良好情绪，避免劳累过度。

（6）**定期复查**：一般病人术后3个月内每周门诊复查1次，术后4~6个月每两周复查1次，6个月~1年每月复查1次。若病情有变化，随时就诊。

【测试题】

（一）选择题

A1型题

1. 同卵双生兄弟组织互相移植，属于
   A. 自体移植　B. 同质移植　C. 同种异体移植
   D. 异种异体移植　E. 再植
2. 以下移植方法中，存活率最高的是
   A. 自体移植　B. 同质移植　C. 配血及组织配型后移植
   D. 同种异体移植　E. 异种异体移植
3. 按移植物的部分分类，肾移植多为
   A. 原位移植　B. 原位旁移植　C. 异位移植
   D. 结构移植　E. 单独移植
4. 肾移植术后病人体温升高且持续高热，应考虑
   A. 急性肾小管坏死　B. 急性排斥反应　C. 高血压
   D. 感染　E. 尿路梗死
5. 肾移植术后病人复查做法正确的是
   A. 术后1个月内每周门诊复查2次　B. 术后3个月内每周门诊复查1次
   C. 术后4~6个月每两周复查2次　D. 6个月~1年每三周复查2次
   E. 1年~2年每两月复查1次
6. 移植术后24小时内发生的排斥反应，首先考虑
   A. 超级性排斥反应　B. 急性排斥反应　C. 亚急性排斥反应
   D. 症状性排斥反应　E. 慢性排斥反应
7. 肾移植术后24小时内，每小时尿量<u>不应</u>小于
   A. 100ml　B. 200ml　C. 300ml
   D. 400ml　E. 500ml
8. 肾移植术后多尿期多发生在术后
   A. 8小时　B. 12小时　C. 24小时

D. 48 小时　　E. 72 小时

9. 肾移植术后<u>不宜</u>做补液的静脉是

A. 移植侧上肢静脉　　B. 移植侧下肢静脉　　C. 移植对侧上肢静脉

D. 移植对侧下肢静脉　　E. 移植对侧上下肢静脉

A2 型题

10. 何某，男，41 岁。肾移植术后第 3 天，尿量在 1000ml/h 以上，其最可能的原因是

A. 急性肾小管坏死　　B. 术前输液过量

C. 术前尿毒症钠潴留　　D. 术后尿毒症致水钠潴留

E. 术后输液过量

11. 韦某，男，47 岁。肾移植术后第一天，尿量＞ 1000ml/h 时，病人的补液量应为

A. 与出量相等　　B. 出量的 4/5　　C. 出量的 2/3

D. 出量的 1/2　　E. 出量的 1/3

12. 王某，男，32 岁。肾移植术后第一天，尿量 700ml/h。体检示：体温 36.5 度，脉搏 86 次 / 分钟，血压 127/86mmHg，CVP（8cmH_2O）。对该病人补液的原则为

A. 量出为入　　B. 量入为出　　C. 入量等于尿量

D. 入量应大于出量　　E. 入量应小于出量

（二）填空题

1. 器官移植前必须作的免疫学检查有________、________和________。

2. 移植器官的保存方法是冷储存法，将切取的脏器用特制的冷溶液（________℃）作短暂冲洗，使其中心降温到________℃以下，然后保存于________℃冰箱，直至移植。

3. 肾移植术后突然出现尿闭，采取的治疗措施为________。

（三）名词解释

1. 同种异体移植

2. 活体移植

（四）简答题

简述肾移植术后急性排斥反应的临床表现。

（五）病例分析

王某，男，40 岁。肾移植术后第 5 天，诉全身乏力、失眠、移植肾区闷胀感。体检：T39℃，P98 次 /min，BP155/95mmHg，尿量减少至 20ml/h，血肌酐 670mmol/L。

请问：

（1）该病人目前最主要的护理诊断是什么？

（2）目前最关键的处理是什么？

（熊云新）

第三十一章 骨折病人的护理

【重点与难点】

一、概述

（一）骨折的定义、病因、分类

1. **定义　骨折是指骨的完整性或连续性中断。**

2. 病因　①直接暴力；②间接暴力；③肌肉牵拉；④疲劳性骨折；⑤病理性骨折。

3. 分类　①按骨折的程度与形态分为：不完全骨折和完全骨折；②按骨折的稳定程度分为：稳定性骨折和不稳定性骨折；③按受影响组织分为：开放性骨折和闭合性骨折。

（二）骨折的临床表现和诊断

1. 全身性表现　①休克；②发热。

2. **局部表现**　①一般表现：疼痛、肿胀、瘀斑、功能障碍；**②特有体征：畸形、异常活动、骨擦音或骨擦感**。辅助检查：**① X 线检查**；② CT 扫描；③磁共振（MRI）检查；④血常规检查。

（三）骨折的并发症

1. **早期并发症**　①创伤或出血性休克；**②感染**；③脂肪栓塞；④血管损伤；⑤神经损伤；⑥重要内脏器官损伤；⑦**骨筋膜室综合征**。

2. **晚期并发症**　①坠积性肺炎；②压疮；③骨化性肌炎；④创伤性关节炎；⑤关节僵硬；⑥急性骨萎缩；⑦缺血性骨坏死；⑧缺血性肌挛缩。

（四）骨折愈合过程和影响因素

1. 骨折愈合过程　①血肿炎症机化期（纤维愈合期）：大约需要 2 周；②原始骨痂形成期（临床愈合期）：大约需要 12~24 周；③骨痂改造塑形期（骨性愈合期）：需 1~2 年。

2. 影响骨折愈合的因素　骨折愈合的先决条件：要有充分的接触面积、坚强的固定和良好的血液供应。①病人因素；②局部因素；③治疗方法的影响。

3. **骨折临床愈合标准　①局部无压痛及纵向叩击痛；②局部无反常活动；③ X 线检查显示骨折处有连续性骨痂通过，骨折线已模糊**。达到临床愈合后，可拆除外固定通过功能锻炼逐步恢复患肢功能。

（五）骨折急救

简单有效的抢救生命，保存患肢，安全迅速地运送到附近医院，以便获得妥善治疗。措施：①一般处理：可疑骨折时应按骨折处理。②伤口包扎：伤口出血用绷带压迫包扎即可止血。③妥善固定：骨折或可疑骨折的病人可以用夹板、木板、自身肢体等妥善固定受伤的肢体。

④迅速运输:病人经过上述处理后应迅速送往有治疗条件的医院。

(六)骨折治疗

骨折的治疗原则:①复位:将移位的骨折段恢复正常或近乎正常的解剖关系,重建骨的支架作用。**②固定**:将骨折维持在复位后的位置,使其在良好对位的情况下达到愈合。**③康复治疗**:是在不影响固定的情况下,尽快地恢复患肢肌、肌腱、韧带、关节囊等软组织的舒缩活动。

二、常见四肢骨折病人的护理

(一)概要

四肢骨折包括上肢骨折和下肢骨折。常见的上肢骨折有锁骨骨折、肱骨髁上骨折、桡骨远端骨折;下肢骨折包括股骨颈骨折、股骨干骨折、胫腓骨干骨折。

(二)护理评估

1. 肱骨髁上骨折 表现为肘关节肿胀明显,疼痛、功能障碍,有时可出现皮下淤血和张力性水疱。**肘后三角关系正常**,如果合并有正中神经、尺神经、桡神经损伤则出现前臂相应的神经支配区感觉减弱或消失以及相应的功能障碍。**处理原则**:①肘部肿胀轻、桡动脉搏动正常者可行手法复位石膏托固定。②肘部肿胀严重,已有张力性水疱者,受伤时间较长,末梢血供良好者可行尺骨鹰嘴牵引。肿胀消退后再行手法复位石膏托固定。③手法复位失败或伴有血管、神经损伤者可行切开复位交叉克氏针内固定手术。

2. 股骨颈骨折 表现为伤后髋部出现疼痛,不能站立或行走,**患肢有短缩、内收、外旋畸形**。患髋有压痛,足跟部或大粗隆部叩打时髋部疼痛,股三角处有压痛,X线可确定骨折的类型和稳定性。**处理原则**:①无明显移位的外展嵌插骨折可采用持续皮牵引。②内收型骨折和有移位的骨折应尽早给予手法复位内固定。③ 60岁以上的老人,股骨头下骨折有明显移位或旋转者可行人工股骨头置换术。

3. 股骨干骨折 表现为受伤后出现大腿疼痛、肿胀、皮下瘀斑,**局部出现成角、短缩、旋转等畸形**。患肢活动受限。检查时,局部有压痛、异常活动、骨擦音。内出血500~1000ml,**出血多者可伴有休克**。X线检查可明确骨折部位、类型及移位情况。**处理原则**:① **3岁以内的儿童,用垂直悬吊皮牵引;成人各类型骨折可采用骨牵引**。②非手术治疗失败或合并有神经、血管的损伤或伴有多发性损伤、不宜卧床过久的老年人可采用切开复位内固定。

4. 胫腓骨干骨折 表现为局部疼痛、肿胀、反常活动、畸形和活动受限,开放性骨折可出现骨折端外露,伴有腓总神经、胫神经损伤时,出现足下垂或仰足的表现。伴有胫前及胫后动脉损伤时,则足背动脉和胫后动脉搏动消失,趾端苍白、冰凉。如果**继发骨筋膜室综合征,远端肢体出现疼痛、肿胀、麻木、肢体苍白、感觉消失**。X线检查可确定骨折的部位、类型、移位程度。**处理原则**:①横断形或短斜形骨折可以进行手法复位,长腿石膏或小夹板外固定。②斜形、螺旋形或轻度粉碎性骨折可行跟骨结节牵引,待纤维愈合后,去掉牵引,用长腿石膏托或小夹板继续外固定。③手法复位失败可采用切开复位后,螺丝钉或加压钢板、交锁髓内钉内固定。对于开放性或粉碎性严重的可采用骨外固定术。

(三)常见护理诊断/问题

1. 疼痛。
2. 焦虑/恐惧。
3. 有感染的危险。
4. 皮肤完整性受损的危险。

5. 潜在并发症。

6. 知识缺乏。

（四）护理措施

1. 一般护理 ①合理饮食，以供给足够营养；②建立规律的饮食习惯；③给予病人生活上的照顾。满足病人生活上的需要。

2. 病情观察 重者要进行生命体征、神志的观察，做好观察记录，及时执行医嘱，给予补液、输血补充血容量等。必要时监测中心静脉压及记录24小时体液出入量；危重病人应及早送入ICU监护。意识、呼吸障碍者，必要时施行气管切开，给予吸氧或人工呼吸。伴发休克时，按休克病人护理。

3. 疼痛护理 **①受伤24小时内局部冷敷**，使血管收缩，减少血液和淋巴液渗出，减轻水肿及疼痛。**②24小时后局部热敷**可减轻肌肉的痉挛及关节、骨骼的疼痛。③受伤肢体应固定，并将患肢抬高，以减轻肿胀引起的疼痛。④必要时选用止痛药。⑤护理操作时动作要轻柔、准确。移动病人时，应先取得病人配合，对损伤部位重点扶托保护，缓慢移至舒适体位，一次性完成。

4. 维持循环功能，减轻肢体水肿 **维持合适的体位，保证静脉回流通畅**；注意观察循环状况，有异常及时通知医生并积极配合对症处理。

5. **预防感染** 现场急救应注意保护伤口，避免二次污染， 开放性骨折应尽早实施清创术，给予有效的引流，遵医嘱正确使用抗生素，加强全身营养支持。注意观察伤口有无红、肿、热、痛及波动感，一旦发生感染，应及时报告并协助医师进行伤口处理。

6. **保持有效的牵引与固定** 外固定及牵引病人，根据具体的情况进行相应的护理，以保持有效的牵引和固定，促进骨折的愈合。

7. **并发症护理**

（1）**脂肪栓塞**：①病人采取高坐位卧姿。②给予高浓度氧以缓解缺氧和脂肪颗粒的表面张力，使用呼吸机减轻和抑制肺水肿的发生。③监测生命体征和动脉血气分析。④保持呼吸道通畅。⑤维持体液平衡。⑥用药护理：肾上腺皮质类固醇、抗凝血剂等药物对症治疗。

（2）血管、神经损伤及骨筋膜室综合征：石膏、夹板等外固定过紧引起患肢肿胀伴有血液循环障碍者，应及时松解，并观察有无血管、神经的损伤；严重肿胀者，**要警惕骨筋膜室综合征的发生，及时通知医生做相应的处理**。

（3）坠积性肺炎和压疮：长期卧床的病人应定时给予翻身拍背，按摩骨隆突处，必要时给予气垫床，并鼓励病人咳嗽、咳痰。

8. 指导功能锻炼 ①宣传锻炼的意义和方法，解释骨折固定后引起肌肉萎缩的原因，使病人充分认识功能锻炼的重要性。②制订锻炼计划，并根据病人的全身状况、愈合进度、功能锻炼后的反应等各项指标不断修订锻炼计划。③必须在医护人员指导下进行。

9. 心理护理 鼓励病人表达其所担心的问题，稳定病人情绪，多与病人沟通，解释病情和治疗方式，倾听病人的主诉，关心安慰病人，使病人对治疗增强信心和勇气，以最佳心理状态接受、配合治疗。

10. 健康指导 ①讲解有关骨折的知识，尤其是骨折的原因。嘱病人在工作、运动中应注意安全。②教育病人保持健康良好的心态，以利于骨折的愈合。③针对不同的骨折，指导病人有计划地、正确地进行相应的功能锻炼。④嘱咐病人出院后有关注意事项，遵医嘱定期复诊，评估功能恢复状况。

三、脊柱骨折及脊髓损伤病人的护理

（一）护理评估

1. 脊柱骨折 表现为**受伤局部疼痛、肿胀、畸形、棘突间隙加宽及局部有明显触痛、压痛和叩击痛，脊柱活动受限**。胸腰段损伤时，有后突畸形。合并脊髓损伤时，有脊髓损伤的症状和体征。可伴有四肢的感觉、运动、肌张力、腱反射及括约肌功能异常等。X线检查可显示椎体损伤情况，如压缩、粉碎及移位；椎间孔变小，关节突骨折或交锁；棘突间隙增宽及附件骨折等。CT、MRI检查可清楚地显示小关节的骨折及椎管的变化。处理原则：**伴有其他严重多发伤，如颅脑、胸腹腔脏器损伤或休克时，应优先处理，以挽救生命**。可采用保守和手术方法进行治疗。

2. 脊髓损伤 脊髓损伤由于受损部位、损伤原因、损伤程度不同而表现出不同的症状和体征。①**脊髓震荡：**损伤平面以下的感觉、运动、反射及括约肌的功能完全丧失。**在数分钟或数小时内可完全恢复**。②**脊髓挫伤、出血与受压：表现为受伤平面以下单侧或双侧同一水平的感觉、运动、反射及括约肌的功能全部暂时消失或减弱**。其预后取决于脊髓挫伤程度、出血量及受压程度及解除压迫的时间。③**脊髓圆锥损伤：会阴部表现为皮肤鞍状感觉障碍、大小便失禁或潴留和性功能障碍。双下肢感觉、运动正常**。④脊髓断裂：损伤平面以下的感觉、运动、反射及括约肌功能完全丧失。⑤**马尾神经：损伤平面以下弛缓性瘫痪**，有感觉及运动功能障碍，括约肌功能丧失，肌张力降低，腱反射消失。⑥胸段脊髓损伤表现为截瘫。⑦颈段脊髓损伤表现为四肢瘫，上颈椎损伤的四肢瘫均为痉挛性瘫痪，下颈椎损伤上肢表现为弛缓性瘫痪，下肢为痉挛性瘫痪。脊髓损伤后各种丧失的程度可用截瘫指数来表示。辅助检查：①实验室检查；②**X线检查**；③脊髓造影；④CT、MRI检查。**处理原则：①通过合适的固定及早稳定脊柱**，防止因损伤部位的移位而产生脊髓的再损伤。②及早解除脊髓压迫是保证脊髓功能恢复的关键。③减轻脊髓水肿和继发性损害。

（二）常见护理诊断/问题

1. 低效性呼吸型态。
2. 有体温异常的危险。
3. 躯体活动障碍。
4. 有皮肤完整性受损的危险。
5. 知识缺乏：缺乏有关功能锻炼的知识。
6. 潜在并发症：压疮、泌尿系感染、肺感染、失用综合征等。

（三）护理措施

1. 维持呼吸平稳 ①观察病人的呼吸型态、频率、深浅，听诊肺部呼吸音，了解有无呼吸困难及呼吸道梗阻。②评估咳嗽反射。③病人床旁应备好各种呼吸兴奋药、氧气、气管切开包、人工呼吸器、电动吸引器等。④**鼓励病人定时进行深呼吸及有效咳嗽训练**。⑤**协助病人每2小时翻身一次，轻轻叩击胸背部，便于痰液排出**。对于痰液黏稠者，可给予雾化吸入，使痰液稀释。必要时，用吸引器吸痰，或经气管镜吸痰。⑥呼吸机辅助呼吸的病人，应监测动脉血气分析，作为调整各项参数的依据。⑦高位颈部脊髓损伤的病人，应早期实行气管切开，减少呼吸道梗阻和防止肺部感染。气管切开的病人应按气管切开术后常规护理。⑧遵医嘱持续或间断吸氧，以增加血氧饱和度。

2. 病情观察 ①在脊髓损伤后48小时内应严密观察病人的生命体征，心率、血压至少每4小时测一次。②**在伤后24小时内，注意检查病人的感觉、运动、反射等功能有无变化，观察病情有无加重或减轻**，如有变化立即通知医生。③留置导尿管，监测尿量，准确记录每日出入量。④已发生休克的病人，应进行抗休克治疗。

3. 生活护理 ①增强自理能力。②训练规律排便。③促进规律排尿：**教会病人及家属尿管的护理方法，注意预防尿路感染**。

4. 改善营养状况 提供良好舒适的进餐环境；鼓励病人摄入含蛋白丰富的食物，饮食中应多用植物油，多进食富含纤维素、易消化的食物。

5. 并发症的预防及护理 ①**压疮**：按常规定期翻身、按摩、保护骨隆突处等进行预防，发生后按压疮常规护理。②**泌尿系感染**：严密观察并记录尿量、尿色和性质；插导尿管时，需严格无菌操作；保持会阴部清洁。保持尿管引流通畅；损伤早期，留置尿管应持续开放；2~3周后，应夹闭导尿管，每4~6小时开放一次，使膀胱充盈，训练膀胱的自主节律性；**长期留置尿管者，一般每5~7日更换导尿管一次，并按常规进行膀胱冲洗**。体外按摩膀胱排尿，鼓励病人多饮水。③**肺部感染**：鼓励病人定时进行深呼吸及有效咳嗽训练，定时翻身，拍背，以利排痰。痰液黏稠时，给予超声雾化吸入，雾化液中加入庆大霉素、α糜蛋白酶、地塞米松等，以达到抗感染、稀释痰液的目的，2~3次/日，每次15~20分钟。对于年龄较大、分泌物多不易排出者，应早期行气管切开术。注意保暖，避免因受凉而诱发上呼吸道感染。

6. 指导功能锻炼 ①制订合理的功能锻炼计划；②指导和协助病人进行未瘫痪肌肉的主动锻炼；③注意锻炼适度。

7. 心理护理 给予有效的心理支持。

8. 健康指导 ①指导病人、家属及亲友，注意病人的安全，保证家庭环境中无有害物体存在，满足病人的特殊需要（如轮椅）。②鼓励病人继续按计划进行功能锻炼。③指导病人培养自理生活的能力，尽可能自行完成日常生活活动。④指导病人进行膀胱及直肠功能训练。⑤教会病人及家属皮肤护理及预防压疮的方法。⑥指导病人及家属所用药物的方法及注意事项。

【测试题】

（一）选择题

A1型题

1. 按骨折的程度来分类，可以把骨折分为

   A. 损伤性骨折和病理性骨折　B. 稳定性骨折和不稳定性骨折
   C. 完全性骨折和不完全性骨折　D. 闭合性骨折和开放性骨折
   E. 螺旋性骨折和粉碎性骨折

2. 骨折与软组织损伤的鉴别，最有意义的是

   A. 疼痛　B. 畸形　C. 肿胀瘀斑
   D. 功能障碍　E. 纵轴叩击痛

3. 骨折晚期并发症<u>不正确</u>的是

   A. 关节僵硬　B. 创伤性关节炎　C. 缺血性骨坏死
   D. 脂肪栓塞　E. 愈合障碍

4. 前臂缺血性肌挛缩造成的特有畸形是
A. “锅铲”畸形　B. 爪形畸形　C. 猿手畸形
D. 垂腕畸形　E. “枪刺刀”畸形
5. 2岁的幼儿,股骨干上1/3骨折,治疗办法最好的是
A. 水平位皮牵引　B. 垂直悬吊皮牵引　C. 股骨髁上骨牵引
D. 胫骨结节部骨牵引　E. 切开复位内固定
6. 骨折病人功能锻炼,**错误**的是
A. 锻炼贯穿骨折愈合的全过程　B. 包括固定范围内的肌肉原位收缩
C. 范围由小到大　D. 包括被动活动和主动活动
E. 所有关节应禁止活动
7. 血运障碍的表现**不正确**的是
A. 指尖青紫色　B. 肢体肿胀　C. 指尖温度升高
D. 局部麻木刺痛　E. 指尖苍白
8. 腕部跌伤,拟为桡骨下端骨折,诊断依据为
A. 腕部肿胀　B. 手指伸屈运动障碍　C. 桡骨下端压痛
D. 腕部瘀斑　E. 餐叉样畸形
9. 骨折特有体征**错误**的是
A. 畸形　B. 反常活动　C. 骨擦音
D. 疼痛、肿胀　E. 骨擦感
10. 骨折的并发症**不包括**
A. 休克　B. 关节强直　C. 损伤性骨化
D. 脊髓损伤　E. 脂肪栓塞
11. 关于牵引的护理,**错误**的是
A. 设置对抗牵引
B. 骨牵引针眼处有血痂形成勿去除,防止发生感染
C. 密切观察患肢的血液循环情况
D. 加强临床护理,预防并发症
E. 皮牵引者嘱病人发生皮肤过敏时,应先将胶布撕下,然后通知医生
12. 关于石膏的护理,**错误**的是
A. 观察病人固定肢体的血运
B. 固定处伤口需换药者,可在石膏上开窗
C. 病人感觉石膏内疼痛,及时使用有效止痛药物
D. 不能起床活动者,需进行皮肤和预防压疮护理
E. 鼓励和指导病人常活动未固定关节和肢体
13. 属于不稳定骨折的是
A. 裂缝骨折　B. 螺旋骨折　C. 青枝骨折
D. 嵌插骨折　E. 横骨折
14. 下面对骨折愈合的影响作用最小的是
A. 年龄　B. 营养　C. 血液供应
D. 感染　E. 软组织损伤的程度

15. 骨折愈合标准**错误**的是
A. 局部无压痛及纵向叩击痛
B. 连续观察两周骨折处不变形
C. X线显示骨折线模糊，有连续性骨痂通过骨折线
D. 局部无反常活动
E. 外固定解除后下肢能不扶拐在平地连续步行2分钟，且不少于20步

16. 骨折早期并发症正确的是
A. 脂肪栓塞　B. 坠积性肺炎　C. 创伤性关节炎
D. 关节僵直　E. 缺血性骨坏死

17. 骨折愈合过程中，原始骨痂形成期需要
A. 1~2周　B. 3周　C. 4~8周
D. 8~10周　E. 12~24周

18. 在脊髓损伤中，最**不可能**出现的表现是
A. 双上肢瘫痪　B. 双下肢瘫痪　C. 四肢瘫痪
D. 鞍区感觉障碍　E. 一侧肢体感觉、运动障碍

19. 压缩性骨折多见于
A. 颅骨　B. 肱骨　C. 肋骨
D. 椎骨　E. 股骨头

20. 在骨折急救中，**不恰当**的是
A. 妥善固定患肢　B. 伤口包扎、止血
C. 迅速运往医院　D. 复位已戳出创口的骨折断端
E. 凡有骨折可疑的，均应按骨折处理

21. 疲劳骨折多发生于
A. 尺骨　B. 桡骨　C. 第2、3跖骨
D. 腓骨上1/3　E. 腓骨下1/3

22. 易发生骨坏死的是
A. 长骨干多段骨折　B. 股骨头基底部骨折
C. 关节内骨折，长期固定　D. 关节内骨折，畸形愈合
E. 腰椎骨折伴脱位

23. 下列骨折中愈合最慢的是
A. 胫骨中、下1/3骨折　B. 内踝骨折　C. 桡骨远端骨折
D. 青枝骨折　E. 肋骨骨折

24. 小夹板固定治疗骨折的优点**不包括**
A. 有效地防止骨折端再发生移位
B. 便于及时进行锻炼，防止关节僵硬
C. 取材方便，操作简单，并发症少
D. 进一步纠正骨折端侧方移位
E. 固定比内固定稳定，骨折愈合快，关节功能恢复好

A2型题

25. 一两岁儿童左肘关节全伸位跌倒而就诊。查体：左肘部肿胀、压痛，半屈位畸形，手法

复位满意后行外固定,1小时后出现手部皮肤苍白,发麻发凉,如不及时处理,最可能出现的并发症是

A. 肱动脉损伤　B. 尺神经损伤　C. 正中神经损伤
D. 骨化性肌炎　E. 缺血性肌挛缩

26. 护士应对脊髓损伤后正在康复的病人,应进行的护理指导是

A. 白天限制摄入液体　B. 持续留置尿管
C. 每天早晨喝一杯酸果汁　D. 始终应避免饮用含气饮料
E. 按时排空膀胱,训练规律排尿

27. 李某,男,42岁。被汽车撞倒,致右侧小腿骨折被送急诊室。复位、上好石膏后,护士做的重要的工作应该是

A. 提供一个悬吊架　B. 提供一个床板
C. 检查肢端循环及感觉　D. 检查石膏下方的皮肤温度
E. 经常为他翻身

28. 韦某,女,6岁。外伤致肱骨髁上骨折,经手法复位,石膏外固定。5小时后出现手麻,主动活动障碍,手发凉,此时的措施应是

A. 立即拆除石膏,改用骨牵引治疗　B. 观察2日,视情况采用相应的措施
C. 手术探查,手术治疗　D. 应用血管扩张剂
E. 臂丛麻醉

29. 刘某,女,27岁。外伤致胫腓骨中1/3骨折,复位后,用长腿管型石膏固定,3个月骨折愈合拆除石膏后,发现膝关节功能障碍,其原因是

A. 肌肉萎缩　B. 关节僵硬　C. 关节强直
D. 骨折畸形愈合　E. 骨折复位不理想

30. 李某,女,71岁。陈旧性股骨颈骨折,股骨头缺血性坏死。最佳治疗方法是

A. 药物治疗　B. 髋关节融合术
C. 人工髋关节置换术　D. 股骨头钻孔、植骨
E. 骨牵引治疗

31. 陈某,男,20岁。外伤病人,X线摄片发现胸椎椎体前方压缩1/3,双下肢感觉运动好,大小便正常。最适宜采取的治疗方法是

A. 腰部垫厚枕,加强功能锻炼　B. 手术复位固定
C. 骨盆牵引固定　D. 两桌法过伸复位加石膏背心固定
E. 双踝悬吊法复位加石膏背心固定

32. 牟某,男,30岁。遭遇车祸,胸、腰椎骨折并截瘫,最重要的处理是

A. 卧硬板床　B. 卧石膏床
C. 及早手术行脊髓减压　D. 手法复位并石膏背心固定
E. 坚持腰背肌锻炼活动

33. 王某,男,45岁。右大腿被汽车撞伤2小时入院,检查见中段明显肿胀,压痛,向外成角畸形,皮温高于对侧,体温38℃,最可能的诊断是

A. 右腿创伤性血肿　B. 右股骨骨髓炎
C. 右大腿化脓性感染　D. 右股骨颈骨折
E. 右股骨干骨折

A3/A4 型题

（34~36 题共用题干）

韦某，男，20 岁。骑车被撞倒，右肩着地，摄片提示右锁骨中 1/3 骨折，断端移位明显。

34. 病人就诊期间始终保持着头向右侧偏斜，左手掌支托着右肘部的位置，其主要原因为
    A. 骨折时合并有右颈肩部软组织损伤采取的强迫体位
    B. 骨折合并右臂丛神经损伤，右上肢肌力减退
    C. 该体位可放松肌肉和减轻上肢重力牵拉，减少骨折端的疼痛
    D. 该体位可暂时制动，减少骨折端出血
    E. 骨折合并右锁骨下血管损伤，该体位可减少上肢缺血情况
35. 遵循骨折复位原则，在进行手法闭合复位时应将右上肢
    A. 向后上、外方牵拉　B. 向前、下方牵拉　C. 向上、外方牵拉
    D. 向前、上方牵拉　E. 向后、下方牵拉
36. 以下情况必须考虑手术切开复位内固定的是
    A. 病人年轻美观要求高
    B. 骨折端经复位后对合面仍有 1/2 侧方移位
    C. 经手法复位，断端仍无法接触，有阻隔
    D. 骨折断端明显重叠缩短
    E. 手法复位石膏固定后出现患肢麻木

（37~39 题共用题干）

钟某，男，58 岁。平地绊倒后右髋部疼痛，不能站立 3 小时，体检时发现右髋部轻度肿胀，下肢缩短并极度外旋，足跟轴心叩痛阳性。

37. 此时最可能的诊断是
    A. 股骨上 1/3 骨折　B. 髂骨骨折　C. 股骨颈骨折
    D. 髋关节脱位　E. 股骨转子骨折
38. 股骨颈骨折后，股骨头血供受损可导致股骨头缺血坏死，其中最主要的是
    A. 股圆韧带内小动脉损伤　B. 旋股内侧动脉损伤
    C. 旋股外侧动脉损伤　D. 股骨干滋养动脉损伤
    E. 旋髂深动脉损伤
39. 股骨颈骨折（经颈及基底型），一般常用的治疗方法是
    A. 持续皮肤牵引　B. 持续骨牵引　C. 手法复位，髋人字石膏固定
    D. 切开复位内固定　E. 手法复位内固定

（40~42 题共用题干）

陶某，男，28 岁。车祸致股骨颈骨折。

40. 体格检查最可能发现的是
    A. 腹股沟部肿胀及皮下淤血　B. 下肢部可扪及搏动性肿块
    C. 下肢短缩，外旋畸形　D. 双下肢感觉运动均正常
    E. 下肢感觉障碍
41. 最合适的辅助检查是
    A. 髋关节 X 线片检查　B. 髋关节 CT 片检查
    C. 髋关节 MRI 检查　D. 髋关节放射性核素扫描

E. 髋关节断层摄片

42. 股骨颈骨折有移位,闭合复位成功后最宜用

A. 髋人字形石膏　　B. 股骨髁上骨牵引

C. 外固定支架　　D. 外固定支架 + 石膏外固定

E. 加压螺纹钉内固定

（43~45 题共用题干）

李某,男,30 岁。因车祸左小腿受伤,左小腿中部一条 10cm 长的裂口,胫骨多处骨折,伤口污染重且出血。

43. 医生对病人进行了处理,以下应首先考虑的措施是

A. 补液、局部制动包扎后送手术室　　B. 急查心电图

C. 行有关化验检查　　D. 找有关科室会诊

E. 到放射科摄片

44. 病人逐渐意识淡漠,面色苍白,BP11/9.3kPa（82.5/68mmHg）,P108 次 /min,伤口仍渗血,此时医生应

A. 进一步详细检查　　B. 请上级医生会诊　　C. 注射升压药物

D. 快速输血补液　　E. 抬高床角,头低位

45. 经抢救 1 小时后,X 线显示左胫腓骨粉碎性骨折,胸片及左股骨 X 线片正常,BP10/9kPa（75/67.5mmHg）,P110 次 /min,此时应

A. 腹部 CT　　B. 继续大量输血补液,术前准备

C. 剖腹探查　　D. 左小腿清创

E. 左下肢上止血带

（46~47 题共用题干）

张某,男,35 岁。因股骨粗隆间骨折急诊入院

46. 对于这种骨折,以下治疗措施最常用的是

A. 手法复位后多针内固定　　B. 复位后石膏固定

C. 持续皮牵引　　D. 持续骨牵引

E. 复位后小夹板固定

47. 为防止骨质感染,护理上应采取的措施为

A. 每日针孔处滴酒精 2 次　　B. 局部皮肤每日清洗 2 次

C. 清除局部血痂　　D. 纱布覆盖针孔

E. 观察体温

（48~49 题共用题干）

王某,男,20 岁。被车撞伤,导致多处划伤及骨折,送至急诊室后,神志清醒。X 线片示右股骨及右侧桡骨骨折,行骨牵引治疗。

48. 以下护理措施应**排除**

A. 鼓励病人多补充高蛋白及高维生素食物

B. 鼓励病人进行功能锻炼

C. 避免骨针左右移动

D. 注意牵引部位皮肤有无破损、水疱

E. 针孔处血痂要及时清除

49. 护士在护理王某时应遵循
    A. 牵引肢体可轻触床尾，以增加牵引的效果
    B. 牵引肢体加盖被褥保暖
    C. 牵引所用的秤砣给予支托，以增加牵引装置的稳定性
    D. 适当抬高床尾有助于维持对抗牵引力
    E. 若感觉牵引后有不适，可随时将重力卸下

（50~56 题共用题干）

李某，男，52 岁。高处坠落后出现严重呼吸困难，四肢不能活动。查体：颈部压痛，四肢瘫痪，高热，有较重痰鸣音。X 线摄片提示：C_4~C_5 骨折，合并脱位。

50. 对该病人应首先采取的措施是
    A. 手术复位固定　　B. 使用呼吸兴奋剂
    C. 气管切开　　D. 吸氧
    E. 吸痰
51. 若病人行颅骨牵引、出现感染迹象时应及时采取的措施是
    A. 局部再次手术治疗
    B. 观察牵引针眼或牵引弓部位有无皮肤破溃
    C. 静脉输入大量抗生素
    D. 每周用生理盐水清洁消毒针眼或牵引弓部位 2 次
    E. 针眼或牵引弓部位涂抗生素药膏
52. 导致其呼吸困难的最主要原因是
    A. 腹胀引起膈肌上移　　B. 呼吸机麻痹　　C. 水肿压迫呼吸中枢
    D. 痰液堵塞气道　　E. 气管受压
53. 应如何搬运病人
    A. 一人背起病人搬运
    B. 一人抱起病人搬运
    C. 二人搬运，其中一人抬头，一人抬腿
    D. 三人将病人平托到木板上搬运
    E. 四人搬运，三人将病人平托到木板上，一人固定头颈部
54. 减轻脊髓水肿和继发性损伤应可采取
    A. 地塞米松 10~20mg 口服，每日 3 次，维持 2 周左右
    B. 20% 甘露醇 250ml 静脉滴注，每日 2 次，连续 5~7 日
    C. 输液或输血，维持动脉血压在 90mmHg 以上
    D. 卧硬板床
    E. 枕颌吊带卧位牵引
55. 脊髓出现下列哪项改变会造成不可逆性瘫痪
    A. 脊髓休克　　B. 脊髓震荡　　C. 脊髓断裂
    D. 脊柱骨折　　E. 脊椎脱位
56. 若为预防该病人因气道分泌物阻塞而并发坠积性肺炎及肺不张的措施<u>不包括</u>
    A. 翻身叩背　　B. 辅助咳嗽排痰　　C. 吸痰
    D. 人工机械通气　　E. 雾化吸入

（二）填空题

1. 不完全性骨折主要有________和________。
2. 骨折的愈合过程包括________、________和________。
3. 骨折的治疗原则有________、________和________。
4. 骨折段常见的移位有________、________、________、________、________。

（三）名词解释

1. 骨折
2. 骨筋膜室综合征
3. 脂肪栓塞
4. 稳定骨折

（四）简答题

1. 如何进行骨折急救处理?
2. 试述脊柱骨折及脊髓损伤病人的护理措施。
3. 骨折的临床愈合标准有哪些?
4. 常见四肢骨折应如何护理?
5. 牵引病人如何护理?

（五）病例分析

胡某,女,27 岁。1 小时前跌入坑内,右小腿肿胀不能站立,皮肤无裂伤,X 线摄片提示“右胫骨中下 1/3 横行骨折,腓骨螺旋形骨折”。其他无阳性发现。

请问:

（1）该部位骨折容易出现哪些并发症?

（2）对该病人进行手法闭合复位,石膏托外固定治疗,应如何护理?

（3）如何指导该病人进行康复治疗?

（郭书芹）

第三十二章 关节脱位病人的护理

【重点与难点】

一、概述

关节面失去正常的对合关系称为**关节脱位**,俗称脱臼。部分失去正常对合关系称为半脱位。多见于青壮年和儿童,创伤是最常见的原因。

1. 病因与分类 ①按发生脱位的原因分为创伤性脱位、先天性脱位、病理性脱位和习惯性脱位。②按脱位后关节腔是否与外界相通分为闭合性脱位和开放性脱位。③按脱位后的时间分为新鲜脱位和陈旧性脱位。

2. 临床表现 ①一般表现:疼痛、肿胀、瘀斑、局部压痛及功能障碍。②**特有体征:畸形、弹性固定和关节窝空虚**。

3. 处理原则 复位、固定和功能锻炼。

二、常见关节脱位病人的护理

(一)护理评估

1. 肩关节脱位 多由间接暴力引起,根据肱骨头脱位方向可分为前脱位、后脱位、下脱位、上脱位等。**临床上以前脱位最多见**。前脱位又可分为喙突下脱位、锁骨下脱位、盂下脱位,其中以喙突下脱位最多见。主要表现为三角肌塌陷,肩部失去正常轮廓呈**"方肩畸形"**,关节盂空虚,关节盂外可触及肱骨头。**搭肩试验(Dugas征)阳性**。X线检查可明确脱位的类型及有无合并骨折。处理原则:以手法复位为主,单纯肩关节脱位复位后用三角巾悬吊上肢,**肘关节屈曲90°,固定胸前三周**,合并肱骨大结节骨折应延长1~2周。固定期间应活动腕部和手指,解除固定后主动锻炼肩关节各个方向活动。应循序渐进,逐渐加大受伤关节的活动范围。可以配合理疗,效果更好。

2. 肘关节脱位 多由间接暴力引起,发生率仅次于肩关节脱位。发生脱位后应尽早复位,延迟复位会引起长期肘关节肿胀和活动受限,还可能因过度肿胀而减少前臂的血液循环,出现前臂缺血性肌挛缩。主要临床表现肘部疼痛、肿胀、功能障碍;肘后空虚感,鹰嘴后突明显;**肘关节弹性固定于半伸直位;肘后三角失去正常关系**。应注意检查患肢远端血运、皮肤颜色、温度、感觉、运动情况等。X线检查可了解脱位情况及有无合并骨折。处理原则:①复位:多采用手法复位,手法复位失败者可行切开复位。②固定:复位后用长臂石膏托固定肘关节于屈曲90°位,三角巾悬吊胸前2~3周。③功能锻炼:固定期间可做伸指握拳等练习,同时在外固定保护下做肩、腕关节的活动。外固定去除后,锻炼肘关节的屈伸活动、前臂旋转活动及肘关节周围肌力。

3. 髋关节脱位　多由间接暴力引起，如发生于交通事故。据脱位后股骨头的位置分为后脱位、前脱位和中心脱位，其中**后脱位最为常见**。主要临床表现为：髋关节后脱位时，患髋关节疼痛，被动活动时疼痛加剧。**患肢短缩，髋关节呈屈曲、内收、内旋畸形**。大转子上移，臀部可触及股骨头。若合并坐骨神经损伤，则表现为相应支配区域的感觉及运动异常。髋关节前脱位时，患肢明显外旋、外展及屈曲畸形，患肢很少短缩，有时甚至较健肢稍长，腹股沟处肿胀，可以摸到股骨头。处理原则：①手法复位；②固定：复位后用皮牵引或穿丁字鞋固定患肢2~3周。**后脱位者固定患肢于伸直、外展位；前脱位者固定患肢于伸直、轻度内收、内旋位**，以利于关节囊恢复，避免再脱位的发生。③功能锻炼：需卧床休息4周，期间行股四头肌收缩锻炼及患肢踝关节及足趾的屈伸活动；2~3周后开始活动髋关节；**3个月后患肢方可完全负重**。

（二）常见护理诊断/问题

1. 急性疼痛。
2. 躯体活动障碍。
3. 有皮肤完整性受损的危险。
4. 潜在并发症：周围血管、神经损伤。
5. 知识缺乏：病人缺乏关节脱位的治疗、护理、康复训练及预防并发症等相关知识。

（三）护理措施

1. 疼痛护理　尽早复位固定能减轻疼痛。执行护理操作或搬动病人时，动作要轻柔。必要时可遵医嘱给予镇痛剂，以减轻疼痛。

2. 病情观察　移位的关节端可压迫相邻的神经和血管，应定时观察患肢远端感觉、运动、皮肤颜色、皮温及动脉搏动情况，若发现患肢远端感觉麻木、剧烈疼痛、肌肉麻痹、苍白及动脉搏动减弱或消失，应及时通知医生并配合处理。

3. 保持皮肤完整性　对石膏固定或牵引的病人，应注意观察皮肤的色泽和温度，避免压迫皮肤；如需长期卧床，避免压疮发生。

4. 提供相关知识　向病人及家属讲解脱位治疗及功能锻炼的知识；指导病人进行正确的功能锻炼，**严禁强力扳正关节**。

5. 心理护理。

6. 健康指导　向病人及家属讲解脱位的治疗和康复的相关知识：说明复位后固定的目的、方法、重要性及注意事项；固定时间太长易发生关节僵硬，太短则关节囊达不到修复，容易形成习惯性脱位；并向病人及家属说明功能锻炼的重要性和必要性，科学地指导病人功能锻炼，使病人能自觉地按计划进行功能锻炼，防止锻炼不当或过早锻炼引起习惯性脱位。固定期间，应进行关节周围肌肉的舒缩运动和除患肢外其他未固定关节的主动活动。解除固定后，逐渐加大关节的活动范围，同时配合热敷、理疗、中药烫洗这样有利于增加血液循环，消除肿胀，防止关节僵直和失用性萎缩。

【测试题】

（一）选择题

A1型题

1. 按关节脱位的原因分类，<u>错误</u>的是

A. 创伤性脱位　B. 先天性脱位　C. 病理性脱位
D. 陈旧性脱位　E. 习惯性脱位

2. 因关节结构遭受病变破坏引起的脱位是
A. 创伤性脱位　B. 先天性脱位　C. 病理性脱位
D. 陈旧性脱位　E. 习惯性脱位

3. 胚胎发育异常或胎儿在母体内受到外界因素影响而导致关节先天发育不良，出生后即出现脱位是
A. 创伤性脱位　B. 先天性脱位　C. 病理性脱位
D. 陈旧性脱位　E. 习惯性脱位

4. 关节有不稳定因素，可反复发生再脱位的是
A. 创伤性脱位　B. 先天性脱位　C. 病理性脱位
D. 陈旧性脱位　E. 习惯性脱位

5. 关节脱位的临床表现，**错误**的是
A. 畸形　B. 骨摩擦感　C. 弹性固定
D. 关节盂空虚　E. 关节疼痛、肿胀、功能障碍

6. 肘关节脱位的表现，**错误**的是
A. 肘关节疼痛、肿胀、功能障碍　B. "餐叉样"畸形
C. 肘关节呈半屈曲位　D. 尺骨鹰嘴明显后突
E. 肘后三角失去正常关系

7. 活动范围大、稳定性差、容易脱位的关节是
A. 髋关节　B. 肩关节　C. 肘关节
D. 膝关节　E. 踝关节

8. 骨折、脱位共有的特有体征是
A. 畸形　B. 弹性固定　C. 异常活动
D. 骨擦音　E. 关节部位空虚

9. 肩关节脱位的特有体征是
A. 肿胀　B. 功能障碍　C. "餐叉"畸形
D. "方肩"畸形　E. 骨擦音

10. 肩关节脱位的表现，**错误**的是
A. 局部疼痛，不能活动　B. "方肩"畸形
C. 关节盂空虚　D. 杜加（Dugas）征阳性
E. X线检查正常

11. 关节脱位病人的护理，**错误**的是
A. 抬高患肢，以利静脉回流，减轻肿胀
B. 髋关节后脱位手法复位后，病人应保持髋关节屈曲、内收、内旋
C. 疼痛时可遵医嘱给予止痛剂
D. 向病人讲明复位后固定的重要性，防止习惯性脱位
E. 固定期间可进行肌肉舒缩及固定范围外的关节活动

A2型题

12. 钟某，男，28岁。踢球时不慎摔倒致右肩部疼痛、肿胀、活动受限2小时入院。查体：

右肩部肿胀、方肩畸形,局部压痛阳性,右肩关节弹性固定。X线检查示:右肩关节前脱位。急诊给予手法复位及三角巾悬吊固定。请问需固定多长时间后方可进行肩关节功能锻炼

A. 固定后即可进行　B. 1周　C. 2周
D. 3周　E. 4周

13. 陈某,男,38岁。高处坠落致左髋部疼痛、畸形、活动受限4小时入院,X线检查示:左髋关节后脱位,急诊给予麻醉下手法复位,对该病人应卧床休息几周

A. 1周　B. 2周　C. 3周
D. 4周　E. 5周

A3/A4 型题

(14~17题共用题干)

何某,男,16岁。摔伤致左肘部肿痛、活动受限2小时。查体:左肘部明显肿胀,后突畸形,肘后三角关系破坏。

14. 该病人最可能的诊断是

A. 左肘关节前脱位　B. 左肘关节后脱位　C. 左肱骨髁上骨折
D. 左桡骨小头骨折　E. 左尺骨鹰嘴骨折

15. 首选的检查为

A. X线检查　B. B超检查　C. CT检查
D. 核素骨扫描　E. 关节镜检查

16. 诊断明确后首选的治疗是

A. 切开复位　B. 手法复位
C. 骨牵引复位　D. 皮牵引复位
E. 外展架固定,肿胀消退后手术

17. 复位后石膏托固定肘关节于

A. 屈曲30°位　B. 屈曲60°位　C. 屈曲90°位
D. 屈曲120°位　E. 伸直位

(18~23题共用题干)

刘某,男,23岁。警校学员。在训练时致伤右肩部,剧痛,门诊检查:右肩活动受限,令其将伤肢手部搭于对侧肩上时,手可勉强搭肩,但不能同时将肘部贴于胸部,皮肤未见破损。

18. 此时首先应考虑的检查是

A. 神经的检查　B. 桡动脉搏动的检查
C. X线检查　D. 骨传导音是否减弱的检查
E. 传导叩击痛的检查

19. 可能的诊断是

A. 肘关节脱位　B. 肩关节脱位　C. 肩锁关节脱位
D. 肱骨外科颈骨折　E. 肩峰骨折

20. 首选的治疗法是

A. 手法复位外固定　B. 切开复位内固定　C. 骨牵引复位
D. 皮牵引复位　E. 悬吊牵引复位

21. 复位成功的标志,应除外

A. 畸形消失　B. 骨性标志恢复解剖关系

C. 肿胀消失　D. Dugas 征由阳性变为阴性
E. X 线复查无脱位

22. 若该病人合并骨折,最常见的是
A. 肱骨大结节骨折　B. 肱骨头骨折　C. 肱骨小结节骨折
D. 肩锁关节脱位　E. 肩峰骨折

23. 此病人经确诊后无合并损伤,此时最恰当的处理是
A. 手法整复后固定四周　B. 只行手法整复即可
C. 手法整复后固定三周　D. 手法整复后固定六周
E. 局部制动

(二)填空题

1. 关节脱位按发生脱位的原因分为________、________、________和________。
2. 关节脱位按脱位后关节腔是否与外界相通可将其分为________和________。
3. 关节脱位的特有体征有________、________和________。
4. 关节脱位的处理原则是________、________和________。
5. 肘关节脱位复位后用长臂石膏托固定于屈曲________度位,时间为________。
6. 髋关节脱位按股骨头脱位后的位置可分为________、________和________,其中________最常见。

(三)名词解释

1. 关节脱位
2. 习惯性脱位
3. 创伤性脱位
4. 先天性脱位
5. 病理性脱位
6. 新鲜脱位
7. 陈旧性脱位
8. 搭肩试验

(四)简答题

1. 详述髋关节后脱位病人的处理原则。
2. 针对关节脱位病人,应采取哪些护理措施?

(五)病例分析

韦某,男,30 岁。农民。因从高处摔下致左肘部肿痛活动受限 1 小时入院。查体:左肘部疼痛、肿胀、活动受限,左肘关节固定于半伸直位,尺骨鹰嘴后突,肘后三角关系异常,左手各手指感觉运动正常,左桡动脉搏动有力。

请问:

(1)可能的诊断是什么?需进一步行何种检查?
(2)常见的护理诊断 / 问题有哪些?
(3)主要的护理措施有哪些?

(张国华)

第三十三章 骨与关节感染病人的护理

【重点与难点】

一、化脓性骨髓炎病人的护理

（一）急性血源性骨髓炎

1. 概要 身体其他部位的化脓性病灶中的细菌经血液循环播散至骨骼的急性化脓性炎症，称急性血源性骨髓炎。多见于12岁以下儿童，**长骨干骺端**为**好发部位**，以胫骨近端和股骨远端多见。本病**最常见的致病菌**是**金黄色葡萄球菌**。本病的病理变化以骨质破坏和坏死为主，后期以新生骨形成为主，成为骨性包壳。

2. 护理评估

（1）健康史：了解病人有无其他部位感染和外伤史，病程长短，采取何种治疗及效果如何。既往有无药物过敏史和手术史。

（2）身体状况：起病急骤，全身不适，有寒战、高热，体温可达39℃以上。**早期有患部剧痛，肢体呈半屈曲状，抗拒做主动和被动活动**。局部皮温增高、发红、肿胀，干骺端有局限性深压痛。**数日后若肿胀、疼痛加剧，提示该处形成骨膜下脓肿**。当脓肿穿破骨膜形成软组织深部脓肿时，疼痛反而减轻，但局部红、肿、热、压痛更为明显。当脓肿穿破皮肤时，体温可逐渐下降，但局部因经久不愈而形成窦道。若整个骨干都存在骨破坏后，有发生病理性骨折的可能。

（3）辅助检查：血白细胞计数和中性粒细胞比例增高；红细胞沉降率加快；血中C反应蛋白（C-reactive protein，CRP）升高；在寒战高热时或应用抗生素前抽血培养，可以提高血培养阳性率；**局部脓肿分层穿刺**；影像学检查（X线、CT、MRI、核素骨显像）有助于疾病诊断。

（4）心理 - 社会状况评估。

（5）处理原则：**本病治疗的关键是早期诊断与早期治疗**。由于治疗不及时，急性骨髓炎往往演变为慢性骨髓炎，故应尽快控制感染，防止炎症扩散，及时手术。

3. 常见护理诊断 / 问题 ①体温过高；②疼痛；③躯体移动障碍；④潜在并发症等。

4. 护理措施

（1）术前护理

1）维持正常体温。

2）缓解疼痛：①抬高患肢以利静脉血回流，减轻肿胀或疼痛。②限制患肢活动，必要时用石膏托或皮牵引固定于功能位，以缓解肌痉挛，解除疼痛；防止炎症扩散；防止患肢畸形；防止发生病理性骨折。③搬动患肢时动作要轻，保护好患肢，以防发生继发损伤；床上可安置护架，避免患处压迫，加重疼痛。

3）控制感染：遵医嘱尽早联合足量应用抗菌药物。

（2）术后护理

1）引流管护理：①妥善固定引流装置；②保持引流通畅；③拔管指征：引流管留置 3 周，或体温正常，引出液清亮，连续 3 次细菌培养结果阴性，即可拔管。

2）功能锻炼：为避免患肢长期制动导致肌肉萎缩或关节僵硬，固定期间应指导患肢行肌肉等长舒缩活动；待炎症控制后行关节功能锻炼。

（二）慢性血源性骨髓炎病人的护理

1. 概要　急性血源性骨髓炎在急性感染期未能彻底控制，反复发作演变成慢性血源性骨髓炎。大多继发于急性血源性骨髓炎；若低毒性细菌感染，在发病时即可表现为慢性骨髓炎。**本病主要的致病菌是金黄色葡萄球菌**。其基本病理变化是反应性新骨包壳形成，死骨分离，无效腔和窦道形成。

2. 护理评估

（1）健康史：了解病人病程长短，采取何种治疗及效果如何；详细询问抗菌药物使用情况；既往有无药物过敏史和手术史。

（2）身体状况：静止期可无症状，急性发作时有发热及局部疼痛、肿胀等。患肢局部增粗、变形。幼年期发病者，由于骨骺破坏，生长发育受影响，肢体呈现短缩或内、外翻畸形，关节挛缩。窦道口肉芽组织增生，流出臭味脓液，窦道周围皮肤菲薄、色素沉着，或者呈湿疹样皮炎，易破溃形成慢性溃疡。长期受炎症刺激可发生癌变。有时窦道排出小的死骨；死骨排净后，窦道可暂时闭合。慢性骨髓炎急性发作时，原已闭合的窦道口开放，流出大量脓液或死骨。

（3）辅助检查：X 线、CT、MRI 等检查有助于疾病诊断。

（4）心理 - 社会状况评估。

（5）处理原则：清除死骨、炎性肉芽组织和消灭无效腔，方法以病灶清除术为主。

3. 常见护理诊断 / 问题　①焦虑；②皮肤完整性受损；③躯体移动障碍；④潜在并发症等。

4. 护理措施

（1）术前护理：①一般护理：卧床休息、维持正常体温、营养支持等；②病情观察；③控制感染：遵医嘱尽早联合足量应用抗菌药物；④术前准备；⑤心理护理。

（2）术后护理

1）一般护理：采取适当卧位，做好术后一般护理。协助病人活动，防止肌肉萎缩。

2）病情观察：伤口行药物灌注、冲洗、负压引流，要注意观察引流液的量、颜色、性质等。

3）伤口护理：注意术后伤口的护理，及时更换敷料。

4）引流管护理：①保持引流通畅，防止引流液逆流。多采用点滴冲洗和负压引流。术后 24 小时内，引流液较多，应快速滴入冲洗液，以免血块堵塞引流管。冲洗液一般选用细菌敏感的抗菌药物配制而成。每日用量依病情而定。②伤口行药物灌注、冲洗，持续的时间根据无效腔的大小而异，一般为 2~4 周。当体温正常，伤口无炎症现象，引流出的液体清晰时，应考虑拔管。先拔除滴入管，引流管继续引流 1~2 日后再拔除。

二、化脓性关节炎病人的护理

（一）概要

化脓性关节炎是指关节内化脓性感染。多见于儿童，好发部位是髋关节与膝关节。**常见**

的致病菌为金黄色葡萄球菌。病变发展过程大致可分为三个阶段：浆液性渗出期、浆液纤维性渗出期和脓性渗出期。

（二）护理评估

1. 健康史 询问病人近期有无局部化脓性感染病灶、外伤手术史；了解病人一般情况、发病经过、治疗情况及效果。既往有无药物过敏史。

2. **身体状况** 起病急骤，全身不适，乏力，食欲缺乏，寒战高热，体温可达 39℃以上。感染严重者可出现谵妄与昏迷，小儿可见惊厥。病变关节处剧烈疼痛。病变关节功能障碍，活动受限。局部有明显的红、肿、热、痛表现；发生于膝关节可出现浮髌试验阳性。

3. 辅助检查 血常规检查、关节穿刺液常规及细菌培养、X线检查等有助于疾病诊断。

4. 心理 - 社会状况评估。

5. 处理原则 全身支持治疗，应用抗菌药物，消除局部感染病灶。

（三）常见护理诊断 / 问题

1. 体温过高。

2. 急性疼痛。

3. 躯体移动障碍。

（四）护理措施

1. 术前护理 ①一般护理：卧床休息、适当抬高患肢，限制活动，保持患肢于功能位、疼痛护理、维持正常体温、营养支持等。②控制感染：遵医嘱尽早联合足量应用抗菌药物。

2. 术后护理 除病人的一般常规护理外，重点注意观察引流物的量、性质，及时更换敷料和拔除引流物。

三、骨与关节结核病人的护理

（一）概要

骨与关节结核为骨与关节的**特异性感染**，是一种继发性感染，原发病灶为肺结核和消化道结核，在我国**绝大多数继发于肺结核**。好发于青少年及儿童，30 岁以下的病人约占 80%。发病部位以**脊柱最多见**，约占骨与关节结核发病率的 50%，其次是膝关节、髋关节、肘关节、肩关节。骨与关节结核最初的病理变化是**单纯性骨结核**或**单纯性滑膜结核**，如病变进一步发展可发展为**全关节结核**。受累的骨与关节出现结核性浸润、肉芽增生、干酪样坏死及寒性脓肿形成，关节软骨逐渐被破坏。全关节结核必定会后遗各种关节功能障碍。晚期可导致病理性脱位、骨折等。

（二）护理评估

1. 健康史 了解病人年龄、饮食和日常活动情况，此次发病诱因；既往有无结核病病史和密切接触史；治疗情况和抗结核药物应用情况；有无药物过敏史和手术史等。

2. 身体状况 发病缓慢，症状隐匿，可有低热、食欲缺乏、盗汗、消瘦、乏力、贫血等全身结核中毒症状。早期病变部位即有轻度疼痛，随病情发展逐渐加重，活动时疼痛更明显。**脊柱结核**多为钝痛，咳嗽、打喷嚏、持重物时疼痛加重；由于干酪样物质、死骨和坏死的骨块可压迫脊髓，出现肢体感觉、运动和括约肌功能障碍，甚至完全性截瘫。**髋关节结核**早期即有髋部疼痛，在儿童病例，常诉说同侧膝部疼痛；早期髋关节呈屈曲、外展、外旋畸形；随病情发展髋关节即表现为屈曲、内收、内旋畸形，髋关节强直与双下肢不等长常见。**膝关节结核**局部疼痛、肿胀，浮髌试验阳性。由于膝关节持续积液和失用性肌萎缩，膝部可呈梭形肿胀。

3. 辅助检查 红细胞沉降率（血沉）：结核活动期明显增快，静止期一般正常，故红细胞沉降率可用来监测病变是否静止和有无复发。脓肿穿刺或病变部位的组织学检查是结核感染确诊的重要途径。X线、CT、MRI等检查有助于疾病诊断。

4. 心理-社会状况评估。

5. 处理原则 治疗上应全身与局部并重，采用综合治疗措施，以提高疗效。加强支持疗法，提高机体抵抗力；局部适当休息或限制活动；合理应用抗结核药物；非手术治疗不能控制病变发展，死骨明显形成，脓肿较大，经久不愈的窦道，或合并截瘫等，应在积极的术前准备下行结核病灶清除术或其他手术治疗。

（三）常见护理诊断/问题

1. 疼痛。
2. 营养失调：低于机体需要量。
3. 皮肤完整性受损。
4. 躯体移动障碍。
5. 潜在并发症：抗结核药物毒性反应、休克、窒息、瘫痪、病理性骨折或脱位。

（四）护理措施

1. 非手术治疗病人的护理 ①一般护理：卧床休息、维持正常体温、营养支持等。②抗结核药物治疗，遵医嘱合理应用抗结核药物，注意药物的毒性反应及副作用的发生和预防。③皮肤护理：对行石膏固定和皮肤牵引的病人以及需卧床休息的病人，需注意局部皮肤的护理，协助其翻身、充分活动肢体。当寒性脓肿向体外穿破形成窦道时，应及时更换敷料，防止脓液侵蚀局部皮肤引起溃烂。④心理护理：骨与关节结核病人由于病程长，费用高，往往家庭经济状况差，病人大多自卑、沮丧、焦虑等不良情绪。护士应加强病人心理护理，应主动倾听病人的感受，帮助病人树立信心。

2. 手术治疗病人的护理

（1）术前护理：除了一般的常规准备外，应纠正病人的营养状况，提高对手术的耐受力，调节病人的心理因素，解除病人的顾虑。**术前应用抗结核药物4~6周，至少2周**，有窦道合并感染者应用广谱抗生素至少1周。

（2）术后护理

1）严密病情观察，按时监测生命体征，注意观察肢端的皮肤颜色、温度、感觉及毛细血管充盈情况等，发现异常应及时报告并协助处理。

2）脊柱结核术后脊柱不稳定，或做脊柱融合术后，必须局部确切制动，避免继发损伤及植骨块脱落等。合并截瘫的病人，按截瘫的护理常规，预防截瘫的并发症，如压疮、泌尿系感染、呼吸系统感染、肢体畸形等。

3）关节结核，行滑膜切除术的病人，术后多采用皮肤牵引，注意保证牵引有效；关节融合术后，多用石膏固定，注意石膏固定的护理。

4）并发症的观察与护理：①休克：术后应每小时监测生命体征，同时注意观察肢端温度、皮肤弹性和色泽、毛细血管回流反应、尿量等，防止低血容量性休克发生。②窒息：颈椎结核并有咽后壁脓肿时可出现窒息。应向病人及家属说明咽后壁脓肿时可导致吞咽困难，应选择易消化的食物，进食速度缓慢均匀，防止食物呛入气管而窒息。胸椎结核病人在病灶清除后出现呼吸困难或发绀，应及时吸氧，并立即报告医生配合处理。③瘫痪：当体位不当致脊髓受压或手术后脊髓水肿等均有可能引起瘫痪或加重原有瘫痪。应观察病人的双下肢运动、感觉、大小便等情况。④气胸：由于胸椎结核病灶清除术过程中易致胸膜破裂而出现呼吸困难等，若病人出现呼吸音减弱、呼吸急促、胸闷等缺氧症状，应及时报告医师做相应处理；合并有血气胸时，应做胸腔闭式引流并给予高流量吸氧。

5）功能锻炼　鼓励病人适当主动活动病变以外的关节，防止关节僵直。活动量应根据病人的病情而定，原则是循序渐进，持之以恒，以达到最大限度地恢复肢体的功能。

【测试题】

（一）选择题

A1 型题

1. 化脓性骨髓炎感染涉及的部位包括
   A. 骨髓　B. 骨皮质和骨髓　C. 骨骺板和骨髓
   D. 骨骺和骨髓　E. 骨髓、骨和骨膜
2. 急性血源性骨髓炎最常见的致病菌是
   A. 乙型溶血性链球菌　B. 白色葡萄球菌　C. 产气荚膜杆菌
   D. 金黄色葡萄球菌　E. 大肠埃希菌
3. 急性血源性骨髓炎好发部位是
   A. 骨骺　B. 骨干　C. 干骺端
   D. 骨膜下　E. 软组织
4. 急性血源性骨髓炎最常发生的部位是
   A. 胫骨和股骨　B. 髂骨和骶骨　C. 脊柱和骨盆
   D. 肱骨和肩胛骨　E. 桡尺骨和胫骨
5. 下述对急性骨髓炎最有早期确诊意义的是
   A. 起病急骤，全身中毒症状明显　B. 干骺端持续剧痛及深压痛
   C. 白细胞、中性粒细胞计数增多　D. 局部分层穿刺液检查
   E. X 线检查
6. 急性血源性骨髓炎治疗原则**错误**的是
   A. 待症状严重时，再考虑大剂量使用抗生素
   B. 全身支持疗法
   C. 卧床休息
   D. 局部开窗减压引流
   E. 早期持续皮牵引或石膏托固定
7. 急性血源性骨髓炎应用抗菌药物治疗的原则**不正确**的是
   A. 选针对金黄色葡萄球菌的抗菌药物　B. 早用
   C. 联合应用　D. 足量
   E. 急性症状消退后即可停药
8. 下列关于化脓性关节炎，**错误**的是
   A. 本病儿童多见　B. 最常见的致病菌为金黄色葡萄球菌
   C. 髋及膝关节最少见　D. 中毒症状严重者，应切开排脓
   E. 关节穿刺，关节液混浊，细菌培养阳性

9. 化脓性关节炎最常发生的部位是
A. 肩关节和肘关节 B. 肘关节和膝关节 C. 髋关节和膝关节
D. 髋关节和踝关节 E. 膝关节和踝关节

10. 骨与关节结核的好发部位是
A. 脊柱 B. 髋部 C. 肩部
D. 膝部 E. 肘部

11. 脊柱结核发病率最高的部位是
A. 骶椎 B. 腰椎 C. 胸腰段
D. 胸椎 E. 颈椎

12. 下列关于骨与关节结核，错误的是
A. 此病大多继发于肺结核 B. 好发于老年人
C. 病人有结核中毒症状 D. 实验室检查血沉多增快
E. 应用抗结核药物治疗

A2 型题

13. 黄某，男，8 岁。诊断为左股骨急性骨髓炎，病史 10 日，应用抗生素治疗 1 周，症状未能控制，这时应采用的方法是
A. 加大抗生素用量
B. 应用局部开窗减压冲洗及固定患肢
C. 加强支持疗法
D. 局部理疗，外敷中药
E. 按摩、针灸

14. 李某，男，16 岁。出现右肘关节发红、肿胀、疼痛 5 日。血常规检查：白细胞计数为 $30\times10^9/L$，关节穿刺液镜检见脓细胞。该病人可诊断为
A. 类风湿性关节炎 B. 肱骨外上髁炎
C. 肘上淋巴结结核 D. 肘关节结核
E. 肘关节化脓性关节炎

15. 何某，女，18 岁。瘦弱。腰部疼痛 2 个月。查体：腰椎后凸畸形，弯腰动作受限，腹股沟区有肿物，穿刺抽出灰白色脓液，应考虑是
A. 骨肿瘤 B. 脊椎结核
C. 化脓性骨髓炎 D. 腹股沟脓肿
E. 髋关节结核

16. 胡某，女，30 岁。胸背痛 3 个月，体温 37.4℃，夜间盗汗。查体：胸 $_{9、10}$ 棘突叩击痛，X 线片见胸 $_{9、10}$ 椎体溶骨性破坏，椎间盘受累，最可能的诊断是
A. 椎体巨细胞瘤 B. 椎体血管瘤 C. 椎体结核
D. 化脓性脊柱炎 E. 脊柱骨折

17. 马某，男，7 岁。左膝部碰伤后 6 日开始持续性高热、寒战，患肢活动受限。左胫骨上端剧痛，且有深压痛。血常规检查：白细胞 $21\times10^9/L$，中性粒细胞 90%。X 线片未见明显异常。可能是
A. 左膝化脓性关节炎 B. 急性血源性骨髓炎 C. 急性蜂窝织炎
D. 膝关节结核 E. 创伤性关节炎

A3/A4 型题

（18~21 题共用题干）

刘某，男，31 岁。2 年前因左小腿外伤行手术治疗，以后伤口处经常破溃、流脓，有时可见排出小的死骨。在死骨排出后窦道可暂时封闭，炎症逐渐消退；周围皮肤有色素沉着或湿疹样皮炎。

18. 该病人最可能的诊断是
    A. 左胫骨创伤性关节炎　　B. 左胫骨慢性化脓性骨髓炎
    C. 左胫骨结核　　D. 左胫骨急性血源性骨髓炎
    E. 左膝关节化脓性关节炎
19. 该疾病的基本病理变化是
    A. 以骨皮质破坏为主　　B. 以骨松质破坏为主
    C. 呈偏心性溶骨性破坏　　D. 病灶区域内有死骨、无效腔和窦道
    E. 呈反应性骨增生
20. 如采取手术治疗，<u>不妥</u>的是
    A. 病灶清除术　　B. 局部钻孔引流或开窗减压术
    C. 带蒂肌瓣填塞　　D. 蝶形手术消灭无效腔
    E. 庆大霉素 - 骨水泥珠填塞和二期植骨
21. 对此病人做患肢石膏托固定最主要的目的是
    A. 缓解疼痛　　B. 减轻肿胀
    C. 防止病理性骨折　　D. 减少脓汁形成
    E. 防止炎症扩散

（22~24 题共用题干）

何某，男，18 岁。出现高热、寒战，左膝关节红、肿、热、痛 1 周，外周血白细胞计数为 30×10^9/L，关节液检查见脓细胞。

22. 该病人最可能的诊断是
    A. 膝关节类风湿关节炎　　B. 膝关节骨性关节炎
    C. 膝关节创伤性关节炎　　D. 膝关节结核
    E. 膝关节化脓性关节炎
23. 非手术治疗措施<u>错误</u>的是
    A. 高热期间给予退热补液，维持水、电解质和酸碱平衡
    B. 营养支持，增加能量和蛋白质摄入量
    C. 必要时多次少量输新鲜血
    D. 病情严重时，应用一种抗生素治疗
    E. 局部制动
24. 减轻局部疼痛的措施<u>不妥</u>的是
    A. 活动患肢，促进回流
    B. 抬高患肢并制动
    C. 注意病人的注意力
    D. 按医嘱给予止痛药物
    E. 移动患侧肢体时，动作要轻稳，做好支撑与支托

（25~29 题共用题干）

韦某，女，15 岁。出现左髋部疼痛，活动后加重。体检：左髋关节屈曲、内收、内旋畸形，活动受限。腹股沟区有肿物，局部无发红、皮温升高，穿刺抽出灰白色脓液。

25. 该病人最可能的诊断是
    A. 左髋关节类风湿关节炎　　B. 左髋关节骨性关节炎
    C. 左髋关节肿瘤　　D. 左髋关节结核
    E. 左髋关节化脓性关节炎
26. 治疗措施中**错误**的是
    A. 营养支持，增加能量和蛋白质摄入量　　B. 早期病灶清除术
    C. 早期左髋关节融合术　　D. 全身抗结核药物治疗
    E. 局部关节穿刺注入抗结核药物
27. 不属该病人可能出现的体征是
    A. 出现跛行　　B. 出现截瘫
    C. 可有病理性髋关节脱位　　D. "4"字试验阳性
    E. 托马斯（Thomas）征阳性
28. 腹股沟区肿物应考虑是
    A. 腹股沟肿瘤　　B. 腹股沟疝　　C. 化脓性骨髓炎
    D. 腹股沟寒性脓肿　　E. 髋关节结核
29. 若采取手术治疗，术前应至少使用抗结核治疗
    A. 1 周　　B. 2 周　　C. 3 周
    D. 4 周　　E. 2 个月

（30~34 题共用题干）

王某，男，15 岁。因高热、左膝部剧痛肿胀 3 日入院。体检：左大腿下端明显肿胀，压痛阳性，局部皮温增高，行局部分层穿刺，在骨膜下抽出淡黄色浑浊液体。应用大剂量抗生素治疗 3 日仍不见好转。

30. 该病人最可能的诊断是
    A. 膝关节类风湿关节炎　　B. 左股骨慢性血源性骨髓炎
    C. 膝关节关节结核　　D. 左股骨急性血源性骨髓炎
    E. 左膝关节化脓性关节炎
31. 该病最常见的致病菌是
    A. 金黄色葡萄球菌　　B. 溶血性乙型链球菌
    C. 大肠埃希菌　　D. 肺炎链球菌
    E. 铜绿假单胞菌
32. 急性骨髓炎应用抗生素治疗时，措施**错误**的是
    A. 早期治疗　　B. 联合用药
    C. 根据药物敏感试验结果用药　　D. 体温平稳 3 日后，停止应用抗生素
    E. 大量抗生素治疗不能控制时应采用局部钻孔引流
33. 若采用局部钻孔引流时，措施**错误**的是
    A. 冲洗用的引流管应放在近端，吸引用的引流管放在远端
    B. 应持续用含抗生素的生理盐水冲洗

C. 吸引用的引流管近端应开数个小孔

D. 吸引用的引流管应比冲洗用的引流管粗

E. 冲洗用的引流管应比吸引用的引流管粗

34. 若采用局部冲洗与引流时，拔管指征是

A. 白细胞恢复正常范围　　B. 引流液连续培养 3 次为阴性

C. 疼痛消失 3 日　　D. 体温平稳 3 日后

E. X 线无异常改变

（二）填空题

1. 急性化脓性骨髓炎的致病菌主要是________。

2. 化脓性关节炎多见于________。好发部位在________，常见的致病菌为________。

3. 骨与关节结核中，________的发病率最高，约占 50%。

（三）名词解释

1. 急性血源性骨髓炎

2. 化脓性骨髓炎

3. 化脓性关节炎

（四）简答题

1. 化脓性骨髓炎的感染途径有哪些？

2. 简述急性血源性骨髓炎病人的主要临床表现。

3. 简述骨与关节结核病人的护理措施。

（五）病例分析

1. 韦某，女，7 岁。因寒战、高热伴右膝部肿胀疼痛 3 日入院；自服感冒药不见好转，右小腿疼痛渐加重，右膝关节不愿活动。查体：体温 39.2℃，精神差，右胫骨近端有深压痛。实验室检查：白细胞 $15 \times 10^9/L$，中性粒细胞比例 80%。X 线片示：右胫骨近端骨质未见明显异常，软组织肿胀。

请问：

（1）该患儿目前考虑何种疾病？

（2）主要的常见护理诊断 / 问题有哪些？

（3）对该病人应采取哪些护理措施？

2. 李某，男，12 岁。因右膝关节肿痛伴发热 2 日入院。患儿 2 日前感到右膝痛，伴寒战、高热，自服抗菌药物（具体不详），未见好转。全身乏力不适，食欲差。查体：体温 39℃，右膝关节肿胀，皮肤发红，有压痛，屈伸活动时疼痛加重，活动受限，不能站立行走，浮髌试验阳性。血常规检查：白细胞 $16 \times 10^9/L$，中性粒细胞比例 90%。X 线检查示：关节周围软组织肿胀，关节间隙增宽。

请问：

（1）该患儿目前可能的诊断是什么？

（2）主要的常见护理诊断 / 问题有哪些？

（3）对该病人应采取哪些护理措施？

3. 葛某，男，30 岁。2 个月前感觉左髋部隐痛、跛行，近 1 个月加重，同时伴发热。在当地医院按化脓性关节炎治疗，效果不明显，肿痛加重。检查见左髋部呈屈曲、内收畸形。实验室检查：血沉 60mm/h，白细胞 $10 \times 10^9/L$；X 线检查示：左髋关节囊肿胀，关节间隙变窄。

请问：

（1）该患儿目前可能的诊断是什么？

（2）主要的常见护理诊断/问题有哪些？

（3）入院后术前主要护理措施有哪些？

（4）如何对该病人进行健康指导？

（张国华）

第三十四章 颈肩痛与腰腿痛病人的护理

【重点与难点】

一、颈椎病病人的护理

（一）概要

颈椎病是由于颈椎椎间盘退行性变及其继发性椎间关节退行性变，刺激或压迫相邻脊髓、神经、血管等结构而表现的一系列临床症状和体征。**颈椎间盘退行性变是颈椎病发生和发展的最基本原因**，急慢性损伤可加速其退变过程而发病。中年以上为好发年龄，**好发部位为颈5~6、颈6~7椎间盘**。

（二）护理评估

1. 健康史　了解病人的年龄、职业，既往有无急慢性损伤史及治疗经过，以及病人家族中有无先天遗传病史。

2. 身体状况　①**神经根型颈椎病：最常见**。是由于颈椎间盘侧后方突出、钩椎关节或关节突关节增生、肥大，刺激或压迫神经根所致。颈痛并向肩部及上肢放射是其主要症状。检查上肢牵拉试验阳性或压头试验阳性。②**脊髓型颈椎病：此型最严重**。是颈椎间盘后突的髓核、椎体后缘的骨赘、肥厚的黄韧带及钙化的后纵韧带等导致脊髓受压。手部精细活动失调、握力下降是主要症状。下肢麻木、步态不稳，有踩棉花样感觉。躯干有紧束感。病情加重可发生自上而下的上运动神经元性瘫痪。检查有感觉障碍平面，肌力减退，四肢腱反射活跃或亢进，Hoffmann征、Babinski征阳性。③椎动脉型颈椎病：最常见症状是眩晕，多伴有复视、耳鸣、耳聋等。头部活动时可诱发或加重猝倒，头枕部、顶部发作性胀痛。④交感神经型颈椎病：表现主要为系列交感神经兴奋或抑制症状。

3. 辅助检查　X线检查、CT和MRI。

4. 心理-社会状况评估。

5. 处理原则　①非手术疗法：颈部牵引、颈托和围领限制颈椎活动、理疗、药物治疗。②手术治疗：非手术治疗半年无效或影响正常工作或生活；或神经根型疼痛剧烈，非手术治疗无效，可采用手术治疗。由于脊髓型颈椎病自然病史为症状逐渐发展加重，故确诊后应及时手术治疗。

（三）常见护理诊断/问题

1. 疼痛。

2. 焦虑/恐惧。

3. 知识缺乏：缺乏功能锻炼与疾病预防的有关知识。

4. 潜在并发症：术后出血、呼吸困难等。

（四）护理措施

1. 术前护理 ①术前准备：包括气管食管推移训练、俯卧位训练、呼吸训练、卧床大小便训练等，以适应前路手术术中牵拉气管操作及后路手术体位变化、术后卧床等。做好术前常规准备，预防性使用抗生素、配血及术中预约C型臂X线机等。需植骨者，备皮时注意供区的皮肤准备。②心理护理，稳定病人情绪。

2. 术后护理

（1）一般护理：①体位：行植骨椎体融合者，要特别注意颈部用围领固定。回病房后取平卧位，床边常规备置气管切开包。②保持呼吸道通畅：术后要常规进行雾化吸入，鼓励病人深呼吸和有效地咳嗽。

（2）病情观察：密切观察生命体征，如有病情变化，及时报告。

（3）伤口护理：重点是观察颈部无渗血、有无肿胀受压。做好引流管护理。

（4）并发症的预防和护理：①**呼吸困难：是前路手术后最危急的并发症**，一般多发生在术后1~3日；主要原因有：切口内出血压迫气管；喉头水肿压迫气管等。病人一旦出现呼吸困难、烦躁、发绀，应立即通知医生，并做好气管切开及再次手术的准备。②其他常见并发症：有切口感染、肺部感染、压疮等，按医嘱合理应用抗生素，勤翻身，保持床面整洁、干燥。

（5）心理护理。

3. 健康指导 ①预防指导：向病人普及颈椎病及其预防的常识。②康复指导：教会病人牵引的方法及注意事项，一旦发生病情变化及时就诊。③心理指导：鼓励病人增加自信心、自尊心，学会自我照顾，使心态良好。指导病人家属科学地照护病人，给予心理支持。④保健指导：在工作中，尤其是办公室工作人员，要定时改变姿势，做颈部及上肢活动，或组织做工间操；睡眠时，宜睡硬板床，注意睡眠姿势，枕头高度适当，一般枕头与肩部高为宜；注意避免头颈部过伸或过屈。

二、腰腿痛病人的护理

（一）概要

腰腿痛是临床常见的一组症状，指下腰、腰骶、骶髂、臀部等处的疼痛，可伴有一侧或双侧下肢放射痛和马尾神经症状。腰腿痛的病因较多，腰椎间盘突出症和腰椎管狭窄症是导致腰腿痛的常见疾病。

1. 腰椎间盘突出症 是指腰椎间盘变性、纤维环破裂，髓核突出，刺激或压迫神经根或马尾神经所引起的一种综合征。病因有**椎间盘退行性变**、急性或慢性损伤、遗传因素、妊娠及发育异常等。根据病理变化可分为五型：膨隆型、突出型、脱出型、游离型和Schmorl结节及经骨突出型。

2. 腰椎管狭窄症 是指腰椎管因某种因素产生骨性或纤维性结构异常，导致一处或多处管腔狭窄，致马尾神经或神经根受压所引起的一种综合征。其病因有先天或后天之分。**在椎管发育不良的基础上发生退行性变是腰椎管狭窄症最常见的原因**。

（二）护理评估

1. 健康史 了解年龄、职业、家族中有无类似病史，有无先天性椎间盘疾病、腰部手术史，了解有无腰部急性或慢性损伤史，了解受伤经过及诊疗情况。

2. 身体状况

（1）腰椎间盘突出症：**腰痛是最先出现**，常并有坐骨神经痛，咳嗽、打喷嚏等使腹内压增高时疼痛加剧。中央型突出的髓核或脱垂游离的椎间盘组织压迫马尾神经时，出现鞍区感觉异常，大小便功能障碍。体检有腰椎侧凸、腰部活动受限、在病变椎间隙的棘突间，棘突旁侧 1cm 处有深压痛、叩痛，并伴有向下肢的放射痛。直腿抬高试验及加强试验阳性。感觉减退、肌力下降及腱反射改变。

（2）腰椎管狭窄症：**间歇性跛行是最常见症状**。腰背痛、腰骶部痛或下肢痛，站立位、过伸位或行走过久时疼痛加重，前屈位、蹲位及骑自行车时疼痛减轻或消失。当马尾神经受压时表现为双侧大小腿、足跟后侧及会阴部感觉迟钝，大、小便功能障碍。体检腰部背伸受限，腰椎生理前凸减少，腰部前屈正常，腰椎棘突旁有压痛。

3. 辅助检查　影像学检查：X 线平片、CT 和 MRI 等。电生理检查，如肌电图等可明确神经受损的范围及程度。

4. 心理 - 社会状况评估。

5. 处理原则

（1）腰椎间盘突出症：①非手术治疗：适用于初次发病，病程较短的病人；休息后症状可以自行缓解者；或由于病人自身原因不能施行手术；不同意手术者。治疗方法包括：卧床休息（一般**严格卧床 3 周**，佩戴腰围逐步下地活动）、非甾体类抗炎药、持续牵引、理疗等。②手术治疗：经半年以上非手术治疗无效，且病情逐渐加重，影响工作和生活；或巨大、骨化椎间盘、中央型椎间盘突出压迫马尾神经者。可采取椎板切除和髓核摘除术或经皮穿刺髓核摘除术。

（2）腰椎管狭窄症：①非手术治疗：症状轻者可非手术治疗缓解。②手术治疗：主要目的是解除对硬脊膜及神经根的压迫。手术方法：椎板切除，上关节突、椎板切除，神经根管扩大及神经根粘连松解等，必要时同期行脊柱融合内固定术。

（三）常见护理诊断 / 问题

1. 疼痛。

2. 躯体移动障碍。

3. 焦虑 / 恐惧。

4. 潜在并发症：肌肉萎缩，神经根粘连。

（四）护理措施

1. 术前护理

（1）疼痛护理：①卧硬板床：卧位可降低椎间盘压力（比站立时低 50%），缓解疼痛；抬高床头 20°，膝关节屈曲，膝腿下可垫枕，增加舒适感。②佩戴腰围：卧床 3 周后，可戴腰围下床活动。③有效牵引：牵引病人注意观察体位、牵引力线及重量是否正确，维持反牵引；经常检查牵引带压迫部位的皮肤有无疼痛、发红、破损、压疮等；牵引病人应加强基础护理。④镇痛：遵医嘱适当给予镇痛剂等药物，缓解疼痛，以保证充足睡眠。

（2）活动与功能锻炼：①指导起卧：腰腿痛病人起卧困难，应予以指导帮助：病人将身体先移向床的一侧，用胳膊将身体撑起，**保持脊柱中立**，移坐在床的一侧，将脚放在地上，利用腿部肌肉收缩使身体由坐位改为站立位；躺下时按相反的顺序依次进行。②指导活动锻炼：病人未固定关节要进行全范围关节活动，腰背肌要加强功能锻炼；活动受限者，病情许可时帮助病人活动各关节、按摩肌肉，以促进血液循环，防止肌肉萎缩和关节僵直；能下床者逐渐加大活动量及范围。③避免损伤：**嘱病人避免做弯腰、长期站立或上举重物等动作，以防腰部肌肉痉挛，**

加重疼痛。

（3）术前准备：向病人解释手术方式及术后暂时出现的问题，如疼痛、麻木等。训练正确翻身、床上使用便盆及术后功能锻炼的方法。做好术前常规准备。

（4）心理护理。

2. 术后护理

（1）体位：术后平卧，麻醉清醒、生命体征平稳 2 小时后，护士应每隔 2~3 小时协助病人**轴线翻身**，即翻身时指导病人双手交叉放于胸前，双腿自然屈曲，两名护士 1 人扶肩背部，1 人托臀部及下肢，同时将病人翻向一侧，肩背部及臀部各垫软枕支撑。

（2）病情观察：遵医嘱及时监测生命体征、双下肢感觉、运动情况。

（3）切口护理：观察切口敷料有无渗湿，注意渗出液的量、性质。敷料渗湿后要及时更换。

（4）引流的护理：观察、记录引流液的量、颜色、性质，根据引流情况，一般引流管于术后 24~48 小时拔除。

（5）功能锻炼：①四肢关节锻炼：可防止关节僵硬，卧床期间应鼓励坚持定时活动四肢关节。②**直腿抬高锻炼：可防止神经根粘连和肌肉萎缩**。直腿抬高锻炼，术后 1 天可开始进行，每分钟 2 次，抬放时间相等，每次 15~30 分钟，每日 2~3 次；抬腿幅度逐渐增加。③**腰背肌锻炼**：可增强腰背肌力和脊柱的稳定性。应根据术式及医嘱，指导病人锻炼腰背肌。**术后 7 天开始**，用五点支撑法，1~2 周后采用三点支撑法；每日 3~4 次，根据病人情况循序渐进增加。④**行走训练：一般卧床 2 周后**借助腰围或支架适当下床活动。

（6）并发症的预防：常见并发症为神经根粘连和肌肉萎缩。要协助指导病人术后功能锻炼。

3. 健康指导　①教会病人及家属有关腰腿痛的防治知识。②佩戴围腰：神经受压的病人，应戴围腰 3~6 个月，直至神经压迫症状解除。③指导正确坐、卧、立、行和劳动姿势，以减少急、慢性损伤发生的机会。④腰背肌锻炼：应循序渐进加强腰背肌功能锻炼，以增加脊柱的稳定性。⑤加强营养，以减缓机体组织和器官的退行性变。

【测试题】

（一）选择题

A1 型题

1. 颈椎病最严重的类型是
   A. 脊髓型　B. 神经根型　C. 椎动脉型
   D. 交感型　E. 混合型
2. 颈椎病发生的基本原因是
   A. 颈椎间盘退变　B. 急性损伤　C. 先天性因素
   D. 慢性损伤　E. 年龄因素
3. 脊髓型颈椎病<u>不宜</u>采用的非手术治疗方法是
   A. 理疗　B. 颌枕带牵引　C. 药物治疗
   D. 颈托固定　E. 改变不良工作体位
4. 临床症状多而客观体征少的颈椎病是
   A. 椎动脉型　B. 脊髓型　C. 神经根型

D. 交感神经型　　E. 复合型

5. 颈椎病术后护理,不需采取

A. 床头备气管切开包　　B. 3 日内每日超声雾化吸入

C. 鼓励每日深呼吸、多咳嗽　　D. 鼓励早期颈部活动锻炼

E. 鼓励早期四肢活动锻炼

6. 椎动脉型颈椎病的常见表现是

A. 腹壁反射减退或消失　　B. 眩晕、头痛、耳鸣

C. Hoffmann 征阳性　　D. Babinski 征阳性

E. 膝反射活跃或亢进

7. 颈椎病经颈前路手术的病人,术后护理特别强调

A. 颈部功能锻炼　　B. 颈部制动　　C. 观察呼吸情况

D. 保持引流通畅　　E. 注意有无饮水呛咳

8. 腰椎间盘突出病人,常见的症状是

A. 腰活动受限　　B. 腰僵硬　　C. 腰痛伴坐骨神经痛

D. 双下肢发紫　　E. 大小便失禁

9. 腰椎间盘突出症病人,早期的基本治疗方法是

A. 绝对卧床休息　　B. 理疗　　C. 腰背肌锻炼

D. 止痛药物　　E. 推拿按摩

10. 首次急性发作的腰椎间盘突出症治疗首选

A. 避免负重　　B. 非手术治疗

C. 口服止痛药　　D. 局部注射醋酸泼尼松龙

E. 手术治疗

11. 腰椎间盘突出症卧床期间注意事项错误的是

A. 卧硬板床

B. 起卧时给予协助

C. 床上使用便盆

D. 卧床时间需 3 周或至疼痛症状缓解

E. 绝大部分时间卧床,大小便时带腰围下床

A2 型题

12. 韦某,男,45 岁。公司职员。双下肢麻木无力 1 年余,近 2 个月来自觉双足踩棉花感、手部麻木,精细动作不稳。该病人可能是

A. 神经根型颈椎病　　B. 脊髓型颈椎病　　C. 椎动脉型颈椎病

D. 交感神经型颈椎病　　E. 复合型颈椎病

13. 胡某,女,20 岁。骑自行车不慎摔倒,感颈项疼痛,四肢麻木且不能活动。急救中应特别注意

A. 脂肪栓塞综合征　　B. 心率的变化　　C. 四肢活动情况的变化

D. 呼吸的变化　　E. 四肢感觉情况的变化

14. 张某,男,30 岁。腰腿痛 5 年余,站立位、过伸位或行走过久时疼痛加重,前屈位、蹲位及骑自行车时疼痛减轻或消失。最可能的诊断是

A. 脊髓型颈椎病　　B. 腰椎间盘突出症　　C. 腰椎管狭窄症

D. 股骨头坏死　　E. 强直性脊柱炎

15. 李某，男，52岁。腰椎间盘突出症经非手术治疗后症状缓解，康复指导中应首先注意指导

A. 增加营养，提高抵抗力　　B. 减轻体重，降低脊柱负荷
C. 腰背肌锻炼　　D. 下肢肌力锻炼
E. 腰部制动

A3/A4 型题

（16~19题共用题干）

陈某，男，38岁。车衣工。颈肩疼痛2年余，近半年来疼痛向左上肢放射，左前臂桡侧及手背桡侧麻木。左上肢牵拉试验和压头试验阳性。

16. 你认为病人所患疾病是

A. 脊髓型颈椎病　　B. 神经根型颈椎病　　C. 交感神经型颈椎病
D. 椎动脉型颈椎病　　E. 复合型颈椎病

17. 目前治疗方法宜首先选择

A. 经前路手术治疗　　B. 经后路手术治疗　　C. 高压氧治疗
D. 颌枕带颈椎牵引　　E. 围领或颈托制动

18. 目前主要护理诊断/问题是

A. 焦虑　　B. 疼痛　　C. 躯体活动障碍
D. 知识缺乏　　E. 潜在并发症：上肢肌萎缩

19. 不妥的护理措施是

A. 按摩　　B. 理疗
C. 注意休息，避免症状加重　　D. 纠正不良工作体位
E. 加强颈与左上肢功能锻炼

（20~21题共用题干）

王某，男，34岁。主因间断性腰部及右下肢放射痛2年，加重1个月而入院。

20. 该病人最可能的诊断为

A. 椎管内肿瘤　　B. 末梢神经炎　　C. 腰椎滑脱
D. 腰椎间盘突出症　　E. 腰椎管狭窄症

21. 该病人入院后行椎板减压髓核摘除术，术后第一天应指导病人开始进行的锻炼为

A. 股四头肌等长收缩　　B. 直腿抬高练习　　C. 腰背肌锻炼
D. 转移训练　　E. 下床活动

（22~24题共用题干）

马某，男，65岁。近2个月来出现上肢无力，下肢麻木，行走困难，大小便困难、尿潴留，全身肌张力增加、肌力下降和病理反射阳性。

22. 病人最可能诊断为

A. 交感神经型颈椎病　　B. 脊髓型颈椎病　　C. 椎动脉型颈椎病
D. 神经根型颈椎病　　E. 复合型颈椎病

23. 为适应前路手术中牵拉气管操作，护士应重点指导病人进行

A. 戒烟　　B. 进行深呼吸和有效咳嗽
C. 头部顶书本样硬物　　D. 练习俯卧位

E. 教会病人进行气管、食管推移训练

24. 术后一日，病人突然出现呼吸困难、面色发绀、颈部肿胀，敷料可见渗血。此时最重要的紧急措施是

A. 吸氧　　B. 剪开缝线、清除血肿　　C. 通知医生

D. 气管插管　　E. 气管切开

（25~26 题共用题干）

何某，男，38 岁。腰痛 2 个月，向右侧大腿后及小腿外侧放射，站立时或喷嚏时疼痛加剧。门诊以腰椎间盘突出症收住院。

25. 该病人目前最主要的护理诊断是

A. 焦虑　　B. 苦恼　　C. 躯体活动障碍

D. 疼痛（腰腿痛）　　E. 知识缺乏

26. 对于腰椎间盘突出症初次发作的病人，首选的治疗和护理方法为

A. 局部封闭　　B. 绝对卧床休息　　C. 手术

D. 理疗　　E. 镇痛止痛药

（二）填空题

1. 颈椎病好发部位依次为________、________节段。

2. 颈椎病是指________退行改变及其继发椎间关节退行性变所致________受累，而表现出的一系列临床症状和体征。

3. 颈椎病根据病理和临床表现将其分为________、________、________、________四型。

4. ________是颈椎病前路手术后最危急的并发症，一般多发生在术后________日。

5. 腰椎间盘突出症非手术治疗措施包括：________、________、________和________。

（三）名词解释

1. 颈椎病

2. 腰椎间盘突出症

3. 腰椎管狭窄症

（四）简答题

1. 简述颈椎病病人的术后并发症的预防和护理。

2. 腰椎间盘突出症术后如何进行功能锻炼？

（五）病例分析

李某，女，47 岁。因腰腿痛 2 月余入院，门诊确诊为腰椎间盘突出症，行非手术治疗。

请问：

（1）非手术治疗期间如何减轻病人疼痛？

（2）如何对该病人行健康指导？

（张国华）

第三十五章 常见骨肿瘤病人的护理

【重点与难点】

（一）概要

凡发生在骨内或起源于各种骨组织成分的肿瘤，不论是原发性、继发性、还是转移性肿瘤，统称为骨肿瘤。根据肿瘤组织的形态、细胞的分化程度及细胞间质的类型，可分为良性、中间性和恶性三大类。**恶性骨肿瘤以骨肉瘤占首位**。

（二）护理评估

1. 骨软骨瘤　是一种常见的软骨源性良性肿瘤，多见于生长活跃的**干骺端**，如股骨下端、胫骨上端和肱骨上端。主要临床表现：早期无症状，**大多数病人是在无意中发现骨性肿块而就诊的**。X线检查示在长管骨的干骺端从皮质突向软组织的骨性突起，或呈杵状、蒂状、或鹿角状，皮质相连续，髓腔相通；软骨帽可呈不同程度钙化。处理原则：骨软骨瘤虽属良性，因有恶变可能，应早期手术切除。

2. 骨巨细胞瘤　交界性或行为不确定的肿瘤。可分为巨细胞瘤和恶性巨细胞瘤。好发于**长骨干骺端和椎体**，特别是股骨远端和胫骨近端。主要临床表现：局部疼痛和肿胀，随肿瘤的生长而疼痛加重，局部包块压之有乒乓球样感觉和压痛。若侵及关节软骨，将影响关节功能，骨质破坏过多可发生病理性骨折。X线检查示干骺端病灶为**偏心性**、**溶骨性**、囊性破坏而无骨膜反应，病灶骨皮质膨胀变薄，呈肥**皂泡样改变**。处理原则：以手术治疗为主，化疗无效，放疗虽有效，但易发生照射后肉瘤变。

3. 骨肉瘤　是原发性恶性骨肿瘤中最常见的肿瘤，主要临床表现：进行性加重的疼痛，开始时呈间歇性发作的隐痛，逐渐转为持续性剧痛。患肢关节有不同程度的功能障碍。病变局部肿胀，很快形成肿块，局部皮温增高，静脉怒张。X线检查示病变部位成**骨性**、**溶骨性或混合性骨质破坏**，边界不清，病变区可有排列不齐、结构紊乱的肿瘤骨。肿瘤生长使骨膜突起，形成**骨膜下三角形新骨**（Codman三角），形成的**反应骨和肿瘤骨呈"日光射线"**现象，周围有软组织肿块阴影。处理原则：术前进行化疗3~8周，然后做瘤段切除后假体植入等保肢术或截肢术，术后再继续进行化疗的综合治疗。

（三）常见护理诊断/问题

1. 焦虑/恐惧。
2. 慢性疼痛。
3. 躯体移动障碍。
4. 知识缺乏：对疾病的诊疗措施、预后等缺乏应有的了解。

（四）护理措施

1. 术前护理　①清淡饮食，易消化。鼓励病人摄取足够营养，合理进食高蛋白、高糖、多维生素饮食。必要时进行少量多次输血和补液，以增强抵抗力，为手术治疗创造条件。适当的活动和休息。②做好疼痛的护理，按照“三级止痛”方案用药。③术前准备：脊柱、下肢手术者，手术前一日晚肥皂水灌肠，防止术后长时间卧床而腹胀。骶尾部手术，术前三天服用肠道抗菌药物，手术前一日晚清洁灌肠。④心理护理。

2. 术后护理　①病情观察：抬高患肢，密切观察残肢端创口情况，注意有无出血、水肿、水疱、皮肤坏死及感染。注意患肢血运情况；用石膏外固定时，注意肢端血运情况，鼓励病人适当作肌肉收缩活动，石膏解除后，加强锻炼，促进功能恢复。②及时应用抗菌药物，预防感染。③截肢或关节离断术后，要有专人护理，防止病人发生意外。术后出现幻肢痛应解释原因，对症处理。④指导病人进行残肢锻炼，以增强肌力，保持关节活动的正常功能，鼓励病人使用辅助工具（拐杖），早期下床活动，为安装假肢做准备。

3. 做好动脉灌注的护理。

4. 做好化学药物疗法的护理。

5. 健康指导　①向病人讲解骨肿瘤的一些情况，树立战胜疾病的信心，稳定情绪，促进身心健康。②告诉病人合理应用镇静止痛药物，提高病人的生活质量。③指导病人进行各种形式的功能锻炼，最大限度地提高病人的生活自理能力。④嘱咐病人按时复查，出现异常情况如局部肿胀、疼痛等应及时就诊。

【测试题】

（一）选择题

A1 型题

1. 最常见的良性骨肿瘤是
   A. 骨巨细胞瘤　　B. 骨瘤　　C. 内生软骨瘤
   D. 骨肉瘤　　E. 骨软骨瘤
2. 恶性骨肿瘤的诊断中最主要的依据是
   A. 病情发展快　　B. 明显的体征　　C. 有关化验检查
   D. X 线或放射性核素检查　　E. 病理组织学检查
3. 骨软骨瘤多发部位是
   A. 四肢长骨　　B. 手骨　　C. 脊柱
   D. 肋骨　　E. 颅骨
4. 骨肿瘤手术护理措施**错误**的是
   A. 观察生命体征　　B. 术后立即进行关节活动
   C. 观察引流液的性质及量　　D. 观察肢体感觉，皮肤颜色温度
   E. 观察肌力、活动范围
5. 良性骨肿瘤常表现为
   A. 生长慢，有症状　　B. 生长慢，无症状　　C. 生长慢，有疼痛
   D. 生长快，无症状　　E. 生长快，有症状
6. 骨肉瘤的典型临床表现**不包括**

A. 骨膜下三角形新生骨(Codman 三角)
B. 好发于干骨骺生长活跃部位
C. 出现蜂窝状骨吸收,夹有钙化斑块
D. 多见于年轻人
E. 早期肺转移

7. 良性骨肿瘤的治疗措施**错误**的是
A. 若肿瘤生长较快才切除
B. 均需手术切除
C. 肿瘤恶变应尽早切除
D. 若肿瘤影响功能才切除
E. 若肿瘤明显增大才切除手术

A2 型题

8. 刘某,女,21 岁。2 个月前出现右大腿下端肿痛,X 线片见股骨下端有境界不清的骨质破坏区,骨膜增生及放射状阴影,两端可见骨膜三角,最可能的诊断是
A. 骨髓炎
B. 骨结核
C. 骨软骨瘤
D. 骨巨细胞瘤
E. 骨肉瘤

9. 钟某,男,27 岁。左小腿肿痛 3 个月,先是间歇性,后加剧为连续性,夜间为甚。查体:患部肿胀发热、静脉怒张。可能是
A. 急性骨髓炎
B. 骨结核
C. 蜂窝织炎
D. 骨软骨炎
E. 恶性骨肿瘤

10. 李某,男,18 岁。右大腿下端肿痛 3 个月,X 线摄片报告:右股骨下端骨肉瘤,下一步处理为
A. 检查胸片
B. 立即进行截肢
C. 先做活检,根据病理报告决定处理
D. 准备截肢,术时先做活检,快速切片决定是否截肢
E. 大剂量局部放疗

(二)简答题

1. 对于骨肿瘤的病人,如何实施“三级止痛”方案?
2. 骨肿瘤手术后病人如何护理?

(三)病例分析

病人,男,16 岁。4 个月前出现左膝下方肿胀,疼痛。查体:左小腿上端内侧隆起,皮温升高,可见静脉曲张,触及肿物,质硬,不活动,压痛明显,X 线显示:左胫骨上端骨破坏,病灶内不规则成骨,可见日光放射状阴影。

请问:

(1)该病的初步诊断是什么?如需确诊,应如何进一步检查?
(2)如需手术治疗,应如何进行术前准备?
(3)如何对该病人进行术后护理?

(张国华)

第三十六章　断肢(指)再植病人的护理

【重点与难点】

(一)概要

根据断离肢体损伤的原因和性质,可分为三大类:①切割性断肢;②碾压性断肢;③撕裂性断肢。

(二)护理评估

1. 健康史　了解病人的受伤部位、急救情况、离断肢(指)体保存情况等。

2. 身体状况　局部情况:分完全断离和不完全断离;全身情况:与断肢(指)的原因、部位、程度有关,严重者可有失血性休克或创伤性休克的表现。注意有无其他部位受伤或其他系统、器官功能障碍。

3. 辅助检查　血常规检查、出凝血时间检查、肝、肾功能检查;X线片检查等。

4. 心理-社会状况评估。

5. 处理原则　处理要从现场急救开始。现场急救包括止血、包扎、固定患肢、保存断肢及迅速运送等方面。再植手术原则包括彻底清创、重建骨支架、缝合肌肉(腱)、重建血液循环、缝合神经、闭合创口、包扎等。

(三)常见护理诊断/问题

1. 焦虑/恐惧。
2. 有感染的危险。
3. 组织灌注量改变。
4. 躯体移动障碍。
5. 知识缺乏:缺乏功能锻炼的有关知识。

(四)护理措施

1. 现场急救护理　注意病人的全身情况,昏迷病人要注意保持呼吸道的通畅;残肢急救一般采用局部加压包扎即可,**尽量少用或不用止血带**;保护好残肢,必要时固定制动,避免继发损伤和减少污染;尽快用无菌或清洁敷料包裹断离的肢体,**立即用干冻冷藏的方法保存**;用最快的速度转送病人到有再植条件的医院治疗。

2. 术前护理　尽快详细地了解病人的受伤史;根据具体情况,给予及时、足量的输血、输液;应用抗生素预防感染;做好术前一般准备;了解病人心理变化,增强其治疗疾病的信心,使其配合治疗。

3. 术后护理　了解手术情况;观察生命体征:定时测体温、脉搏、呼吸、血压;记录24小时液体出入量；患肢适当限制活动，抬高患肢；严密观察再植肢体的颜色、肿胀情况及毛细血管回流情况，并做好记录；**血管危象多发生在术后48小时内**，一旦发现血管危象的迹象，应立即通知医生，协助处理；预防感染；根据医嘱及时适量地应用抗凝剂和扩张血管的药物，以保证血液循环畅通；积极功能锻炼。

【测试题】

（一）选择题

A1型题

1. 离体肢（指）体最好保存的环境温度是
   A. 0~3℃　B. 3~5℃　C. 5~8℃
   D. 8~10℃　E. 11~20℃
2. 保存离体肢（指）体的最好方法是
   A. 清水浸泡法　B. 消毒药液浸泡法　C. 包埋在碎冰块中
   D. 干冻冷藏法　E. 浸泡在冷生理盐水中
3. 断肢（指）再植一般以外伤后的时限为
   A. 1~2小时　B. 3~4小时　C. 6~8小时
   D. 8~10小时　E. 24小时后
4. 断肢（指）病人，用止血带控制残端出血时，一般放松的间隔时间为
   A. 10分钟　B. 20分钟　C. 30分钟
   D. 60分钟　E. 80分钟
5. 手外伤处理最基本的要求是
   A. 骨折的解剖复位　B. 神经一期修复　C. 肌腱一期缝合
   D. 彻底清创　E. 抗生素的应用
6. 关于断肢的现场处理和保存，下列**错误**的是
   A. 将断肢清洁后包好
   B. 放入冰块时，应将断肢包好放入塑料袋中
   C. 为迅速降温，将断肢直接放入冰水里
   D. 现场对断肢不需作冲洗和消毒
   E. 断肢在机器中时应将机器拆开取出断肢
7. 关于手外伤治疗原则，下列**错误**的是
   A. 早期彻底清创　B. 清创可使用止血带
   C. 骨折不必急于复位固定，留待二期处理　D. 有条件应尽量一期闭合伤口
   E. 尽量一期修复神经损伤
8. 关于断肢再植，下列**错误**的是
   A. 断肢再植伤者全身情况必须良好
   B. 重要神经严重撕脱不影响再植后肢体功能
   C. 再植成功与断肢正确保存有关
   D. 再植时限一般在6~8小时
   E. 断面不规则、有污染不是断肢再植禁忌证

A3/A4 型题

（9~12 题共用题干）

黄某，女，20 岁。4 小时前左手示指中、远指节被刀切削，完全离断，断面有木屑污染。

9. 该断指再植的成活主要取决于
   A. 断指缺血的时间
   B. 术后肢体的保暖
   C. 术后感染的预防
   D. 术后改善微循环药物的应用
   E. 血管彻底的清创，吻合技术的提高

10. 以下组织的修复措施中<u>不必要</u>的是
   A. 吻合指动脉
   B. 吻合指静脉
   C. 吻合指神经
   D. 吻合屈指肌腱
   E. 吻合伸指肌腱

11. 如果术后 1 天发现再植的断指肿胀明显，呈暗红色，原因可能为
   A. 动脉栓塞
   B. 静脉栓塞
   C. 淋巴回流障碍
   D. 组织坏死感染
   E. 断端创面内血肿

12. 应采取的紧急措施是
   A. 暂时抬高患肢观察
   B. 截除再植手指
   C. 立即手术探查
   D. 应用抗凝药物
   E. 完全松解外包扎，间断拆线，减少张力，观测无好转，应尽早手术探查

（二）名词解释

1. 动脉危象
2. 静脉危象

（三）简答题

1. 如何对手术后的再植肢（指）体进行观察和护理?
2. 离断的肢（指）体应如何保存和处理?

（四）病例分析

马某，女，37 岁。工人。3 小时前不慎被刀切伤左手小指，当时即感疼痛难忍，伤口出血不止，左小指完全离断，急送当地医院治疗，行简单包扎，并将离断残指低温干燥保存后，急送入院。查体：左小指近节中段完全离断，伤口伴有活动性出血，离断残指保存完好。诊断入院：左手小指离断伤。急诊给予断指再植手术。

请问：

（1）断指急救处理的原则及现场急救的注意事项有哪些?

（2）术后应观察哪些方面才能及时发现并发症?

（3）如何指导病人进行功能锻炼?

（张国华）

第三十七章 关节置换病人的护理

【重点与难点】

一、人工髋关节置换病人的护理

（一）概要

人工全髋关节置换术是通过置入人工全髋关节假体治疗髋关节疾病的一项外科技术，是最常见的成人髋关节重建手术。包括人工股骨头置换术和全髋关节置换术，其具有解除髋部疼痛，增加关节稳定及活动度，纠正关节畸形等作用，从而提高病人生活质量。**适应证**：髋关节骨性关节炎、类风湿性关节炎、强直性关节炎等致的关节强直；股骨头缺血性坏死、股骨颈骨折、骨肿瘤等。**禁忌证**：病人一般情况差，有严重心、肺、脑、肾等重要器官疾患，不能耐受麻醉和手术者；髋关节或其他任何部位的活动性感染；髋关节周围肌肉瘫痪；因其他严重疾病病人术后不能下地行走者。

（二）常见护理诊断 / 问题

1. 焦虑 / 恐惧。
2. 皮肤完整性受损。
3. 舒适改变。
4. 知识缺乏：缺乏术前准备及术后注意事项、功能锻炼的有关知识。
5. 潜在并发症：假体脱位、感染、下肢深静脉血栓形成等。

（三）护理措施

1. **术前护理** ①术前准备：卧床大小便训练以适应术后卧床等；作好骨科术前一般准备，预防性使用抗生素、配血及术中预约 C 型臂 X 线机等。②心理护理：稳定病人情绪，向病人讲解手术目的、过程、注意事项，多与病人交流，给予心理支持。

2. **术后护理** ①一般护理：进行人工髋关节置换术的病人多为年龄大，体质差，应加强营养。②病情观察：密切观察生命体征及患肢，如有病情变化，及时报告；重点是观察伤口渗血、做好引流管护理。③并发症的预防与护理：下肢深静脉血栓形成为人工髋关节置换术后常见的并发症；伤口感染是人工髋关节置换术后一严重并发症，是造成手术失败的主要原因之一；人工髋关节假体脱位，术后应保持患肢外展中立位，避免过早内收屈曲。④功能锻炼：卧床期间梯形枕固定患肢于外展中立位，并行患肢踝关节、足趾的主动屈伸活动、股四头肌等长收缩锻炼。骨水泥型假体置换者术后 1 日后，即可遵医嘱床旁起坐、站立及扶拐行走练习。生物型假体置换者于术后 1 周开始逐步练习行走。应根据病情制定功能锻炼计划。⑤心理护理。

3. **健康指导**　①术后3个月内，应避免患肢不良姿势；②病人应扶拐行走4~6周，排便时应使用坐便器，可以坐高椅、散步等。上楼时健肢先上，下楼时患肢先下；③侧卧位是应健肢在下，患肢在上，两腿间夹梯形枕或厚棉枕；④嘱病人尽量少做或不做有损关节的运动，肥胖病人应控制体重，预防骨质疏松；⑤定期门诊随访。

二、人工膝关节置换病人的护理

（一）概要

人工全膝关节置换术是用人工膝关节假体代替已严重损坏的膝关节，是严重膝关节疾病病人解除疼痛、改善关节功能的有效手段。膝关节是人体最大、结构最复杂的关节，功能要求高。**适应证**：主要适用于膝关节疼痛、不稳、畸形、功能障碍，经保守治疗无效的病例。**禁忌证**：病人全身情况差，有严重心、肺、脑、肾等重要器官疾患，不能耐受麻醉和手术者；膝关节周围或全身有活动性感染病灶者；膝关节周围软组织严重瘢痕；病人肢体血供不足或有重度周围血管疾病。

（二）常见护理诊断/问题

1. 焦虑/恐惧。
2. 舒适改变。
3. 潜在并发症：有感染、下肢深静脉血栓形成的危险等。
4. 知识缺乏：缺乏膝关节置换术后注意事项、康复锻炼的有关知识。

（三）护理措施

1. 术前护理　同人工髋关节置换术的病人。

2. **术后护理**　①一般护理；②抬高患肢，膝关节处垫枕，保持膝关节伸直位；严密观察肢体周径、远端的颜色、温度，检查足背动脉搏动情况；密切观察伤口情况，术后引流情况；保持引流通畅。③术后并发症的护理：下肢深静脉血栓形成同人工髋关节置换术的病人；感染应密切观察病人体温，观察伤口有无红肿热痛等，保持伤口敷料干燥清洁，换药时严格无菌操作，预防其发生；假体松动应做好病人健康教育，减少病人假体不当使用或错误锻炼引起的松动；腓总神经损伤常见于术中牵拉膝关节纠正关节畸形引起，多数经保守治疗可逐步缓解。④功能锻炼：术后当天应抬高患肢，踝关节垫枕，保持膝关节于伸直位，麻醉恢复后可行患肢踝关节、足趾的主动屈伸活动（踝泵运动）、股四头肌等长收缩锻炼。应根据病情及术后时间，决定病人行膝关节屈伸锻炼、股四头肌直腿抬高练习、辅助关节锻炼，是否可以下床活动，扶助行器行走，以防病人跌倒。

3. 健康指导

（1）伤口护理：未拆线者门诊换药，保持伤口干燥，若伤口出现明显疼痛、肿胀等，需及时就诊。

（2）病人应扶拐行走4~6周，可改用手杖辅助行走。

（3）肥胖病人应控制体重，预防骨质疏松，避免过度负重。

（4）嘱病人出院后继续行膝关节康复锻炼：①功能锻炼应循序渐进，避免操之过急；②不要停止运动或过度活动；③注意膝部保暖，睡觉时抬高患肢，利于改善血液循环，减轻肢体肿胀；④日常活动应避免膝关节过度活动，以减少关节磨损。

（5）病人应术后1、3、6、12个月定期门诊随访复查X线；1年后每年门诊随访1次。

【测试题】

(一)选择题

A1 型题

1. 人工关节置换的首要目的是
   A. 纠正关节畸形 B. 恢复关节功能 C. 提高病人生活质量
   D. 缓解疼痛 E. 提高生存率
2. 人工髋关节置换术后常见的并发症是
   A. 下肢深静脉血栓形成 B. 伤口感染 C. 假体脱位
   D. 血管神经损伤 E. 假体周围骨折
3. 人工髋关节置换术后严重并发症是
   A. 下肢深静脉血栓形成 B. 伤口感染 C. 假体脱位
   D. 血管神经损伤 E. 假体周围骨折
4. 人工关节置换术的晚期最常见并发症是
   A. 感染 B. 假体松动 C. 假体脱位
   D. 疼痛 E. 假体周围骨折
5. 下列有关人工髋关节置换中,错误的是
   A. 65 岁。左股骨头坏死,髋关节破坏,可行人工髋关节置换术
   B. 中老年陈旧性股骨颈骨折,可行人工关节置换
   C. 老年股骨颈头下型骨折,身体状况良好者,可一期行人工制关节置换
   D. 髋关节结核可在病灶清除的同时行人工髋关节置换治疗
   E. 年轻病人类风湿关节炎,也是人工关节置换的适应证
6. 髋关节置换术后,下列属于正确体位的是
   A. 髋屈曲超过 90° B. 下肢内收超过身体中线
   C. 伸髋外旋 D. 下肢外展中立位
   E. 屈髋内旋
7. 下列不是人工全膝关节置换术适应证的是
   A. 膝关节骨性关节炎 B. 类风湿关节炎的膝关节晚期病变
   C. 创伤性关节炎 D. 膝关节结核强直后
   E. 膝关节滑膜炎
8. 关节置换术后疼痛的规范化管理是
   A. 疼痛评估及宣教 B. 超前镇痛
   C. 多模式镇痛 D. 个体化镇痛、按时给药、按需加药
   E. 听音乐减缓疼痛
9. 全膝关节置换术后病人贫血的主要原因是
   A. 术中出血多 B. 病人体质差 C. 术后引流量多
   D. 隐性出血 E. 未及时输血
10. 髋关节置换术后预防脱位的关键体位是
    A. 膝下垫软枕

B. 不能患侧卧位

C. 抬高患肢 15°~30°

D. 两腿自然分开

E. 穿丁字鞋，保持患肢外展中立位 15°~30°

A2 型题

11. 王某，男，65 岁。摔倒致左髋部疼痛、活动受限，查体：左下肢外旋短缩畸形。X 线检查示：左股骨颈头下骨折，明显移位，较恰当的治疗方法是

A. 人工髋关节置换术　　B. 空心钉内固定

C. 股骨粗隆间截骨术　　D. 骨牵引治疗

E. 不需治疗，只卧床休息

12. 林某，女，78 岁。摔伤致左股骨颈骨折，X 线检查示：股骨颈内收型骨折，应首选的治疗方案是

A. 全髋关节置换　　B. 闭合复位石膏固定　　C. 空心钉内固定

D. 人工股骨头置换　　E. 牵引保守治疗

（二）填空题

1. 人工全髋关节置换术具有________、________、________等作用，从而提高病人生活质量。

2. 人工全膝关节置换术后并发症有：________、________、________、________等。

（三）名词解释

1. 人工全髋关节置换术

2. 人工全膝关节置换术

（四）简答题

1. 简述人工全髋关节置换术后并发症的预防和护理。

2. 简述人工全膝关节置换术后并发症的预防和护理。

（五）病例分析

陈某，女，66 岁。右膝上下楼梯、下蹲时疼痛 8 年，2 年前行走时右膝疼痛，逐渐加重。院外给予氨基葡萄糖、对症等治疗，效果不明显；为进一步治疗收住入院。查体：右膝关节屈曲 30° 位，关节活动明显受限，膝关节内侧间隙压痛。X 线检查示：右膝关节间隙明显狭窄，关节表面不平整，边缘骨质增生明显。临床诊断：右膝骨性关节炎。准备行右人工膝关节置换术。

请问：

（1）术前应对该病人采取哪些护理措施？

（2）术后主要并发症有哪些？如何预防？

（张国华）

第三十八章　皮肤性病学总论

【重点与难点】

（一）护理评估

1. 健康史　了解皮肤病病人发病的时间、地点、部位，疾病的发生发展及治疗情况，既往有无类似病史、药物过敏史等。

2. 身体状况　可分为**自觉症状**和**客观体征**。

（1）**自觉症状**：是指病人主观感受到的不适感或其他影响生活质量的感觉。常见的有**瘙痒**、**疼痛**、**烧灼感**及**麻木感**等，严重程度及病人个体差异有关。

（2）**客观体征**：是指可见可触及到的皮肤形态学表现，即皮肤损害，亦称皮损。皮损的性质和特点常是诊断皮肤病的主要依据。皮损可分为原发性和继发性两大类：一是**原发性皮损**：**斑疹**（红斑、色素沉着斑、色素脱失斑、出血斑）、**丘疹**、**斑块**、**风团**、**结节**、**水疱**、**大疱**、**脓疱**和**囊肿**；二是**继发性皮损**：**鳞屑**、**浸渍**、**糜烂**、**溃疡**、**裂隙**、**抓痕**、**痂**、**苔藓样变**、**萎缩**和**瘢痕**。

3. 心理 - 社会状况评估。

4. 处理原则

（1）皮肤病的预防：①**感染性皮肤病**：要积极治疗传染源和带菌者，切断传染途径。②**瘙痒性皮肤病**：要积极寻找病因，告诫病人不宜搔抓及外用刺激性药物，勿过度用热水烫洗，避免辛辣刺激性饮食，不要饮酒。③**变态反应性皮肤病**：要寻找过敏原，避免接触致敏物质；避免食用易引起变态反应的异种蛋白质；避免外用致敏性强的化妆品。药物过敏的病人，向本人及其家属交代清楚，不能再用有关的致敏药物。④**职业性皮肤病**：要改善劳动条件，实现生产机械化和自动化，避免接触有毒或致敏物质，做好个人防护。

（2）皮肤病的治疗：包括**内用药物**疗法（全身疗法）、**外用药物**疗法（局部疗法）、**物理**疗法和**手术**疗法。①内用药物疗法：常用内用药物有**抗组胺药**、**糖皮质激素**、**抗生素**、**抗真菌药**、维生素、免疫抑制及调节剂。②外用药物疗法：**外用药的作用取决于药物的性能和剂型**。根据病因、皮损特点**正确选用**。掌握外用药物的**治疗原则（急性、亚急性、慢性炎症性皮损）和注意事项（用药浓度、用药部位、用药方法和用药反应）**。③物理疗法：是指应用各种物理因子作用于人体，以防治疾病的方法。常用物理疗法有：电疗法、光疗法、药浴、冷冻疗法和放射疗法。

（二）常见护理诊断 / 问题

1. 皮肤完整性受损。

2. 睡眠形态紊乱。

3. 自我形象紊乱。

4. 焦虑/恐惧。

5. 知识缺乏：不了解皮肤病的病因、预后、用药方法等知识。

（三）护理措施

1. 一般护理 ①**饮食护理**：忌食辛辣等刺激性食物；过敏性及瘙痒性皮肤病病人，要避免食用某些动物蛋白类食物（鱼虾、蟹、牛羊肉、蛋类等）。②**清洁卫生**：及时更换被单、衣裤，常剪指甲，酌情洗澡。③**预防感染**。

2. **瘙痒的护理** 不要搔抓、揉搓、摩擦和用热水洗烫，配合抗组胺药或镇静安眠类药物治疗。

3. **皮损的清洁和护理 渗出性和糜烂性皮损、大疱性皮损、特殊部位皮损、皮肤屏障护理**。

4. **换药护理 ①换药前的清洁。②外用药的使用方法：溶液（水剂）**主要用于开放性冷湿敷。**粉剂**用干棉球或粉扑蘸粉涂抹，每日3~4次。**乳剂**每日外涂2~3次，用干净的手指将药物涂于患部，轻轻用力按摩，直至乳剂颜色消失。糊剂与软膏每日外涂2次，也可将药物涂于纱布上，贴在患处，包扎固定。

5. 心理护理 鼓励病人树立信心，积极配合治疗。

6. **健康指导** 讲究卫生、消除病因、强身健体和正确用药。

【测试题】

（一）选择题

A1型题

1. 不是原发性皮损的是
   A. 斑疹　B. 风团　C. 结节
   D. 大疱　E. 鳞屑

2. 不是继发性皮损的是
   A. 鳞屑　B. 痂　C. 皲裂
   D. 苔藓样变　E. 肿瘤

3. 风团特点错误的是
   A. 痒　B. 红斑　C. 水肿
   D. 组织细胞浸润　E. 变态反应

4. 斑贴试验的目的是
   A. 检出病原体　B. 检出接触性皮炎的过敏原
   C. 发现皮肤的病理改变　D. 免疫学检查
   E. 发现刺激因素

5. 皮肤局限性颜色的改变，既不高起，也不凹陷，是
   A. 斑疹　B. 水疱　C. 结节
   D. 丘疹　E. 糜烂

6. 真皮浅层局限性、暂时性、水肿性隆起的皮肤损害是
   A. 囊肿　B. 结节　C. 风团
   D. 水疱　E. 斑块

7. 皮肤出现红斑、水肿、糜烂、渗液，外用药剂型正确的是
A. 软膏 B. 糊剂 C. 洗剂
D. 溶液 E. 粉剂

8. 急性无渗出液皮炎最佳的剂型是
A. 溶液 B. 洗剂 C. 软膏
D. 酊剂 E. 硬膏

9. 更容易透过皮肤吸收的剂型是
A. 溶液 B. 软膏 C. 霜剂
D. 粉剂 E. 油剂

10. 换药前首先应采取的措施是
A. 清洗创面 B. 抽吸脓液 C. 湿敷创面
D. 剪除坏死组织 E. 常规消毒

11. 酊剂是将
A. 药物溶解在水中而成 B. 不溶性药物与水混合而成
C. 不挥发的药物溶解于乙醇溶液中而成 D. 挥发性药物溶解于乙醇溶液中而成
E. 不溶性药物与植物油混合而成

12. 皮肤病病人的护理措施<u>**错误**</u>的是
A. 皮肤病病人都应忌食辛辣等刺激性食物
B. 皮肤干燥者可常洗澡
C. 过敏性及瘙痒性皮肤病人，要避免食用某些动物蛋白类食物，如鱼虾、蟹、牛羊肉、蛋类等
D. 皮损较轻、无渗液、外用药少的可每周换 1 次被单、衣裤
E. 常剪指甲，预防抓破皮肤和感染

A2 型题

13. 张某，女，33 岁。自觉前胸、背部瘙痒 3 日，来院检查发现上述部位有密集粟粒大小不等红色丘疹。宜选用下列
A. 洗剂 B. 软膏 C. 溶液
D. 硬膏 E. 酊剂

14. 王某，男，52 岁。一周前头痛而自行口服“去痛片”，近 2 日自觉口周、肛周有 1cm 大小的红斑，边界清楚，中央有水疱。宜采用下列
A. 抗组胺药物 B. 抗病毒药物 C. 抗生素
D. 磺胺类 E. 水杨酸软膏

（二）填空题

1. 皮肤病的症状可分为________和________，是认识和诊断皮肤病的重要依据。
2. 皮肤有屏障、________、感觉、________、________、________、代谢和免疫等生理功能。
3. 皮肤病常用内用药物有：________、________、抗生素、________、维生素、免疫抑制及调节剂。

（三）名词解释

1. 自觉症状
2. 客观体征

3. 原发性皮损
4. 斑疹
5. 丘疹
6. 风团

（四）简答题

1. 外用药的治疗原则包括哪些？
2. 外用药的注意事项有哪些？

（五）病例分析

杨某，男，42岁。因皮肤反复瘙痒半年余而就诊。自诉半年前开始出现腹内侧和会阴处剧烈瘙痒，出汗或洗热水澡后瘙痒加剧。查体：腹内侧和会阴处可见片状不规则多角形扁平丘疹，表面覆有少量鳞屑。

请问：

（1）为减轻杨某的症状应采取哪些预防措施？
（2）应对杨某进行哪些健康指导？

（李　莉）

第三十九章 变态反应性皮肤病病人的护理

【重点与难点】

一、接触性皮炎病人的护理

（一）概要

接触性皮炎是由于接触某种物质后，在皮肤、黏膜接触部位发生的急性或慢性炎症反应。能引起接触性皮炎的物质很多，可分为原发性刺激物和接触性致敏物（为典型的迟发型Ⅳ型变态反应）两大类。接触性致敏反应一般**首次接触致敏物质后，需经 4~5 天以上的潜伏期**，才发生过敏反应。**再次接触一般只需 24~48 小时即可发病**。引起接触性皮炎的物质有许多种，可分为动物性、植物性和化学性。接触性皮炎特点：①**急性接触性皮炎**：起病急，**皮损局限于接触部位。典型皮损为境界清楚的红斑，形态与接触物有关，有丘疹或丘疱疹，常自觉瘙痒或灼痛**。②亚急性和慢性接触性皮炎：接触物刺激性较弱或浓度较低时，皮损开始可呈亚急性，表现为轻度红斑、丘疹，境界不清楚。③特殊类型接触性皮炎：常见的有化妆品皮炎、尿布皮炎和漆性皮炎。诊断主要根据有阳性接触史与皮损表现。**斑贴试验是诊断接触性皮炎最简单可靠的方法。治疗原则：寻找病因，脱离接触物，积极对症处理**。

（二）护理措施

1. **皮肤护理** ①保持皮肤清洁：避免接触刺激物或致敏物质、勤洗患部。②避免外界刺激：避免各种外界刺激，避免使用刺激性较强的外用药或易致敏的药物。③间歇性冷湿敷：在皮肤炎症部位施予冷湿敷。

2. **瘙痒的护理** ①促进微血管收缩：维持凉爽的环境、减少被盖与衣物、进行温水或凉水浴、局部使用冷湿敷。②分散病人注意力。③应用止痒药物。

3. **预防继发性感染** ①保护皮肤：注意皮肤清洁，避免用手抓伤或其他损伤。②使用抗生素：遵医嘱使用全身抗生素或局部涂搽抗生素软膏。

4. 重症的病人护理。

5. 心理护理。

6. 健康指导 ①卫生指导。②防护指导。③饮食指导。④瘙痒护理指导。⑤用药指导。

二、湿疹病人的护理

（一）概要

湿疹是由多种内外因素引起的真皮浅层及表皮炎症，与变态反应有关。**真正病因尚不很清楚**。一般认为是由内、外多种因素互相作用的结果。湿疹特点：①急性湿疹：表现为**原发性**

和多形性皮疹。皮疹对称分布，多见于面、耳、手、足、前臂、小腿等外露部位，严重时可泛发全身。②亚急性湿疹：经急性发作后，红肿及渗出减轻，但可有丘疹及少量丘疱疹，皮疹呈暗红色，可有少许鳞屑及轻度浸润。③慢性湿疹：皮疹肥厚，表面粗糙，呈苔藓样变，有色素沉着或色素减退。④特殊类型的湿疹：如手部湿疹、乳房湿疹、外阴和肛门湿疹等。**根据皮疹多形性、对称性，皮疹边缘不清，易渗出，有剧烈瘙痒，常反复发作，呈慢性经过等特点，基本可明确诊断**。治疗原则：**去除病因、内服药疗法**和**局部疗法**。

（二）护理措施

1. 饮食护理　避免接触辛辣食物及本病的致敏原。

2. 皮肤护理　避免各种外界刺激，以及不适当的外用药物治疗等。

3. **皮疹护理**　①保持皮肤清洁：勤清洗患部、避免接触刺激物或致敏物质。②间歇性冷湿敷：对患处皮损区间歇性冷湿敷，**每日 2~3 次，每次持续 30 分钟**。

4. 瘙痒护理　按医嘱给予抗组胺药和镇静安眠类药。

5. 心理护理　护士应态度和蔼，善解人意，主动介绍有关的防病治病知识，设法解除疾病给病人带来的紧张心理，争取其家属的通力协作。

6. 健康指导　①预防指导。②饮食指导。③卫生指导。④防护指导。⑤用药指导。

三、药疹病人的护理

（一）概要

药疹亦称药物性皮炎，是药物通过各种途径进入人体后，在皮肤、黏膜上引起的炎症性皮疹，严重者可累及机体的其他系统。药疹的发病原因非常复杂，有**个体因素**和**药物因素**。**临床上易引起药疹的药物**有：**抗生素**、**解热镇痛药**、**镇静催眠药**及抗癫痫药、抗痛风药物、**异种血清制剂及疫苗**、中药。**药疹多数是由变态反应所致**。

1. 药疹特点

（1）固定型药疹：皮疹为圆形或椭圆形紫红色斑，单个或数个，边界清楚，**皮损可发生于任何部位，一般 7~10 日可消退，并留有色素沉着斑。常由磺胺类、解热镇痛类或巴比妥类等引起，是最常见的一型**。

（2）**荨麻疹型药疹：较常见**，药疹为大小不等、形态不一的风团。**多由青霉素、血清制品、呋喃唑酮（痢特灵）及水杨酸盐等引起**。

（3）**麻疹型或猩红热型药疹：突然发病，可伴发热等全身症状。麻疹药疹皮损表现类似麻疹**，为散在或密集分布红色斑疹或斑丘疹，**对称分布，以躯干为多。猩红热样药疹**起初为**小片红斑，从面颈、上肢、躯干向下发展**，于 **2~3 日内遍布全身并相互融合**，伴面部、四肢肿胀，酷似热的皮损，尤以皱褶部位及四肢屈侧更为明显。**多由解热止痛类、巴比妥类、青霉素及磺胺类药引起**。

（4）**湿疹型药疹**：皮损表现为大小不等的红斑、丘疹、疱疹及水疱，**常融合成片，泛发全身**，可继发糜烂、渗出、脱屑等。**病人接触或外用青霉素、链霉素、磺胺类及奎宁等药物引起接触性皮炎**，再次使用相同或相似药物导致。

（5）**紫癜型药疹：轻者表现为双侧小腿红色瘀点或瘀斑，散在或密集分布**。重者四肢躯干均可累及，可伴有关节肿痛、腹痛、血尿、便血等表现。**多由抗生素、巴比妥类、利尿剂等引起**。

（6）**多形红斑型药疹**：皮损为豌豆至蚕豆大小、圆形或椭圆形水肿性红斑、丘疹。**境界清楚，中心呈紫红色（虹膜现象）**，常出现水疱。**多由磺胺类、解热镇痛类、巴比妥类等引起**。

（7）**大疱性表皮松解型药疹：是重型药疹。起病急骤**，部分病人开始时表现为**多形红斑型或固定型药疹，皮损为弥漫性紫红斑，松弛性大疱，糜烂面，大面积表皮坏死松解。常由磺胺类、解热止痛剂（水杨酸、保泰松）、抗生素、巴比妥类等引起。**

（8）**剥脱性皮炎型药疹：是重型药疹，多数病例是长期用药后发生**，首次发病者**潜伏期约**20天。皮损初呈麻疹样或猩红热样，逐渐加重并融合成全身弥漫性潮红、肿胀，尤以面部及手足为重；**2~3周后皮肤红肿逐渐消退，全身出现大量鳞片状或落叶状脱屑，手足部位则呈手套或袜套状剥脱。常由巴比妥类、磺胺类、苯妥英钠、青霉素、链霉素等引起。**诊断主要是依据病人有明确的服药史及临床症状。目前尚没有理想的试验方法来确定致敏药物，可进行体内和体外两类试验。

2. 治疗原则　停用一切可疑致敏药物及结构近似药物。对**轻型药疹**适当给予抗组胺药、钙剂和维生素C，必要时短期口服泼尼松。**重型药疹**要早期使用足量的糖皮质激素，加强护理及支持疗法。

（二）护理措施

1. **重症病人的护理**　①**加强监护**：密切观察生命体征的变化，记录每日液体出入量。②**严格隔离**：严格执行消毒隔离制度。③**饮食护理**：给予高蛋白、高热量、高维生素、易消化饮食。④**创面护理**：一般采用暴露疗法，注意保持室内恒定的温度和湿度，并及时观察皮肤的变化。保持创面清洁干燥。⑤**黏膜损害的护理**：做好眼部、口腔黏膜的护理。保持皱褶部位皮肤的清洁卫生，身体各受压部位防压疮发生。⑥对症支持：遵医嘱进行补液、输血，应用大剂量糖皮质激素时，防治并发症的发生。⑦心理护理。

2. 加强预防措施　①用药前询问过敏史。②用药前作皮肤过敏试验。应用青霉素、链霉素、普鲁卡因或破伤风抗毒素等药物前，应按规定方法做皮肤过敏试验。③用药中注意观察：用药过程中，应注意药疹的早期反应症状，及时处理。

3. 健康指导　①用药指导；②瘙痒护理指导；③防护指导；④心理指导。

四、荨麻疹病人的护理

（一）概要

荨麻疹，俗称“风疹块”，是由于皮肤黏膜的小血管扩张及渗透性增强而产生的局部水肿，**主要表现为边缘清楚的红色或苍白色的瘙痒性皮损——风团**。为常见病，15%~20%的人一生中至少发生过一次。荨麻疹特点：①**急性荨麻疹：来得快去得快，去后不留痕**。多为骤然发病，先有皮肤瘙痒，很快出现大小不等的圆形、椭圆形或不规则的风团，数目不定，可局限或泛发全身，融合成大片。皮疹可历时数小时后逐渐消退，不留痕迹。但可反复发作，有时一日可发作多次。②**慢性荨麻疹：皮损反复发作超过6周以上者称为慢性荨麻疹**。全身症状一般较轻，风团时多时少，反复发生，常达数月或数年之久。③**特殊类型的荨麻疹**：皮肤划痕症（又称人工荨麻疹）、血管性水肿（亦称巨大型荨麻疹）、胆碱能性荨麻疹、寒冷性荨麻疹、压迫性荨麻疹和日光性荨麻疹。根据皮疹为风团，骤然发生，迅速消退，消退后不留痕迹及各型的特点，基本上可作出诊断。治疗原则：抗组胺、降低血管通透性、对症处理为基本原则，力求做到病因治疗。

（二）护理措施

1. 饮食护理　勿食一切可疑致敏食物。饮食宜清淡易消化，多饮水，通便利尿，加速排泄。

2. 药物治疗的护理　**停用一切可疑致敏药物。根据风团发生的时间调整给药时间。**常用药物有**西替利嗪**、**氯雷他定**、**酮替芬**，**马来酸氯苯那敏（扑尔敏）**等。

3. 急救护理　对急性泛发性荨麻疹严密观察，发现血压下降，脉压小，**立即取平卧位，解开衣领，保持呼吸道通畅，立即皮下注射肾上腺素 0.5~1.0mg，迅速建立静脉通道**。**先静脉注射地塞米松 5mg，随后用氢化可的松 100~200mg 加入 5% 葡萄糖水中静脉滴注**，并配合其他处理。有喉头水肿呼吸困难者，立即吸氧；出现窒息时立即行气管切开。

4. 健康指导　①观察指导；②防护指导；③饮食指导；④瘙痒护理指导；⑤心理指导。

【测试题】

（一）选择题

A1 型题

1. 接触性皮炎轻重程度的相关因素有
   A. 机体的抵抗力低　B. 机体的敏感性
   C. 接触物的致敏性　D. 接触物的性质与浓度
   E. 是否再接触
2. 发生接触性皮炎后，护理措施<u>**错误**</u>的是
   A. 脱离致病现场　B. 大量热水冲洗
   C. 寻找致敏原避免再接触　D. 慎用有刺激性的外用药物
   E. 必要时全身用药
3. 接触性皮炎的特点正确的是
   A. 皮损为多形性　B. 皮损为单一水疱
   C. 皮损的边界不清　D. 皮损的边界清楚，与接触物相吻合
   E. 皮损中央自愈，边缘炎症明显
4. 药疹特点<u>**错误**</u>的是
   A. 有用药史　B. 有潜伏期
   C. 皮损广泛对称　D. 反应程度与药物剂量有关
   E. 抗过敏治疗有效
5. 猩红热样红斑型药疹的特点<u>**错误**</u>的是
   A. 发病突然　B. 皮疹广泛对称　C. 弥漫性红斑
   D. 伴全身不适　E. 消退后无脱屑
6. 慢性湿疹皮损主要表现正确的是
   A. 糜烂　B. 水疱　C. 渗液
   D. 苔藓样变　E. 丘疱疹
7. 急性湿疹皮损主要表现正确的是
   A. 糜烂　B. 水疱　C. 肿胀
   D. 渗液　E. 以上都是
8. 湿疹病人发生睡眠型态紊乱的主要原因是
   A. 病程长、反复发作　B. 皮肤剧烈瘙痒　C. 皮损多形性
   D. 搔抓　E. 病因复杂
9. 急性荨麻疹发病急骤，表现为皮肤突然瘙痒，很快出现

A. 大片红斑　B. 鲜红色风团　C. 条状风团
D. 弥漫性红肿　E. 圆形水肿斑

10. 急性荨麻疹特点**错误**的是
A. 突然发生　B. 广泛风团　C. 骤起骤落
D. 剧痒　E. 消退后有色素沉着

11. **不属于**特殊类型荨麻疹的是
A. 皮肤划痕症　B. 特发性水肿　C. 压迫性荨麻疹
D. 血管性荨麻疹　E. 胆碱能性荨麻疹

12. 荨麻疹发病机制**错误**的是
A. Ⅰ型变态反应　B. Ⅱ型变态反应　C. Ⅲ型变态反应
D. Ⅳ型变态反应　E. 非变态反应

A2 型题

13. 李某，女，42 岁。1 个月前朋友从外地带买金项链，戴半个月后自觉颈部不适、灼热、瘙痒。颈部戴项链部位可见红斑及红色丘疹，境界清楚，去掉项链后症状减轻。应考虑为
A. 泛发性神经性皮炎　B. 体癣　C. 急性湿疹
D. 接触性皮炎　E. 脂溢性皮炎

14. 王某，男，47 岁。因左膝关节痛，自用伤痛止痛膏。次日自觉左膝关节不适，剧烈瘙痒，可见左膝部皮肤潮红、肿胀及红色丘疹、水疱、边界清楚。应考虑为
A. 结节性红斑　B. 银屑病　C. 接触性皮炎
D. 关节扭伤　E. 风湿性关节炎

15. 刘某，女，43 岁。因膝关节扭伤疼痛，在家自服索米痛片一周后发现，手背、足背、背部出现数个圆形 0.5~1.0cm 大小水肿性红斑、丘疹，中心紫红色，口腔黏膜溃疡，伴痒感，应考虑为
A. 固定型药疹　B. 急性湿疹　C. 多形性红斑
D. 麻疹样型药疹　E. 大疱性表皮松解性药疹

16. 张某，男，14 岁。最近几周上体育课时胸部经常出现瘙痒性小风团，下课后消退。应考虑为
A. 急性荨麻疹　B. 慢性荨麻疹　C. 冷性荨麻疹
D. 胆碱能性荨麻疹　E. 皮肤划痕症

A3/A4 型题

（17~19 题共用题干）

张某，女，20 岁。3 天前新换一种化妆品，今晨起自觉面部灼热不适。面部可见红斑、肿胀及米粒大小红色丘疹。

17. 应考虑为
A. 接触性皮炎　B. 脂溢性皮炎　C. 急性湿疹
D. 痤疮继发感染　E. 青年扁平疣

18. 进行局部治疗时，应选用的外用药物剂型是
A. 软膏　B. 溶液　C. 硬膏
D. 酊剂　E. 乳剂或洗剂

19. 下列护理措施中**错误**的是
A. 立即停用此种化妆品　B. 局部避免用热水洗烫

C. 局部搽 75% 乙醇使痒感减轻　　D. 避免局部搔抓
E. 关心体贴病人

（20~22 题共用题干）

张某，男，58 岁。一周前因足外伤疼痛而自服“去痛片”2 片，今晨起自觉口周、手背痒感，并出现皮疹直径为 1cm 大小红斑，境界清，中央有水疱。

20. 应考虑为
A. 接触性皮炎　　B. 湿疹　　C. 药疹
D. 荨麻疹　　E. 梅毒

21. 进行局部治疗时，应选用的外用药物剂型为
A. 软膏　　B. 溶液　　C. 硬膏
D. 酊剂　　E. 洗剂

22. 护理措施不正确的是
A. 立即停用可疑性药物　　B. 鼓励病人多饮水或静脉补液
C. 避免局部搔抓　　D. 局部外用 75% 乙醇使痒感减轻
E. 关心体贴病人

（23~25 题共用题干）

申某，男，30 岁。近 1 个月双小腿可见瘙痒性红色丘疹，搔抓后形成水疱，逐渐加重。水疱破溃形成糜烂、渗液，双侧对称，用热水洗烫后症状加重。

23. 应考虑为
A. 接触性皮炎　　B. 痒疹　　C. 湿疹
D. 体癣　　E. 银屑病

24. 局部治疗时，应选择的外用药是
A. 复方炉甘石洗剂　　B. 3% 硼酸溶液　　C. 氧化锌糊剂
D. 水杨酸软膏　　E. 5% 黑豆馏油软膏

25. 下列护理措施不妥的是
A. 减轻局部炎症反应　　B. 避免各种外界刺激
C. 注意饮食　　D. 心理护理
E. 局部可用 75% 乙醇，外用，减轻痒感

（26~28 题共用题干）

黄某，女，47 岁。近段时间遇冷后暴露部位皮肤剧烈瘙痒，搔抓后出现片状红斑，继而出现大小不等片状风团，遇热后消退。

26. 应考虑为
A. 急性荨麻疹　　B. 慢性荨麻疹　　C. 皮肤划痕症
D. 冷性荨麻疹　　E. 血管性水肿

27. 进行全身治疗时，应采取的治疗措施是
A. 抗组胺药物　　B. 抗生素药物　　C. 抗病毒药物
D. 抗真菌药物　　E. 葡萄糖盐水

28. 护理措施不正确的是
A. 关心病人　　B. 心理护理　　C. 保护皮肤完整性
D. 及时清洁创面　　E. 作好防寒措施

（二）填空题

1. 接触性皮炎一般首次接触致敏物质后，需经________以上的潜伏期，才发生过敏反应。再次接触一般只需________小时即可发病。

2. 接触性皮炎治疗原则是：________、________、________。

3. 急性湿疹表现为________和________皮疹。皮疹________，多见于面、耳、手、足、前臂、小腿等外露部位，严重时可________。

4. 固定型药疹皮损可发生于任何部位，好发于口唇周围、龟头、肛门等皮肤黏膜交界处，一般________日可消退，并留有色素沉着斑。

5. 临床上易引起药疹的药物有：________、________、镇静催眠药及抗癫痫药、抗痛风药物、________、中药。

（三）名词解释

1. 接触性皮炎
2. 湿疹
3. 药疹
4. 荨麻疹

（四）简答题

1. 接触性皮炎的皮肤护理措施包括哪些？
2. 接触性皮炎的健康指导措施包括哪些？
3. 药疹的预防措施有哪些？

（五）病例分析

李某，男，30岁。近2个月双小腿可见瘙痒性红色丘疹，搔抓后形成水疱，逐渐加重。水疱破溃形成糜烂、渗液，双侧对称，用热水洗烫后症状加重。

请问：

（1）该病人发生了何种变态反应性疾病？

（2）应对该病人的皮疹应采取哪些护理措施？

（3）应对该病人进行哪些健康指导？

（李 莉）

第四十章 感染性皮肤病病人的护理

【重点与难点】

一、病毒性皮肤病病人的护理

（一）概要

病毒性皮肤病是由病毒感染所引起的皮肤黏膜病变。病毒可分为脱氧核糖核酸（DNA）病毒和核糖核酸（RNA）病毒两大类。**疣：**是由病毒感染所引起的表皮良性赘生物。临床上常见的有四型：寻常疣、跖疣、扁平疣、尖锐湿疣等。**单纯疱疹：**是由人类单纯疱疹病毒所致病毒性皮肤病。中医称“热疮”。**带状疱疹：**是由水痘—带状病毒感染引起的，以某一神经痛及该神经支配区域皮肤上群集疱疹为特征的病毒性皮肤病。中医称“缠腰火丹”。**寻常疣好发于儿童及青少年，带状疱疹好发于春秋两季，成人多见。**单纯疱疹、带状疱疹发病前常有发热及上呼吸道感染症状。疣病呈慢性，可自愈，可复发。带状疱疹预后一般不复发，可获终生免疫。**治疗原则：**①疣：以局部治疗为主，对数目较多的或久治不愈者，可选用全身治疗方法，采用抗病毒药物。②单纯疱疹：以缩短病程、预防继发感染、抗病毒减少复发为原则。③带状疱疹：一般无并发症者以抗病毒、止痛、消炎、缩短病程、促进神经复原、保护局部、预防继发性感染为主。

（二）护理措施

1. 皮疹处理　根据皮损特点采取相应的处理措施。
2. 疼痛护理　伴有剧烈神经痛可用止痛剂。
3. 预防自身接种传染　扁平疣特点为自身接种传染，避免搔抓。
4. 预防感染　预防继发性感染，减轻疼痛不适。
5. 对症处理　对频繁发作及重症，注意查找病因、休息，避免精神紧张，营养神经，提高机体免疫力。
6. 并发症护理。
7. 健康指导　①饮食指导；②穿着指导；③增强体质指导；④用药指导。

二、脓疱疮病人的护理

（一）概要

脓疱疮，俗称“黄水疮”，是一种常见的急性化脓性皮肤病，**好发于儿童，传染性强，夏秋季多见**，面部、四肢等暴露部位易受累，**其特点为水疱、脓疱，易破溃形成脓痂**。由**金黄色葡萄球菌和（或）乙型溶血性链球菌感染引起**。①**寻常型脓疱疮：易在学龄前和学龄期儿童中流行，**

传染性很强。皮损初期为红色斑点或小丘疹,迅速发展成水疱或脓疱。**可因擦洗、搔抓自我传播**,向周围和其他处蔓延与附近脓疱互相融合成片,发生新的皮疹。一般6~10天**自然脱痂而愈,不留疤痕**。**皮损好发于暴露部位**。②**深脓疱疮**:又称臁疮,主要由**溶血性链球菌**所致。好发于小腿或臀部。皮损初起为脓疱,渐向皮肤深部发展,表面有坏死和蛎壳状黑色厚痂,周围红肿明显,疼痛明显。③**大疱型脓疱疮**:主要由**金黄色葡萄球菌引起**,好发面部、躯干、四肢,偶见掌跖部。皮损初为帽针头至黄豆大小水疱或脓疱,迅速增大到指头大小,疱内容物先清澈后浑浊,疱壁先紧张后松弛,直径1cm左右,**疱液沉积于疱底呈半月形为本病特征**。根据典型皮损、流行季节、发病年龄、好发部位、传染性强等特点即可诊断。**治疗原则**:局部以杀菌、消炎、收敛、干燥为原则。全身加强支持疗法,根据药敏试验选择相应的抗生素,同时注意预防继发感染。

(二)护理措施

1. 皮疹处理　根据皮损特点采取相应处理措施。
2. 加强消毒隔离。
3. 创面护理　注意保护创面,保持清洁卫生,避免搔抓或摩擦,对瘙痒性皮肤病应积极治疗。
4. 控制感染　对重症新生儿脓疱疮病人给予大剂量的敏感抗生素,还应加强支持疗法及护理。
5. 健康指导　①就诊指导;②隔离指导;③用药指导;④防护指导。

【测试题】

(一)选择题

A1型题

1. 下列是寻常型脓疱疮典型症状的是

A. 脓疱壁薄、易破、周围有红晕　B. 片状密集脓疱
C. 脓疱壁厚不易破溃　D. 愈后形成永久性瘢痕
E. 全身症状轻

2. 大疱性脓疱疮首发皮损是

A. 水疱　B. 血疱　C. 脓疱
D. 毛囊性脓疱　E. 红斑

3. 带状疱疹的典型皮损是

A. 丘疹水疱　B. 红斑水疱　C. 簇集水疱
D. 厚壁水疱　E. 薄壁水疱

4. 关于单纯疱疹的以下陈述<u>不正确</u>的是

A. 由HSV引起　B. 好发皮肤黏膜交界处　C. 皮损为簇集性水疱
D. 病程10天左右　E. 治愈后不易复发

5. 关于扁平疣的下列陈述<u>不正确</u>的是

A. 由HPV引起　B. 好发青年女性
C. 病程1~2年或更久　D. 因搔抓可沿抓痕出现新的皮损
E. 愈后遗留永久性瘢痕

6. HSV 经皮肤黏膜破损处进入机体后可潜伏于

A. 局部感觉神经节　　B. 脊髓前根　　C. 脊髓后根

D. 神经节的神经元　　E. 局部的皮肤黏膜下层

A2 型题

7. 王某，7 岁。小腿出现数个红色黄豆大丘疹，3 天后形成大疱疮，伴有咽痛、发热。应考虑为

A. 脓疱疮　　B. 丘疹性荨麻疹　　C. 冷性荨麻疹

D. 毛囊炎　　E. 湿疹继发感染

8. 李某，男，30 岁。自觉右胸背部隐痛，呼吸时加重，几天后上述部位出现数片红斑水疱，疼痛更加明显，左侧正常。应考虑为

A. 接触性皮炎　　B. 肋间神经痛　　C. 单纯疱疹

D. 带状疱疹　　E. 胸膜炎

A3/A4 型题

（9~11 题共用题干）

王某，5 岁。面部、四肢散在性水疱。2 日后变成花生豆大水疱，周围红晕不明显，脓液积于脓疱下方呈半月形，结黄色痂，痂缘部又有新的脓疱出现。

9. 应考虑为

A. 大疱性脓疱疮　　B. 寻常型脓疱疮　　C. 新生儿型脓疱疮

D. 痈肿　　E. 丘疹性荨麻疹

10. 对该病人全身治疗主要首选药物为

A. 广谱抗生素　　B. 磺胺类　　C. 糖皮质激素

D. 维生素类　　E. 中草药

11. 下列措施中，<u>**不正确**</u>的是

A. 注意保护皮肤的清洁卫生　　B. 保持皮肤的完整性

C. 对幼儿园、托儿所采取长期隔离措施　　D. 消毒患儿被褥衣服及玩具

E. 对瘙痒性皮肤病及时治疗

（12~14 题共用题干）

金某，男，62 岁。左腰背部疼痛，活动及运动时疼痛加剧，数日后出现片状红斑水疱，左侧未侵犯。经治疗后水疱很快消失，但仍有剧烈疼痛。

12. 应考虑为

A. 单纯疱疹　　B. 带状疱疹遗留神经痛　　C. 湿疹

D. 寻常疣　　E. 荨麻疹

13. 护理措施<u>**不正确**</u>的是

A. 减轻神经疼痛与不适　　B. 减轻局部炎症反应

C. 保持皮肤完整性避免损伤　　D. 消毒隔离防止传染

E. 保持皮肤清洁预防感染

14. 治疗措施<u>**不正确**</u>的是

A. 抗病毒　　B. 消炎止痛

C. 缩短病程，促进神经修复　　D. 保护局部预防感染

E. 抗过敏

（二）填空题

1. 疣由________（HPV）感染引起。
2. 单纯疱疹是由________所致病毒性皮肤病。中医称“________”。
3. 带状疱疹是由________感染引起。中医称“________”。
4. 脓疱疮，俗称“黄水疮”，由________和（或）________感染引起。

（三）名词解释

1. 疣
2. 单纯疱疹
3. 带状疱疹
4. 脓疱疮

（四）简答题

1. 病毒性皮肤病病人的健康指导措施包括哪些？
2. 脓疱疮病人的健康指导措施包括哪些？

（五）病例分析

张某，男，56 岁。自觉左腰背部隐痛，伴轻度乏力、低热、食欲不佳，3 日后左腰背部出现潮红斑，继而出现簇集性且不融合的粟粒至黄豆大小红色丘疹，皮疹迅速变为水疱，疱液澄清，疱壁紧张发亮如珍珠状，周围有红晕，疼痛明显，右侧正常。

请问：

（1）该病人应考虑患何种皮肤病？

（2）应对该病人采取哪些治疗和护理措施？

（3）应对该病人进行哪些健康指导？

（李 莉）

第四十一章 动物性皮肤病病人的护理

【重点与难点】

一、疥疮病人的护理

（一）概要

疥疮是由**疥螨**引起的皮肤病，其传播与**密切接触**有关。人的疥疮由人疥螨引起，通过**直接接触**（如身体接触、握手等）传染，接触被污染的被褥、衣物等也可**间接传染**。好发于**皮肤嫩薄部位**。临床表现为自觉剧烈瘙痒、晚间为明显，皮损瘙痒影响睡眠；皮损为米粒大小的丘疹、丘疱疹和灰白色或浅灰色线状隧道，丘疹为正常肤色或浅红色、反应剧烈者顶端可出现脓疱；男病人可在阴囊、阴茎、龟头等部位出现直径3~5mm的**疥疮结节**。可继发感染而发生脓疱疮、疖、淋巴结炎等。采用针挑法或刮片法可检出疥螨或疥螨残体及虫卵。处理原则为注意清洁卫生，一旦确诊应立即隔离治疗。治疗以外用药物为主，可用10%硫磺软膏（婴幼儿用5%）洗澡后除头面部外涂布全身治疗；或选用25%苯甲酸苄酯等。阴囊等处疥疮结节可外用糖皮质激素霜剂，也可结节内注射泼尼松龙混悬液。如继发化脓性感染应同时抗感染治疗。瘙痒严重者可于睡前口服镇静止痒药。

（二）护理措施

注意个人卫生，病人用过的衣服及床上用品等煮沸消毒，或在阳光下充分暴晒，以杀灭疥螨及虫卵；及时隔离病人，防止传染；搽药前先用温水和肥皂洗澡，搽药时先将好发部位或损害密集处搽药一次，稍微用力揉搽以促进药物吸收。然后应从颈部（婴儿包括头部）以下，搽遍全身，不要遗漏皮肤皱褶处；搽药期间不洗澡，不更衣，以保持药效；治愈后观察两周，未出现新的病情才为治愈。用药两周后发现新皮疹者，重复一个疗程。

二、虱病病人的护理

（一）概要

虱是体外寄生虫，有相对的宿主特异性和寄生部位特异性。能引起皮肤病的主要是人虱；虱病是由虱寄生于人体，反复叮咬吸血引起的传染性皮肤病。虱有**头虱**、**体虱**和**阴虱**三种，可通过人与人之间**直接接触**传播，也可通过衣帽、被褥等**间接接触**传播；体虱叮咬还可传播斑疹伤寒、回归热等传染病。其临床表现为：头虱病多见于卫生条件差的妇女及儿童。头虱寄生于头部，在头发处易发现成虫及虱卵。虱叮咬的皮肤出现丘疹、红斑，病人自觉头皮瘙痒，常因剧烈搔抓头皮而出现渗出、血痂或继发感染，甚至形成脓疱或疖病，局部淋巴结炎。体虱寄生于内衣的衣领、裤裆、裤腰的衣缝处。皮肤被叮咬后出现红斑、丘疹或团块，常因搔抓而发生抓痕、血痂。久之出现苔藓样变及色素沉着。阴虱寄生于阴毛，偶见于腋毛或眉毛，通过性接触传播。病人表现为突然发生的阴毛部剧烈瘙痒，多数病人或其配偶近期有不洁性交史，或近期曾在外住宿。表皮抓痕、血痂或毛囊炎，部分病人外阴散在分布直径为0.5cm左右的蓝色出血瘀斑。内裤上常可见到点状污褐色血迹。自觉瘙痒剧烈。处理原则为头虱病人先用密篦子去除虱虫和虱卵，外用50%百部酊或25%苯甲酸苄酯乳剂搽于头发，每日2次，第3日用热水肥皂洗头；体虱病人将污染衣物煮沸消毒；阴虱病人首先剃除阴毛并烧掉，局部外搽以下药物之一：50%百部酊、10%硫磺软膏或25%苯甲酸苄酯乳剂等；性伴侣应同时治疗，严格消毒污染物。

（二）护理措施

注意个人卫生，勤换衣洗澡，最好是淋浴或擦浴；头虱病人尽量将头发剪短，男性最好剃头并将头发焚烧；注意保持生殖器清洁；注意保护病人隐私，使病人树立自信，积极配合治疗；对病人要给予理解和同情，讲明此病并不可怕，只要积极治疗，在短期内是完全可以治愈的。

【测试题】

（一）选择题

A1型题

1. 人型疥螨离体后尚能存活
   A. 数小时　B. 2~3天　C. 10天
   D. 半个月　E. 1个月

2. 关于疥疮特点正确的是
   A. 雌、雄疥螨均可引起疥疮　B. 是一种接触传染性皮肤病
   C. 好发于四肢伸侧及头面部　D. 硫磺制剂外用是治疗特效药物
   E. 常引起疼痛

3. 疥疮的好发部位是
   A. 手指缝　B. 腹股沟　C. 外阴部
   D. 面部　E. 下腹部

4. 诊断疥疮最确切的依据是
   A. 指缝部位发病　B. 夜间奇痒　C. 寻获疥虫或卵
   D. 丘疹水疱　E. 阴囊结节

5. 婴幼儿疥疮的治疗主要外用
   A. 20%硫黄软膏　B. 5%硫黄软膏　C. 糖皮质激素
   D. 1%的666霜　E. 复方炉甘石洗剂

6. 疥疮的治疗宜选用
   A. 红霉素软膏　B. 硫黄软膏　C. 咪康唑软膏
   D. 联苯苄唑软膏　E. 复方炉甘石洗剂

7. 疥疮的护理措施**错误**的是
   A. 采取自我隔离措施
   B. 被传染者应同时治疗
   C. 穿、用过的衣被应煮沸消毒或日光下暴晒

D. 治疗期间应每天洗澡
E. 遵医嘱给予镇静、安眠药促进睡眠

8. 头虱、体虱离开人体后可存活
A. 数小时　B. 2~3 天　C. 10 天左右
D. 半月　E. 1 个月

A2 型题

9. 张某，男，26 岁。本人和妻子因全身上下有红斑、丘疹，伴瘙痒，被诊断为虱病。灭虱方法**错误**的是
A. 男性应去除毛发
B. 女性可用 50% 百部酊搽遍头发和头皮
C. 体虱病人的衣物应煮沸消毒
D. 体虱病人可外擦皮质类固醇
E. 阴虱者应剃除阴毛，并外用灭虱药

A3/A4 型题

（10~13 题共用题干）

王某，男，32 岁。近一周来感觉头部瘙痒而来院就诊。皮肤科查体：头发较脏，局部有异臭味。头皮上可见散在的红斑、丘疹和抓痕，头发上可见针尖大小灰白色卵圆形附着物，并有微小移动物。

10. 该病人应考虑为
A. 黄癣　B. 白癣　C. 黑点癣
D. 头虱　E. 疥疮

11. 目前处理的首要措施是
A. 理发　B. 洗头　C. 搽 50% 百部酊
D. 篦子篦头发　E. 洗帽子

12. 该病人的主要护理诊断是
A. 有皮肤完整性受损的危险　B. 舒适的改变，与剧烈瘙痒有关
C. 有感染的危险　D. 焦虑
E. 知识缺乏

13. 虱病的描述**不正确**的是
A. 虱终生不脱离宿主　B. 人虱可通过直接或间接传播
C. 虱的唾液中含毒汁　D. 体虱寄生于躯干皮肤表面
E. 常发生于卫生条件差的妇女和儿童

（二）填空题

1. 疥疮是由________引起的接触传染性皮肤病。
2. 虱病根据寄生部位的特异性可将虱分为________、________和________。

（三）名词解释

1. 疥疮
2. 虱病

（四）简答题

1. 简述疥疮病人的主要护理措施。

2. 简述虱病病人的处理原则及主要护理措施。

（五）病例分析

男，38岁。在一工程队打工，自诉全身起小疙瘩，瘙痒2个月，曾在当地用皮炎平软膏治疗，稍好转，但始终皮疹不见消退，而且阴茎、阴囊上出现了黄豆大结节，瘙痒难忍。而且一同干活的工友也有类似症状。故就诊于某院门诊。

请问：

（1）该病人目前考虑什么疾病？

（2）常见的常见护理诊断/问题有哪些？

（3）应采取哪些护理措施？如何对病人进行健康指导？

（李 莉）

第四十二章 红斑鳞屑性皮肤病病人的护理

【重点与难点】

一、银屑病病人的护理

（一）概要

银屑病俗称“**牛皮癣**”，是一种常见的慢性复发性炎症性皮肤病。临床特征为红色丘疹或斑块，其表面覆盖有多层银白色鳞屑。好发于青壮年，无明显性别差异。多数病人冬季复发或加重，夏季缓解。根据临床表现，银屑病一般可分为**寻常型**、**脓疱型**、**关节病型**及**红皮病型**四种。**寻常型银屑病最多见**，占 99% 以上。

（二）护理评估

1. 健康史　评估病人的一般情况，了解有无家族史及遗传因素；发病情况及诊治经过，是否存在诱发或使本病加重的各种因素。

2. 身体状况

（1）寻常型银屑病：多为急性发病，有不同程度瘙痒，无全身症状。皮损可遍布全身各处，好发于头皮、躯干、四肢伸侧，特别是膝前、肘后、腰骶部，呈对称性分布。基本损害为鳞屑型红斑，初起为绿豆大小红色丘疹或斑丘疹，逐渐融合成斑片，表面有多层银白色鳞屑，边界清楚，周围有炎性红晕。刮去鳞屑后露出一层淡红色发亮的半透明薄膜，称“**薄膜现象**”。再刮去薄膜则出现小的出血点，称“**点状出血现象**”（Auspitz 征）。多数病人皮损为冬重夏轻。发生在头皮的皮疹为暗红色丘疹和斑片，境界清楚，鳞屑厚积，头发呈束状但无脱落及折断。寻常型银屑病按病情发展可分为三期：**进行期**、**静止期**、**消退期**。

（2）脓疱型银屑病：本型比较少见，分为**泛发性**和**局限性**两型。①**泛发性脓疱型银屑病**是银屑病中**最重**的一型，多在寻常型银屑病损害基础上发生，也可见于突然停用激素的病人，发病急，常伴有畏寒、高热、关节肿痛、白细胞计数增高。②**局限性脓疱型银屑病**皮损仅局限在掌跖或指（趾）部，其特点为粟粒大小脓疱，基底潮红，1~2 周脓疱自行干涸、结痂形成鳞屑，继之鳞屑下出现新脓疱。周期性发作，皮损时多时少，时轻时重，慢性病程经久不愈，自觉痒痛。

（3）红皮病型银屑病：为一种少见而严重的银屑病，占银屑病病人的 1%。多因治疗不当，特别是寻常型银屑病急性进行期，由于外用强烈性药物或长期内用糖皮质激素突然停药或减量太快而诱发。少数可由寻常型银屑病自行演变而成，也可见于全身脓疱型银屑病后期。

（4）关节病型银屑病：本病多见于男性，发病率占银屑病病人的 1%，多数病例继发寻常型银屑病，除皮损外可出现关节病变。其特点主要为非对称性外周多关节炎，以手腕、足部小关节多见，特别为指（趾）末端关节易受侵犯，关节症状为红肿疼痛。关节肿胀、畸形及严重的功能障碍。关节症状随皮疹轻重而变化。

3. 心理-社会状况评估。

4. 处理原则 本病目前尚无根治疗法，临床上以局部治疗为主，结合其他疗法以调节及提高机体抗病能力来控制发病。

（三）常见护理诊断/问题

1. 舒适受损。

2. 睡眠形态紊乱。

3. 自我形象紊乱。

4. 焦虑。

5. 知识缺乏：缺乏银屑病相关疾病知识。

（四）护理措施

1. **瘙痒护理** 冬天宜适当保暖，选择纯棉宽松内衣，减少刺激。若瘙痒严重，用指腹轻轻按压皮肤，避免抓破引起继发感染，夜间瘙痒严重者睡前遵医嘱使用止痒药物。多参加社会活动，发展个人兴趣，以分散对瘙痒的注意力。

2. **皮肤护理** 告诉病人避免抓伤皮肤，防止继发感染或出现新的皮损。避免过度沐浴，水温不宜过高，宜用温和、碱性小的皂类。应保持皮肤的滋润。

3. 增进关节活动度 由于关节病型银屑病，常会影响关节的屈伸运动，每天有规律地做肢体运动，以维持关节活动度，预防关节活动障碍的发生。

4. **局部用药护理** 教会病人涂药方法，宜从低浓度、小面积开始，注意观察，发现皮肤不良反应立即停用。糖皮质激素类药宜选择两种交替使用，每日2次，涂药前宜洗热水浴，尽量去除鳞屑。皮损广泛时应分区涂药，防止吸收中毒。

5. **心理护理** 本病顽固难治，病人常有急躁、悲观、抑郁等多种不良心理状态。护士应关心和体贴病人，有意识地诱导其了解疾病的性质，使病人了解经过治疗控制病情是完全可能的，解除病人的心理障碍，树立信心，耐心地坚持配合治疗。

二、多形红斑病人的护理

（一）概要

多形红斑是一种以**靶形或虹膜状红斑**为典型皮损的急性炎症性皮肤病，常伴发黏膜损害，易复发。病因复杂，感染、药物、食物及物理因素均可引起本病，单纯疱疹病毒感染史最常见的致病因素，EB病毒感染不明确。

（二）健康评估

1. 健康史 评估疾病相关因素：是否使用致敏药物，是否有感染病灶等。

2. 身体状况

（1）皮肤的评估：皮损呈多形性，可有红斑、丘疹、斑丘疹、水疱、大疱、紫癜、风团等。

（2）前驱症状：常起病较急，可有畏寒、发热、头痛、关节及肌肉酸痛等前驱症状。根据皮损形态不同，**可分为以下三型：红斑丘疹型**、**水疱-大疱型**、重症型。

（3）**治疗原则**：治疗应积极寻找病因，怀疑药物引起者应停用一切可疑药物。轻症病人多在数周内自愈，仅需对症处理；重症者可危及生命，需住院积极治疗。

（三）护理措施

1. **皮肤的护理** 观察皮损的生长及消退情况，渗出严重者，可给予湿敷。避免搔抓、温热水的烫洗、过度的清洗等，避免加重皮损。

2. **黏膜的护理** 口腔黏膜的护理；眼结膜的护理；肛门、尿道口、外生殖器等黏膜的护理。

3. **用药的护理** 密切观察体温的变化，必要时应用抗生素。密切观察用药后的反应以及药物出现的毒副作用。

4. **饮食护理** 给予高蛋白、高维生素、低盐饮食，流质饮食；改善营养状况，保持水和电解质的平衡。

5. **心理护理** 建立良好的护患关系，取得病人的信任。

6. 健康指导 ①避免接触过敏原。②加强锻炼，提高免疫力。③生活规律。

【测试题】

（一）选择题

A1 型题

1. 关于银屑病的特点**错误**的是
A. 薄膜现象 B. 银白色鳞屑 C. 同形反应
D. 角化不全 E. 皮肤划痕阳性

2. 关节型银屑病最常侵犯的部位
A. 四肢大关节 B. 脊柱 C. 指间关节
D. 指趾末节关节 E. 颞下颌关节

3. 在下列疾病中，可出现 Koebner 征的是
A. 银屑病 B. 脓疱疮 C. 股癣
D. 多形红斑 E. 荨麻疹

4. 对寻常型银屑病具有诊断价值的临床特征是
A. 同形反应 B. 红斑鳞屑
C. 蜡滴现象、薄膜现象和点状出血现象 D. 针刺反应
E. 束状发

5. 关于银屑病描述**错误**的是
A. 角化不全 B. 好发于头皮与四肢伸侧
C. 尼氏征阳性 D. Auspitz 现象（点状出血现象）
E. 蜡滴现象

6. 下列描述**不符合**多形红斑临床特征的是
A. 发病有季节性，春秋季多见 B. 发病过程缓慢，常迁延不意，无自限性
C. 病损特征为红斑、水肿、大疱、糜烂等 D. 口腔、皮肤、眼、生殖器均可出现病损
E. 可伴有不同程度的全身反应

7. 多形红斑典型皮损为
A. 面、四肢对称性靶形红斑 B. 面部突出部蝶形红斑
C. 四肢紫色扁平丘疹 D. 手掌、足底、臀部皮肤丘疹、斑疹和水
E. 下肢结节性红斑

A2 型题

8. 刘某，女，51 岁。数个月前掌跖发生皮疹，无自觉症状。用抗真菌的软膏治疗效果不理

想。症状虽可暂时减轻,但脓疱不断分批出现。既往史和家族史无特殊。检查:掌跖有多数脓疱,群集成片。其鳞屑镜检和培养细菌、真菌为阴性。应首先应考虑的诊断为

A. 表皮癣菌病　　B. 掌跖脓疱性银屑病　　C. 脓疱疮
D. 湿疹　　E. 汗疱疹

9. 王某,女,38岁。近半年来全身出现红色丘疹,每当月经来潮时症状加重,而形成粟粒大小黄白色脓疱。表面覆有鳞屑,以腋下、腹股沟更重。应考虑为

A. 泛发性脓疱疮型银屑病　　B. 局限性脓疱型银屑病
C. 寻常型银屑病　　D. 红皮病型银屑病
E. 关节型银屑病

A3/A4型题

(10~12题共用题干)

李某,男,26岁。近一年来全身尤其是膝前肘后、腰骶部对称性片状红斑,边界清楚,表面覆有银白色鳞屑、瘙痒,特别是饮酒后症状加重。

10. 应考虑为

A. 寻常型银屑病　　B. 脂溢性皮炎　　C. 泛发性神经性皮炎
D. 皮肤瘙痒　　E. 结节性红斑

11. 该病人应采用的药物治疗为

A. 复方炉甘石洗剂　　B. 糖皮质激素乳剂　　C. 3%水杨酸酊
D. 10%~20%硫磺软膏　　E. 含抗生素糊剂

12. 下列护理措施中最重要的一项是

A. 减轻瘙痒不适　　B. 健康指导　　C. 提供精神支持
D. 增强关节活动度　　E. 干燥皮肤的护理

(二)填空题

1. 根据银屑病的特征,可分为________、________、________、________四型。
2. 寻常型银屑病根据病情发展可分为________、________、________三期。
3. 脓疱型银屑病分为________和________两型。
4. 多形红斑是一种以________或________为典型皮损的急性炎症性皮肤病,常伴发________损害,易复发。

(三)名词解释

1. 银屑病
2. 同形反应
3. 多行红斑

(四)简答题

1. 试述寻常型银屑病的皮损特点和临床分期。
2. 简述关节型银屑病的关节损害特点。

(五)病例分析

黄某,男,47岁。已婚。5年前全身反复出现皮损,初起为绿豆大小红色丘疹或斑丘疹,逐渐融合成斑片,表面有多层银白色鳞屑,边界清楚。躯干和四肢均可见,躯干散在分布,四肢皮损较重,平时无明显自觉症状,严重时有轻微瘙痒。有"薄膜现象"和"点状出血现象"(Auspitz征)。皮损冬重夏轻。

请问：

（1）该病人目前考虑何种疾病？

（2）该病人主要的护理问题 / 诊断有哪些？

（3）如何对病人进行健康指导？

（李　莉）

第四十三章　性传播疾病病人的护理

【重点与难点】

性传播疾病（STD）是以性行为传播为主要途径所感染的一组传染性疾病。性传播疾病是目前国际上通用的病名，在我国简称为“性病”。

一、淋病病人的护理

（一）概要

淋病是由**淋病奈瑟菌（淋球菌）感染所致的泌尿生殖系统的化脓性、炎症性疾病**。为常见的性传播疾病之一，潜伏期一般为1~10天，平均3~5天，主要发生在性活跃的中青年。**人是淋球菌唯一的天然宿主；淋病病人或淋球菌携带者是重要的传染源**；通过性交直接传染或经床单、浴盆等间接传染淋病；易感部位为泌尿生殖系统黏膜的柱状上皮细胞。

（二）护理评估

1. 健康史　了解病人一般状况；病人有无与淋病病人性接触史、共用物品史或新生儿的母亲有无淋病史等；并了解其发病情况及诊治经过。

2. 身体状况　通常分为单纯性淋病、有并发症淋病、播散性淋病三种。**单纯性淋病：①男性急性淋病：临床上最常见**，90%的感染者有症状。初起为尿道口红肿、发痒、轻微刺痛，并有稀薄透明黏液流出，约2天后，症状、体征迅速加剧，出现**典型的尿道刺激症状**，即尿痛、尿急、尿频，分泌物变黏稠，为深黄色或黄绿色脓液。可伴发腹股沟淋巴结炎、包皮炎、包皮龟头炎或嵌顿包茎。**②女性急性淋病：60%感染者无症状**，好发于宫颈、尿道。**子宫颈是最常受累的部位，淋菌性宫颈炎**有症状者常为阴道分泌物异常和增多，外阴及阴道内刺痒及烧灼感，不正常的经期出血，中、下腹的疼痛，妇科检查可见宫颈红肿、触痛和脓性分泌物；**淋菌性尿道炎**于性交后2~5天出现尿急、尿频、尿痛，检查尿道口红肿，溢脓；**幼女淋病**多由间接感染；主要表现为急性外阴阴道炎，阴道口黏膜红肿有黄绿色脓性分泌物，可有糜烂、渗液和淋菌性尿道炎表现。**有并发症淋病：①男性淋病并发症：**包括淋菌性前列腺炎、淋菌性精囊炎、淋菌性附睾炎、淋菌性尿道狭窄，少数病人可以发生输精管狭窄和阻塞，进一步继发精液囊肿和不育。**②女性淋病并发症：**如淋菌性盆腔炎、子宫内膜炎、输卵管炎、输卵管卵巢囊肿、盆腔脓肿、腹膜炎等，也可有前庭大腺炎等。**播散性淋球菌感染：**已极少见。

3. 辅助检查　直接涂片、细菌培养。

4. 心理 - 社会状况评估。

5. 处理原则　**早期诊断、早期治疗；及时、足量、规则的用药；针对不同的病情采用不同的**

治疗方法；对性伴追踪，同时治疗；治疗后随诊复查；注意同时有无衣原体，支原体感染及其他性传播疾病的感染。一般首选头孢曲松或大观霉素。

（三）常见护理诊断/问题

1. 疼痛。
2. 焦虑。
3. 知识缺乏：缺乏病情、治疗方案、传染方式、重复感染后果以及预防复发等相关知识。

（四）护理措施

1. **隔离预防**　病人卫生洁具要专用，被污染的物品包括被褥、衣服等生活日常用品应及时消毒处理；禁止与儿童，特别是幼女同床、共用浴盆和浴巾等。患有淋病孕妇的新生儿，出生后应立即给予硝酸银滴眼预防。

2. **强制治疗**　发现病人要积极彻底进行治疗，对已治愈的淋病病人要定期进行追踪复查和必要的复治，以求根治，防止复发。为防止无症状性淋病传播，导致晚期病变，在必要时应进行预防性治疗，性伴同治。

3. **用药护理**　询问病人有无药物过敏史，熟悉药物治疗方案，密切观察病情及药物疗效、不良反应等情况，出现药物反应及时报告医师，以便及时处理。

4. **心理护理**　尊重病人人格，告知病人只要积极配合治疗，性病治愈后可以正常生活。

5. **健康指导**　①**加强性健康及性道德观念教育**，坚持一夫一妻的性关系。②告知病人**早诊断、早治疗对本病治愈的重要性**。③告知病人本病病因、**预防传播的措施**等知识。

二、梅毒病人的护理

（一）概要

梅毒是由梅毒螺旋体引起的一种慢性传染病，主要通过性接触和血液传播。危害性极大，可侵犯全身各组织器官或通过胎盘传播引起死产、流产、早产和胎传梅毒。临床通常分为获得性梅毒、先天性梅毒、潜伏梅毒三种。①**获得性梅毒：一期梅毒**：主要表现为硬下疳和硬化性淋巴结炎；**二期梅毒**：表现为皮肤黏膜损害，包括梅毒疹、扁平湿疣、梅毒性秃发和黏膜损害；三**期梅毒**：皮肤黏膜损害主要为结节性梅毒疹和梅毒性树胶肿，近关节结节少见。其次还包括骨梅毒、眼梅毒、心血管梅毒、神经梅毒等。②先天性梅毒：早期先天梅毒：患儿常早产，发育营养差、消瘦、脱水、皮肤松弛，貌似老人，哭声低弱嘶哑，躁动不安。可见皮肤损害、梅毒性鼻炎和骨梅毒；晚期先天梅毒：5~8 岁发病，13~14 岁相继出现多种表现，以角膜炎、骨损害和神经系统损害常见。③潜伏梅毒极少见。**处理原则：青霉素类为首选药物**。头孢曲松钠为高效的抗 TP 药物，可作为青霉素过敏者优先选择的替代治疗药物。

（二）护理措施

1. 一般护理　早期传染性强，注意隔离治疗；加强医务人员自我防护。严格遵循无菌技术操作选择，避免医源性感染；坚持正规治疗，按时随访；性伴侣同时接受治疗，治疗期间禁止性生活。

2. **用药护理**　首次应用青霉素应注意吉海反应；为预防或减轻吉海反应，在治疗前服用小量泼尼松，备好抗过敏药物，如发生过敏性休克症状，就地抢救，及时通知医师。

3. **健康指导**　①本病应**及早、足量、规则治疗**，尽可能避免严重并发症的发生；②定期随访检查以判断疗效；③**妊娠妇女严格产前检查**，消除先天梅毒儿、减少胎儿死亡率；④**加强本病知识讲解与宣教**，避免婚外不洁性行为；⑤**严禁使用不洁血液制品或生活制品**，严禁重复使用一次性无菌用品和器械。规范献血制度，严格审核献血者，严格无菌操作，避免医源性感染；⑥**严禁吸毒**，让病人多阅读吸毒造成社会危害性的材料加强法制教育，防止犯罪行为发生，避免共用注射器和针头。

三、尖锐湿疣病人的护理

（一）概要

尖锐湿疣又称生殖器疣，是由人类乳头瘤病毒（HPV）感染引起的一种性传播疾病。主要通过性行为传染。在常见的性传播疾病中，**尖锐湿疣最难治**。**病原体为人类乳头瘤病毒**（HPV），迄今已发现100余种亚型，引起尖锐湿疣的病毒主要是HPV-6、HPV-11、HPV-16、HPV-18型。此病毒易在温暖潮湿环境中生长繁殖，对冷冻、干燥和乙醚耐受性强。**外生殖器及肛门附近的皮肤黏膜湿润区是易感部位**。主要感染上皮组织。男性多见于龟头、冠状沟、包皮系带、尿道口及阴茎部，同性恋者好发于肛门及直肠。女性多见于大小阴唇、阴道口、阴道、尿道、宫颈、会阴、阴阜、腹股沟等。

（二）护理评估

1. 健康史　了解病人有无不洁性交史、配偶有无感染史或间接接触史，询问发病经过及其进展情况和既往治疗、愈合情况等。

2. 身体状况　**尖锐湿疣潜伏期为1~6月，平均3个月**。

（1）症状：**大多数尖锐湿疣病人无任何自觉症状**，仅少部分有瘙痒、灼痛、白带增多。如继发感染则溢脓且恶臭，疼痛。累及宫颈时，会出现血带增多和性交后出血。波及肛门直肠，则引起疼痛和里急后重感。

（2）皮损：初起为小而柔软**淡红色顶端稍尖的赘生物**，逐渐增大增多，互相融合形成各种**不同的形态，表面凹凸不平，湿润柔软呈乳头状、菜花状及鸡冠状，根部多半有蒂，易发生糜烂、渗液，其间有脓性分泌物淤积，有恶臭**。**宫颈的尖锐湿疣损害一般较小，境界清楚，表面光滑或呈颗粒状、沟回状而无典型的乳头状形态**。少数尖锐湿疣因过度增生成为巨型尖锐湿疣、癌样尖锐湿疣与HPV-6型有关。**妊娠期疣体增生迅速，治疗后易复发，可能与雌激素有关**。

3. 辅助检查　①**醋酸白试验**：用5%醋酸液涂抹皮损处3~5分钟后，病灶局部变白色者为阳性。②**皮损活检**：有HPV感染的特征性空泡细胞的组织病理变化特点。

4. 心理-社会状况评估。

5. 处理原则　治疗方法以**局部治疗为主**，坚持正规治疗，避免重复或交叉感染。

（1）**局部药物治疗**：①0.5%**足叶草毒素酊**：外用，2次/日，连用3日，停药4日，为1个疗程；可用1至3个疗程；本品**有致畸作用，孕妇禁用**。②10%~25%**足叶草酯酊**：外用，每周一次，搽药2~4小时后洗去；**本品有致畸作用，孕妇禁用**。③50%**三氯醋酸溶液或氟尿嘧啶软膏**：外用，1次/日，注意保护损害周围的正常皮肤黏膜、用药6次未愈则应改用其他疗法，**孕妇禁用**。

（2）**物理疗法**：①激光治疗：用于多发性疣及尿道内疣。②液氮冷冻：治愈率为63%~88%。③电灼治疗：有效率约94%，复发率约22%。

（3）**手术治疗**：适用于单发或巨大尖锐湿疣。

（4）内用药物治疗：可用干扰素、IL-2和抗病毒药物。

（三）常见护理诊断/问题

1. 舒适受损。

2. 有感染的危险。

3. 焦虑。

4. 知识缺乏：缺乏尖锐湿疣的相关防治知识。

（四）护理措施

1. 严格消毒隔离 诊疗护理**使用一次性臀垫、窥阴器等用品**，病人**用过的敷料等予以销毁**。**治疗室定时定期紫外线消毒**。

2. 休息 嘱注意休息，少活动，穿宽松柔软、吸水透气的棉质内裤。

3. 局部护理 观察皮损有无红肿破溃等感染征象；注意液氮冷冻或使用外用药后的局部皮损变化，及时观察治疗效果。

4. 心理护理 要帮助病人树立治疗的信心。

5. 健康指导 ①**性伴同治**：动员病人带家属（或性伴）检查，争取得到他们的配合，发现问题早日就诊，男女同治，防止该病传播和再感染。②**防止交叉感染**：未治愈前应避免性生活，卫生洁具要专用，不共用浴盆，防止交叉感染。③**指导用药**：定期返院复查，坚持正确用药、正规治疗。

【测试题】

（一）选择题

A1 型题

1. 下列不属于性传播疾病的是
   A. 梅毒　B. 淋病　C. 非淋菌性尿道炎
   D. 尖锐湿疣　E. 急性湿疹

2. 淋病的最重要临床表现是
   A. 尿频　B. 尿急　C. 尿痛
   D. 血尿　E. 尿道口大量脓性分泌物

3. 淋病的病原体为
   A. 病毒　B. 真菌　C. 滴虫
   D. 淋球菌　E. 衣原体

4. 淋病的主要传染途径是
   A. 污染的衣裤　B. 污染的毛巾　C. 性接触
   D. 血液　E. 胎盘传染

5. 关于淋病的流行学说，最危险的因素是
   A. 浴盆　B. 已污染的床上用品　C. 病人
   D. 与无症状带菌者握手　E. 污染的马桶

6. 男性淋病常合并下列疾病，应**除外**
   A. 精囊腺炎　B. 前列腺炎　C. 附睾炎
   D. 膀胱炎　E. 阑尾炎

7. 判断淋病治愈的标准最重要的是
   A. 自觉症状消失　B. 症状消失 1 周
   C. 无尿频、尿急、尿痛　D. 尿液清

E. 随访两周培养淋球菌连续两次阴性

8. 尖锐湿疣好发部位**错误**的是

A. 冠状沟　B. 龟头　C. 肛周

D. 大小阴唇　E. 口周

9. 预防性传播疾病的措施，既简单又可靠的是

A. 追踪带菌者　B. 取缔娼妓

C. 彻底治疗病人　D. 注意性生活卫生，洁身自好

E. 加强公民对性传播疾病的认识

10. 非淋菌性尿道炎如治疗不当可合并的疾病，应**除外**

A. 子宫内膜炎　B. 输卵管炎　C. 附件炎

D. 不育症　E. 子宫肌瘤

11. 护理性病病人时的注意事项**不包括**

A. 尊重病人

B. 严密隔离

C. 严守隐私

D. 引导病人面对现实，树立战胜病魔的信心

E. 侧面了解病人的爱好与社会关系

A2 型题

12. 王某，男，38 岁。5 个月前曾有不洁性交史，近来发现龟头处有淡红色丘疹，呈菜花状，触之易出血。应考虑

A. 硬下疳　B. 尖锐湿疣　C. 淋病

D. 生殖器肿瘤　E. 生殖器疱疹

13. 冯某，女，25 岁。自由职业者。有性乱史，近发觉尿道口流脓，量少，但白带明显增多，有脓性分泌物，时有下腹痛。据病史，应首先考虑

A. 一期梅毒　B. 二期梅毒　C. 三期梅毒

D. 淋病　E. 盆腔炎

14. 胡某，男，50 岁。货车司机。近 2 年来有多次不洁性交史，近来常觉低热、乏力，腰酸，会阴坠胀不适，性功能低下。估计可能性大的为

A. 肺结核　B. 附睾结核　C. 急性前列腺炎

D. 慢性淋病并前列腺炎　E. 尿道炎

15. 刘某，女，28 岁。诊断为妊娠合并尖锐湿疣，有关的治疗和护理措施，正确的是

A. 局部使用 0.5% 足叶草毒素酊　B. 外用 50% 三氯醋酸溶液

C. 外用 5-Fu 软膏　D. 激光治疗

E. 服用阿奇霉素

A3/A4 型题

（16~19 题共用题干）

韦某，男，30 岁。出现尿道口红肿、灼痛，有少许分泌物流出，自诉早晨起床后分泌物增多。体检：尿道口红肿，挤捏阴茎时有脓性分泌物流出。追问病史 3 天前曾与网友一夜情。

16. 该病人应首先考虑

A. 一期梅毒　B. 二期梅毒　C. 三期梅毒

D. 淋病　　E. 尖锐湿疣

17. 为明确诊断,简便有效的检查首选

A. 分泌物涂片加培养　　B. 药敏试验

C. PPNG 检测　　D. PCR

E. 基因探针和分子杂交技术

18. 该病人若不及时治疗,易转变为

A. 硬下疳　　B. 急性膀胱炎　　C. 慢性淋病

D. 尖锐湿疣　　E. 梅毒

19. 对该病人正确的护理措施是

A. 普及性知识

B. 注意消毒隔离,防止污染物品间接传染

C. 用药应早期、足量、规则

D. 要求病人及性伴侣同时接受检查

E. 以上均正确

(20~22 题共用题干)

马某,男,28 岁。3 天前尿道口出现脓性分泌物,伴有尿痛。5 天前有不洁性接触史。

20. 病人可能的诊断是

A. 梅毒　　B. 非淋菌性尿道炎　　C. 淋病

D. 尖锐湿疣　　E. 艾滋病

21. 其传染源是

A. 淋病病人或带菌者　　B. 蚊子

C. 与病人密切接触的猫　　D. 宠物犬

E. 病人使用的日用品

22. 给该病人治疗药物有

A. 头孢曲松　　B. 多西环素　　C. 四环素

D. 红霉素及氧氟沙星　　E. 阿莫西林

(二)填空题

1. 淋病的治疗一般首选________或________。

2. 非淋菌性尿道炎的临床症状常不典型,其潜伏期较长,一般________周,症状较轻,仅有________及________,尿道分泌物________。

3. 尖锐湿疣的病原体是由________引起的;淋菌的病原体是由________引起的。

4. 非淋菌性尿道炎的主要病原体是________和________,但是,________、________、________和________等也可引起非淋菌性尿道炎。

(三)名词解释

1. 淋病

2. 非淋菌性尿道炎

3. 尖锐湿疣

(四)简答题

1. 简述淋病的治疗原则。

2. 如何对尖锐湿疣病人进行健康指导?

（五）病例分析

李某，男，35岁。已婚，自述轻度尿道烧灼感伴尿道分泌物2天。有不洁性生活史，2周前曾因尿频、尿急、尿痛，尿道脓性分泌物，分泌物镜检淋菌阳性，而被诊为急性淋病，予头孢曲松治疗后，症状体征消失，淋菌涂片和培养均阴性。目前体检：尿道口轻度红肿，有浆液性分泌物。

请问：

（1）根据病人目前情况，最可能的诊断是什么病？

（2）从护理的角度，怎样进行诊疗指导？

（李　莉）

第四十四章 大疱性皮肤病病人的护理

【重点与难点】

一、天疱疮病人的护理

（一）概要

天疱疮是一组由表皮细胞松解引起的自身免疫性慢性大疱性皮肤病。特点是在皮肤及黏膜上出现松弛性水疱或大疱，疱易破呈糜烂面，棘细胞松解征阳性，组织病理为表皮内水疱。

（二）健康评估

1. 健康史　评估疾病相关因素：是否与使用某些药物，如青霉胺、保泰松、利福平等诱发有关。

2. 身体状况

（1）皮肤的评估：本病症状常以疼痛为主，罕见瘙痒，原发性损害为松弛性水疱，水疱以头面、颈、胸背、腋下、腹股沟等处比较多见。皮损可局限于一处至数处达数月之久；亦可在数周内泛发全身。好发于中年人，男性多于女性。临床多数病人表现为寻常型天疱疮，此外，还有增殖性天疱疮、落叶型天疱疮、红斑型天疱疮和特殊类型天疱疮。

（2）黏膜损害评估：在大部分病人中，疼痛性黏膜糜烂是寻常性天疱疮的典型性临床表现，也可能是皮损出现前约5个月左右的唯一症状。最常见的黏膜损害部位是口腔。颊黏膜是最常见的受累部位。咽、喉及食管黏膜亦可受累，这些部位受累可能导致病人摄食、咀嚼及吞咽困难。其他受累部位包括眼结膜、肛门、耳道、阴唇、阴道、子宫颈、龟头等处黏膜。

（3）治疗原则：①**一般治疗**：加强支持疗法，给予富含营养易消化的食物，预防和纠正低蛋白血症，注意水电解质与酸碱平衡紊乱。②**系统药物治疗**：皮质类固醇激素：为目前治疗本病的首选药物。应尽量做到早期治疗，足量控制，正确减量，继用维持量。主要根据新发水疱数、水疱愈合速度和天疱疮抗体滴度来判断疗效。增加剂量前应排除继发感染的可能。皮损控制后继续用药2~3周，然后减量。从控制量到维持量的时间一般为2~3个月，减量过程中如有水疱发生，可暂停减量，稳定一段时间，多数病人皮质激素需维持数年，少数病人完全可撤除。在应用激素过程中，应注意可能伴发的各种副反应。③免疫抑制剂：对于病情稳定的病人，单用免疫抑制剂部分病例可获缓解。对于大部分病例，免疫抑制与皮质类固醇合用可减少激素用量，避免或减少大剂量激素的副作片，应密切观察其副作用。

（三）护理措施

1. 一般护理　**严格隔离**严格执行消毒隔离制度；重症病人卧床休息，躯体活动受限者，加强生活护理，每天换药，保持皮肤清洁，勤翻身，防止压疮发生；严格探视人员管理，避免交叉感染。

2. 皮损护理　①水疱：注意保持疱壁的完整性，切记撕扯疱皮。每日仔细观察有无新发水疱，记录水疱的数量、水疱是否破损及有无感染。②糜烂面：糜烂伴有分泌物的创面应先清洗，后换药，以减少出血、疼痛。③黏膜损害的护理：做好眼部、口腔、外阴黏膜的护理。

3. **用药护理**　①认真观察并指导病人认识激素的副作用，如出现高血压、糖尿病、电解质紊乱、消化道出血等不良反应，及时对症治疗和护理；②应用环孢素等免疫抑制剂时，注意观察有无高血压、肾功能损害和高血钾等不良反应的发生；③长期使用皮质激素者应补充钾以防低钾血症，如有细菌或真菌感染应给予足量敏感抗生素或抗真菌药物。

4. 饮食护理　给予高蛋白、高维生素、低盐饮食，保持水和电解质平衡。

5. **健康指导**　①讲解本病基本知识，增加营养，提高机体抵抗力。②避免着凉、感冒，远离有呼吸道传染疾病的病人，注意皮肤及用物清洁，防止感染。③注意药物副作用，不可随意停药、减药，以免复发。④定期门诊复查。

二、大疱性类天疱疮病人的护理

（一）概要

大疱性类天疱疮是一个好发于老年人的大疱性皮肤病。临床上以躯干、四肢出现张力性大疱为特点。常见于60岁以上老年人。

（二）健康评估

1. 健康史　询问病人年龄，本病好发于60岁以上的中老年人居多。

2. 身体状况　在红斑或外观正常皮肤上出现樱桃大至核桃大水疱，疱壁紧张，不易破，疱液澄清或混有血液，尼氏征多为阴性，约20%病人发生口腔黏膜损害。根据皮损范围、形态可分以下几型：①**泛发性大疱型**：此型最常见。②**小疱型**：成群小疱类似疱疹样皮炎。③**红斑型**：以红斑为主，类似多形性红斑。④**多形性类天疱疮**：较少见，发病年龄通常在50岁以下，在躯干和四肢伸侧，有群集红斑、丘疹和水疱。⑤**限局性大疱性类天疱疮**：约占类天疱疮的15%，好发于女性下肢；亦可局限于头面部或上肢。⑥结节性类天疱疮：皮损类似结节性痒疹，DIF显示类天疱疮特征。

3. 处理原则　**早诊断，早治疗，治疗越及时，皮损控制越快，预后越好**。首选糖皮质激素，常采用泼尼松，用量视皮损范围及病变严重程度而定。在减药过程中应密切观察病情变化，一旦有新出疹，则应暂停减药。对重症病人当使用了大剂量糖皮质激素仍不能控制病情，可合并使用免疫抑制剂。当患有糖尿病、结核等不能使用糖皮质激素时，可采用口服四环素500mg每天4次或米诺环素100mg每天2次，联合烟酰胺200mg每天3次，对部分病人、尤其是轻症病人有效。应注意**加强营养**，保持水电解质平衡。

（三）护理措施

1. 皮损的护理　全身受损皮肤用0.9%生理盐水棉球清洗，用碘附消毒水疱及周围皮肤，无菌注射器抽吸疱液，碘附再次消毒。外涂抗生素软膏和激素软膏2次/日，交替使用。指导病人勿抓搔皮肤，保持患处皮肤清洁干燥。

2. 口腔护理　用0.9%生理盐水棉球进行口腔护理2次/日，口唇周围消毒凡士林纱布覆盖。

3. **密切观察用药后反应**　应注意系统使用糖皮质激素的副作用，监测生命体征的变化，严格记录24小时出入量，保持水电解质以及酸碱平衡，定期监测肝肾功能变化，严密观察是否出现恶心、呕吐、发热、高血压、低血糖等不良反应。

4. 采取保护性消毒隔离措施。

5. **合并脑血管疾病者**　病人病情稳定后指导并协助用健肢生活自理活动；偏瘫、感觉障碍者，注意保持偏瘫肢体功能位，及早开始肢体功能锻炼，观察病人神经系统表现，发现异常及时报告医生并协助处理。

6. **饮食护理**　给予富含营养的易消化饮食；对水疱、大疱的数量较多并有低蛋白血症者，适量补充血浆或白蛋白。根据病人口腔黏膜的愈合情况，从流质、半流质逐步向普食过渡，多摄入含钾高的食物，防止低钾血症，水份的摄入量不低于2500ml/d。

7. 心理护理　做好疾病解释工作，树立病人战胜疾病的信息，配合治疗。

8. 健康指导　①饮食指导。②生活指导。③心理指导。④观察指导。⑤用药指导。⑥随访指导。

【测试题】

（一）选择题

A1型题

1. 天疱疮是

A. 慢性大疱性皮肤黏膜疾病　B. 细菌性疾病

C. 过敏性疾病　D. 病毒性疾病

E. 传染性疾病

2. 天疱疮是哪一层细胞松解所致

A. 基底层　B. 透明层　C. 颗粒层

D. 棘细胞层　E. 角质层

3. 大疱性皮肤病的最常见皮损是

A. 丘疹　B. 水疱　C. 脓疱

D. 结节　E. 红斑

4. 天疱疮中最常累及黏膜的为

A. 落叶型　B. 寻常型　C. 红斑型

D. 疱疹型　E. 增殖型

5. 增殖型天疱疮的好发部位为

A. 头面部　B. 躯干　C. 四肢远端

D. 皱褶部位　E. 腹部

6. 以下关于天疱疮病人糖皮质激素使用的描述<u>错误</u>的是

A. 剂量要根据天疱疮类型、皮损范围、有无黏膜损害等因素确定

B. 可联用免疫抑制剂

C. 应及早应用

D. 临床有效后立即减药以免出现严重不良反应

E. 足量使用，初始剂量应足够以尽快控制病情

7. 副肿瘤型天疱疮易并发的肿瘤是

A. 基底细胞癌　B. 淋巴瘤　C. 黑素瘤

D. 鳞状细胞癌　E. 肺癌

A2 型题

8. 杨某，男，42 岁。口腔水疱和糜烂 5 个月，胸背部出现大片大小不一的水疱 1 周，伴畏寒、发热。疱壁薄而松弛，尼氏征阳性，局部可见糜烂面和明显渗出，所结的黄褐痂带有腥臭味。诊断为天疱疮。下列处理措施中不妥的是

A. 及早、足量使用皮质类固醇激素　B. 皮损处采用暴露疗法
C. 严格控制液体摄入以减少水疱发生　D. 及时选用抗生素防治感染
E. 供给高蛋白、高热量、高维生素饮食

9. 王某，男，53 岁。患天疱疮住院治疗。对该患者的护理措施中错误的是

A. 解释病情　B. 低蛋白、高热量饮食
C. 嘱患者穿松软棉制内衣　D. 病室内每日通风
E. 创面护理时严格执行无菌原则

10. 李某，女，37 岁，2 个月前开始有口腔黏膜糜烂，经服维生素、含漱等治疗损害扩大，疼痛，进食困难。近来面颊和胸部发生水疱，而来皮肤科就诊。水疱病检为表皮内水疱，疱内有细胞间桥消失的表皮细胞。下列不是该疾病水疱应有特征的是

A. 疱壁顶部易撕脱　B. 疱顶方向受压向四周正常皮肤扩散
C. 可推动水疱移动　D. 疱紧实不易破
E. 疱易破呈糜烂面

A3/A4 题型

（11~14 共用题干）

韦某，男，67 岁。高血压病史十余年，3 年前突发脑出血致左侧肢体偏瘫，3 天前无明显诱因前胸、口腔出现数处绿豆至黄豆大小水疱，伴瘙痒疼痛，全身散在分布面积约 5cm 大小的糜烂面，伴脓性分泌物，有臭味。组织病理显示存在棘层松解细胞。

11. 该病人可能的诊断是

A. 大疱性类天疱疮　B. 多形红斑　C. 天疱疮
D. 大疱性表皮松解症　E. 脓疱疮

12. 该病人的病理切片可能见到

A. 棘层肥厚　B. 棘层松解　C. 颗粒层增厚
D. 基底细胞液化变性　E. 角质层变薄

13. 该病人首选的治疗药物是

A. 抗组胺药　B. 人血白蛋白　C. 免疫抑制剂
D. 糖皮质激素　E. 抗生素

14. 为病人换药后采取何措施保护创面

A. 外盖凡士林油纱　B. 使用支被架　C 暴露患处
D. 外盖医用纱布　E. 包裹创面

（二）填空题

1. 天疱疮是一组由________引起的自身免疫性慢性大疱性皮肤病。特点是在________及________上出现松弛性水疱或大疱，疱易破呈糜烂面，棘细胞松解征________。

2. 在大部分病人中，________是寻常性天疱疮的典型性临床表现。

3. 大疱性类天疱疮是一个好发于________的大疱性皮肤病，临床上以________、________出现张力性大疱为特点。

4. 大疱性类天疱疮的组织病理特征是________水疱,水疱为单房性,疱顶多为正常皮肤,疱腔内有________。

（三）名词解释

1. 棘层松解症

2. 大疱性类天疱疮

（四）简答题

1. 简述天疱疮的治疗原则。

2. 简述大疱性类天疱疮的皮损护理。

（五）案例分析

陈某,男,44岁。主因“躯干、四肢、口腔皮疹伴痒2年,加重伴疼痛半月余”病人全身表皮剥脱,露出糜烂面,有渗液,伴疼痛;口腔黏膜内可见数处绿豆至黄豆大小白色糜烂面,疼痛剧烈。

请问:

(1)考虑该病人的诊断是什么?

(2)如何对该病人进行护理?

（李　莉）

选择题参考答案

第一章　绪　论

1. E　2. E　3. D　4. A　5. E　6. B　7. E　8. B　9. E　10. E

第二章　水、电解质及酸碱平衡失调病人的护理

1. E　2. A　3. B　4. B　5. A　6. E　7. C　8. D　9. E　10. A
11. D　12. C　13. B　14. E　15. B　16. E　17. C　18. E　19. A　20. E
21. D　22. D　23. A　24. B　25. D　26. B　27. C　28. B　29. A　30. B
31. A　32. C　33. B　34. C　35. D　36. D　37. E　38. D　39. A　40. E
41. C　42. E　43. C

第三章　营养支持病人的护理

1. A　2. B　3. B　4. C　5. E　6. C　7. C　8. E　9. E　10. E
11. B　12. E　13. B　14. A　15. B　16. C　17. B　18. B　19. B　20. A
21. C　22. C　23. A　24. B　25. A　26. A

第四章　外科休克病人的护理

1. E　2. E　3. B　4. D　5. C　6. D　7. E　8. B　9. A　10. D
11. D　12. A　13. D　14. B　15. E　16. A　17. A　18. D　19. D　20. D
21. A　22. B　23. B　24. C　25. C

第五章　麻醉病人的护理

1. B　2. C　3. E　4. B　5. C　6. D　7. C　8. E　9. A　10. A
11. D　12. A　13. A　14. B　15. E　16. E　17. A　18. A　19. C　20. D
21. A　22. A　23. B　24. D　25. A　26. E　27. D　28. B　29. C　30. D
31. B　32. B　33. C　34. B　35. A　36. B　37. C　38. A　39. E　40. B
41. C

第六章　手术室护理工作

1. A　2. A　3. B　4. A　5. B　6. C　7. B　8. D　9. B　10. E

11. B　12. C　13. E　14. D　15. B　16. E　17. C　18. C　19. A　20. D
21. C　22. D　23. B　24. A　25. E　26. D　27. C　28. E　29. B　30. D
31. A　32. C　33. C　34. A　35. C　36. C　37. A　38. E　39. C　40. B
41. D　42. A　43. A　44. C　45. E　46. A　47. C　48. E　49. A

第七章　手术前后病人的护理

1. A　2. E　3. A　4. E　5. A　6. B　7. D　8. C　9. C　10. D
11. E　12. E　13. E　14. B　15. B　16. A　17. B　18. E　19. C　20. A
21. D　22. B　23. A　24. C　25. B　26. D　27. C　28. A　29. B　30. D
31. C　32. D　33. C　34. C　35. D　36. B　37. C　38. B　39. C　40. C
41. E　42. B　43. B　44. D　45. C　46. E　47. D　48. C　49. B　50. C
51. B　52. E　53. D　54. C　55. C　56. C　57. A　58. E　59. D　60. A

第八章　外科感染病人的护理

1. A　2. C　3. E　4. B　5. D　6. C　7. D　8. C　9. D　10. C
11. B　12. A　13. C　14. B　15. A　16. C　17. A　18. D　19. A　20. A
21. E　22. D　23. B　24. A　25. B　26. A　27. A　28. D　29. B　30. B
31. B　32. E　33. C　34. C　35. E　36. B　37. E　38. C　39. C　40. A
41. E　42. C　43. A　44. E　45. A　46. D　47. C　48. E　49. B

第九章　损伤病人的护理

1. B　2. D　3. C　4. A　5. C　6. C　7. A　8. B　9. E　10. D
11. C　12. A　13. B　14. A　15. E　16. E　17. B　18. D　19. C　20. B
21. E　22. C　23. C　24. B　25. A　26. E　27. C　28. D　29. E　30. A
31. A　32. B　33. D　34. C　35. C　36. A　37. C　38. C　39. D　40. B
41. E　42. E　43. C　44. A　45. C　46. A　47. B　48. A　49. C　50. A
51. A　52. B　53. C　54. C　55. E　56. C　57. D　58. C

第十章　肿瘤病人的护理

1. B　2. E　3. E　4. E　5. B　6. D　7. A　8. C　9. D　10. C
11. D　12. A　13. C　14. C　15. A　16. E　17. C　18. A　19. C

第十一章　颅脑疾病病人的护理

1. B　2. C　3. B　4. B　5. E　6. A　7. B　8. D　9. E　10. D
11. B　12. D　13. C　14. A　15. A　16. C　17. B　18. E　19. B　20. C
21. C　22. C　23. E　24. E　25. E　26. E　27. B　28. B　29. A　30. E
31. D　32. D　33. D　34. E　35. D　36. E　37. E　38. B　39. E　40. E
41. D　42. A　43. B　44. B　45. D　46. B　47. C　48. C　49. B　50. D
51. C　52. C　53. C　54. A　55. B　56. C　57. C　58. C　59. A　60. A
61. D　62. B　63. A　64. D　65. E　66. C　67. A　68. A　69. C　70. C

71. B	72. C	73. E	74. A	75. C	76. C	77. D			

第十二章　颈部疾病病人的护理

1. B	2. B	3. C	4. E	5. C	6. B	7. C	8. A	9. A	10. D
11. C	12. B	13. C	14. D	15. E	16. A	17. B	18. C	19. A	20. C
21. A	22. C	23. E	24. B	25. A	26. D	27. C	28. D	29. D	30. E
31. D	32. E	33. E	34. C	35. D	36. D	37. E	38. E	39. C	40. E
41. D	42. E	43. B	44. D	45. B	46. B	47. A	48. E	49. A	50. E
51. D	52. A	53. E	54. B	55. C	56. C	57. B	58. D	59. E	

第十三章　胸部疾病病人的护理

1. A	2. B	3. E	4. C	5. D	6. B	7. C	8. B	9. D	10. C
11. A	12. B	13. D	14. A	15. D	16. A	17. D	18. E	19. D	20. E
21. E	22. E	23. A	24. B	25. E	26. D	27. B	28. A	29. A	30. D
31. A	32. D	33. B	34. C	35. C	36. C	37. B	38. C	39. C	40. B
41. B	42. A	43. E	44. E	45. E	46. D	47. C	48. C	49. C	50. C
51. E	52. C	53. C	54. D	55. C	56. B	57. D	58. B	59. D	60. E
61. C	62. B	63. C	64. D	65. A	66. B	67. E	68. B	69. E	70. D
71. A	72. B	73. B	74. D	75. B	76. C	77. A	78. D	79. A	80. E
81. D	82. B	83. E	84. A	85. E	86. C	87. D			

第十四章　乳房疾病病人的护理

1. A	2. B	3. D	4. C	5. A	6. C	7. D	8. A	9. D	10. B
11. A	12. B	13. E	14. A	15. C	16. E	17. B	18. B	19. E	20. C
21. D	22. C	23. E	24. C	25. E	26. D	27. C	28. C	29. E	30. E
31. C	32. E	33. D	34. B	35. C	36. A	37. E	38. C	39. A	40. D

第十五章　腹外疝病人的护理

1. A	2. B	3. D	4. C	5. C	6. C	7. D	8. A	9. B	10. D
11. E	12. E	13. E	14. B	15. E	16. A	17. E	18. D	19. B	20. D
21. A	22. E	13. C	24. E						

第十六章　急性化脓性腹膜炎与腹部损伤病人的护理

1. B	2. E	3. C	4. A	5. B	6. E	7. D	8. A	9. D	10. C
11. E	12. D	13. B	14. D	15. D	16. E	17. E	18. C	19. C	20. C
21. B	22. E	23. E	24. C	25. E	26. B	27. A	28. C	29. A	30. D
31. E	32. A	33. D	34. A	35. E	36. A	37. C	38. B	39. D	40. E
41. A	42. B	43. E	44. B	45. C	46. D	47. D	48. A	49. D	50. C

第十七章　胃十二指肠疾病病人的护理

1. D　2. D　3. D　4. E　5. B　6. C　7. D　8. C　9. C　10. D
11. D　12. C　13. A　14. B　15. B　16. E　17. B　18. B　19. C　20. B
21. B　22. A　23. C　24. C　25. B　26. C　27. E　28. C　29. D　30. A
31. D　32. B　33. D　34. C

第十八章　肠疾病病人的护理

1. B　2. E　3. C　4. A　5. B　6. E　7. E　8. E　9. A　10. A
11. C　12. E　13. E　14. D　15. A　16. B　17. B　18. B　19. C　20. E
21. E　22. A　23. B　24. D　25. B　26. E　27. D　28. C　29. C　30. D
31. C　32. E　33. D　34. C　35. C　36. B　37. B　38. A　39. D　40. A
41. D　42. D　43. E　44. D　45. B　46. D　47. C　48. C　49. C　50. C
51. B　52. D　53. A　54. D　55. E　56. A　57. A　58. B　59. E　60. D
61. B　62. E　63. C　64. D　65. C　66. B　67. B　68. C　69. D　70. D
71. B　72. A

第十九章　肛管疾病病人的护理

1. B　2. A　3. C　4. A　5. D　6. D　7. C　8. B　9. D　10. E
11. C　12. E　13. E　14. B　15. D　16. E　17. B　18. A　19. B

第二十章　肝胆疾病病人的护理

1. B　2. A　3. D　4. A　5. D　6. B　7. E　8. A　9. D　10. A
11. A　12. E　13. B　14. A　15. A　16. C　17. E　18. E　19. A　20. B
21. C　22. B　23. E　24. B　25. C　26. D　27. C　28. E　29. D　30. A
31. B　32. D　33. D　34. E　35. C　36. D　37. C　38. E　39. E　40. A
41. E　42. E　43. C　44. C　45. B　46. A　47. C　48. E　49. D　50. D
51. B　52. B　53. A　54. C　55. A　56. D　57. A　58. C　59. A　60. D
61. B　62. A　63. E　64. A　65. B　66. D　67. A　68. C　69. B　70. C
71. C　72. D　73. B　74. B　75. E　76. B　77. D　78. B　79. A　80. D
81. B　82. C　83. D　84. C　85. A　86. C　87. D　88. D　89. C　90. B
91. E　92. E　93. D　94. E　95. E　96. B　97. E　98. D　99. A　100. E
101. A　102. D　103. E　104. C

第二十一章　胰腺疾病病人的护理

1. C　2. A　3. C　4. D　5. A　6. C　7. E　8. A　9. D　10. D
11. C　12. B　13. C　14. E　15. A　16. B　17. D　18. E　19. E　20. B
21. D　22. B　23. A　24. E　25. C　26. A　27. C　28. E　29. B　30. E
31. D　32. E　33. E　34. D

第二十二章 急腹症病人的护理

1. B 2. C 3. B 4. E 5. D 6. E 7. D 8. D 9. B 10. B
11. A 12. B 13. C 14. D 15. A 16. D 17. E 18. D 19. D 20. A
21. C 22. C 23. E 24. A 25. A 26. E 27. D 28. E

第二十三章 周围血管疾病病人的护理

1. A 2. E 3. E 4. B 5. E 6. C 7. E 8. E 9. A 10. A
11. E 12. C 13. B 14. D 15. E 16. C 17. B 18. B 19. B 20. D
21. B 22. A 23. E 24. C

第二十四章 泌尿、男性生殖系疾病的主要症状和检查

1. D 2. C 3. C 4. D 5. A 6. B 7. D 8. B 9. A 10. B
11. B 12. B 13. B 14. A

第二十五章 泌尿系统损伤疾病病人的护理

1. A 2. D 3. B 4. E 5. D 6. D 7. C 8. D 9. B 10. B
11. A 12. A 13. D 14. A 15. E 16. C 17. B 18. A 19. B 20. A
21. B 22. A 23. A 24. B 25. A 26. E

第二十六章 尿石症病人的护理

1. A 2. D 3. E 4. D 5. D 6. A 7. D 8. B 9. A 10. C
11. B 12. C 13. B 14. B 15. E 16. B 17. C 18. B 19. A 20. B
21. C 22. D 23. B

第二十七章 泌尿、男性生殖系结核病人的护理

1. D 2. B 3. C 4. E 5. A 6. D 7. A 8. C 9. C 10. B
11. C 12. C

第二十八章 泌尿、男性生殖系肿瘤病人的护理

1. C 2. B 3. E 4. E 5. D 6. D 7. D 8. C 9. D 10. D
11. D 12. C 13. E

第二十九章 良性前列腺增生病人的护理

1. C 2. C 3. B 4. A 5. E 6. E 7. C 8. B 9. C 10. B
11. D 12. A 13. D

第三十章 肾移植病人的护理

1. B 2. A 3. C 4. B 5. B 6. A 7. A 8. A 9. B 10. C
11. D 12. A

第三十一章 骨折病人的护理

1. C　2. B　3. D　4. B　5. B　6. E　7. C　8. E　9. D　10. B
11. E　12. C　13. B　14. B　15. E　16. A　17. E　18. A　19. D　20. D
21. C　22. B　23. A　24. E　25. E　26. E　27. C　28. A　29. B　30. C
31. D　32. C　33. E　34. C　35. A　36. C　37. C　38. B　39. B　40. C
41. A　42. B　43. A　44. D　45. B　46. A　47. A　48. E　49. D　50. C
51. E　52. B　53. E　54. B　55. C　56. D

第三十二章 关节脱位病人的护理

1. D　2. C　3. B　4. E　5. B　6. B　7. B　8. A　9. D　10. E
11. B　12. D　13. D　14. B　15. A　16. B　17. C　18. C　19. B　20. A
21. C　22. A　23. C

第三十三章 骨与关节感染病人的护理

1. E　2. D　3. C　4. A　5. D　6. A　7. E　8. C　9. C　10. A
11. B　12. B　13. B　14. E　15. B　16. C　17. B　18. B　19. D　20. B
21. C　22. E　23. D　24. A　25. D　26. C　27. B　28. D　29. B　30. D
31. A　32. D　33. E　34. B

第三十四章 颈肩痛与腰腿痛病人的护理

1. A　2. A　3. B　4. D　5. D　6. B　7. C　8. C　9. A　10. B
11. E　12. B　13. D　14. C　15. C　16. B　17. D　18. B　19. E　20. D
21. A　22. B　23. E　24. B　25. D　26. B

第三十五章 常见骨肿瘤病人的护理

1. E　2. E　3. A　4. B　5. B　6. C　7. B　8. E　9. E　10. A

第三十六章 断肢(指)再植病人的护理

1. B　2. D　3. C　4. D　5. D　6. C　7. C　8. B　9. A　10. C
11. B　12. E

第三十七章 关节置换病人的护理

1. D　2. A　3. B　4. B　5. D　6. D　7. E　8. E　9. D　10. E
11. A　12. D

第三十八章 皮肤性病学总论

1. E　2. E　3. D　4. B　5. A　6. C　7. D　8. B　9. B　10. A
11. C　12. B　13. A　14. A

第三十九章　变态反应性皮肤病病人的护理

1. D　2. B　3. D　4. D　5. E　6. D　7. E　8. B　9. B　10. E
11. B　12. D　13. D　14. C　15. C　16. D　17. A　18. E　19. C　20. C
21. E　22. D　23. C　24. B　25. E　26. D　27. A　28. D

第四十章　感染性皮肤病病人的护理

1. A　2. A　3. C　4. E　5. E　6. A　7. A　8. D　9. A　10. A
11. C　12. B　13. D　14. E

第四十一章　动物性皮肤病病人的护理

1. B　2. B　3. A　4. C　5. B　6. B　7. D　8. C　9. D　10. D
11. A　12. B　13. D

第四十二章　红斑鳞屑性皮肤病病人的护理

1. E　2. D　3. A　4. C　5. C　6. B　7. A　8. B　9. A　10. A
11. B　12. A

第四十三章　性传播疾病病人的护理

1. E　2. E　3. D　4. C　5. C　6. E　7. E　8. E　9. D　10. E
11. E　12. B　13. D　14. D　15. D　16. D　17. A　18. C　19. E　20. C
21. A　22. A

第四十四章　大疱性皮肤病病人的护理

1. A　2. D　3. B　4. B　5. D　6. D　7. B　8. C　9. B　10. D
11. C　12. B　13. D　14. B